研究生核心学位课程融合型规划教材

免疫学基础与临床

MIANYIXUE JICHU YU LINCHUANG

主编　杜　英

郑州大学出版社

郑　州

图书在版编目(CIP)数据

免疫学基础与临床/杜英主编. —郑州:郑州大学出版社,2018.1
研究生核心学位课程融合型规划教材
ISBN 978-7-5645-4665-6

Ⅰ.①免… Ⅱ.①杜… Ⅲ.①免疫学-研究生-教材
Ⅳ.①R392

中国版本图书馆 CIP 数据核字 (2017)第 191986 号

郑州大学出版社出版发行
郑州市大学路 40 号　　邮政编码:450052
出版人:张功员　　发行部电话:0371-66966070
全国新华书店经销
虎彩印艺股份有限公司印制
开本:787 mm×1 092 mm　1/16
印张:25.75
字数:594 千字
版次:2018 年 1 月第 1 版　　印次:2018 年 1 月第 1 次印刷

书号:ISBN 978-7-5645-4665-6　　定价:79.00 元

作者名单

主　编　杜　英

副主编　李付广　李倩如　轩小燕

编　委　（按姓氏笔画排序）

王　娜　朱　沙　刘萍萍　孙　芸

杜　英　杜献堂　李　敏　李付广

李倩如　杨　璇　轩小燕　唐　悦

雷宁静　潘卫东　臧文巧

前 言

近几十年来，免疫学以前所未有的速度迅速发展着，免疫学基础研究和应用研究内容不断深入、丰富和扩展，免疫学理论和技术已渗透到基础医学和临床医学许多学科，并由此形成了许多分支交叉学科，如基础免疫领域的细胞免疫学、分子免疫学、免疫生物学、免疫化学、免疫遗传学、免疫病理学和免疫药理学等，临床免疫领域的感染免疫、肿瘤免疫、移植免疫、生殖免疫、自身免疫、神经免疫、血液免疫和内分泌免疫等。免疫学已成为当今医学领域和生命科学领域中的支柱学科和前沿学科，免疫学理论和技术的进步已对其他医学分支学科乃至整个生命科学的发展产生了重要影响。

就医学领域而言，医学免疫学是研究人体免疫系统结构和功能的学科。免疫学理论的核心问题是“免疫识别”，免疫细胞通过膜表面免疫分子完成对“自我”和“异我”的识别。“自我”成分能诱导机体形成免疫耐受，“异我”成分则诱导免疫细胞活化增殖和分化，产生免疫应答，最终排除异物。免疫系统在排除抗原性异物、维持自身生理平衡等方面发挥重要作用。概括来讲，免疫学是通过对人体免疫细胞和免疫分子在免疫识别、免疫应答、免疫调节、免疫记忆、免疫耐受等方面的作用及其机制的研究，揭示免疫学的基本原理和内在规律，分析免疫功能异常在疾病发生、发展和结局中的作用机制，同时将免疫学理论和技术应用于疾病的诊断、预防和治疗。编者在本书的章节编排上，围绕免疫学理论的核心问题，突出免疫学理论和科学研究进展，主要从细胞免疫学和分子免疫学的角度阐述免疫学基础理论、免疫相关疾病的发生机制及其在医学领域中的实际应用。

本书的主要阅读人群是在校医学各专业硕士研究生。考虑到研究生教育与本科生教育的区别，在本书的编写上不求面面俱到，尽量体现出科学研究的内涵，注重梳理免疫学发展脉络的内在规律，以逻辑严密、科学实用和循序渐进的方式展开各章节的写作。每一章节中有相关基础理论的铺垫，首先全面概括该章的基础理论，再分节阐述。重点是叙述近年来的免疫学相关研究进展，突出研究进展中的标志性实验设计思路及其科学意义，目的是启发学生的科研思维能力，培养学生的创新能力、适应能力和实践能力，这四种能力正是高素质综合型学术人才的重要标志。每一章节最后一个段落是相关研究热点和发展趋势分析，给学生留下充分的思考空间。培养学生开阔的视野和科学的思维方法，要求学生有发展的观点和质疑的态度，使学生能够在学习和科研中养成善于发现问题、分析问题和解决问题的能力。每章节还列出了主要参考文献和启发性思考题。另外，为满足学生在科研工作中的实际需要，本书有现代免疫学技术一章，简要介绍目前科研中常用的免疫学技术原理、应用原则及其局限性。

由于免疫学理论的博大精深和发展迅速，形成了众多的交叉学科，以致任何一本书都不能涵盖免疫学的全部内容，本书内容也犹如免疫学沧海一粟。编者在编写过程中参考了多部免疫学教材，也查阅了大量国际一流期刊的相关文献。编者是郑州大学基础医学院免疫学系教师，大多有十年以上教学和科研经验，参编过国家“十一五”“十二五”规划教材，承担过国家自然科学基金、国家科技专项和省部级科技攻关项目的科研工作，获得过多项科技成果奖。90%以上编者具有博士学位，一半以上人员有国外留学经历。但是，由于编者阅读文献、写作归纳能力和时间所限，书中难免还有许多不足之处，敬请广大读者不吝赐教并提出宝贵意见，以便在修订时进一步完善。

杜　英

2017年6月

目录

第一章
免疫学概述

免疫(immunity)一词源于拉丁文 immunitas,其意指免除赋税或徭役,为免疫学借用引申为免除瘟疫,即抵御传染病的能力。医学免疫学(medical immunology)是研究人体免疫系统的结构和功能的科学,其阐明免疫系统识别抗原后发生免疫应答及其清除抗原的规律,并探讨免疫功能异常所致病理过程和疾病的机制。通过掌握免疫学的基本理论和技术,为诊断、预防和治疗某些免疫相关疾病奠定基础。免疫学在生命科学和医学中有着重要的作用和地位。由于细胞生物学、分子生物学和遗传学等学科与免疫学的交叉和渗透,免疫学已成为当今生命科学的前沿学科和现代医学的支撑学科之一。

第一节　免疫的基本特征和发展史

一、免疫系统的基本特征

2000 余年前人类就发现曾在瘟疫流行中患过某种传染病而康复的人,对这种疾病的再次感染具有抵抗力,称之为“免疫”。现代免疫学认为,机体的免疫功能是对抗原刺激的应答,而免疫应答又表现为免疫系统识别“自己”和排除“异己”的能力。免疫功能根据免疫识别发挥作用,这种功能大致包括:对外源性异物(主要是传染性因子)的免疫防御;去除衰退或损伤细胞的免疫,以保持自身稳定;消除突变细胞的免疫监视。

只有免疫系统在正常条件下发挥相应的作用和保持相对的平衡,机体才能维持生存。如果免疫功能发生异常,必然导致机体平衡失调,出现免疫病理变化。免疫的作用是机体识别“自己”与“异己”、产生免疫应答,以清除“异己”抗原或者诱导免疫耐受,从而维持自身内环境稳定。免疫应答是医学免疫学的核心内容,本书的第二章至第六章将对固有免疫和适应性免疫进行重点阐述。

二、免疫学发展史

免疫学的发展经历了 3 个时期,即经验免疫学时期、科学免疫学时期和现代免疫学时期。

（一）经验免疫学时期

人类对免疫学的认识首先是从与传染病做斗争中开始的。天花曾是一种烈性传染病，由于其通过呼吸道传播，人是唯一的易感宿主，病死率极高，严重威胁人类的生存。例如，18 世纪发生在欧洲的天花大流行，造成 6 000 万人死亡。我国医学家在对天花的长期临床实践过程中，对天花的预防积累了丰富的经验，并创造性地发明了用人痘接种预防天花的方法。公元 16 世纪我国明朝隆庆年间已有“浆衣法”和“鼻苗法”预防天花的医书记载。将沾有胞浆的天花患者衣服给正常儿童穿戴（图 1–1）或将天花患者康复后的皮肤痂皮磨成粉，吹入未患病的儿童的鼻腔，均可有效地预防天花。这种种痘的方法不仅在当时国内广泛应用，还传到俄国、朝鲜、日本、土耳其和英国等国家。而英国 1772 年王室才开始允许在英国小孩中种痘。据记载，在天花流行时，种过痘的人群死亡率差不多只有不接种人群的 1/10 ~ 1/5。人痘接种预防天花具有一定的危险性，但为日后牛痘苗的发现提供了宝贵的经验。

公元 18 世纪后叶，英国医生爱德华 · 詹纳（Edward Jenner）观察到挤牛奶女工因接触患有牛痘的牛而被传染并在其手臂上长出类似牛痘的疱疹，这些患过牛痘的女工却不会患天花。他意识到人工接种“牛痘”可能会预防天花（图 1–2），并在 1 名 8 岁的男孩身上进行了接种“牛痘”预防天花的试验，取得了成功。1798 年詹纳发表了“vaccination”的论文（vacca 在拉丁语中是牛的意思，意为接种牛痘），开创了人工自动免疫的先河。人类经过将近 180 年的努力，世界卫生组织（world health organization，WHO）于 1980 年宣布，全球已经消灭了天花，这是一个具有划时代意义的伟大事件。

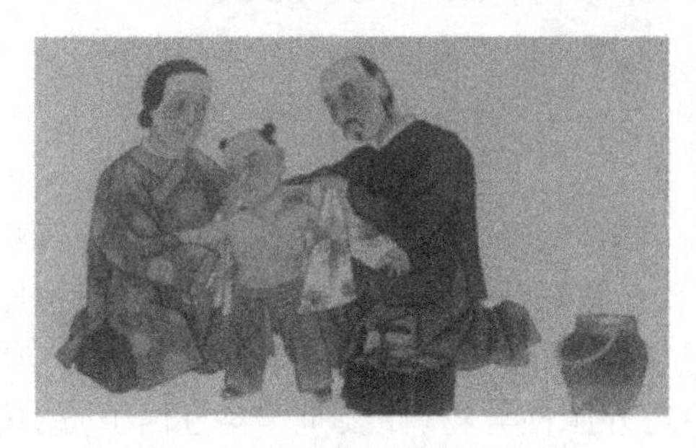

图 1–1　中国浆衣法预防天花

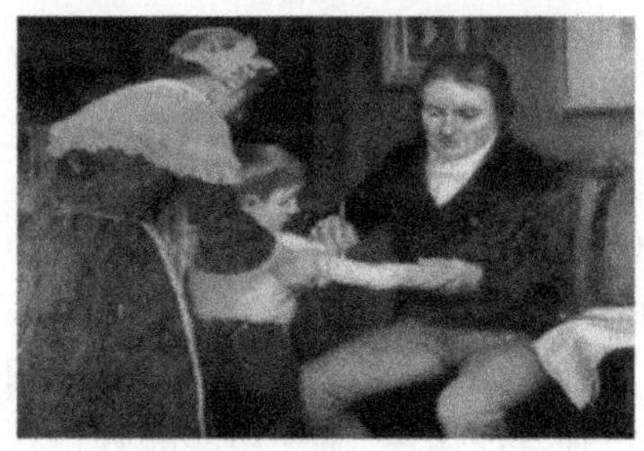

图 1–2　英国牛痘法预防天花

（二）科学免疫学时期

1. 科学免疫学的兴起　免疫学发展的初期主要是抗感染免疫。病原菌的发现和疫苗的研制推动了免疫学的发展。19 世纪 70 年代许多致病菌陆续被分离成功，德国细菌学家罗伯特 · 科赫（Robert Koch）提出了病原菌致病的概念，大大深化了先前人类对“瘟疫”的认识。在此基础上，人们进一步认识到将减毒的病原体给动物接种，可预防有毒的病原体感染所引起的疾病。法国微生物学家和化学家路易斯 · 巴斯德（Louice Pasteur）发现炭疽杆菌在 40 ~ 43 ℃较高温度下培养后，毒力明显降低，将其制成人工减毒的活菌苗接种牲畜可预防炭疽的发生，其后巴斯德又将狂犬病病原体经过兔脑连续传代获得减毒株,制备成减毒狂犬疫苗。在随后的20余年时间里,随着越来越多的致病菌被确定,多种多样的疫苗相继问世。

2.细胞免疫和体液免疫学派的形成 19世纪后叶,俄国学者Elie Ilya Metchnikoff在研究中发现,鸡血中的吞噬细胞可吞噬炭疽杆菌,说明吞噬细胞具有清除微生物或其他异物的免疫功能,从而抵抗疾病。Metchnikoff于1883年提出了细胞免疫的假说,即吞噬细胞理论。他推测吞噬细胞是天然免疫中的重要部分,并对获得性免疫至关重要,并创造性地提出"炎症并不是单纯的一种损伤作用,也是保护机体组织的一种机制"。这一理论对生物学和医学的发展产生了深远而广泛的影响。Metchnikoff的伟大发现开创了固有免疫,并为细胞免疫奠定了基础。经过近百年的努力,人们对参与固有免疫的细胞和分子、固有免疫细胞识别外来病原生物的机制、固有免疫应答的特点、固有免疫与适应性免疫的关系都有了深入的了解。

1890年埃米尔·阿道夫·冯·贝林(Emil Adolf von Behring)和他的同事北里(Kitasato)将白喉外毒素给动物免疫,可在免疫动物血清中产生一种能中和外毒素的物质,称为抗毒素。次年他们用白喉抗毒素血清成功地救治了一名患白喉的儿童。白喉抗毒素的问世挽救了成千上万患儿的生命,开创了免疫血清疗法即人工被动免疫的先河,也兴起了体液免疫的研究。在抗毒素被发现后不久,人们又相继在动物免疫血清中发现了溶菌素、凝集素、沉淀素等特异性组分,并能与相应的细胞、微生物及其产物发生特异性结合。其后人们将血清中多种不同的特异性反应物质称为抗体,而将能诱导抗体产生的物质统称为抗原,建立了抗原抗体的概念,并陆续建立了体外检测抗原或抗体的多种血清学技术。1899年比利时医生Jules Bordet发现,可以溶解细菌的新鲜的免疫血清除了含有溶菌素即抗体外,还存在一种热不稳定的物质,在抗体存在的条件下,具有溶菌或溶细胞的作用,这种非特异性、能补充和加强抗体溶菌及溶细胞的物质被称为补体,并被应用于血清学诊断中,建立了可对抗原抗体进行定性和定量分析的补体结合试验。

法国生理学家查尔斯·罗伯特·里歇(Charles Robert Richet)在过继血清治疗法和过敏反应研究中做出了重大贡献。差不多与冯·贝林同时期,里歇成功地建立了血清疗法,而更重要的贡献是他揭示了异常的免疫应答可产生对机体不利的影响,可导致机体发生过敏性疾病。

免疫化学的研究使人们在分子水平上对抗原决定簇和抗原抗体结合的特异性开始有了认识。20世纪初,卡尔·兰德斯坦纳(Karl Landsteiner)把称为半抗原的芳香族有机分子偶联到蛋白质分子上,以此为抗原免疫动物,发现抗原特异性是由抗原分子表面特定的化学基因所决定,开启了抗体与半抗原关系的研究领域。此后,兰德斯坦纳进一步发现人红细胞表面糖蛋白所连接糖链末端寡糖结构的差异决定ABO血型,并将此成果应用于临床,避免了不同血型输血引起的输血反应,极大地推动了临床医学的发展。兰德斯坦纳是血型血清学的奠基者,他先后发现了ABO、MNP和Rh等血型系统。

1937年Tiselius和Kabat利用电泳的方法,将血清蛋白分为白蛋白以及α_1、α_2、β、γ球蛋白等不同组分,发现免疫血清中γ球蛋白水平显著升高,并具有明显的抗体活性。据此,他们提出了抗体就是γ球蛋白。事实上,γ球蛋白组分中富含抗体,而α球蛋白和β球蛋白中也有部分抗体。

1959 年英国生物化学家罗德尼·罗伯特·波特(Rodney Robert Porter)和美国生物化学家杰拉尔德·莫里斯·埃德尔曼(Gerald Maurice Edelman)各自对免疫球蛋白分子结构进行了研究,阐明了免疫球蛋白的单体是由一对轻链和一对重链通过二硫键连接在一起,免疫球蛋白分子的氨基端组成了能与抗原结合的 Fab 或 $F(ab')_2$片段,不能结合抗原但易发生结晶的羧基端片段称为 Fc 片段。通过对免疫球蛋白重链和轻链氨基酸组成特点的研究,发现了可变区和恒定区,为以后抗体多样性形成机制的研究奠定了理论基础。

3. 免疫学重大学说和理论　在 20 世纪,免疫学家创立了免疫学 3 个重要的理论,对免疫学的深入发展产生了深远的影响。

(1)侧链理论　1897 年保罗·埃尔利希(Paul Ehrlich)提出了抗体产生的侧链理论(side chain theory),该理论认为抗体分子是细胞表面的一种受体,抗原进入机体后与这种受体可发生互补性的特异性结合反应,刺激细胞产生更多的抗体,当受体大量产生并脱落到血液中便成为循环抗体。从埃尔利希的受体学说中,我们似乎看到了当今关于 B 细胞识别抗原的 B 细胞受体,以及抗原刺激后 B 细胞分化为浆细胞产生大量特异性抗体这一理论的雏形。

(2)克隆选择学说　1957 年澳大利亚免疫学家弗兰克·麦克法兰·伯内特(Frank Macfarlane Burnet)提出的克隆选择学说(clonal selection theory)是免疫学发展史中最为重要的理论。而这个重大理论的提出,主要来源于对天然免疫耐受和人工免疫耐受实验结果的分析和思考。1945 年雷·欧文(Ray Owen)发现异卵双生、胎盘融合的小牛个体内,两种血型的红细胞共存而不引起免疫反应,在体内形成了血型镶嵌合体。英国免疫学家彼得·梅达沃(Peter Medawar)等在 1953 年应用小鼠皮片移植的实验模型,成功地进行了人工免疫耐受的实验,即新生鼠或胚胎期如果接受了另一种品系的组织抗原刺激(注射脾细胞),成年后对提供脾细胞来源供体品系小鼠移植的皮片,能长期存活,而对其他无关品系移植的皮肤仍然发生强烈的排斥反应。梅达沃认为,动物胚胎期或新生期接触抗原,可使其发生免疫耐受,使动物到成年期对该抗原发生特异性的不应答。伯内特的克隆选择学说认为,全身的免疫细胞是由众多识别不同抗原的细胞克隆所组成,同一种克隆细胞表达相同的特异性受体,淋巴细胞识别抗原的多样性是机体接触抗原以前就预先形成的,是生物在长期进化中获得的。抗原进入机体只是从免疫细胞库中选择出能识别这种抗原的相应的淋巴细胞克隆,并使其活化、增殖,扩增出许多具有相同特异性的子代细胞,产生大量特异性抗体,清除入侵的抗原。机体自身的组织抗原成分在胚胎期就被相应的细胞克隆所识别,能结合自身抗原的克隆发生凋亡,不与自身抗原结合的克隆存活下来,这样产生对自身抗原的免疫耐受,赋予机体免疫系统区分“自己”和“异己”的能力(图 1-3)。实际上,在胚胎期任何进入机体的抗原都将被视为自身成分而产生免疫耐受。

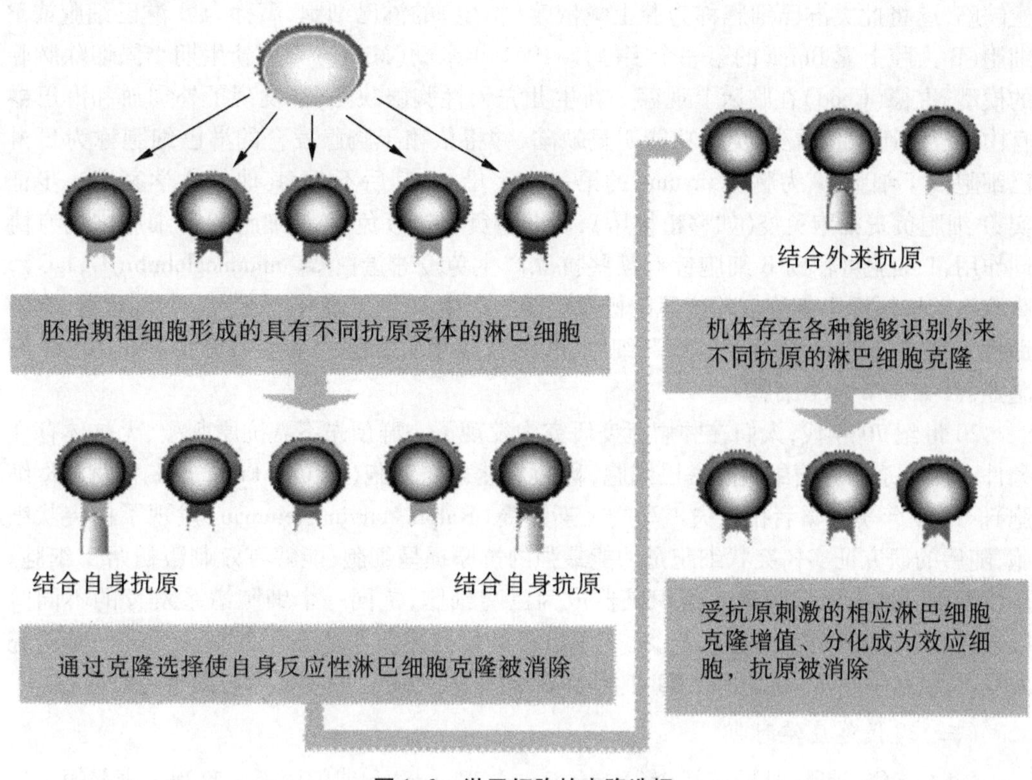

图1-3 淋巴细胞的克隆选择

伯内特的克隆选择学说中提出的一个细胞克隆产生一种特异性抗体的预见，在1975年被乔治·可雷尔(Georges Köhler)和塞莎尔·密尔斯泰因(Cesar Milstein)所创立的B淋巴细胞杂交瘤技术和产生的单克隆抗体所证实。他们设计了一种选择性培养基，能使一种酶缺陷的骨髓瘤细胞与抗原活化B淋巴细胞融合后形成的杂交瘤细胞得以生长，通过克隆化方法，使一个杂交瘤细胞扩增成一个克隆(一个无性繁殖的细胞群)。正如预期的那样，同一个克隆的杂交瘤细胞产生抗体的特异性都是相同的。由于单克隆抗体高度的均一性，并能获得针对人们所需要的一种分子甚至一个抗原决定簇的抗体，加之杂交瘤具有在体内、体外无限生长的能力，使单克隆抗体技术在生命科学和医学领域中引发了一场革命。

(3)免疫网络学说 尼尔斯·杰尼(Niels K. Jerne)在免疫学理论的诸多方面都有突出的建树，尤其是他在1974年提出了抗体分子上的独特型和抗独特型相互识别而形成免疫网络。免疫网络学说认为，抗原刺激机体产生抗体，抗体分子上的独特型决定簇在体内又能引起抗独特型抗体的产生，抗独特型抗体又可引起抗抗独特型抗体产生，如此下去，在抗体和淋巴细胞中产生一个复杂的级联网络，在免疫应答调节中起着重要作用。免疫网络学说不仅被实验所证明，而且成功应用到医疗实践中去，有力地促进了免疫学的发展。

4. 对免疫系统的全面认识 20世纪下半叶人们对免疫系统开始有了全面的认识。1957年布鲁斯·格里克(Bruce Glick)发现切除鸡的富含淋巴细胞的腔上囊，导致抗体产生缺陷，遂将此类淋巴细胞称为腔上囊依赖（衍生）的淋巴细胞，简称为B淋巴细胞或B细胞（B为腔上囊Bursa的第一个字母）。1961年米勒（Miller）采用新生期小鼠切除胸腺的模型，古德（Good）在临床上观察一新生儿先天性胸腺缺陷，都发现了外周血和淋巴器官中淋巴细胞数量减少，免疫功能明显缺陷，并将依赖于胸腺发育的淋巴细胞称为T淋巴细胞或T细胞（T为胸腺thymus的第一个字母）。其后不久，其他的科学家进一步证实：T细胞负责细胞免疫（如移植排斥），B细胞负责体液免疫；T细胞和B细胞之间有协同作用，T细胞可辅助B细胞针对某些抗原产生免疫球蛋白G（immunoglobulin G，IgG），胸腺依赖抗原即T细胞依赖抗原的概念也随之产生；T细胞是一个不均一的细胞群，有辅助性T细胞（helper T cell，简称Th细胞）和细胞毒性T细胞，并存在具有抑制作用的T细胞亚群（如调节性T细胞）。

20世纪70年代，人们在肿瘤免疫研究中发现了一群预先不需抗原刺激、无抗体存在条件下即可杀伤肿瘤细胞的淋巴细胞，称为自然杀伤细胞（natural killer cell，简称NK细胞）。1973年美国学者拉尔夫·马文·斯坦曼（Ralph Marvin Steinman）发现了树突状细胞，随后的研究证实树突状细胞是功能最强的抗原提呈细胞，能够有效刺激初始T细胞。单核细胞穿出内皮细胞进入组织脏器成为巨噬细胞，是同一个细胞谱系发育的不同阶段，遂提出了单核巨噬细胞系统，改变了以往的网状内皮细胞系统的概念。进一步研究发现，T细胞中的γδT细胞和NKT细胞及B细胞中的B1亚群主要参与固有免疫应答。

（三）现代免疫学时期

1953年詹姆斯·杜威·沃森（James Dewey Watson）和弗朗西斯·哈利·康普顿·克里克（Francis Harry Compton Grick）揭示了遗传信息携带者DNA的双螺旋结构，开创了生命科学的新纪元。分子生物学的迅速兴起，极大地推动了免疫学的发展，不仅大量的免疫分子的基因被克隆，新的免疫分子被表达，而且使得人们对免疫应答的研究深入到基因水平和分子水平，分子免疫学应运而生，并且成为免疫学诸多分支中的核心。

1. 抗体多样性和特异性的遗传学基础　1978年日本分子生物学家利根川进（Susumu Tonegawa）应用基因重排技术，揭示出免疫球蛋白C区和V区基因在胚系的DNA中是分隔的，而V区包括了被分隔的数目众多的V基因、D基因和J基因片段。V基因、D基因、J基因片段的重排是产生抗体多样性的最重要的一种机制。而C基因片段则决定了免疫球蛋白的类、亚类和型，相同的V基因、D基因、J基因片段按一定顺序分别与不同的C基因片段的重组是免疫球蛋白类别转换的遗传学基础。膜型免疫球蛋白分子是B细胞抗原识别受体。利根川进对有关免疫球蛋白基因结构和重排的理论，对日后T细胞受体基因结构和重排的发现产生了重要影响。

2. T细胞抗原受体的基因克隆　在免疫球蛋白基因结构和重排发现后不久，1984年马克·戴维斯（Mark Davis）和Chien Saito等成功克隆了T细胞受体的基因。T细胞受体β链基因与免疫球蛋白重链基因，T细胞受体α链基因与免疫球蛋白轻链基因的结构和重排有着惊人的相似。而且T细胞受体的多样性数目可能比B细胞受体还要多。在此基础上，T细胞杂交瘤和T细胞克隆技术的产生也是理所当然的事。

3. 免疫遗传学和主要组织相容性复合体限制性的发现　主要组织相容性复合体（major histocompatibility complex，MHC）是哺乳动物基因中基因组数量最多、结构最为复杂的基因群。MHC 的基因型和表型在群体中具有高度的多态性,正是这种多态性造成了不同个体之间识别抗原肽能力的差别,由此也决定了在群体中不同个体对同一种抗原(如病原微生物)免疫应答能力的差别。MHC 从发现到其基因结构、编码蛋白分子的结构和功能的阐明经历了半个多世纪,分子生物学技术的应用,尤其是人类基因组计划的完成,使 MHC 的遗传密码得以全面被破译。

乔治·戴维斯·斯内尔(George Davis Snell)在 20 世纪 30 年代起建立了一套同类系小鼠品系,以这些同类系小鼠为模型,发现了在同种移植排斥反应中起重要作用的基因区域,称为 H-2,继而证实了 H-2 是由许多密切连锁基因组成的复合体,每个基因座上有多个等位基因存在。到了 20 世纪 50 年代,法国科学家让·多塞(Jean Dausset)在人体上发现了与 H-2 相似的人类白细胞抗原(human leucocyte antigen,HLA)系统。以后陆续鉴定出多种 HLA。早期 MHC 和 HLA 研究几乎都集中在移植免疫上。巴茹·贝纳塞拉夫(Baruj Benacerraf)应用不同品系的动物研究发现,对某一特定抗原的免疫应答能力受一种免疫应答基因(Ir 基因)控制,并证明了该基因位于小鼠 H-2 中 I 区内,从此,MHC 全面的生物学功能才得以揭示。应该看到的是,这项重大的发现为皮特·多赫提(Peter Doherty)和 Rolf Zinkernagel 所揭示的细胞毒性 T 细胞在识别病毒感染细胞的病毒抗原时存在着 MHC 的限制性,以及 Marray 和 Thomas 在肾移植和骨髓移植的成就奠定了重要的理论基础。

4. 细胞因子及其受体　20 世纪 80 年代人们先后克隆出许多有重要生物学功能的细胞因子,它们在造血,细胞活化、生长和分化,免疫调节,炎症等许多重要生理和病理过程中发挥着重要作用。到了 20 世纪 90 年代,由于人类基因组计划的突飞猛进及生物信息学的应用,人们对新的细胞因子及其受体结构和功能的研究达到了前所未有的速度,而且迅速被应用到临床医学中,成为免疫生物治疗的一项重要内容。

5. 信号转导的研究　免疫细胞通过其膜表面的免疫受体(如 T 细胞受体、B 细胞受体、NK 细胞受体等)、细胞因子受体、固有免疫识别受体、黏附分子及死亡受体等,感应来自细胞外或细胞内的各种刺激。这些刺激参与或调节免疫应答必须与上述相应受体结合,通过受体介导的信号途径,调节特定基因的表达。免疫细胞的信号转导途径十分复杂,不同免疫膜分子介导的信号途径各不相同,反映了免疫应答和免疫调节的复杂性。而且不同信号途径之间存在着“串流”,在信号转导水平上形成了网络。免疫细胞信号转导途径的下游是通过活化特定的转录因子,使其进入细胞核,调控基因的表达。值得注意的是,不同的信号途径可以激活相同的转录因子,可谓是“殊途同归”,生物体巧妙地应用有限的基因和分子,完成极其复杂的生物学功能。

第二节　免疫系统概述

一、免疫系统的基本功能

免疫系统是机体执行免疫应答及免疫功能的重要系统,由免疫器官、免疫细胞和免疫物质组成，是防卫病原体入侵最有效的武器，它能发现并清除异物、外来病原微生物等引起内环境波动的因素。但其功能的亢进会对自身器官或组织产生伤害。

免疫功能是免疫系统在识别和清除“异己”抗原的过程中所产生的各种生物学作用的总称，包括免疫防御、免疫监视和免疫自稳。

1. 免疫防御　免疫防御是机体排斥外来抗原性异物的一种免疫保护功能，防止外界病原体入侵和清除已入侵病原体及其他有害物质，使人体免于病毒、细菌、污染物质及疾病的攻击。正常时可产生抗感染免疫的作用，防御功能过强会产生超敏反应，过弱则产生免疫缺陷（后两种情况均属异常反应）。淋巴系统是人体重要的防御体系，其组成见图1-4。

2. 免疫监视　免疫监视是机体免疫系统识别和清除体内发生突变的肿瘤细胞、衰老细胞、死亡细胞或其他有害的成分的一种生理保护作用，能随时发现和清除体内出现的“异己”成分。免疫监视功能低下，可能导致肿瘤的发生和病毒持续性感染。

3. 免疫自稳　免疫自稳是机体免疫系统维持内环境相对稳定的一种生理功能，通过自身免疫耐受和免疫调节使免疫系统内环境保持稳定。一般情况下，免疫系统对自身组织细胞不产生免疫应答，称为免疫耐受。一旦免疫耐被打破，免疫调节功能紊乱，会导致自身免疫病和过敏性疾病的发生。此外，免疫系统与神经系统和内分泌系统一起组成了神经-内分泌-免疫网络，在调节整个机体内环境的稳定中发挥重要作用。

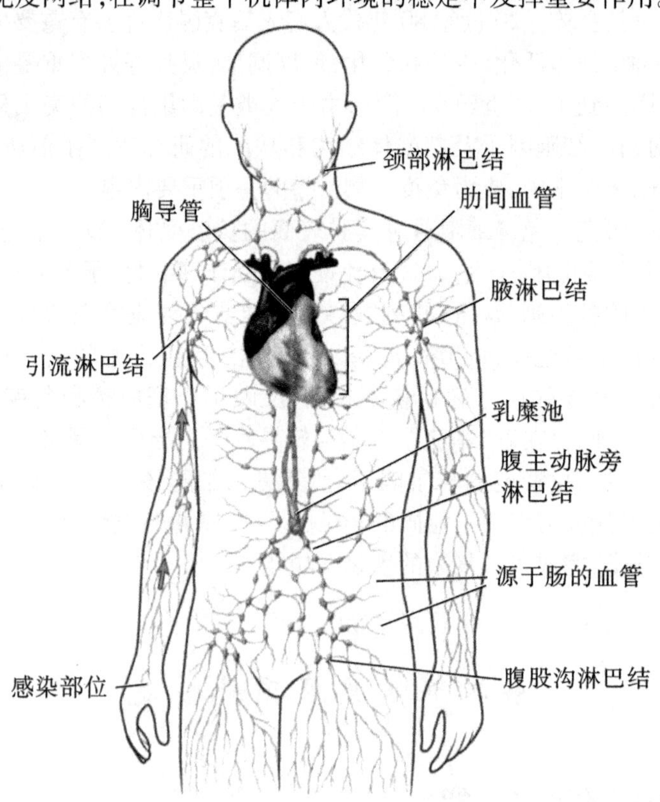

图1-4　人体淋巴系统

二、免疫器官、免疫细胞和免疫分子

人体免疫系统的组成见表1-1。

表1-1　免疫系统的组成

免疫器官		免疫细胞	免疫分子	
中枢	外周		膜型分子	分泌型分子
胸腺	脾	干细胞系	T细胞受体	免疫球蛋白
骨髓	淋巴结	淋巴细胞	B细胞受体	补体分子
法氏囊（禽类）	黏膜相关淋巴组织	单核吞噬细胞	CD分子	细胞因子
	皮肤相关淋巴组织	其他抗原提呈细胞（树突状细胞、内皮细胞等）	黏附分子	
		其他免疫细胞（粒细胞、肥大细胞、血小板、红细胞等）	MHC	
			其他	

注：采用以单克隆抗体鉴定为主的方法，将来自不同实验室的单克隆抗体所识别的同一分化抗原称为分化群，即CD

（一）免疫器官

中枢免疫器官包括骨髓、胸腺和法氏囊。

1. 骨髓　骨髓是各类血细胞和免疫细胞发生及成熟的场所，是机体重要的中枢免疫器官。

（1）骨髓的结构　骨髓位于骨髓腔中，分为红骨髓和黄骨髓。红骨髓具有活跃的造血功能。因此，骨髓是各类血细胞和免疫细胞发生及成熟的场所，是人体重要的中枢免疫器官。骨髓内含基质细胞和不同发育阶段的造血细胞。基质细胞及其所分泌的多种细胞因子与细胞外基质共同构成了造血诱导微环境（hematopoietic inductive microenvironment，HIM）。基质细胞包括网状细胞、成纤维细胞、血管内皮细胞和巨噬细胞等。

（2）骨髓的功能

1）各类血细胞和免疫细胞发生场所：骨髓中多能造血干细胞又称为造血干细胞（hemopoietic stem cell，HSC），在造血微环境中诱导分化为髓样祖细胞和淋巴样祖细胞。髓样祖细胞进一步分化成熟为粒细胞、红细胞、中性粒细胞、嗜酸性粒细胞、嗜碱性粒细胞、红细胞和血小板；淋巴样祖细胞则进一步分化为各种淋巴细胞的前体细胞，部分在骨髓中继续分化为成熟的B细胞和NK细胞,部分进入血流,到达胸腺并在胸腺中分化发育为成熟的T细胞。造血干细胞分化过程见图1-5。

2)B细胞分化成熟场所:留在骨髓中的淋巴细胞的祖细胞和前体细胞分化为成熟的B细胞和NK细胞,经血循环迁移并定居于外周免疫器官。

3)体液免疫应答发生的场所:骨髓是发生再次免疫应答的主要部位(记忆细胞作用过程),记忆性B细胞在外周免疫器官受到抗原刺激后被活化,随后经淋巴液和血循环返回骨髓,在骨髓中分化为成熟的浆细胞,产生大量抗体(主要为IgG),并释放至血循环,成为血清抗体的主要来源。在骨髓发生的再次免疫应答,可以持久产生大量抗体,从这点意义上说,骨髓既是中枢免疫器官,又是外周免疫器官。

2.胸腺　胸腺位于胸骨后、心脏上方,是胸腺是T细胞分化成熟的场所。人胸腺的大小和结构随年龄的不同具有明显的差异。胸腺于胚胎20周发育成熟,是发生最早的免疫器官,到出生时胸腺重15～20 g,以后逐渐增大,至青春期可达30～40 g。青春期后,胸腺随年龄增长而逐渐萎缩退化,到老年时基本被脂肪组织取代。随着胸腺的逐渐萎缩,功能衰退,细胞免疫力下降,其对感染和肿瘤的监视功能降低。

(1)胸腺的结构　胸腺分为左右两叶,表面覆盖有一层结缔组织被膜,被膜深入胸腺实质,将实质分割为若干小叶。胸腺小叶外层为皮质,内层为髓质,皮-髓交界处含有大量的血管。

皮质:胸腺皮质分为浅皮质和深皮质。皮质内85%～90%的细胞为未成熟T细胞,即胸腺细胞,并有胸腺上皮细胞、巨噬细胞和树突状细胞等。胸腺浅皮质内的胸腺上皮细胞可包绕胸腺细胞,成为胸腺抚育细胞,可产生某些促进胸腺细胞分化发育的激素和细胞因子。深皮质内主要为体积较小的皮质胸腺细胞。

髓质:髓质含有大量胸腺上皮细胞和疏散分布的较成熟的胸腺细胞、巨噬细胞和树突状细胞。髓质内常见赫氏小体(Hassall' s corpuscle),也称为胸腺小体,由聚集的上皮细胞呈同心圆状包绕排列而成,是胸腺结构的重要特征(图1-6)。

(2)胸腺的功能

1)T细胞分化、成熟的场所:胸腺的功能是培育大量T细胞亚群,T细胞的分化成熟是在胸腺上皮细胞产生的数种胸腺肽类激毒诱导下完成的。另外,来自骨髓的前体T细胞,在胸腺皮质向髓质移行过程中,经历了双阳性期、单阳性期、阳性选择和阴性选择,约5%的细胞分化为成熟T细胞并进入外周循环,其他胸腺细胞在分化过程中发生凋亡并清除。

2)免疫调节:胸腺基质细胞所产生的多种细胞因子和胸腺肽分子,不仅能促进细胞的分化发育,对外周免疫器官和免疫细胞也有调节作用。

3)自身免疫耐受的建立与维持:T细胞在胸腺微环境发育过程中,自身反应性T细胞通过抗原受体(T细胞受体)与胸腺基质细胞表面表达的自身抗原肽-MHC复合物呈高亲和力结合,引发阴性选择,启动细胞程序性死亡,导致自身反应性T细胞克隆消除,形成自身耐受。若胸腺基质细胞缺陷,阴性选择机制发生障碍,人出生后易患自身免疫病。

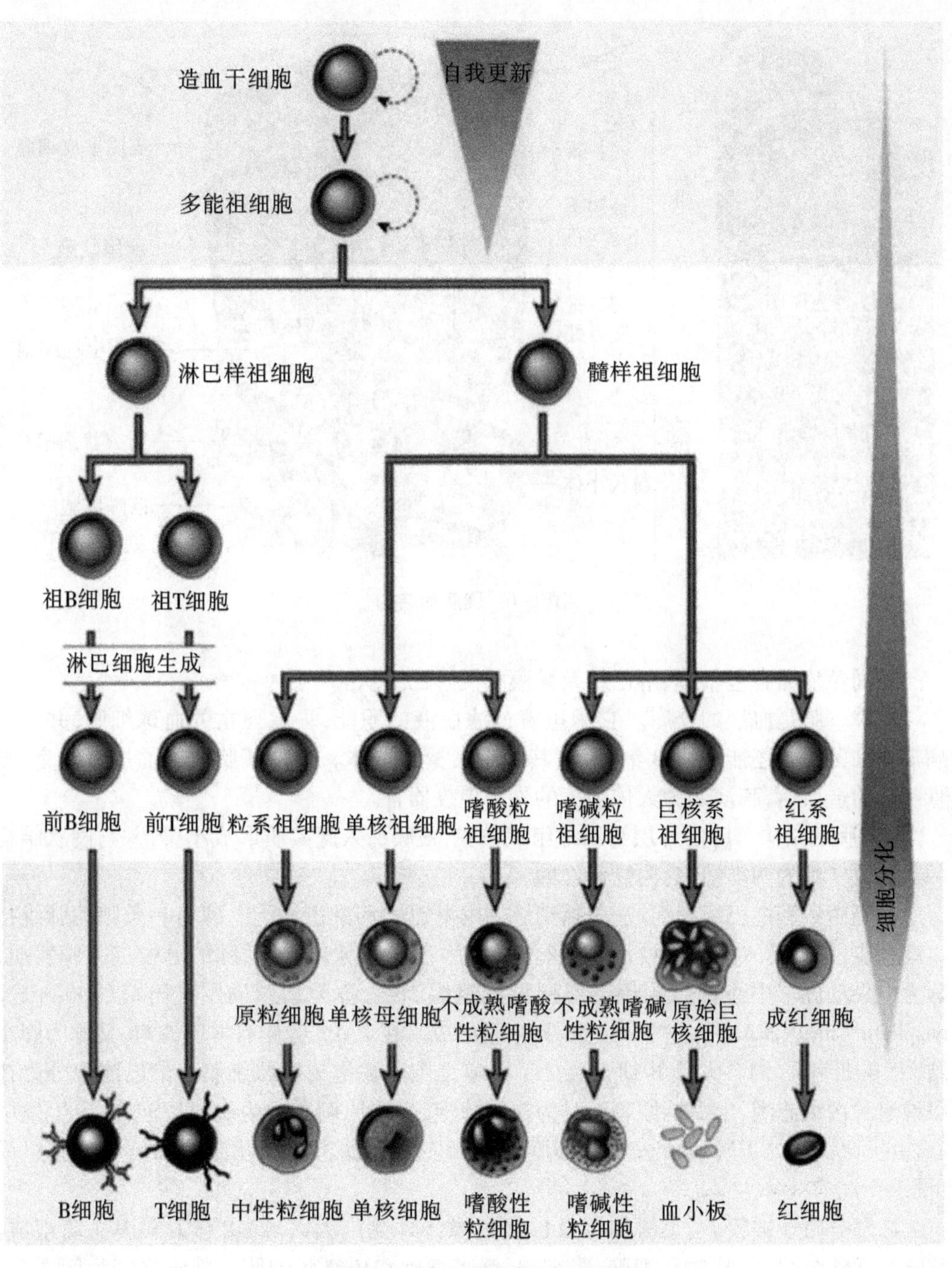

图 1-5　造血干细胞分化过程

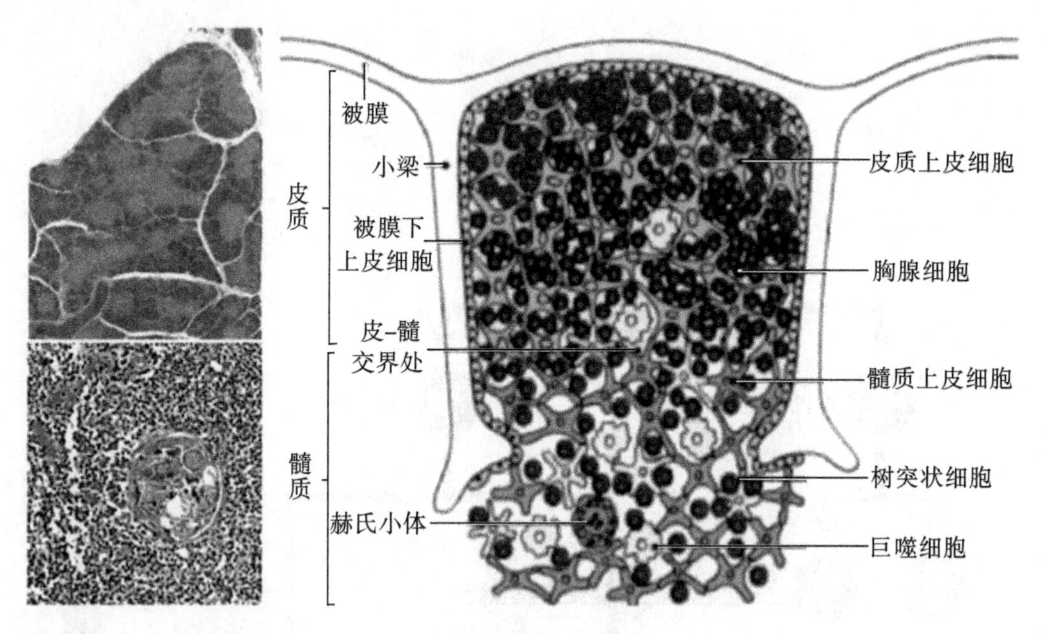

图 1-6 胸腺的结构

外周免疫器官包括脾、淋巴结及黏膜相关淋巴组织。

1.脾 脾是血液的仓库。它承担着过滤血液的职能,去除死亡的血球细胞,并吞噬病毒和细菌。它还能激活 B 细胞,使其产生大量的抗体。脾是胚胎时期的造血器官,自骨髓开始造血后,脾演变为人体最大的外周免疫器官。

(1)脾的结构 脾的外层为结缔组织被膜,被膜深入脾实质形成小梁,并与网状结构一起构成了脾的两类组织:白髓和红髓。

白髓由致密淋巴组织组成,包括动脉周围淋巴鞘和淋巴滤泡。脾由一条脾动脉维持血液供应,脾动脉入脾后分枝沿小梁行走,称为小梁动脉,小梁动脉的分枝进入脾实质,称为中央动脉。中央动脉周围有厚层淋巴组织围绕,称为动脉周围淋巴鞘(periarterial lymphatic sheath,PALS),由 T 细胞和 B 细胞组成。在 PALS 旁侧有淋巴滤泡,又称为脾小结,为 B 细胞区,内含大量 B 细胞及少量巨噬细胞和滤泡树突状细胞。淋巴滤泡分为初级滤泡和次级滤泡,未受抗原刺激时为初级滤泡,受抗原刺激后为次级滤泡,内含生发中心,由抗原活化处于增殖状态的 B 细胞、记忆 B 细胞、滤泡树突状细胞和巨噬细胞组成(图 1-7)。

红髓分布于被膜下、小梁周围及白髓边缘区外侧广大区域,由脾索和脾血窦组成。脾索为索状组织,主要含 B 细胞、浆细胞、巨噬细胞和树突状细胞。脾索之间为脾血窦,其内充满血液。脾索和脾血窦中的巨噬细胞能吞噬和清除衰老的血细胞、抗原-抗体复合物或其他异物,并具有抗原提呈作用。

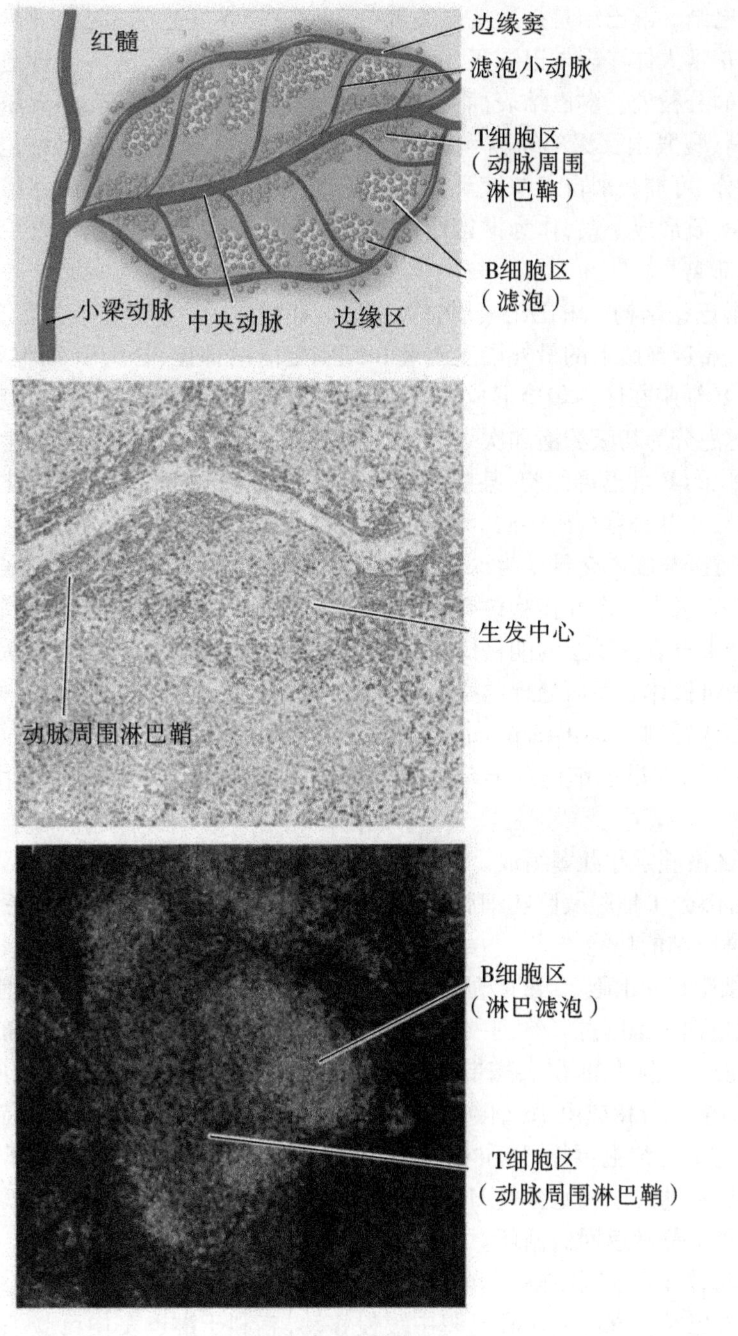

图 1-7 脾的结构

(2)脾的功能 ①T 细胞和 B 细胞的定居场所:大量成熟淋巴细胞在脾中居留,其中 60% 为 B 细胞,40% 为 T 细胞。②免疫应答发生的场所:主要对血源性抗原物质发生免疫应答,产生效应 T 细胞和浆细胞,产生抗体,发挥免疫效应。③过滤作用:血液中病原微生物、衰老变性血细胞、免疫复合物等都会在随血流通过脾时被免疫细胞清除。

2. 淋巴结　淋巴结是接受抗原刺激产生免疫应答发生的主要场所和 T 细胞的主要定居地。正常人体浅表淋巴结很小，直径多在 0.5 cm 以内，沿淋巴管道遍布全身，位于淋巴管道的分枝处。淋巴结表面光滑、柔软，与周围组织无黏连，亦无压痛，成群分布于颈部、腋窝、腹股沟及深部纵膈和腹腔内。人体有 500～600 个淋巴结，是淋巴系统的主要组成部分，可捕获来自组织液和淋巴液中的抗原。淋巴结表面由结缔组织被膜包被，被膜深入实质形成小梁，作为淋巴结的支架。被膜外有数条输入淋巴管，输出淋巴管由淋巴结门部离开。

(1)淋巴结结构　淋巴结实质分为皮质区和髓质区两部分。皮质区分为浅皮质区和深皮质区，靠近被膜下的最外层皮质是 B 细胞定居的部位，称为 B 细胞区或非胸腺依赖区。大量 B 细胞在区内集聚形成淋巴滤泡，也含有滤泡树突状细胞和巨噬细胞。与脾相似，淋巴滤泡分为初级滤泡和次级滤泡，初级滤泡受到抗原刺激后形成生发中心，内含大量增殖分化的 B 淋巴母细胞，某些高亲和力的 B 细胞迁移到髓质后转化为浆细胞，某些分化为记忆性 B 细胞(图 1-8)。

浅皮质区与髓质交界处为深皮质区，又称为副皮质区，是 T 细胞定居的部位，又称为胸腺依赖区，区内含有并指状树突状细胞及少量巨噬细胞。并指状树突状细胞属于树突状细胞，是来自表皮浅层的朗格汉斯细胞和黏膜的树突状细胞，表面高表达 MHC Ⅱ 类分子，可将来自机体表面所处理的抗原传递到淋巴结内。副皮质区有许多内皮细胞组成的毛细血管后微静脉(post-capillary venule，PCV)，也称为高内皮微静脉(high endothelial venule，HEV)，在淋巴细胞再循环中起主要作用，随血流来的淋巴细胞由此部位进入淋巴结。

髓质区由髓索和髓窦组成。髓索由致密聚集的淋巴细胞组成，主要为 B 细胞和浆细胞，也含有部分 T 细胞及巨噬细胞。髓窦内富含巨噬细胞，有较强的过滤作用。

(2)淋巴结的功能

1)T 细胞和 B 细胞定居的场所：骨髓和胸腺中出来的成熟 B 细胞、T 细胞经血流到淋巴结居留，淋巴结内 T 细胞占 75%，主要分布在深皮质区；B 细胞占 25%，主要分布在浅皮质区。

2)免疫应答发生的场所：携带抗原的抗原提呈细胞进入淋巴结，将抗原提呈给 T 细胞使之活化、增殖、分化或由 Th 细胞辅助 B 细胞活化、增殖、分化，启动初次特异性免疫应答。

3)参与淋巴细胞再循环：淋巴结深皮质区 HEV 在淋巴细胞再循环中起重要作用。来自血流循环的淋巴细胞穿过 HEV 进入淋巴结实质，然后通过输出淋巴管汇入胸导管，最终经锁骨下静脉返回血循环。

4)过滤作用：侵入机体的病原微生物、毒素或其他有害异物，通常随组织淋巴液进入局部引流淋巴结。淋巴液在淋巴窦中缓慢移动，有利于淋巴窦内巨噬细胞吞噬、清除抗原性异物，从而发挥过滤作用。

3. 黏膜相关淋巴组织　黏膜相关淋巴组织(mucosal-associated lymphoid tissue，MALT)亦称黏膜免疫系统(mucosal immune system，MIS)，主要是指呼吸道、胃肠道及泌尿生殖道黏膜固有层和上皮细胞下散在的无被膜淋巴组织，以及某些带有生发中心的器官化的淋巴组织，如扁桃体、小肠的派尔集合淋巴结及阑尾等。MALT 主要包括肠相关淋巴组织、鼻相关淋巴组织和支气管相关淋巴组织等。

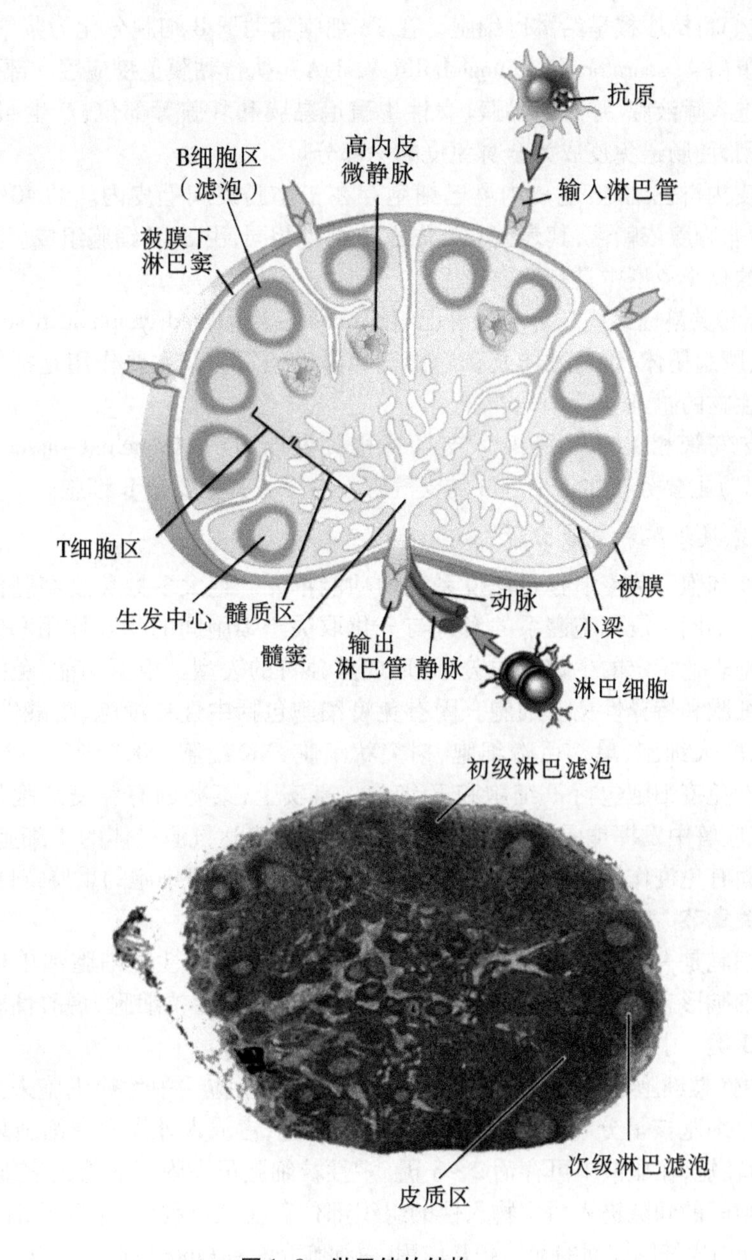

图 1-8　淋巴结的结构

(1)肠相关淋巴组织　肠相关淋巴组织(gut-associated lymphoid tissue,GALT)包括派尔集合淋巴结、淋巴小结、上皮间淋巴细胞、固有层弥漫分布的淋巴细胞等。

1)M 细胞:M 细胞存在于肠集合淋巴小结和派尔集合淋巴小结,是一种特化的抗原转运细胞,其顶部细胞质较薄,细胞核位于基底部,细胞基底部质膜内陷形成一个较大的穹窿状凹腔,内含 T 细胞、B 细胞、巨噬细胞和树突状细胞。M 细胞可通过吸附、胞饮和内吞等方式摄取肠腔内抗原异物,并以囊泡的形式转运给凹腔内巨噬细胞或树突状细胞,再由它们将抗原提呈给淋巴细胞。在 Th 细胞辅助下 B 细胞分化为浆细胞,产生分泌型免疫球蛋白 A(secretory immunoglobulin A,sIgA),执行黏膜免疫应答。部分幼浆细胞可经血循环进入唾液腺、呼吸道黏膜、女性生殖道黏膜和乳腺等部位,产生 sIgA,发挥相似的免疫作用,使肠道免疫成为全身免疫的一部分。

2)上皮内淋巴细胞:上皮内淋巴细胞存在于小肠黏膜上皮内。约 40% 为胸腺依赖性,60% 为非胸腺依赖性,其表型与外周血 T 细胞相同,由 αβT 细胞组成。在免疫监视和细胞介导的黏膜免疫中具有重要作用。

(2)鼻相关淋巴组织　鼻相关淋巴组织(nasal-associated lymphoid tissue,NALT)包括咽扁桃体、腭扁桃体、舌扁桃体及鼻后部其他淋巴组织。其主要作用是抵御经空气传播的病原微生物的感染。

(3)支气管相关淋巴组织　支气管相关淋巴组织(bronchial-associated lymphoid tissue,BALT)主要分布在各个肺叶的支气管上皮下。其主要是 B 细胞。

(二)免疫细胞和免疫分子

1.免疫细胞　免疫细胞是免疫系统的功能单元。绝大多数免疫细胞由造血干细胞分化而来。不同免疫细胞谱系的发育与分化取决于细胞间的相互作用和细胞因子。每种细胞类型表达特定的生物标志分子,形成其独特的表型。根据功能,免疫细胞可分为固有免疫细胞和特异性免疫细胞。固有免疫细胞包括中性粒细胞、嗜酸性粒细胞、嗜碱性粒细胞、肥大细胞、单核巨噬细胞、树突状细胞、NK 细胞、NKT 细胞、γδT 细胞、B1 细胞。特异性免疫细胞包括 T 细胞和 B 细胞。事实上,某些固有免疫细胞是抗原提呈细胞,在免疫应答中发挥重要的抗原提呈作用;而某些表达抗原受体的 T 细胞,在免疫防御中则发挥固有免疫作用(如 γδT 细胞)。以下简要介绍免疫细胞的重要特性与功能,详细内容见有关章节。

吞噬细胞是一类具有吞噬杀伤功能的细胞,主要由中性粒细胞和单核巨噬细胞组成。根据细胞形态与染色,可将血液中的粒细胞分为中性粒细胞、嗜酸性粒细胞和嗜碱性粒细胞 3 类。中性粒细胞为外周血白细胞的主要组分。

(1)中性粒细胞吞噬和杀灭细菌,参与急性炎症反应　中性粒细胞来源于骨髓干细胞,呈球形,细胞核呈分叶状,故称为多形核粒细胞,占成人外周血白细胞总数的 60% ~ 70%,寿命较短,在血液中可存活 2 ~ 3 d。中性粒细胞可黏附于血管内皮细胞表面,并通过内皮细胞间的间隙进入微生物入侵的组织部位。在该过程中,中性粒细胞表面的某些受体和血管内皮细胞表面的配体相互作用,白细胞介素-8(interleukin-8,IL-8)也起到了重要作用。中性粒细胞对抗原无黏附特异性,参与急性炎症反应过程,发挥吞噬杀灭细菌的作用,其作用可因抗体与补体的介入而加强。其杀灭细菌主要通过酶解、氧依赖性和非氧依赖性机制等,与其细胞内溶酶体颗粒等密切相关。

(2)嗜酸性粒细胞可抗寄生虫感染和调节 Ⅰ 型超敏反应　嗜酸性粒细胞来源于骨髓,呈圆形,直径为 10 ~ 15 μm,胞内富含嗜酸性颗粒,颗粒内含有过氧化物酶、酸性磷酸酶等多种酶等,占健康成人外周血白细胞总数的 2% ~ 5%,而其组织中数量远远高于在外周血中的数量(100 倍左右),主要分布于呼吸道、消化道和泌尿生殖黏膜组织中。其寿命很短,在血循环中的半衰期为 6 ~ 12 h。嗜酸性粒细胞具有一定的吞噬能力,可吞噬和消化微生物，并为补体和抗体的作用所增强。在 IgG 和补体介导下，嗜酸性粒细胞对寄生虫有杀伤作用，参与抗寄生虫感染。在Ⅰ型超敏反应中，嗜酸性粒细胞可分泌某些酶类等活性物质，发挥负调节作用。嗜酸性粒细胞能释放某些炎性介质（如白三烯）参与炎症过程（如支气管哮喘）。

（3）嗜碱性粒细胞和肥大细胞参与Ⅰ型超敏反应　嗜碱性粒细胞来源于骨髓，呈圆形，细胞较小，直径为 5～7 μm，是正常人外周血中含量最少的白细胞（占白细胞总数的 0.2%）。炎症时，嗜碱性粒细胞受趋化因子诱导才迁移出血管外。嗜碱性粒细胞膜表面表达补体受体和免疫球蛋白 E（immunoglobulin E，IgE）的 Fc 受体（FcεR）。嗜碱性粒细胞内的嗜碱性颗粒含有多种生物活性物质，可介导Ⅰ型超敏反应的发生与发展。

肥大细胞仅在组织中存在，其形态与嗜碱性粒细胞相似，但属于不同的细胞谱系。肥大细胞分为两种类型：一类为黏膜肥大细胞（mucosal mast cell，MMC），另一类为结缔组织肥大细胞（connective tissue mast cell，CTMC）。MMC 的增殖有赖于 T 细胞，而 CTMC 的增殖与 T 细胞无关（图 1-9）。

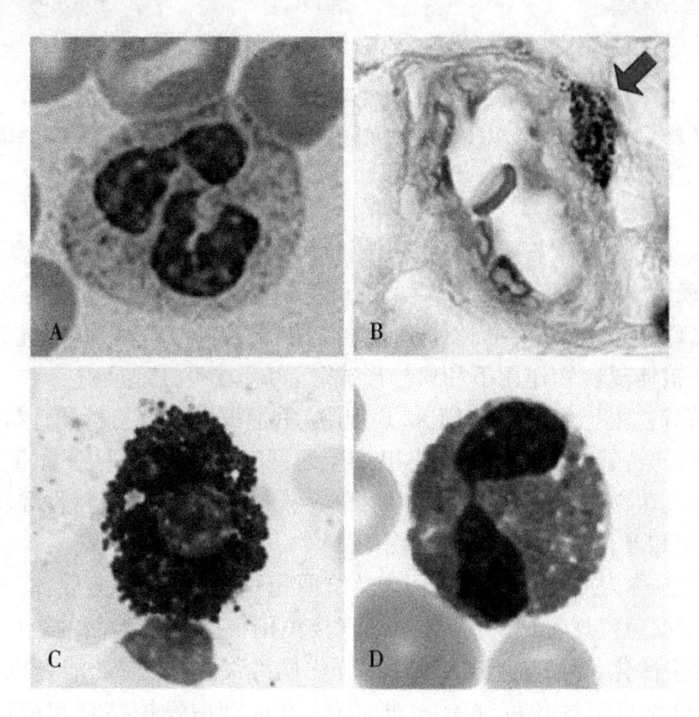

图 1-9　中性粒细胞、肥大细胞、嗜碱性粒细胞和嗜酸性粒细胞的形态

A. 中性粒细胞的细胞核呈多叶型；B. 贴于血管壁的肥大细胞；C. 吉姆萨染色后嗜碱性粒细胞的细胞器呈蓝色；D. 嗜酸性粒细胞的细胞核呈分叶状

变应原（引起Ⅰ型超敏反应的抗原）与已结合在嗜碱性粒细胞和肥大细胞表面 FcεRⅠ上的特异性 IgE 抗体结合，导致 FcεR 的交联反应，启动嗜碱性粒细胞和肥大细胞脱颗粒，释放出各种生物活性物质，引起Ⅰ型超敏反应。嗜碱性粒细胞还在一定程度上参与了机体抗寄生虫免疫应答和抗肿瘤免疫应答。

(4)单核巨噬细胞发挥吞噬杀菌和抗原加工提呈的双重作用　单核巨噬细胞吞噬系统(mononuclear phagocyte system,MPS)包括血循环中的单核细胞和遍布机体各组织器官的巨噬细胞。它们来源于骨髓干细胞,细胞核不分叶(图1-10)。单核细胞具有进一步分化潜能,而巨噬细胞则是终末细胞。单核巨噬细胞具有两种功能特性:一是吞噬颗粒性抗原,如细菌;二是摄取、加工和提呈抗原给T细胞,是重要的抗原呈递细胞,在诱导特异性免疫应答中起着重要作用。

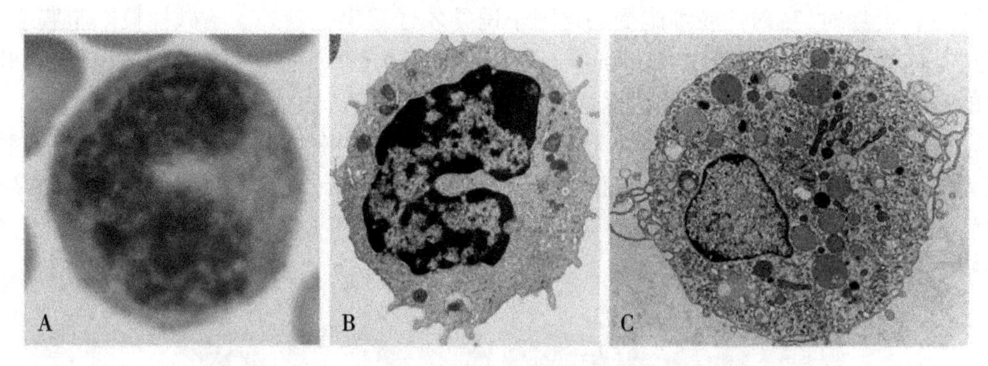

图1-10　单核巨噬细胞的形态

A.光镜下外周血单核细胞;B.电镜下外周血单核细胞;C.电镜下组织中激活的巨噬细胞(含有大量吞噬泡)

(5)血小板参与免疫应答　血小板来源于骨髓的巨核细胞。成人每天产生10^{11}个血小板。血小板表达MHCⅠ类分子、IgG的Fc受体(CD32,FcγRⅡ)和低亲和力的IgE的Fc受体(CD23,FcεRⅡ)。血小板除了有凝血作用外,还参与免疫应答,尤其是炎症反应。血小板在抗原-抗体复合物作用下和血栓形成时,可释放炎性递质。

(6)两类特异性淋巴细胞(T细胞和B细胞)负责识别和应答特异性抗原　淋巴细胞负责病原微生物的特异性应答。所有淋巴细胞起源于骨髓造血干细胞,T细胞在胸腺内发育成熟,而哺乳动物的B细胞在骨髓内发育成熟。根据其来源、特性和功能,淋巴细胞分为T淋巴细胞和B淋巴细胞两大类(图1-11)。

B淋巴细胞又称为B细胞。其表面表达抗原受体,称为B细胞受体(B cell receptor,BCR),实质是膜型免疫球蛋白,可特异性地直接识别抗原分子表面的表位。B细胞识别抗原后,细胞发生活化,导致细胞分裂增殖,分化成为浆细胞(在功能上也称为抗体产生细胞),合成并分泌可溶性免疫球蛋白,即抗体,在体液中发挥结合和清除抗原的作用。因此,B细胞是介导体液免疫应答的主要免疫细胞。

T淋巴细胞又称为T细胞。其表面表达抗原受体,称为T细胞受体(T cell receptor,TCR)。T细胞表达两类TCR:TCRαβ和TCRγδ。表达两类不同TCR的T细胞分别称为αβT细胞和γδT细胞。γδT细胞属于固有免疫细胞,主要分布在黏膜和皮肤免疫系统,可直接识别某些抗原,并杀伤靶细胞。αβT细胞可特异性识别由抗原提呈细胞加工并由其表面MHC分子提呈的抗原多肽(表位)。T细胞识别抗原后发生活化,导致细胞分裂增殖,分化成为效应T细胞,可通过分泌细胞因子和行使细胞毒作用来发挥效应。根据其功能和表型,将αβT细胞分为两种类型:$CD4^+$T细胞和$CD8^+$T细胞。$CD8^+$T细胞通过细胞毒性作用，主要特异性杀伤病毒等胞内感染病原体所感染的靶细胞和体内突变的细胞，故称为细胞毒性 T 细胞(cytotoxic T lymphocyte，CTL)(图 1-12)。$CD4^+$T 细胞主要合成和分泌细胞因子，对免疫应答起辅助作用和调节作用，在功能上将其称为辅助性 T 细胞，即 Th 细胞。Th 细胞又根据不同功能分为 Th1 细胞和 Th2 细胞两型。Th1 细胞辅助单核巨噬细胞杀灭细胞内病原体；Th2 细胞辅助 B 细胞增殖、分化和产生抗体。因此，T 细胞是介导细胞免疫应答的主要免疫细胞。

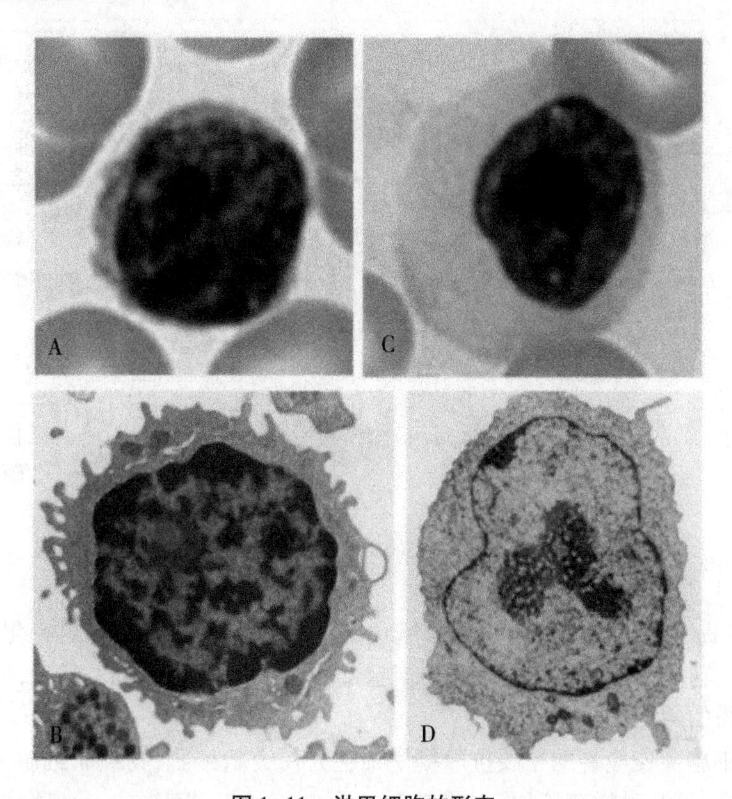

图 1-11　淋巴细胞的形态

A. 光镜下外周血淋巴细胞；B. 电镜下小淋巴细胞；C. 光镜下大淋巴细胞；D. 电镜下大淋巴细胞

(7)NK 细胞是抗感染和抗肿瘤免疫的第一道天然防线　NK 细胞是既不表达 TCR，也不表达 BCR 的淋巴细胞，来源于骨髓，属于固有免疫细胞。NK 细胞的识别受体包括两类，即免疫球蛋白家族和 C 型凝集素超家族，每一类中又各包含抑制性受体和活化性受体。NK 细胞杀伤靶细胞体现了 MHC 非限制性，以“丢失自我”识别模式来识别启动病毒感染靶细胞和突变细胞。如 NK 细胞表面抑制性受体可识别正常体细胞表面 MHC Ⅰ类分子，此种识别启动对其细胞毒活性的抑制作用，故 NK 细胞对正常体细胞不产生杀伤效应。体细胞在病毒感染或发生基因突变时，其细胞表面的 MHC Ⅰ类分子表达缺失，抑制性受体所介导的细胞毒抑制效应消失，故 NK 细胞可启动杀伤靶细胞的效应。NK 细胞是抗感染和抗肿瘤免疫的第一道天然防线。

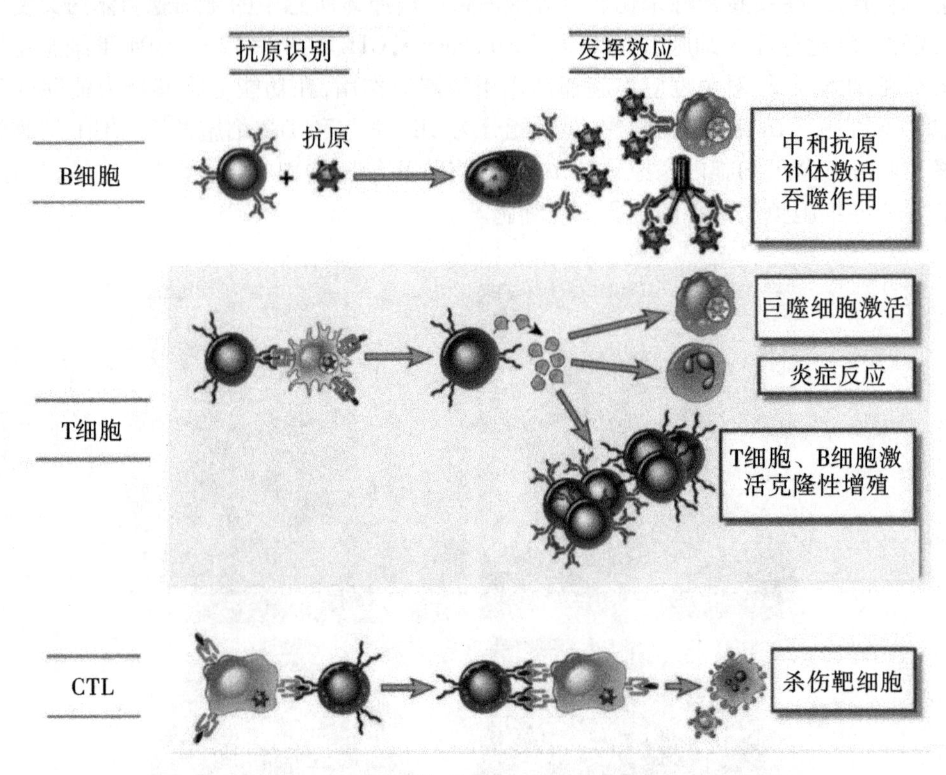

图 1-12 B 细胞、T 细胞、CTL 及其作用

(8)抗原提呈细胞启动特异性 T 细胞免疫 抗原提呈细胞是一组特化的细胞群体,具有抗原提呈功能,即捕获微生物或其他抗原,将其处理并展示给 T 细胞,同时为 T 细胞活化提供必需的刺激信号。

启动 T 细胞免疫应答的主要抗原提呈细胞为树突状细胞,树突状细胞分布在上皮下和许多器官内,可及时捕获抗原,并将其转运到外周淋巴器官内。大多数树突状细胞来源于单核细胞谱系,被称为髓性树突状细胞。在细胞免疫应答中,巨噬细胞将抗原提呈给 T 细胞。在体液免疫应答中,B 细胞发挥抗原提呈细胞作用,为 Th 细胞提呈抗原。

2. 免疫分子 大量的分子参与了免疫应答,包括淋巴细胞产生的抗体和细胞因子、免疫细胞表面的抗原受体和其他黏附分子及正常存在于血清中的其他分子等。免疫分子是介导免疫应答发生与发展重要的结构基础。以下简要介绍主要的免疫分子,详细内容见相关章节。

(1)补体介导吞噬、控制炎症和杀菌 补体系统由 30 余种蛋白(20 余种血清蛋白)所组成,其整体功能为控制炎症反应。补体系统属于固有免疫,其诸多成分相互作用,并与免疫系统其他成分相互作用。如一些微生物可直接活化补体旁路途径,这属于非特异性反应。其结果导致入侵人体的病原微生物表面为补体成分覆盖,易于被吞噬细胞捕获、吞噬。补体系统也可被结合于微生物表面的抗体活化。

补体活化是一个级联反应,其结果可产生以下效应。①产生调理作用:有助于吞噬细胞对微生物的捕获。调理作用是指吞噬细胞通过表面的补体受体或抗体的 Fc 受体等与覆盖微生物表面的补体或抗体结合，来加强吞噬细胞捕获和吞噬微生物。参与调理作用的抗体、补体成分 C3b 称为调理素。②产生趋化作用：吸引吞噬细胞进入感染部位。③增强局部毛细血管通透性。④损伤靶细胞、革兰氏阴性细菌、包膜病毒或其他微生物表面的细胞膜，导致细胞裂解。⑤释放炎性递质。

（2）细胞因子是协调免疫细胞功能行为的信息“语言”　细胞因子是在体液中对免疫应答中起信号联络作用的大量可溶性蛋白分子的总体。细胞因子均为蛋白质，某些为糖蛋白。不同的细胞因子进入不同的分类体系。如淋巴细胞产生的细胞因子称为淋巴因子。

细胞因子通过自分泌或旁分泌方式发挥其生物学作用。细胞因子通过与其靶细胞表面的相应受体的相互作用，将生物信号传导至细胞内。基于这种作用方式与特点，细胞因子、生长因子和激素之间的区别并不显著。一般来说，细胞因子和生长因子是非常相似的，只不过细胞因子主要作用于白细胞，而生长因子则作用于其他类型的体细胞。然而细胞因子与激素之间的一个明显区别在于细胞因子在局部发挥作用，而激素则有多器官的远程效应。

当外源性抗原进入机体，可诱导产生特异性免疫应答。这是一个需要免疫系统中所有免疫细胞相互协调、共同发挥作用的复杂过程。细胞因子在免疫细胞间起信号联络作用，使其受作用的细胞产生效应。因此，细胞因子实质上是免疫细胞在功能上相互联络的“语言”之一。通过这种“语言”，整个免疫系统才能功能协调一致，有效发挥作用。以下是几类主要的细胞因子。

干扰素（interferon，IFN）：IFN 在限制某些病毒感染的扩散时起重要作用。由 IFN-α 和 IFN-β 组成的一组 IFN 由病毒感染细胞产生，IFN-γ 由活化 T 细胞产生。IFN 可使未受病毒感染的细胞获得抗病毒的抵抗力。

白细胞介素（interleukin，IL）：这是一大组细胞因子（IL-1 ~ IL-35），主要由 T 细胞产生。单核巨噬细胞及其他组织细胞也产生一些 IL。IL 具有多种功能，多数与促进受作用细胞的增殖与分化有关。

集落刺激因子（colony stimulating factor，CSF）：CSF 可促进多能造血干细胞和不同发育分化阶段的造血祖细胞增殖与分化。某些 CSF 对髓外的某些细胞分化有作用。

趋化因子（chemokine）：趋化因子是一个大的蛋白家族，主要功能为吸引血流中的免疫细胞进入感染发生的组织或所归巢的部位。某些趋化性细胞因子也可活化细胞发挥独特功能。

其他细胞因子，如肿瘤坏死因子、转化生长因子-β 等具有多种效应，但主要是介导炎症反应和细胞毒作用。

（3）抗体与抗原结合产生继发效应　抗体也称为免疫球蛋白，是一组由 B 细胞产生的蛋白，以游离型和膜型两种形式存在，其膜型为 BCR。所有抗体具有相同的基本机构，但其抗原结合区域因其类型不同而异。一般而言，每种抗体只能与一种抗原特异性结合。一部分（Fab 段）与抗原结合，另一部分（Fc 段）与免疫系统其他成分结合，如吞噬细胞、补体等。中性粒细胞、巨噬细胞表面表达 Fc 受体，可与抗体的 Fc 段结合。抗体充当了调理素，通过调理作用促进吞噬细胞对微生物的吞噬。对一些靶细胞，抗体分子还可使效应细胞对靶细胞具有细胞毒作用,如抗体可介导巨噬细胞产生一种称为抗体依赖性细胞介导的细胞毒作用(antibody dependent cell mediated cytotoxicity,ADCC)。

(4)抗原识别是所有特异性免疫应答的基础　抗原一词最初产生是与抗体相对应的。然而,目前这一术语广泛用于可为T细胞和(或)B细胞表面抗原受体所识别的任何分子。抗体不会与整个病原微生物结合。每种抗体只是与微生物表面许多分子中的一个分子——抗原产生特异性结合。因此,对于一个既定的病原体而言,可有许多克隆抗体体与其发生特异性结合,每一种抗体结合一个特定的抗原。抗体也只是与抗原的某一特定部位结合,将与抗体结合的抗原部位称为抗原决定簇或表位。一个抗原分子可能有若干个表位,抗体与抗原表位的特异结合决定抗体的特异性。

T细胞识别抗原是有条件的。T细胞只能识别由宿主细胞或抗原提呈细胞表面自身分子呈递的抗原多肽片段。这种自身分子由MHC的基因所编码,称为MHC分子。MHC分子有两类:MHCⅠ类分子和MHCⅡ类分子,MHCⅠ类分子在所有有细胞核的体细胞表面表达;MHCⅡ类分子多表达在抗原提呈细胞表面。宿主细胞受病毒感染后可表达某些蛋白,这些蛋白在细胞内被处理后,其中表位多肽可与MHCⅠ类分子形成抗原肽-MHCⅠ复合物,并表达在受感染细胞的表面,进而被CTL表面的TCR所识别。

就特异性免疫应答而言,抗原是启动者和驱动因素。在长期进化过程中,免疫系统形成了识别抗原,破坏和清除抗原产生来源(细菌、病毒感染细胞等)的抵御病原微生物的特异性应答机制。

第三节　固有免疫和适应性免疫的特点

免疫应答是指免疫系统识别和清除免疫原的整个过程。根据免疫应答识别的特点、获得形式及效应机制,可分为固有免疫和适应性免疫两大类(表1-2)。

一、固有免疫

固有免疫又称为先天性免疫或非特异性免疫,是生物在长期进化中逐渐形成的,是机体抵御病原体入侵的第一道防线。固有免疫的构成包括皮肤黏膜及其附属成分、血-脑屏障和血-胎屏障等屏障效应及其分泌的抑菌和杀菌物质。参与固有免疫的细胞如单核巨噬细胞、树突状细胞、粒细胞、NK细胞和NKT细胞,其识别免疫原虽然不像T细胞和B细胞那样具有高度的特异性,但可通过一类模式识别受体去识别病原微生物表达的称为病原体相关分子模式(pathogen associated molecular pattern,PAMP)的结构。例如,许多革兰氏阴性菌细胞壁成分脂多糖可被单核巨噬细胞和树突状细胞等表面的Toll样受体4(Toll-like receptor 4,TLR4)所识别,从而产生固有免疫应答。

固有免疫的特征:①无特异性,作用广泛;②个体出生时即具备,是在种系进化过程中逐渐形成的;③初次与抗原接触即能发挥效应,一般无记忆性;④可稳定遗传;⑤同一物种的正常个体间差异不大,非特异性免疫是机体的第一道免疫防线,也是特异性免疫的基础。

表 1-2　固有免疫和适应性免疫比较

免疫类型	获得形式	发挥作用时相	免疫原识别受体	免疫记忆	举例
固有免疫	固有性（或先天性），无需抗原激发	早期，快速（数分钟至4 d）	模式识别受体	无	抑菌、杀菌物质，补体，炎症因子，吞噬细胞，NK 细胞，NKT 细胞
适应性免疫	获得性免疫，需接触抗原	4～5 d后发挥效应	特异性抗原识别受体，由于细胞发育中基因重排产生多样性	有，产生记忆细胞	T 细胞（细胞免疫-效应 T 细胞等），B 细胞（体液免疫-抗体）

二、适应性免疫

适应性免疫又称为获得性免疫或特异性免疫，是机体在长期与外源性病原微生物接触过程中，对特定病原微生物（抗原）产生识别与后续效应，最终将其清除的防御功能。适应性免疫应答主要由能够识别特异性抗原的免疫细胞（T 细胞和 B 细胞等）及其产物发挥作用，其产生的效应在机体抗感染和其他免疫学机制中发挥主导作用。

适应性免疫应答可分为 3 个阶段。①识别阶段：T 细胞和 B 细胞分别通过 TCR 和 BCR 精确识别抗原，其中 T 细胞识别的抗原必须由抗原提呈细胞来提呈。②活化增殖阶段：识别抗原后的淋巴细胞在协同刺激分子的参与下，发生活化、增殖和分化，产生效应细胞（如杀伤性 T 细胞）、效应分子（如抗体、细胞因子等）和记忆细胞。③效应阶段：由效应细胞和效应分子清除抗原。

适应性免疫应答包括细胞免疫与体液免疫，其特征：①特异性，是指某一特定抗原刺激可从免疫系统淋巴细胞库中选择出相应的 T 细胞或 B 细胞克隆，淋巴细胞与相应抗原的结合具有高度特异性，T 细胞、B 细胞仅能针对相应抗原表位发生免疫应答；②获得性，是指个体出生后受特定抗原刺激而获得的免疫；③记忆性，T 细胞和 B 细胞在初次免疫应答过程中都会产生由经抗原刺激活化、增殖淋巴细胞分化而来的记忆细胞，这种记忆细胞与初始（或未致敏）淋巴细胞不同，当再次遇到相同抗原时，可出现应答的潜伏期短、强度大、持续时间长的再次免疫应答；④可传递性，特异性免疫应答产物（抗体、致敏 T 细胞）可直接输注，使受者获得相应的特异免疫力（该过程称为被动免疫）；⑤自限性，可通过免疫调节使免疫应答控制在适度水平或自限终止（图 1-13）。

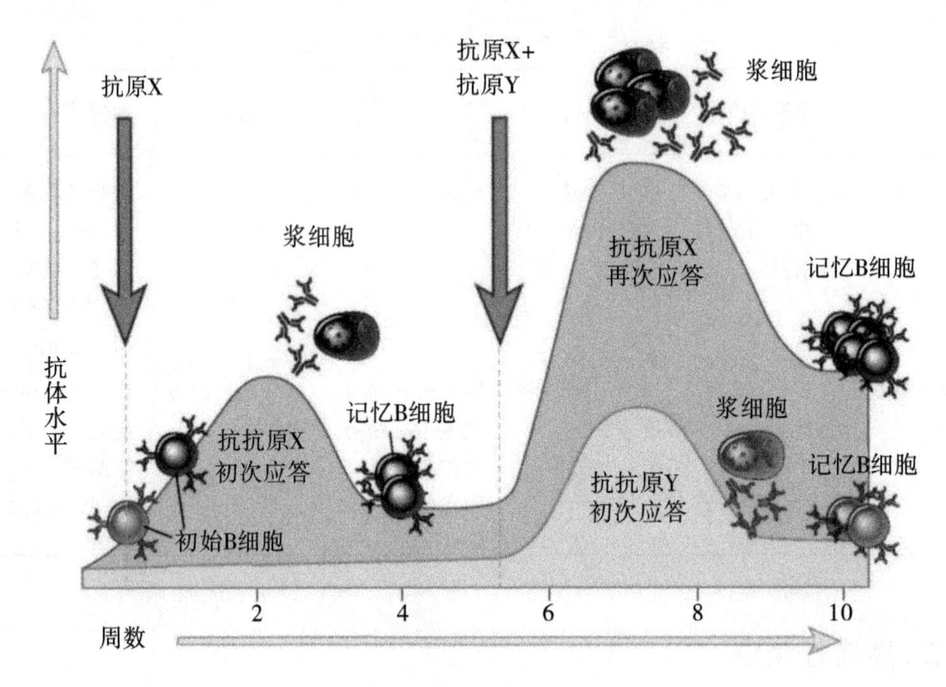

图 1-13　适应性免疫的特异性、记忆性和自限性

三、固有免疫和适应性免疫的关系

1. 固有免疫和适应性免疫相辅相成、密不可分　固有免疫往往是适应性免疫的先决条件，如树突状细胞和吞噬细胞吞噬病原生物实际上是一个加工和提呈抗原的过程，为适应性免疫应答的识别准备了条件。适应性免疫的效应分子可大大促进固有免疫应答，如抗体可促进吞噬细胞的吞噬能力，称为调理吞噬或促进 NK 细胞的细胞毒作用；又如，许多由 T 细胞分泌的细胞因子可促进参与固有免疫应答细胞的成熟、迁移和杀伤功能(图 1-14)。

没有固有免疫细胞和分子的介入，就不会出现有效的特异性免疫应答。固有免疫和适应性免疫是免疫系统不可分割的两个方面。

2. 参与固有免疫和适应性免疫的细胞和分子在结构和功能上具有关联性　①免疫细胞：参与固有免疫(巨噬细胞、NK 细胞)和适应性免疫(T 细胞、B 细胞)的细胞间存在兼有两者特性的免疫细胞，如前面提到的固有类淋巴细胞 NKT 细胞、γδT 细胞和 B1 细胞。②免疫受体和免疫分子：有提呈抗原肽供 T 细胞识别的 MHC Ⅰ、Ⅱ类经典分子，也有本身作为配体或提呈抗原供 NK 细胞和 NKT 细胞识别的非经典 MHC 分子和 CD1。MHC Ⅰ类分子、MHC Ⅱ类分子、CD1 三种分子的立体构型十分相似，都有由 β 片层和 α 螺旋构筑的抗原结合槽，有的还同时结合有 β_2 微球蛋白。③固有免疫和适应性免疫以相似的信号分子和途径实施细胞信号转导。

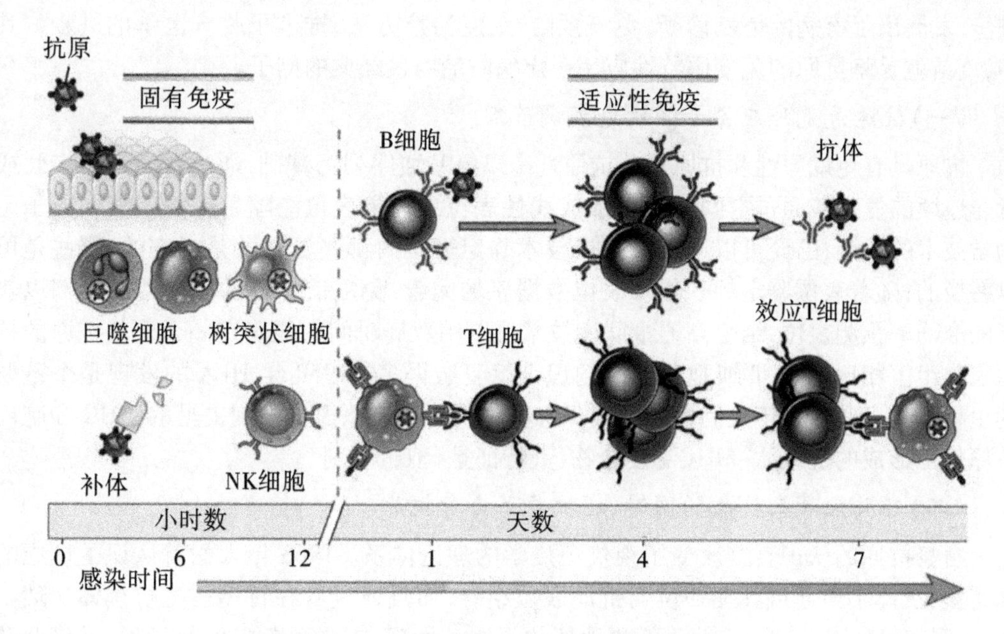

图 1-14　固有免疫和适应性免疫相辅相成

第四节　免疫学的应用

医学免疫学的显著特征是将免疫学理论和免疫学技术与医学实践相结合，主要体现在以下三大方面。

（1）传染病预防　接种菌苗、疫苗，使机体主动产生免疫力。严重急性呼吸综合征（severe acute respiratory syndrome，SARS）及艾滋病的预防终将有赖于疫苗的发明。

（2）疾病治疗　肿瘤、慢性传染病及超敏性疾病等，可用抗体、细胞因子、体外扩增的免疫细胞及治疗性抗原疫苗治疗。

（3）免疫诊断　按抗原与抗体及 TCR 特异结合的原理，按抗原能活化特异的适应性免疫应答，发展起多种特异敏感的免疫学诊断方法，已广泛用于 ABO 血型定型、传染病诊断、妊娠确诊等。

一、抗原与疫苗

抗原是免疫系统识别、应对（应答或耐受）的靶标。人们最早对抗原的认识基于机体外来抗原，如病原、过敏原、药物、输血或组织器官移植等可诱导免疫应答、导致疾病；后来逐渐认识到免疫系统主要对自身物质的识别、应对，维持免疫自稳或导致疾病（如自身免疫病）。机体免疫系统是由独特型-抗独特型为语言形成的动态、联系、立体网络。由此，人们对抗原的认识趋于完整。近年来逐渐形成共识，机体免疫应答针对的是“危险信号”，只有外来或自身的“危险信号”才会诱导免疫应答。基于对抗原特异性应答认识的进步,发展出了疾病的免疫诊断、免疫预防、免疫治疗方法,推进了临床医学的进步。其中,疫苗就是将抗原的免疫原特性应用于疾病防治中最经典的例子。

(一)抗原是免疫应答最强的免疫调节剂

抗原具有免疫原性和抗原性。抗原性是以氨基酸序列为基础,通过合成线性多肽或者非连续的氨基酸通过空间构象可形成线性表位或构象表位。随着生物化学和分子生物学技术的发展,已经可以通过肽扫描技术确定表位内哪些氨基酸是必需的,哪些是可以替换的;随着表位鉴定的积累和表位数据库的完善,免疫信息技术可以帮助我们以较高的准确率预测表位,结合高通量肽库技术可以用数周时间就能确定一个全新抗原的抗原表位组。相比之下,T 细胞对抗原的识别就复杂得多。1958 年 HLA 的发现是个重要的里程碑,直到 1985 年人们才认识到 T 细胞识别的是抗原提呈细胞提呈的 MHC 和胞内抗原加工形成的抗原肽-MHC Ⅰ复合物,其特征是“双重识别”。

(二)在关注外来抗原的同时,还注意了自身抗原

自身抗原的认识直接改变了现代免疫学的理论体系。1963 年人们就认识了抗原的独特型:抗体不但通过其互补位与抗原表位结合,而且通过其独特型诱生抗抗体。瑞士 Basel 研究所的 N. K. Jarne 博士敏锐地抓住了这一发现,提出了免疫网络学说,并借此获得 1984 年诺贝尔生理学或医学奖,使免疫学的世界观发生了根本改变。免疫系统不再主要针对外来抗原和微生物,而是首先针对自身抗原,以其抗体独特型-抗独特型为语言,形成立体的、动态的、联系的网络;自身反应性成为免疫系统的基本特性;外来抗原的进入只是改变了免疫网络的张力和动力学特性。

(三)先天免疫的研究进展赋予了抗原新的内涵

1996 年 Jules A. Hoffmann 发现了 Toll,1988 年 Bruce A. Beutler 发现了 Toll 样受体(TLR),使人们对抗原的认识又前进了一步。先天免疫系统通过模式识别(pattern recognition)识别外界的模式分子——外界病原体相关分子模式和自身的损伤相关分子模式,从而启动免疫应答,这些认识对于疫苗设计具有重要的指导意义。几乎同时,Polly Matzinger 提出了危险信号理论,认为免疫系统并非识别“自我”“异我”,而是识别“危险信号”,即能引起“细胞应急或死亡”的信号,使人们对免疫应答的认识更加深入。这对于抗原的免疫原性、疫苗设计、抗原特异性应答及其调节研究具有重要意义。

(四)疫苗是“免疫学之母”

有人提出疫苗是“免疫学之母”,意指疫苗是最早的免疫学实践、疫苗是对抗原最早的引用。据文字记载,中国和印度大概在公元前 10 世纪就有了用“接种人痘预防天花”的实践探索。直到 1796 年爱德华·詹纳(Edward Jenner)提出“接种牛痘预防人痘,人类才真正获得了一种安全、有效的疫苗,并最终使天花于 1979 年被消灭。这是人类历史上消灭的第一个疾病。随后,疫苗的发展经历了三次技术革命:1880 年路易斯·巴斯德(Louis Pasteur)发现体外培养细菌可以减毒,遂研制出了细菌疫苗;1950 年以后病毒组织培养技术成形,病毒活疫苗、裂解疫苗诞生;1985 年分子生物学等技术的成熟,使得亚单位疫苗、多肽疫苗等新型疫苗诞生。可见,疫苗学的发展与免疫学、微生物学、材料学、生物化学与分子生物学等领域的知识及技术进步是相互联动的。

(五)疫苗是预防疾病最有效、最经济的手段

疫苗是起步早、发展快、前沿理论技术与应用密切关联的领域,至今已成为疾病预防最有效、治疗最有潜力的手段之一。1796 年詹纳接种牛痘预防天花,拉开了疫苗学和近代免疫学的序幕,但由于缺少理论和技术支撑,此后一段时间疫苗的研究鲜有进展。直到疾病病原学理论提出,1880 年巴斯德体外培养细菌可以减毒的发现,才催生了系列细菌疫苗的诞生;1950 年以后病毒组织培养技术的发展和成熟,促进了病毒疫苗的大发展;在经历了 1970—1985 年的过渡期后,疫苗学进入第三次革命,疫苗与前沿免疫理论、生命科学技术深刻融合,从传染病拓展到非传染病、从预防拓展到治疗、从暴露前拓展到暴露后。

(六)牛痘疫苗的发明开辟了疫苗学领域

詹纳作为英国乡村医生,敏锐地注意到容易自然感染牛痘的奶牛场挤奶女工不易得天花,随之想到"牛痘可预防人痘(天花)"。1796 年他在一 8 岁小男孩 James Phipps 身上做的人体试验,则被认为是试验医学的经典方法。虽然当时此发明未被普遍接受,甚至英国是在其周边国家接种牛痘预防天花取得良好效果后才开始使用,但 200 年以后天花因为詹纳的预防方法被消灭,天花也成为历史上第一个被消灭的人类疾病,显示了疫苗在疾病防控上的巨大威力。显然天花疫苗的发明主要基于临床观察和推理,但其后疫苗的三次革命和大发展,则紧密依靠科学理论和技术研究的进步。

(七)细菌疫苗的发明推动了疫苗学的繁荣

基于 1880 年前后巴斯德对细菌疫苗的贡献,人们研制出了一系列细菌疫苗,并使得疫苗学进一步繁荣。与詹纳不同,巴斯德不是医生而是科学家,他与临床医生合作,将实验室发现转化为疫苗,这一贡献对疫苗学产生两个方面的影响:一是在技术层面,获得病原体纯培养成为疫苗发明最为主要的驱动力,借此可将 20 世纪疫苗的发展分为 3 个纪元,即产生于 18 世纪后期的细菌培养技术、20 世纪 50 年代的病毒组织培养技术、20 世纪 70 年代的分子生物学技术;二是在理论层面,19 世纪早期疫苗的发展基本与免疫学理论同步,大众对疫苗的渴望很强,但那时因为许多疫苗不成熟而受到较大范围的批评,到 20 世纪后期,疫苗研究能够综合大量微生物学和免疫学知识,从而能制造更特异、更安全的疫苗。

疫苗的历史提示我们,疫苗的理论进步与新技术的改良、发展紧密联系。前者依赖于微生物学的病原理论、病原发现、免疫学的免疫保护理论和疫苗策略,而后者则多产生于其他的相关领域。疫苗学在詹纳之后直到 19 世纪后期都鲜有进展。直到罗伯特·科赫(Robert Koch)提出疾病病原学理论,疫苗学才得以迅速发展。与此类似,针对毒素介导的感染病的疫苗研制也是基于免疫学和佐剂化学等新生领域的技术进步。病毒疫苗的发展,首先需要发现病毒,这在 19 世纪 90 年代已经完成;其次是一个半世纪在组织培养方面的技术进步,这些进步源于动物学、胚胎学、外科学、工程学和病理学学科,最终实现了病毒的体外培养。从那以后,疫苗学发展一路通畅。

对疫苗历史的研究使我们深入思考今天的疫苗学家会采取什么方法解决传染病领域中新的和"老大难"问题。通过研究疫苗学的演变,我们认识到创新的策略佐以新技

术,可用于开发安全有效的疫苗,从而对抗慢性感染、高突变病原体或非传染性疾病(如癌症)。今天的疫苗学家应像我们的前辈那样,研究疫苗学的历史,对适用数据充分取样研究。然而我们还必须学会应用新概念和新技术(如疫苗组学和系统生物学)来发现新的疫苗。为了彻底实现疫苗学的下一个黄金时代,我们不仅需要采用这种新模式,还必须持续思考现有的成就是如何取得的。

当我们告别“疫苗学旧时代”进入“疫苗学新时代”,考虑该如何设计和部署疫苗策略时,对过去的反思是至关重要的。对过去的方法和案例的了解会启示我们新的方法,同时也使我们跳出固有的科学藩篱。例如,早期疫苗学有很大一部分被特征化为“纯化-灭活-注射”模式。虽然有相当多的进展都是在这个模式上取得的,但对于开发高变异性病毒(如人类免疫缺陷病毒、丙型肝炎病毒等)疫苗来说,此模式有明显的不足。有些疫苗即使最后被证明是好疫苗,在研究、推广、使用过程中也曾备受质疑、批评甚至反对。研制疫苗特别是新型疫苗,需要公众的耐心与科学知识的普及。

疫苗的实用性也是显而易见的。“成功诱导”和“出乎意料”的发现经常伴随着疫苗的成功控制疾病的暴发。疫苗已经广泛使用于以往常见的儿童病毒性疾病,如麻疹和风疹,从而避免了常见流行病的发生。由此,有些国家和地区对保证疫苗高覆盖率的重要性和紧迫性产生了放任自由的态度,也正因如此,年轻的医生和护士们不再熟悉这些疾病的临床表现,也不了解这些疾病的发病率和病死率,以及高疫苗覆盖率的必要性。

二、抗体与疾病的诊断和治疗

免疫诊断已成为临床各学科中诊断疾病的最重要手段之一。免疫学诊断的方法向着微量、自动、快速方向发展,新的诊断方法也层出不穷。在免疫学诊断中,抗原或抗体的检测依然是主角,一方面是抗原抗体反应有高度的特异性,对某些疾病的确诊起着决定的作用;另一方面,由于标记技术的引入(如放射性核素、酶和免疫发光),抗原抗体检测的敏感性到达皮克(pg/mL)的水平,广泛应用于早孕和内分泌疾病(如甲状腺疾病),多种病原生物(如人类免疫缺陷病毒,甲型、乙型、丙型肝炎病毒,SARS病毒和禽流感病毒)及其抗体,血清中多种肿瘤的标志物,引起过敏反应的血清IgE及血型检测等。细胞免疫的检测使得免疫学诊断更加全面。各种免疫细胞群和亚群分离和鉴定的技术日臻完善,应用单克隆抗体荧光染色和流式细胞术分析方法,可以迅速确定各种白血病和淋巴瘤的免疫学分型。T细胞、B细胞和吞噬细胞功能的新的检测方法也不断涌现。

通过接种疫苗,预防乃至消灭传染性疾病是免疫学的一项重要任务。通过接种牛痘,使全球消灭天花是免疫学对人类极其重要的贡献。通过接种减毒活疫苗,全球消灭脊髓灰质炎已指日可待。由于重组疫苗的应用,乙型病毒性肝炎的发病得到了有效控制。通过计划免疫,我国在控制多种传染病尤其是儿童多发传染病方面已取得显著的成绩。

免疫生物治疗已成为临床治疗疾病的重要手段。应用单克隆抗体在治疗肿瘤、移植排斥反应及某些自身免疫病方面取得了突破性进展。多种细胞因子在治疗贫血、白细胞和血小板减少症、病毒性肝炎等方面取得了良好的疗效。造血干细胞移植已成为治疗白血病等造血系统疾病不可替代的治疗手段。此外,采用效应T细胞和经肿瘤抗原修饰的树突状细胞正成为治疗肿瘤新的手段。

三、免疫细胞的医学应用

细胞治疗指给机体输入细胞制剂,以激活或增强机体的免疫应答,如使用细胞疫苗、干细胞移植、过继免疫治疗。

(一)细胞疫苗

1. 肿瘤细胞疫苗　肿瘤细胞疫苗包括灭活瘤苗、异构瘤苗等。灭活瘤苗是用自体或同种肿瘤细胞经射线、抗代谢药物等理化方法处理,抑制其生长能力,保留其免疫原性制成。异构瘤苗则是将肿瘤细胞用过碘乙酸盐或神经氨酸酶处理,以增强瘤细胞的免疫原性。

2. 基因修饰的瘤苗　将肿瘤细胞用基因修饰方法改变其遗传性状,降低致瘤性,增加免疫原性。例如,将编码 HLA、协同刺激分子(如 B7)、细胞因子[如 IL-2、IFN-γ、粒细胞-巨噬细胞集落刺激因子(granulocyte-macrophage colony stimulating factor,GM-CSF)]的基因转染肿瘤细胞,注入体内的瘤苗将表达这些分子,从而增强抗瘤效应。

3. 树突状细胞疫苗　树突状细胞是人体内最有效的抗原提呈细胞,近年来已经成为肿瘤生物治疗中备受关注的热点。使用肿瘤提取物抗原或肿瘤抗原多肽等体外刺激树突状细胞,或用携带肿瘤相关抗原基因的病毒载体转染树突状细胞,再输回给患者,可有效激活特异性抗肿瘤免疫应答。如肿瘤抗原致敏的树突状细胞疫苗已获准用于皮肤 T 细胞淋巴瘤的治疗。

(二)造血干细胞移植

干细胞具有自我更新能力和高度增殖能力,在适当条件下可分化为具有特定功能的细胞。可从 HLA 型别相同的供者的骨髓、外周或脐血中采集干细胞,并分离 $CD34^+$干细胞作为人类移植用造血干细胞。在患者接受超剂量放(化)疗之后,通过静脉将造血干细胞注入患者体内,以替代原有病理性造血干细胞并重建正常的造血功能和免疫功能。早在 20 世纪 50 年代,临床开始应用骨髓移植方法治疗血液系统疾病,近年来,外周血干细胞移植也取得了突飞猛进的发展,到目前为止,造血干细胞移植是干细胞治疗应用于临床的重要形式,已成为某些恶性血液病、造血系统异常、骨髓衰竭综合征、多发性恶性肿瘤和自身免疫病的重要免疫治疗手段。

1. 根据造血干细胞的来源分类　造血干细胞移植可分为骨髓移植、外周血干细胞移植和脐血干细胞移植。

骨髓移植(bone marrow transplantation,BMT):BMT 应用最为广泛和成熟。骨髓中存在大量干细胞,是理想的干细胞来源,可用作自体骨髓移植和异体骨髓移植。自体骨髓移植是指将患者自体的骨髓体外处理后回输,但由于较难除尽残留的白血病细胞而易复发,在临床上应用较少。目前临床以异体骨髓移植为主治疗再生障碍性贫血、白血病和免疫缺陷性疾病等,但寻找相同 HLA 型别的供者较难,移植物抗宿主病的发生率也较高,故骨髓移植在临床治疗中存在一定的限制性。

外周血干细胞移植:外周血干细胞采集方便,但数量不多,$CD34^+$细胞仅占 0.01% ~

0.09%。同样存在HLA配型难的问题，且采集干细胞前，供者要用粒细胞集落刺激因子（granulocyte colony stimulating factor, G-CSF）等细胞因子将干细胞从骨髓动员到外周血，会引起供者发热、骨痛、白细胞增多等副作用。

脐血干细胞移植：脐带血中干细胞含量与骨髓中相似（$CD34^+$细胞达2.4%），HLA表达水平低，免疫原性弱，移植物抗宿主病发生率较低，且来源方便，采集容易，被认为是最具有潜力的干细胞移植手段。

2. 根据造血干细胞供者来源分类　造血干细胞移植可分为自体造血干细胞移植、同基因造血干细胞移植、异基因造血干细胞移植。

自体造血干细胞移植：采集并分离一部分患者自己的造血干细胞，待超剂量放（化）疗后回输给患者，以重建造血功能。此法多用于白血病和实体瘤的治疗。

同基因造血干细胞移植：需要供者与受者的HLA基本相同，多见于同卵双生子之间的移植，可用于肿瘤性血液病、自身免疫病和某些代谢性疾病的治疗，但不适用于治疗遗传性疾病。

异基因造血干细胞移植：供者、受者为同一种族，虽然基因不完全相同，但HLA要求一致。这类移植多用于造血系统恶性肿瘤、重症遗传性免疫缺陷病和白血病等疾病的治疗。动物实验研究表明，同种异基因造血干细胞移植及其诱导的受体嵌合状态可防止糖尿病的发生，并可逆转自发型糖尿病小鼠的自身免疫病状态，具有较好的临床应用前景。

3. 免疫细胞过继转输治疗

（1）抗原特异性免疫细胞过继转输治疗　免疫细胞过继转输治疗是将自体/同种异体免疫细胞进行体外激活和扩增，然后再将其重新输回患者体内，并辅以合适的生长因子，促使其在体内发挥杀伤有害细胞的作用。1985年，S. A. Resenberg首次报道了淋巴因子激活的杀伤细胞联合IL-2治疗恶性黑色素瘤的临床研究结果。之后，在此基础上相继演化了多种方案，如肿瘤浸润淋巴细胞（tumor infiltrating lymphocyte, TIL）、细胞因子诱导的杀伤细胞（cytokine induced killer cell, CIK）、树突状细胞-CIK、CTL、肿瘤抗原特异性TCR转基因T细胞、嵌合抗原受体（chimeric antigen receptor, CAR）细胞等。目前，国际上多倾向于诱导特异性杀伤性T细胞过继转输治疗，已有研究表明，晚期黑色素瘤术后患者，通过过继转输自体抗原特异性免疫细胞治疗后，大部分患者检测到了较强的抗肿瘤免疫应答。我国目前有医院开展了CIK的临床治疗，多数报道认为CIK治疗不仅抑制了肿瘤生长，也提高了肿瘤患者的生存质量，但鲜有报道其显著效果。

（2）改造过的T细胞过继转输治疗　过继转输抗原特异性T细胞是免疫治疗最常见的方法之一。然而，多数患者不能从体内分离有效的肿瘤抗原特异性T细胞，并且不同患者免疫细胞功能存在差异，其抗肿瘤效应存在差异，这为临床上应用免疫细胞治疗肿瘤带来了困难。1993年，Eshhar研究团队首先提出通过CAR转染T细胞治疗肿瘤的概念及方法，CAR的运用克服了免疫细胞在肿瘤治疗中缺乏靶向性的困难。至此，TCR转基因T细胞和CAR-T细胞成为国际上肿瘤过继免疫治疗的热点。2006年，D. A. Morgan等报道，利用慢病毒载体可以对T细胞进行“改造”，即将肿瘤抗原特异性TCR导入慢病毒载体，这些基因改造的T细胞回输肿瘤患者后，在外周血中维持较高比例，1年后仍能在患者体内检出回输的转基因T细胞的存在，并且部分患者肿瘤完全消退。同时，CAR

在除了肿瘤以外的其他疾病中也开展了应用。

CAR 主要由细胞外抗原识别结构域、跨膜结构域和细胞内信号转导结构域三部分组成。①细胞外抗原识别结构域:CAR 细胞外抗原识别结构域的主体部分是具有识别特异性肿瘤抗原能力的单链抗体(single chain fragment variable,scFv)。该单链抗体由一个重链和一个轻链两部分组成,中间通过适当的寡核苷酸接头连接起来。CAR 利用单链抗体与肿瘤抗原高亲和力结合,既不受中枢免疫耐受机制的限制,也不受 MHC 限制,尤其后者,克服了 T 细胞识别抗原需要 MHC 限制性的要求,是其优越性的极大体现。②跨膜结构域:跨膜结构域在 CAR 中的作用是连接细胞内和细胞外结构域,并参与信号的转导。目前常用的跨膜结构域有 CD28 和 CD8 的跨膜区。③细胞内信号转导结构域:根据细胞内信号转导结构域的不同,CAR 被分为三代。第一代 CAR 分子细胞内仅包含 CD3-ζ 链内结构域,其含有免疫受体酪氨酸激活基序(immunoreceptor tyrosine-based activation motif,ITAM),负责激活 T 细胞。但第一代 CAR-T 细胞具有一定的局限性,当过继转输该 CAR-T 细胞入体内后,它们仅表现出有限的杀伤功能,既不能有效增殖及产生细胞因子,也不能长期在体内存在。第二代和第三代 CAR 的细胞内结构域添加了 CD28、4-1BB 因子(CD137)或 OX40 等共刺激结构域,从而增强 CAR-T 细胞的激活及效应。

CAR-T 细胞临床研究及应用:基于 CAR-T 细胞靶向治疗肿瘤的临床试验表明,CAR-T 细胞具有显著的治疗及根除效应,但是还存在不同的副作用,需要不断改进和完善。早在 2004 年就有研究者分别过继转输抗 CD20 和 CD171 的 CAR-T 细胞至滤泡性淋巴瘤和神经母细胞瘤的患者体内,但没有取得理想的疗效。2006 年 C. H. Lamers 及合作者报道了第一例因 CAR-T 细胞不具有靶向性导致的不良反应。CAR-T 细胞用于肿瘤免疫治疗的首次令人瞩目的临床成功是 2008 年由 Brenner 研究团队报道的。他们利用 GD-CAR-T 细胞治疗儿童神经细胞瘤,11 例接受治疗的患者中,6 例患者在治疗 6 周后肿瘤消退。2011 年,宾夕法尼亚大学的 June 团队报道,利用 CD19-bbz CAR-T 细胞治疗一名慢性淋巴瘤患者,结果肿瘤完全消退。2013 年该小组又报道,利用 CD19-bbz CAR-T 细胞成功治疗了 2 例急性淋巴瘤儿童。

综上所述,虽然利用 CAR 治疗肿瘤已有令人鼓舞的报道,但仍有待进一步优化,以确保其治疗有效时的安全性、可控性。譬如患者转输 CAR-T 细胞后产生的急性毒副作用已引起了广泛关注,近期一些临床试验也曾出现少数不良反应的报道。2013 年,June 团队首次报道利用 meso CAR-T 细胞治疗肿瘤患者,引起过敏性反应。这主要是因为鼠源性的 CAR 具有潜在的免疫原性,机体产生了针对 CAR-T 细胞的 IgE 抗体,从而导致了过敏性反应的发生。

(3)其他淋巴细胞过继转输治疗　除了 T 细胞,过继免疫治疗研究的靶细胞还包括造血干细胞、NK 细胞、巨噬细胞、NKT 细胞等免疫细胞,均在临床试验中。

四、分子免疫治疗在医学中的应用

1. 输入细胞因子的免疫疗法　将具有生物学活性的细胞因子通过各种途径直接注入人体内,已在治疗病毒感染、肿瘤、血液系统疾病中取得疗效,有的甚至成为不可或缺的治疗手段。如 IFN-α 对病毒性肝炎、慢性宫颈炎及血液系统肿瘤(如毛细胞白血病)

均有一定疗效;IL-2 可用于治疗肾细胞癌、黑色素瘤等;GM-CSF 和 G-CSF 对再生障碍性贫血和艾滋病均有作用。IL-2、IFN-α 和化疗药物联合应用对恶性肿瘤的疗效显著。

2. 阻断和拮抗细胞因子的免疫疗法　该方法是通过抑制细胞因子产生、阻断细胞因子与其受体结合或阻断细胞因子受配体结合后的信号转导过程,以阻止细胞因子发挥其病理作用。该方法主要用于自身免疫病、感染性休克及器官移植排斥反应等的治疗。如重组可溶型 IL-1 受体可抑制器官移植排斥反应;重组可溶型Ⅱ型转化生长因子-β 在抗肿瘤和抗纤维化试验中疗效显著;肿瘤坏死因子单克隆抗体对类风湿关节炎有明确疗效。仅以 B7 抑制家族分子为代表,细胞毒性 T 细胞抗原 4、程序性死亡-1(programmed death-1,PD-1)、程序性死亡配体-1(programmed death ligand-1,PD-L1)、B7 同源物 3(B7 homologue-3,B7-H3)、B7x 等已经在临床中应用。

3. 趋化因子的免疫疗法　趋化因子是与白细胞特别是淋巴细胞的游走和活化密切相关的一组细胞因子,它还在肿瘤生长调节、炎症反应中起重要作用。将不同类型的趋化因子导入肿瘤细胞,可增强宿主机体抗肿瘤免疫应答,如将趋化因子 CC 亚家族配体 20(chemokine CC subfamily ligand 20,CCL20)腺病毒注射入肿瘤模型,可明显抑制肿瘤生长。

4. 细胞因子的综合使用　免疫治疗面临的困境是营造有利于免疫应答的微环境,在抗原特异性的免疫接种后,体内免疫 T 细胞的数量扩增和功能维持很大程度上取决于免疫微环境的优劣,而免疫微环境又由细胞因子和众多其他因子组成,微环境决定了免疫治疗的成功与否。为此,国家癌症研究所开设了网站,征询到 124 个能作为诱生 T 细胞应答的因子及其组成的微环境,其必须满足:①T 细胞生长因子以增加初始 T 细胞的数量和表位库;②树突状细胞生长因子以增加树突状细胞的数量及成熟度;③活化树突状细胞或其他抗原提呈细胞的激动剂;或帮助疫苗产生效应的佐剂;④活化和刺激 T 细胞的激动剂;⑤T 细胞抑制分子的抑制剂;⑥T 细胞生长因子以增加 T 细胞在体内的增殖和存活;⑦抑制、阻断或中和肿瘤细胞或免疫细胞分泌的抑制性细胞因子的因子。在进行综合评估后,筛选出 12 种细胞因子的免疫药物[IL-15、IL-7、抗 PD-1 或抗 PD-L1、抗 CD40 或抗 CD40L、酶抑制剂、抗 4-1BB、FMS 样酪氨酸激酶 3 配体(FMS-like tyrosine kinase 3 ligand,FLT3L)、IL-12、胞苷磷酸鸟苷、血小板生成素受体、聚肌胞(PolyI:C)、瑞喹莫德(resiquimod)]。它们成为免疫生物治疗的候选药物并在不同类型的疾病中已经实施临床试验,其中联合 IL-12/IL-15/IL-18 刺激的 NK 细胞具有持久的抗肿瘤功能,可有效提高抗肿瘤疗效。

第五节　免疫学未来发展趋势

在过去几个世纪的发展中,免疫学在人类生命科学研究中起着不可替代的重要作用,特别是免疫应答机制的认识为现代医学科学理论的建设奠定了重要基础,为现代医学的传染病预防与治疗提供了重要的理论基础,并且形成了疫苗免疫预防传染病的对策。免疫学由于其独特的方法与手段,可为未来医学乃至生命科学的全面与均衡发展提供关键性技术平台,从而提高医学诊断、治疗与预防的特异性和敏感性,扩大其应用范围。免疫学与分子生物学、发育生物学、细胞生物学、神经科学等学科相互融合,将在21世纪的生命科学和医学发展中扮演更加重要的角色。

一、基础免疫学

免疫应答的机制在未来将得到更深刻的阐明。人们对免疫系统认识的深入必将推动对免疫应答本质的了解,并将理论研究的成果应用于医学实践。随着分子生物学和生物信息学在免疫学研究中的应用,越来越多的免疫新分子被克隆,如新的CD分子、黏附分子、细胞因子和细胞内信号分子的结构和功能得到阐明。小鼠转基因和基因敲除技术的应用,促进了人们对体内免疫分子功能的认识。应用计算机模拟技术、X晶体衍射技术等结构生物学技术,使人们在分子水平上认识了免疫分子的相互作用。造血/胚胎干细胞的培养和定向分化技术,使人们完整地认识了免疫细胞群和亚群谱系发育过程中的转录因子、生长因子对其的调控。细胞分析和分选技术的发展,使人们越来越精确地认识了细胞亚群的表面标志和功能。有关固有免疫、调节性细胞及记忆性淋巴细胞的作用机制将得到全面的阐明。

二、临床免疫学

免疫学与临床医学学科相互交叉和渗透,已形成诸多的分支学科,如免疫病理学、肿瘤免疫学、移植免疫学、血液免疫学、老年免疫学、免疫药理学和感染免疫学等。应用免疫学理论和方法诊断、预防和治疗免疫相关疾病,成为现代医学的重要手段。

1. 诊断　新的免疫学诊断方法不断涌现,常规的免疫学诊断技术向着微量、快速和自动化方向发展。各种芯片技术(DNA、蛋白和抗体)已经被引入免疫学的诊断之中。

2. 预防　疫苗仍是消灭传染病的最重要手段。人类已经在与许多传染病斗争中取得了决定性的胜利,但是还面临巨大的挑战。许多危害人类健康和生命的传染病(如艾滋病、丙型病毒性肝炎等)仍无有效疫苗来进行预防,而且随着新发现传染病的出现,必须要研制预防传染病的疫苗。例如,我国在2003年局部地区流行的SARS后,在短期内完成了SARS病毒疫苗的研制,并已经完成临床Ⅰ期试验。近年来,非传染病疫苗的研究得到重视和发展,尤其是预防肿瘤的疫苗。2006年预防宫颈癌的人乳头瘤病毒疫苗被批准进入市场便是一个重要的标志。

3. 治疗　免疫生物治疗的发展十分迅速。①单克隆抗体制剂治疗肿瘤、移植排斥反应和自身免疫病等已取得突破性进展,越来越多的人源性纯化抗体、基因工程抗体进入市场。②细胞因子在某些疾病治疗中显示出独特的疗效,已广泛应用于感染性疾病、肿瘤和血液系统疾病的治疗。随着新的细胞因子被发现,将会有更多的细胞因子作为新的治疗制剂造福于人类。③造血干细胞移植有效地挽救白血病等血液系统疾病和肿瘤患者的生命,我国造血干细胞库的发展和完善必将给更多的患者带来福音。此外,经过修饰后的效应T细胞和树突状细胞在肿瘤、感染性疾病等疾病治疗中也已崭露头角。

思考题

1. 简述免疫细胞的功能。
2. 试述胸腺的结构及其功能。
3. 试述淋巴结的结构及其主要功能。
4. 试述某种病原微生物侵入机体后,机体可能产生的免疫反应。
5. 查阅资料,试述 CIK 和 CAR-T 细胞的过继治疗的方法和机制。

参考文献

[1] MASOPUST D, SCHENKEL J M. The integration of T cell migration, differentiation and function[J]. Nature Reviews Immunology, 2013, 13(5):309-320.

[2] DAVIES L C, JENKINS S J, ALLEN J E, et al. Tissue-resident macrophages[J]. Nature Immunology, 2013, 14(10):986-995.

[3] 曹雪涛. 免疫学前沿进展[M]. 3 版. 北京:人民卫生出版社,2014.

[4] 曹雪涛. 医学免疫学[M]. 北京:人民卫生出版社,2015.

[5] 龚非力. 医学免疫学[M]. 4 版. 北京:科学出版社,2014.

(郑州大学基础医学院　朱　沙)

第二章
固有免疫

机体的“免疫”可分为固有免疫和适应性免疫两类。固有免疫(innate immunity)是长期种系进化过程中逐渐形成,其特点:个体出生时即具备,作用范围广,并非针对特定抗原,故亦称为非特异性免疫。在种系发生上,低等动物仅具有固有免疫功能,至脊椎动物才出现适应性免疫。固有免疫在机体防御机制中具有重要意义,可视为抵御致病微生物感染的第一道防线。同时,固有免疫相关的效应细胞和效应分子也广泛参与适应性免疫应答的启动、效应和调节。

长期以来,人们曾认为仅适应性免疫才涉及对靶抗原的识别。目前已证实,固有免疫的发生及其效应也涉及复杂的识别机制。固有免疫识别机制通常仅针对微生物组分等外源抗原的特定分子结构,而一般不对机体自身成分产生应答。在此意义上,固有免疫比适应性免疫能更有效地识别“自己”和“异己”,一般也不易引发自身免疫病。

第一节　固有免疫系统的组成

固有免疫系统由屏障结构、固有免疫分子、固有免疫细胞组成。

一、屏障结构

1. 种间屏障　种间屏障亦称种属免疫,是指由于遗传背景及生物学特性存在差异,不同动物物种及人类分别对特定感染因子具有抵抗性。以病毒感染为例,种间屏障可能取决于宿主细胞是否表达相应病毒受体,如脊髓灰质炎病毒、人类免疫缺陷病毒、肝炎病毒的受体仅表达于人和灵长类动物,其他动物则对上述病毒具有天然种属免疫力,但狂犬病毒则可感染多种温血动物。细菌及寄生虫感染亦有类似现象。值得高度重视的是,物种屏障并非绝对不可跨越,某些病原体可引起人畜共患病。如某些侵袭禽类的流感病毒株可突破种间屏障而感染人类,其机制尚不清楚。

2. 皮肤黏膜屏障　覆盖于体表的皮肤(尤其上皮细胞)及与外界相通的腔道内衬着的黏膜共同构成皮肤黏膜屏障,将全身各组织器官封闭在内,成为机体抵御微生物侵袭的第一道防线。皮肤黏膜屏障功能如下。

（1）物理屏障　皮肤表面覆盖多层鳞状上皮细胞，构成阻挡微生物的有效屏障，损伤、烧伤及体内上皮完整性缺失时，易出现严重感染；黏膜上皮细胞的屏障作用较弱，但肠蠕动、呼吸道上皮纤毛的定向摆动、某些分泌液和尿液的冲洗作用等均有助于排除入侵黏膜表面的病原体。

（2）化学屏障　黏膜和皮肤的附属器所产生的分泌液中含多种杀菌和抑菌物质。例如，①汗腺可分泌乳酸，皮脂腺可分泌不饱和脂肪酸等，均具有一定的抑菌作用；②眼泪、唾液含溶菌酶和磷脂酶A，唾液富含组蛋白及其相关肽，具有抗菌作用；③胃液pH值低并含消化酶、胆汁盐、脂肪酸类，可杀死大多数细菌，是抗消化道感染的重要天然屏障。

呼吸道、消化道、生殖道上皮可分泌黏液，含多种杀菌和抑菌物质，例如，①溶菌酶、抗菌肽、天然抗体等抗菌物质；②糖黏蛋白，可包被微生物，使之不能黏附于上皮细胞并易被巨噬细胞吞噬，遗传性囊性纤维化患者黏液分泌和纤毛运动受损，故易发生肺部感染；③阴道上皮分泌糖原，经特定共生细菌代谢而产生乳酸，可限制病原体入侵。

（3）生物学屏障　寄居于黏膜和皮肤的众多微生物也发挥重要的屏障作用。例如，①口腔中某些细菌可产生过氧化氢，能杀死白喉杆菌、脑膜炎球菌等；②唾液链球菌形成的抗菌物质能对抗多种革兰氏阴性菌；③肠道中的大肠埃希菌能分泌大肠杆菌素，抑制某些厌氧菌和革兰氏阳性菌定居和繁殖。

人体消化道、呼吸道和泌尿生殖道寄生大量共生菌群，后者或其所分泌的抗菌物质可抑制或限制外来微生物定居、繁殖。正常情况下，菌群间及菌群与机体间的平衡对维持人体生态平衡和内环境稳定发挥重要作用。临床上滥用抗生素（尤其是广谱抗生素）可抑制或杀死大部分正常菌群，破坏后者对致病菌的制约和干扰作用，从而引发耐药性葡萄球菌性肠炎、口腔或肺部假丝酵母菌感染等，即菌群失调症。

（4）滤过屏障

脾：体内约90%的循环血液要流经脾，脾内的巨噬细胞和树突状细胞（dendritic cell，DC）能够吞噬和清除血液中的病原微生物、衰老的红细胞和白细胞、免疫复合物及其他异物，从而发挥过滤净化的作用。因此，脾切除术后可能会引起血循环损伤，导致脓毒血症发病率增高。

淋巴组织：淋巴结位于淋巴回流通路上，人体器官或组织的淋巴液均通过淋巴管引流至局部淋巴结。从回流区进入淋巴结的淋巴液通常携带抗原物质（如微生物及其毒素、癌细胞或大分子物质等）。由于淋巴窦的容积极大地增加，淋巴液的流速变缓，淋巴液中的抗原成分在迂回流动时，能与窦内的巨噬细胞充分接触，故绝大多数致病性物质可被清除或局限在淋巴结中，有效防止其对机体造成的进一步侵害。但是，细菌的毒力和宿主的免疫力等因素可影响淋巴结的过滤功能，如结核分枝杆菌感染免疫功能降低或缺失的动物后，淋巴结内的巨噬细胞虽然能吞噬病原菌，但无法消灭细菌，使其在巨噬细胞内长期存活，反而造成病程迁延。

3. 体内屏障　体内屏障是指器官、组织内血液与组织细胞间进行物质交换所跨越的解剖结构，它们在抵御病原体入侵和维持内环境稳定中发挥重要作用。

（1）血-脑屏障　血-脑屏障位于血液和脑组织间的组织界面，由软脑膜和脉络丛的毛细血管壁、完整的基底膜及星形胶质细胞所形成的神经胶质膜组成。该屏障结构致密，对血液中所含物质具有选择性阻碍作用，允许氧气、二氧化碳和血糖自由通过，但阻止病原体及多数大分子物质（如药物、蛋白质等）通过，由此保护中枢神经系统内环境基本稳定。婴幼儿血-脑屏障尚未发育完善，故易发生中枢神经系统感染。

（2）血-胎屏障　血-胎屏障是指由母体子宫内膜基蜕膜和胎儿绒毛膜滋养层细胞组成的屏障，可阻止侵入母体的病原体及其毒性产物进入胎儿体内。妊娠早期（前3个月内）此屏障尚不完善，此时孕妇若感染某些病毒（风疹病毒、巨细胞病毒等），可导致胎儿畸形、流产或死胎等。

（3）血-胸腺屏障　血-胸腺屏障位于胸腺皮质，由连续的毛细血管内皮细胞、血管间隙和巨噬细胞、上皮网状细胞及内皮外完整基底膜等组成。血循环中大分子抗原一般不易透过此屏障，从而维持胸腺内环境稳定，保证胸腺细胞正常发育。

二、固有免疫分子

1. 防御素　人们在多细胞个体（包括动物、植物、昆虫）中已发现400余种具有非特异免疫效应的多肽，其中以防御素最为重要。

防御素是一组耐受蛋白酶的分子，对细菌、真菌和有包膜病毒具有广谱的直接杀伤活性。真核细胞中已发现4种防御素，即α-防御素、β-防御素、昆虫防御素和植物防御素，哺乳动物（包括人类）体内仅有α-防御素和β-防御素。α-防御素属阳离子多肽，由中性粒细胞和小肠帕内特细胞（Paneth cell）产生，主要作用于某些细菌和有包膜病毒，其机制：①与病原体带负电荷成分（如革兰氏阴性菌脂多糖、革兰氏阳性菌磷壁酸、病毒胞膜脂质等）相互作用，致膜屏障破坏及膜通透性增高，最终导致病原体死亡；②刺激细菌产生自溶酶、干扰DNA/蛋白质合成；③具有致炎和趋化作用，并可诱导IL-8、白三烯B4、IFN-γ、IL-6和IL-10等产生。近期有研究发现β-防御素的某些亚型具有阻止病毒（包括人类免疫缺陷病毒）复制的作用。β-防御素主要由上皮细胞产生，其效应机制尚不清楚。

防御素对无包膜病毒无作用，提示膜与膜间接触是抗微生物作用所必需。除抗微生物活性外，α-防御素可能还参与炎症和伤口修复，其在以中性粒细胞浸润为主的炎症疾病患者体内水平增高。

2. 补体系统　感染早期抗体尚未产生时，补体即可通过与甘露糖结合，凝集素途径或旁路激活途径发挥溶菌作用。补体激活所产生的活性片段具有趋化、调理、免疫黏附及促炎作用。

3. 细胞因子　微生物感染机体，可刺激免疫细胞和非免疫细胞（如感染的组织细胞）产生多种细胞因子，从而发挥非特异性的致炎、致热、引发急性期反应、趋化炎症细胞、激活免疫细胞、抑制病毒复制、细胞毒作用等。

4. 溶菌酶　溶菌酶属于不耐热碱性蛋白质，主要来源于吞噬细胞，广泛存在于各种体液、外分泌液和吞噬细胞溶酶体中。溶菌酶可直接作用于革兰氏阳性菌细胞壁的关键组分肽聚糖，从而使细菌溶解，并可激活补体和促吞噬。

5. 其他效应因子　吞噬细胞还可释放氧自由基、一氧化氮、脂质介质（如前列腺素、白三烯B_4、血小板活化因子）等非特异性效应分子。

三、固有免疫细胞

固有免疫细胞主要包括吞噬细胞(中性粒细胞和单核巨噬细胞)、DC、NK 细胞、γδT 细胞、肥大细胞、自然杀伤 T 细胞、B1 细胞、嗜酸性粒细胞、嗜碱性粒细胞和新近定义的固有淋巴细胞等。

1. 吞噬细胞　吞噬细胞包括中性粒细胞和单核巨噬细胞,这两类吞噬细胞对入侵机体的微生物的应答非常快速,其中巨噬细胞的作用更为持久(感染后 1 ~2 d),是参与固有免疫应答的主要效应细胞。

(1)中性粒细胞　中性粒细胞来源于骨髓的造血干细胞,在骨髓中分化发育后进入血液和组织。成年人外周血中中性粒细胞的浓度为(2.0 ~7.5)×10^9/L,占白细胞总数的 55% ~70% 。

中性粒细胞处于机体抵御病原微生物特别是化脓性细菌入侵的前线,在固有免疫中起着十分重要的作用。当局部炎症发生时,它们可被趋化性物质吸引,向炎症部位迁移。中性粒细胞内的颗粒含有髓过氧化物酶、酸性磷酸酶、吞噬素、溶菌酶等,也具有杀菌作用,能将吞噬入细胞内的细菌和组织碎片降解。中性粒细胞含有较多的糖原颗粒,可为吞噬杀菌功能和变形运动提供能量。中性粒细胞还可以产生大量的过氧化物及超氧化物等具有细胞毒性的效应分子,发挥杀伤作用。当中性粒细胞裂解时,能释放各类溶酶体酶,溶解周围组织形成脓肿。中性粒细胞还能释放花生四烯酸、嗜酸性粒细胞趋化因子、激肽酶原、血纤维蛋白溶酶原、凝血因子、白三烯等。

最近的研究发现,中性粒细胞还具有其他的杀菌机制,即活化的中性粒细胞能形成中性粒细胞胞外诱捕网(neutrophil extracellular trap,NET),构成细胞外杀菌途径。NET 由染色质与颗粒性蛋白质构成,其中的染色质与细胞核内染色质不同,该细胞外染色质呈松弛的去致密状态。一旦细菌被 NET 捕获,NET 结构内高浓度的抗微生物物质能有效降解细菌。NET 对革兰氏阳性菌、革兰氏阴性菌、真菌、牛艾美耳球虫、利什曼原虫等均有捕获与杀灭作用。

(2)单核巨噬细胞　单核巨噬细胞由骨髓造血干细胞衍生而来,包括骨髓中的前单核细胞、外周血中的单核细胞及组织内的巨噬细胞。单核巨噬细胞寿命长、形体大、富含细胞器,是体内生物学功能最活跃的细胞类型之一,在免疫应答和机体的防御机制中具有重要的作用。巨噬细胞容易获得,难以长期存活,故多用作原代培养,是研究细胞吞噬、细胞免疫和分子免疫学的重要对象。

单核巨噬细胞表达多种表面标志,如 MHC 分子、共刺激分子、补体受体、Fc 受体、细胞因子受体、黏附分子、Toll 样受体(TLR)等。这些表面标志不仅参与细胞黏附及对颗粒抗原的摄取、提呈,也介导相应配体触发的跨膜信号转导,促使细胞活化和游走,可影响细胞分化发育等。

单核巨噬细胞具有强大的吞噬功能,可将病原体等大颗粒抗原异物摄入细胞内,形成吞噬体,再与溶酶体融合形成吞噬溶酶体,在多种酶的作用下,杀灭和降解病原体等异物。大部分的降解产物可通过胞吐作用排出细胞外,另有小部分可经加工处理为免疫原性肽段,与 MHC 形成复合物后被提呈给 T 细胞,启动适应性免疫反应;其分泌的肿瘤坏

因子 α(tumor necrosis factor-α,TNF-α)、一氧化氮等效应分子介导巨噬细胞中杀伤肿瘤细胞等靶细胞;IL-1、IL-12、IFN-γ、前列腺素等具有免疫调节作用。单核巨噬细胞除抵御入侵的病原体外,还能清除代谢过程中不断产生的衰老、死亡或突变细胞,从而维持机体内环境稳定。

2. γδT 细胞　γδT 细胞能表达由 γ 链和 δ 链组成的 T 细胞受体(T cell recepter,TCR),是一类特殊的 T 细胞群,与 αβT 细胞具有共同的祖细胞,在胸腺发育成熟,主要分布于皮肤、黏膜皮下组织及外周血中。γδT 细胞具有以下生物学特征:以非 MHC 限制性的方式直接识别完整的多肽抗原;抗原识别谱较窄,识别抗原的特点是感染细胞表达的分子,而非病原特异性抗原本身,主要针对分枝杆菌等胞内菌的热休克蛋白、CD1 提呈的非多肽抗原(如分枝杆菌的脂类抗原)及某些磷酸化抗原(如细菌裂解产物)等蛋白质抗原。

γδT 细胞参与皮肤黏膜表面的抗感染免疫(主要针对胞内菌和某些病毒),尤其在分枝杆菌感染中发挥重要作用。γδT 细胞对肿瘤细胞也具有一定的杀伤作用。γδT 细胞还可通过局部迅速分泌细胞因子参与免疫调节。

3. 肥大细胞　肥大细胞来源于骨髓造血干细胞,在祖细胞期迁移到外周组织,多位于皮肤、呼吸道、胃肠黏膜结缔组织或血管内皮细胞之下。其定居部位接近血管、神经或腺体,容易遭遇入侵的病原体。肥大细胞胞质中的颗粒含有组胺、肝素、TNF-α 和其他炎症介质,还含有过氧化物酶和许多酸性水解酶等。腺苷、补体片段 C3a、趋化因子、细胞因子、病原体相关分子模式、神经鞘氨醇 1-磷酸及干细胞因子等均能影响肥大细胞的活化。肥大细胞还能通过表面大量的高亲和性 IgE 受体(FcεRⅠ)附着大量的 IgE 分子至细胞表面,在变应原作用下,可诱导肥大细胞表面 FcεRⅠ分子聚集,引发肥大细胞脱颗粒、花生四烯酸类物质释放及细胞因子和趋化因子的诱导性表达,进而引起过敏反应。

4. 自然杀伤 T 细胞　自然杀伤 T 细胞(nature killer T cell,简称 NKT 细胞)主要在胸腺内发育,其前体细胞来源于 $CD4^+CD8^+$ 胸腺细胞。小鼠 NKT 细胞只占血和外周淋巴结中 T 细胞总数的 0.5%,主要分布于肝(30.0%)和脾(2.5%)。而人的 NKT 细胞在相应器官的比例则更低,只有小鼠的十分之一。根据 TCR(小鼠 Vα14-Jα18,人类 Vα24-Jα18)的表达情况,可将 NKT 细胞分为 $V\alpha14\text{-}J\alpha18^+$ Ⅰ型 NKT 细胞和 $V\alpha14\text{-}J\alpha18^-$ Ⅱ型 NKT 细胞,而通常所说的 NKT 细胞是指Ⅰ型 NKT 细胞。

与传统的 T 细胞不同,NKT 细胞的 TCR 缺乏多样性,抗原识别谱较窄,不能识别由经典 MHCⅠ、Ⅱ类分子提呈的抗原肽,而只能识别由细胞表面 CD1d 提呈的脂类,如内源性糖鞘脂 iGb3 和微生物细胞壁糖脂类抗原(如 α-分枝半乳糖苷神经酰胺)。NKT 细胞被相应配体激活后,可分泌大量细胞因子,以 IFN-γ 和 IL-4 为主,影响 NK 细胞、DC、B 细胞和 T 细胞成熟。目前,NKT 细胞对免疫系统的调节越来越引起人们的关注,对 NKT 细胞的配体和对其产生细胞因子类型调控机制的研究和探讨,不仅有助于全面了解 NKT 细胞的生理功能和特点,也可为临床抗感染、治疗自身免疫病、诱导移植耐受和肿瘤免疫防治提供新的思路。

5. B1 细胞　B1 细胞是指能够表达 CD5 的 B 细胞亚群,该亚群占 B 细胞总数的 5%~10%。B1 细胞在个体发育胚胎期就已产生,是具有自我更新能力的长寿 B 细胞亚群。其中CD5高表达的为B1a细胞,来源于胚胎肝脏;CD5低表达的为B1b细胞,来源于围生期的肝脏和骨髓。慢性淋巴细胞白血病中的B细胞均表达CD5,一般认为其来源于B1细胞。成熟的B1细胞主要分布于腹膜腔、胸膜腔和肠道固有层中。

B1细胞表达的免疫球蛋白可变区主要针对细菌多糖等碳水化合物,产生较强的应答,且无需Th细胞的辅助,不发生免疫球蛋白的类别转换,可在免疫应答的早期发挥作用,尤其能在腹膜腔等部位对微生物感染迅速产生抗体,从而构成了机体免疫的第一道防线。此外,B1细胞也能产生多种针对变性红细胞、变性的IgM、单链DNA等自身抗原的抗体,与自身免疫病的发生有关。

6. 嗜酸性粒细胞和嗜碱性粒细胞　嗜酸性粒细胞来源于骨髓多能造血干细胞,主要分布于骨髓和组织中,外周血中的嗜酸性粒细胞仅占全身嗜酸性粒细胞总数的1%左右。其细胞质中充满颗粒,内含组胺酶、芳基硫酸酯酶、磷脂酶、酸性磷酸酶、氰化物和不敏感的过氧化物酶等。嗜酸性粒细胞表面还表达Fc受体及补体受体,可通过这些受体与寄生虫-抗体/补体复合物结合,发挥抗寄生虫感染作用。嗜酸性粒细胞还能分泌组胺酶、芳基硫酸酯酶等,灭活肥大细胞和嗜碱性粒细胞释放的活性介质,从而抑制Ⅰ型超敏反应。

嗜碱性粒细胞自1879年被发现至今已有一百余年的历史,但嗜碱性粒细胞仍然是目前了解和研究甚少的白细胞类型。嗜碱性粒细胞在有核血细胞中只占不到1%。人嗜碱性粒细胞来源于骨髓多能造血干细胞,在成熟早期需要IL-3的参与,但其具体的分化阶段所需的细胞因子还不十分清楚。嗜碱性粒细胞表达高亲和力FcεRⅠ,在细胞质颗粒内还含有成熟预释放的组胺。除了IgE-抗原复合物与IgE高亲和力受体FcεRⅠ的交联可激活嗜碱性粒细胞外,IgE非依赖性活化途径包括IgG1、IgD、细胞因子、蛋白酶、TLR的配体和补体介导的一系列信号途径得到越来越多的关注和认可。嗜碱性粒细胞活化后可释放多种效应分子,如白三烯、组胺、抗微生物肽、IL-4、IL-5、IL-13和趋化因子等,还能够表达CD63等活化相关膜分子。对于嗜碱性粒细胞活化机制的深入研究,有助于炎症和自身免疫病等病理机制的研究和防治新靶点的寻找。

7. 固有淋巴样细胞　固有淋巴样细胞(innate lymphoid cell,ILC)是一类新近定义的细胞家族,起源于共同淋巴样祖细胞,表达IL-2受体γ链。ILC在形态学上类似于淋巴细胞,但缺少特异性抗原受体,被认为是Th细胞的“镜像细胞”,类似于一种放大器的作用,放大了免疫反应对机体的损伤强度。ILC的谱系分化及功能依赖于转录因子,不同转录因子的表达调节特有ILC亚群的发育,赋予其不同的效应功能。

根据转录因子和效应分子的类型,可将ILC分为3个亚群:ILC1表达转录因子T-bet和(或)Eomes,经IL-12刺激后产生IFN-γ,包括cNK细胞、$NKp44^+CD103^+$细胞等;ILC2表达转录因子GATA3,分泌IL-5和IL-13,包括自然辅助免疫细胞、nuo-细胞或固有辅助细胞;ILC3表达转录因子RORγτ,分泌IL-17A、IL-17F和IL-22。ILC存在于黏膜组织中,在促进淋巴组织发生,调节肠道共生菌,介导抗感染免疫,协调组织重塑,修复、保护肠道黏膜屏障,促进炎症反应中发挥举足轻重的作用。

第二节　固有免疫的识别机制

一、固有免疫的模式识别

免疫识别的机制始终是免疫学基础理论研究的热点。现代免疫学的重要进展之一是阐明固有免疫的识别机制，其理论体系的形成可分为3个阶段。

（一）克隆选择理论

如前所述，经典免疫学将"免疫"定义为机体识别"自己"和"异己"并产生应答的一种生理性功能。因此，机体如何识别"自己"和"异己"被认为是免疫学的核心问题。这一认识的理论基础是伯内特（Burnet）于20世纪50年代末提出的克隆选择学说，其要点为：①由于免疫细胞高突变，在胚胎期已形成大量具有不同抗原特异性的细胞克隆，每一克隆的细胞均表达同一特异性受体；②抗原进入体内后，选择表达特异性受体的免疫细胞与之反应，致该细胞克隆扩增，产生大量后代细胞，它们可合成大量具有相同特异性的抗体；③胚胎期个体免疫系统与自身抗原接触，自身抗原特异性细胞克隆可被清除或处于禁闭状态，使成年个体丧失对"自身"抗原的反应性，从而产生自身耐受。基于克隆选择学说而提出的"自己-异己"模式，即免疫系统通过识别"自己"与"异己" 而决定是否启动特异性免疫应答，并将免疫识别的主体限定为特异性免疫细胞（即T细胞和B细胞）。克隆选择学说提出后，已成为解释基本免疫学现象的经典理论。

其后，人们对适应性免疫应答的启动及其调控获得了新的认识：①巨噬细胞和DC等抗原提呈细胞摄取抗原，并将经加工处理的抗原肽以MHC限制性方式提呈给T细胞，从而提供T细胞活化的第一信号；②激活的巨噬细胞和成熟DC等高表达共刺激分子（如B7等），提供T细胞激活的第二信号即共刺激信号。但是，"自己-异己"理论无法解释共刺激信号的产生。

（二）模式识别理论

基于T细胞激活的双信号学说及Toll样受体（TLR）被发现，詹伟（Janeway）于1989年提出模式识别理论，认为免疫应答不仅涉及对特异性抗原表位的识别，且有赖于固有免疫系统的模式识别受体（pattern recognition receptor，PRR）识别病原微生物所共有（而宿主机体缺乏）的某些模式分子，即病原体相关分子模式。该理论的要点：①DC和巨噬细胞表面PRR［如甘露糖受体和清道夫受体（scavenger receptor，SR）］识别并结合病原体细胞壁组分，可介导对病原体的吞噬和摄取，此乃抗原加工、处理、提呈的始动环节；②DC和巨噬细胞表面TLR等（亦属PRR）识别病原体相关分子模式，启动细胞内信号转导，上调共刺激分子（B7）和MHCⅡ类分子表达，直接促进特异性Th细胞激活；③TLR启动的胞内信号可诱导细胞因子（IL-12、趋化因子等）表达，参与Th细胞活化、增殖和定向迁移。继而，激活的Th细胞及其效应可调控细胞毒性T细胞、B细胞等适应性免疫细胞的功能状态。

换言之,模式识别理论认为抗原刺激启动适应性免疫应答的关键在于巨噬细胞和DC等固有免疫细胞(均为抗原提呈细胞)。在该模式中,病原体相关分子模式代表病原体(异己)的分子信号,巨噬细胞和DC是参与免疫识别的主体,其表面有限种类的PRR可单独或共同识别特定病原体相关分子模式或多种病原体相关分子模式的组合(均为不同类别病原体的保守结构),从而在适应性免疫应答中承担"分拣信号"的作用。另一方面,机体自身成分和环境无害抗原由于不含病原体相关分子模式,故不能启动巨噬细胞和DC的活化及适应性免疫应答。

模式识别理论明确提出,固有免疫的启动及其效应也涉及复杂的识别机制,这是人们对固有免疫认识的一个重要飞跃。研究已证实:固有免疫具有不同于特异性免疫的独特的识别特点,其表现如下。

(1)识别的抗原种类　固有免疫系统一般仅识别微生物及其产物(某些情况下可识别变应原和衰老、突变的细胞),但不能识别非微生物的化学物质或大分子。而适应性免疫不仅可识别微生物,也识别非微生物来源的抗原(包括合成的化学物质或大分子)。

(2)识别的靶分子结构　固有免疫识别的靶结构通常是仅存在于微生物病原体(而不存在于哺乳动物细胞)或其产物的某些特征性组分,它们一般是特定类别微生物所共有、高度保守的结构,统称为病原体相关分子模式,负责识别的受体称为PRR。因此,固有免疫不与机体自身组织结构发生反应,与适应性免疫相比,能更好地区别"异己"与"自己"。适应性免疫可与自身抗原反应,导致自身免疫病,但固有免疫则不导致自身免疫病。

(3)识别作用的分子基础　适应性免疫的抗原识别受体是通过基因片段重排而编码,专一地识别不同抗原(表位);固有免疫的识别受体是由种属特异性基因所编码,可识别病原体的共同特征。

(4)识别的泛特异性　固有免疫的识别仅具有相对局限的特异性,或称为泛特异性。其特点为:适应性免疫可区分同种间不同微生物,甚至区分同一微生物表达的不同抗原组分;固有免疫仅能识别不同种类微生物(如病毒、革兰氏阴性菌、革兰氏阳性菌、真菌)所表达的不同病原体相关分子模式。

综上所述,机体借助模式识别得以保证淋巴细胞仅对病原微生物等有害物质产生应答,而针对自身组织成分或环境无害抗原的特异性细胞不被激活,由此从新的角度解释了免疫应答的启动和免疫耐受。此即"感染-异己"模式。

(三)危险模式理论

上述"感染-异己"模式可圆满解释感染免疫等诸多免疫学现象,但显然不适用于创伤和自身免疫所致的无菌性炎症。基于此,波莉·玛卿格(Polly Matzinger)以模式识别理论为基础,于1994年提出"危险模式理论"。其要点:①T细胞必须接受双信号(即抗原刺激信号和共刺激信号)才能活化,其控制权在抗原提呈细胞;②各种导致宿主细胞损伤的触发剂即危险信号,均可诱导抗原提呈细胞活化并表达共刺激分子,从而提供T细胞活化的第二信号。

与模式识别理论相同,危险信号理论也认为免疫激活的控制权在抗原提呈细胞,抗原提呈细胞在适当环境下发出第二信号。两者不同之处在于:①危险信号理论认为只要是损伤性刺激，均可产生第二信号并诱导免疫应答，如病原体导致组织损伤时，就能为免疫应答提供有效刺激；②危险理论特别强调免疫耐受，认为任何 T 细胞若其 TCR 接受刺激而缺乏第二信号，均将失能。

正常机体内，抗原提呈细胞及自身反应性 T 细胞将自身抗原视为非危险信号，故不产生应答。换言之，能引起细胞损伤的微生物（危险信号）才刺激机体产生免疫应答，反之则被视为“共生物”而导致免疫耐受。

机体所识别的“危险信号”包括两类：①外源性危险信号，即微生物及其代谢产物共有的病原体相关分子模式；②内源性危险信号，指组织损伤时所释放的某些细胞内保守成分（高迁移率族蛋白 B1、热休克蛋白等损伤相关分子模式，以及抗菌肽、防御素、透明质酸、氧自由基、神经介质、IL-33 等）。

危险模式理论逐渐被认可并不断被完善，并可解释模式识别理论不能给予满意解释的某些免疫病理过程，如移植排斥反应、肿瘤免疫、超敏反应、自身免疫病、母胎耐受等。目前人们认为：机体经过长期进化，可感知病原微生物入侵和自身组织损伤，并启动相应固有免疫及适应性免疫，以清除病原体并修复组织损伤。

然而，危险模式理论未能对某些免疫相关病理过程的发生机制给予圆满解释，例如：①单卵双胞移植、自体移植或断肢再植，均存在损伤但无排斥反应；②自身免疫病仅发生于少数个体；③MHC 不相容、无损伤的移植物仍可引起排斥反应。

二、固有免疫识别的分子模式

（一）病原体相关分子模式

1. 病原体相关分子模式的概念　病原体相关分子模式（pathogen associated molecular pattern，PAMP）是指一类或一群特定微生物病原体（及其产物）共有的某些泛特异性、高度保守且对其生存和致病性必要的分子结构，可被固有免疫细胞识别。不同种类微生物（病毒、革兰氏阴性菌和革兰氏阳性菌、真菌等）可表达不同的 PAMP，包括：①微生物的特征性蛋白，如 N-甲酰甲硫醇；②微生物（而非哺乳动物细胞）合成的脂质复合物和碳水化合物，如脂多糖、磷壁酸、肽聚糖、甘露糖、酵母多糖（真菌组分）、葡聚糖等；③微生物特异性核苷酸，如复制的病毒所产生双链 RNA、细菌的非甲基化胞苷磷酸鸟苷（cytidine phosphate guanosine，CpG）DNA 序列等。

由于 PAMP 仅来源于病原体，而宿主组织细胞并无此组分，故 PAMP 成为固有免疫区分“自己”与“异己”的重要结构标志。

2. PAMP 的特征

（1）通常为病原微生物所特有　PAMP 与宿主自身抗原的分子结构截然不同，其通常仅由病原微生物产生，而宿主细胞不产生。因此，识别 PAMP 成为固有免疫系统区分“自己”与“异己（微生物）”的分子基础。如脂多糖是大多数革兰氏阴性菌细胞壁成分；磷壁酸是大多数革兰氏阳性菌细胞壁成分；肽聚糖是革兰氏阳性/阴性菌和真菌的细胞壁成分；甘露糖是微生物细胞壁上糖蛋白和糖脂中的典型成分，而哺乳动物的糖蛋白和糖脂中则含有与之不同的组分，即末端唾液酸和 N-乙酰半乳糖胺；酵母多糖是真菌组分；细菌 DNA 含有非甲基化的 CpG DNA 序列。

（2）为微生物生存和致病性所必需　被固有免疫系统所识别的 PAMP 可决定微生物生存或致病性。PAMP 突变或缺失往往导致微生物死亡，或显著降低微生物对外界环境适应性。

（3）宿主泛特异性识别的分子基础　PAMP 是一群或一类特定微生物所共有的恒定结构。因此，宿主由种系编码的有限数量 PRR，即可察觉任何微生物感染的存在。如宿主吞噬细胞相应受体一旦识别脂多糖，即向机体提供感染革兰氏阴性菌的信号。

（二）损伤相关分子模式

各种原因（如炎症、损伤、缺氧、应激等）造成组织损伤，可向细胞间隙或血循环释放某些内源性因子，即损伤相关分子模式（damage associated molecular pattern，DAMP）。其来源为：①由受损或坏死细胞快速被动释放；②由某些激活的免疫细胞（尤其是专职抗原提呈细胞）借助特殊分泌系统（非经典途径）或内质网－高尔基分泌途径而释放。如同 PAMP，固有免疫细胞（包括巨噬细胞、DC 和中性粒细胞等）表面 PRR 也可识别 DAMP，从而启动固有免疫及适应性免疫。迄今人们已发现多种 DAMP。

1. 高迁移率族蛋白 B1　高迁移率族蛋白 B1（high mobility group protein B1，HMGB1）高度保守，因在聚丙烯酰胺凝胶电泳中具有高迁移率而得名。HMGB1 组成性表达于各种组织细胞胞核内，其功能主要是使双螺旋极度扭曲以利各种转录因子和染色质相互作用。HMGB1 分子含有与 DNA 结合的结构域：①B 盒（B－box），为其活性结构域；②A 盒（A－box），能取代全长 HMGB1 与相应受体结合，但不介导生物学效应，故纯化的 A 盒可作为 HMGB1 拮抗剂。

某些病理情况下，HMGB1 可由坏死细胞被动释放，或由激活的单核巨噬细胞主动分泌。细胞外 HMGB1 是重要的 DAMP，可通过 B 盒与抗原提呈细胞表面相应受体晚期糖基化终末产物受体或 TLR2、TLR4 结合，启动信号转导[激活核因子 κB（nuclear facter of kappa B，NF－κB）和 c－Jun]，发挥多种生物学效应：①作为炎症介质介导早期炎症反应，参与缺血－再灌注导致的组织损伤；②早期炎性刺激（如 TNF－α 和 IL－1β）可促进 HMGB1 释放，后者又可诱生其他炎症介质，在晚期炎症反应中处于中心位置；③与 CpG－ODN 形成复合物而与晚期糖基化末产物受体结合，进而通过 TLR9－髓样分化因子 88 途径活化浆细胞样 DC 和 B 细胞，导致某些免疫病理过程发生和发展；④促进巨噬细胞、DC 等抗原提呈细胞激活并表达共刺激分子及 MHC Ⅱ类分子，参与适应性免疫应答的启动。

另外，细胞外 HMGB1 可与坏死细胞所释放 DNA 或含 DNA 的免疫复合物结合，后者通过被细胞表面晚期糖基化终末产物受体识别、结合及内化，进而激活细胞内 TLR9 信号通路。

2. 热休克蛋白　热休克蛋白（heat shock protein，HSP）是一类从原核到真核细胞内广泛存在、高度保守的蛋白质。细胞受到某些因素（高热、感染、缺血、缺氧及化学物质等）刺激时，可迅速、短暂地大量合成 HSP，由细胞主动分泌或坏死细胞被动释放。胞外 HSP 可与 TLR2、TLR4 等受体结合，诱导促炎因子分泌。HSP 也可被抗原提呈细胞摄取和处理，并被交叉提呈给 T 细胞。

3. 其他 DAMP　由损伤细胞所释放的其他蛋白甚至某些小分子活性介质也被视为

DAMP,例如,①S100,为一组钙相关结合蛋白,有20余种,其中S100A12和S100B也以晚期糖基化受体终末产物为受体,而S100A8和S100A9可与TLR结合;②肝癌来源的生长因子(hepatoma derived growth factor,HDGF),其可由神经元主动释放,或由坏死细胞被动释放;③IL-1α,其可由非经典途径分泌,脂多糖刺激巨噬细胞后,IL-1α前体可转位入核而与DNA结合,并作为转录因子而激活转录;④IL-33,为核内分子,可被主动或被动释放至细胞外,通过与相应受体ST2结合而发挥致炎作用;⑤尿酸,相应受体是位于细胞内的核苷酸结合寡聚化结构域(NOD)家族成员NALP3,其可刺激DC成熟,在体内与抗原偶联可促进$CD8^+$T细胞应答,也可作为炎症小体组分而促进IL-1β和IL-18产生。

此外,机体细胞损伤时产生的抗菌肽/防御素、氧自由基、胞外基质降解产物、神经递质和细胞因子等,均被视为DAMP。已证实,DAMP参与多种免疫相关疾病(如关节炎、动脉粥样硬化、肿瘤、系统性红斑狼疮、移植排斥反应)的发生及发展。

另外,按照危险模式理论,机体所识别的危险信号可统称为DAMP,其分为两类。①外源性危险信号:主要指病原体所携带的PAMP。固有免疫系统的PRR通过识别这些外源性危险信号,不仅能精确地区分“自己”和“异己”,也可区别无害的“异己”和病原体相关的“异己”,并借抗原提呈和共刺激信号两个环节赋予适应性免疫应答识别“自己”与“异己”的能力。②内源性危险信号:主要指DAMP,它们在炎症和组织损伤时被迅速释放,亦称警报素,包括防御素、嗜酸性粒细胞源神经毒素、HMGB1等,在宿主防御反应和组织修复中发挥重要作用。

(三)(炎症)消退相关分子模式

多数免疫相关疾病的基本病理过程均涉及炎症反应,故急性炎症消退和免疫自稳对逆转相关疾病进程及阻止慢性炎症发生至关重要。人体内存在抗炎和促进炎症消退的复杂网络,以对抗PAMP和DAMP所致炎症反应,包括抗炎细胞因子(IL-10、转化生长因子-β、IL-1Rα)、促炎症消退脂质分子(如脂氧素、消退素等)、膜联蛋白、糖皮质激素、神经肽、某些免疫细胞功能亚群(M2型巨噬细胞、调节性T细胞等)。

近年研究发现,PRR除可识别PAMP、DAMP外,还可识别一类(炎症)消退相关分子模式(resolution associated molecular pattern,RAMP)。RAMP是指一类组成性表达、高度保守的内源性分子,在细胞应激状态(如缺氧、低糖、电离辐射、热休克等)下释放,具有使炎症消退的作用,从而负调控PAMP和DAMP的促炎效应,维持免疫自稳。

RAMP如同DAMP,可在细胞应激或坏死时由相同细胞被动释放,或以自分泌、旁分泌方式主动释放,但两者生物学作用完全相反。RAMP在DAMP作用的同时或继后,通过诱导抗炎介质分泌,或使炎症介质和炎性细胞失活,促进炎症消退,最终中止炎症。有关RAMP作用的确切机制(相应受体、相关信号通路等)尚有待阐明,开展相关领域研究的意义:①探索炎症消退的新途径;②阐明某些慢性炎症性疾病的发病机制;③为防治自身免疫病提供新策略(如基于热休克蛋白10治疗类风湿关节炎和慢性银屑病;基于免疫球蛋白结合蛋白治疗类风湿关节炎);④探索诱导免疫耐受的新思路。迄今已发现多种RAMP。

1. 热休克蛋白10　热休克蛋白10(heat shock protein 10,HSP10)为热休克蛋白60的共分子伴侣,可参与线粒体蛋白折叠。HSP10具有抗炎和免疫调节作用,依据:①体外实验中可抑制鼠巨噬细胞和人单核细胞 NF-κB 活化;下调 T 细胞 CD3 ζ 链表达;诱导人单核细胞分泌抑炎细胞因子;抑制人单核细胞来源的 DC 分化;②体内实验中可降低鼠内毒素性休克的致死率;延长大鼠皮肤移植物存活时间;缓解大鼠佐剂性关节炎和脂质蛋白肽所诱导实验性自身免疫性脑脊髓炎小鼠病情;③临床试验中,可改善类风湿关节炎和慢性银屑病患者的临床指标。

2. αB 晶状体蛋白　αB 晶状体蛋白(alpha B-crystallin,αBC)属于细胞质分子伴侣,可保持晶状体的透明。αBC 具有炎症消退作用,体内实验依据:①与野生鼠相比,$\alpha BC^{-/-}$鼠表现为免疫高反应性,临床症状加重,淋巴结细胞对髓鞘少突胶质糖蛋白的增殖反应加强,并促进 IFN-γ 和 IL-17 产生;②前房缺血性神经病变小鼠模型中,αBC 可保护小鼠视神经功能;③缓解卒中小鼠组织损伤,诱导 T 细胞产生抗炎细胞因子。

3. 热休克蛋白 27　热休克蛋白 27(heat shock protein 27,HSP27)为组成性表达于细胞质的分子伴侣,可被热、辐射和氧化应激等诱导。细胞外 HSP27 可发挥抑炎作用,机制如下:①促进人单核细胞产生 IL-10;②抑制 IL-4/GM-CSF 诱导单核细胞分化为 DC 的作用;③下调单核细胞表达 CD86,上调 CD14、CD16 和 CD163 表达;④诱导肿瘤相关巨噬细胞分化,并诱导共培养的 T 细胞失能,从而有利于肿瘤逃逸免疫监视;⑤抑制 TNF-α 所致 NF-κB 活化。

4. 免疫球蛋白结合蛋白　免疫球蛋白结合蛋白(binding immunoglobulin protein,BiP)是参与内质网应激即未折叠蛋白应答(unfolded protein response,UPR)的主要调控分子,未折叠或错误折叠的蛋白质聚集于内质网腔时,BiP 可启动信号通路级联反应,以缓解内质网压力,减少内质网中蛋白质分子折叠,促进分子伴侣表达,以结合内质网腔中堆积的内容物。

BiP 作为 RAMP 的效应:①下调 CD86、HLA-DR 表达;②诱生调节性 T 细胞,并使单核细胞失活;③上调抑炎细胞因子 IL-10 分泌,下调促炎细胞因子 TNF-α、IL-17 产生;④促进 Th2 型细胞因子产生,阻止 Th1 型细胞因子(如 IFN-γ)产生;⑤促进骨吸收,抑制破骨细胞生成。

三、模式识别受体

(一)模式识别受体概述

模式识别受体即 PRR,是一类主要表达于固有免疫细胞(尤其是巨噬细胞、DC 等专职抗原提呈细胞)表面、非克隆性表达、可识别一种或多种 PAMP 的分子。PRR 的主要生物学功能为活化补体、吞噬作用、启动细胞活化和炎性信号转导、诱导凋亡等。

1. PRR 的生物学特征　PRR 具有与特异性 TCR 或 BCR 不同的特点。

(1)较少多样性　TCR 和 BCR 是体细胞基因重组后的编码产物,具有极大多样性;而 PRR 是胚系基因编码产物,所具有的多样性远少于 TCR 和 BCR。因此,固有免疫仅能识别不同种类微生物(如病毒、革兰氏阴性菌、革兰氏阳性菌、真菌)所表达的不同 PAMP(或内源性 DAMP),即泛特异性识别。

(2)识别的配体　PRR 一般仅识别微生物及其产物(某些情况下可识别变应原和衰

老、突变的细胞)，但不能识别宿主自身抗原及非微生物的化学物质或大分子，由此赋予固有免疫具有区别“异己”与“自己”的功能。

(3)非克隆性表达　PRR存在于多种固有免疫效应细胞(尤其是巨噬细胞、DC等专职抗原提呈细胞)表面，其表达为非克隆性，即同一类型细胞(如巨噬细胞)所表达PRR具有相同特异性。

(4)介导快速生物学反应　PRR一旦识别PAMP，效应细胞即立刻被激活并发挥效应，一般不涉及细胞增殖，由此决定固有免疫具有快速反应性。

2. PRR的类别

(1)分泌型PRR　此型PRR分布于血液和淋巴液中，例如，①甘露糖结合凝集素，属于C型凝集素，在肝中合成，作为急性期反应成分分泌入血清，可识别并结合革兰氏阳性/阴性菌、酵母菌及某些病毒、寄生虫表面的甘露糖组分，通过激活补体或发挥调理作用，参与清除病原体或凋亡细胞；②C-反应蛋白可结合细菌细胞壁的磷酰胆碱。另外，脂多糖结合蛋白(LPS-binding protein，LBP)、胶原凝集素、正五聚蛋白、纤维胶原素也属于分泌型PRR。

(2)内吞型PRR　此型PRR是指巨噬细胞表面表达的一类跨膜受体，可识别并结合相应PAMP，介导吞噬细胞对病原菌的摄取和运输，参与病原菌在溶酶体中的降解及病原体蛋白质的加工和处理。此型PRR包括：①甘露糖受体，含多个碳水化合物识别位点，可特异性识别并结合微生物(如分枝杆菌、克雷伯菌、卡氏肺孢菌和酵母菌等)细胞壁糖蛋白和糖脂分子末端的甘露糖和岩藻糖残基，介导吞噬或胞吞作用；②清道夫受体(scavenger receptor，SR)，包括SR-AⅠ、SR-AⅡ和胶原样结构巨噬细胞受体(macrophage receptor with collagenous structure，MARCO)，是三次穿膜糖蛋白，可识别乙酰化低密度脂蛋白、革兰氏阳性/阴性菌某些表面成分(脂多糖、磷壁酸)及磷脂酰丝氨酸(凋亡细胞重要表面标志)，从而有效清除血循环中某些病原体、衰老红细胞和凋亡细胞，可能参与动脉粥样硬化形成；③β-葡聚糖特异性受体——Dectin-1，与真菌细胞壁组分P葡聚糖结合后可介导吞噬并激活Src激酶和Syk激酶，从而参与抗真菌免疫应答；④Dectin-2，属于α甘露聚糖功能受体，可与甘露聚糖型碳水化合物结合，引发活性氧类产生和钾离子外流，并激活NOD样受体蛋白3(NLRP3)炎症小体和前体IL-1β，从而参与抗真菌免疫和超敏反应；⑤巨噬细胞诱导的C-型凝集素，可识别真菌α甘露聚糖、分枝杆菌糖脂、茧蜜糖二霉菌酸酯，也能识别某些DAMP(如剪接体蛋白130)。

另外，DC表面也表达某些跨膜PRR，如①DC特异性细胞间黏附分子3捕获的非整合素(DC-specific intercellular adhesion molucule-3-grabbing non-integrin，DC-SIGN)，表达于非成熟单核细胞来源的DC表面，可识别病原体(某些病毒、利什曼虫和假丝酵菌属)所表达的PAMP，通过活化丝氨酸/苏氨酸蛋白激酶Raf-1，使NF-κB亚单位p65乙酰化，从而促进IL-10转录，参与炎症反应；②DC-NK细胞凝集素群受体-1，仅表达于DC，能通过肌动蛋白与损伤或死亡细胞结合。

(3)信号转导型PRR　此型PRR表达于细胞表面、内体、溶酶体或细胞质内，可通过启动特定信号转导通路而诱导不同基因表达，从而精细调控针对不同PAMP的固有免疫应答和炎症反应。此类PRR主要包括4个家族，即TLR、主要识别肽聚糖的NOD样受体

(NLR)、识别 RNA 的视黄酸诱导基因 1 样受体和识别 DNA 的受体。

(二)Toll 样受体

Toll 是最初在果蝇(其不具备适应性免疫)体内被发现的一种膜蛋白,功能为抵御感染。后来发现,哺乳动物固有免疫细胞可表达其细胞外段与 Toll 同源的蛋白,故被称为 Toll 样受体,简称为 TLR。TLR 通过识别并结合相应 PAMP,可启动激活信号转导途径,并诱导某些免疫效应分子(包括炎性细胞因子)表达,在诱导适应性免疫应答和炎性反应中发挥重要作用。

目前,人们在哺乳动物中已发现 13 种 TLR,其中 TLR1 ~ TLR9 较为保守,在人和小鼠体内均有表达,TLR10 仅存在于人体,而 TLR11 ~ TLR3 仅在小鼠体内被发现。TLR 广泛分布于动物的心、脑、肺、肝、肾、脾及胸腺等处,其分布特点:①不同类别的 TLR 可表达于不同细胞;②同一细胞可表达多种 TLR;③同一 TLR 可表达于不同细胞。

按照亚细胞定位,TLR 可分为两类:①细胞膜表面 TLR,包括 TLR1、TLR2、TLR4、TLR5、TLR6 等;②细胞内溶酶体、内体及内质网的 TLR,包括 TLR3、TLR7、TLR8、TLR9。某些 TLR 一旦与配体结合,其亚细胞定位可发生改变,如静息状态下,TLR2 和 TLR4 均表达于细胞表面,但识别病原体组分(如脂多糖)而被激活后,TLR2 可被招募至巨噬细胞吞噬体内,而 TLR4 则被内化至细胞质内。

1. TLR 的分子生物学特征　TLR 是进化上高度保守、胚系编码的Ⅰ型跨膜蛋白。

(1)分子结构　①胞外区,由 19 ~ 25 个富含亮氨酸的重复序列组成,后者即配体结合区,可识别病原体的 PAMP 组分。②跨膜区是富含半胱氨酸的结构域。③胞内段结构域与 IL-1R 结构同源,信号转导途径亦相同,被称为 Toll/IL-1R 同源结构域(Toll/interleukin-1 receptor homologous region,TIR),是 TLR 和 IL-1R 启动下游信号转导的核心元件。不同类别 TLR 的膜外区含不同数量及排列的亮氨酸和半胱氨酸残基。

(2)TLR 的配体　TLR 识别的配体包括来源于病原体的 PAMP(如磷壁酸、双链 RNA、脂多糖、鞭毛蛋白、CpG 基序等)和来源于受损宿主细胞的 DAMP(如热休克蛋白、HMGB1、纤维蛋白原、裂解产物或透明质酸等)。不同类别 TLR 分别选择识别不同配体。TLR 配体的共同特点:①均属于保守的 PAMP(或 DAMP),可被 TLR 识别并提供微生物感染的信号;②TLR 家族成员胞外区的同源性较差,故 TLR 均可单独或与辅助分子协同而共同识别多种结构不同的配体;③某些 TLR 依赖辅助蛋白才能识别相应配体。

(3)TLR 相关的信号转导通路　TLR 功能结构域十分相似,但其配体结合域各异,可分别识别、结合不同配体。TLR 与相应配体结合可启动胞内信号转导,诱导目的基因活化、表达。按照 TLR 胞内区所结合的接头分子不同,可分为两条途径。

髓样分化因子 88 依赖性信号途径:髓样分化因子 88(myeloid differentiation factor,MyD88)是一类重要的接头蛋白,该途径是 TLR 信号转导的共同通路(除 TLR3 外),其过程:①配体与 TLR 结合→TLR 胞内段 TIR 结构域募集同样含 TIR 结构域的接头分子 MyD88→ MyD88 的死亡结构域(death domain,DD)与 IL-1R 相关激酶(IL-1 receptor-associated kinase,IRAK)结合→募集并活化下游信号分子肿瘤坏死因子受体相关因子 6(TRAF6)→活化 NF-κB→激活炎性细胞因子和Ⅰ型干扰素基因表达;②细胞被 PAMP 过度激活→被 TLR 募集的 MyD88 死亡结构域可与 Fas 相关死亡结构域蛋白的死亡结构域相互作用→启动胱天蛋白酶依赖的细胞凋亡。

MyD88 非依赖性信号途径：亦称 IFN－β、TIR 结构域衔接蛋白（TIR－domain－containing adaptor inducing interferon－β，TRIF）依赖性信号途径，其借助接头分子 TRIF 或 TRIF 相关的接头分子（TRIF－related adaptor molecule，TRAM）募集肿瘤坏死因子受体相关因子 3（TRAF3）和肿瘤坏死因子受体相关因子 6（TRAF6），分别通过 TBK1 和 TAK1 诱导 NF－κB 晚期活化及干扰素调节因子 3（interferon regulatory factor－3，IRF－3）磷酸化和核转位，继而调控炎性细胞因子和Ⅰ型干扰素表达，此信号途径见于 TLR3 或 TLR4 活化过程。

另外，不同 TLR 识别不同微生物产物，某些 TLR 需与其他 TLR 形成二聚体（如 TLR2 与 TLR6）或与其他细胞膜分子协同（如 TLR4 与 CD14 协同识别脂多糖）才能启动相关信号转导。

（4）TLR 信号通路的调节　TLR 是宿主抵御病原微生物入侵的重要机制，但过强的 TLR 信号也可导致内毒素休克、自身免疫病等病理过程。因此，体内针对 TLR 存在严密的负调节机制，以适时减弱 TLR 信号并维持免疫自稳。

1）阻断 TLR 信号通路：多种负调节分子（分泌型、胞内型和跨膜型）可分别作用于 TLR 信号通路各环节，通过阻断信号通路而下调促炎细胞因子产生，减弱炎性反应。

2）下调 TLR 表达：①转化生长因子－β 可抑制 TLR4 表达，并通过蛋白酶体促进 MyD88 降解；②IL－10 可抑制脂多糖、脂阿拉伯甘露聚糖通过 TLR 而诱生促炎细胞因子的效应；③TLR2 激动剂可诱生 IL－10，从而抑制 DC 产生 IL－12（由 TLR3 和 TLR4 信号通路所诱导），提示 TLR 间存在“对话”。

3）启动过强信号介导细胞凋亡：某些 TLR 作为死亡受体，可通过启动过强的 TLR 信号而介导细胞凋亡。其机制：①MyD88 和 IRAK 所活化的 TRAF6 或 TRIF 可活化 NF－κB，使细胞存活；②细胞被 PAMP 过度激活的情况下，被 TLR 募集的 MyD88 的死亡结构域可与 Fas 相关死亡结构域蛋白的死亡结构域相互作用，启动胱天蛋白酶依赖的细胞凋亡。

2. TLR 的生物学功能　TLR 作为病原微生物及其产物的第一感受器，是连接固有免疫和适应性免疫应答的桥梁。

（1）激活固有免疫　TLR 可识别微生物及其产物的特定 PAMP，这是机体判定微生物入侵并启动天然抗感染免疫的重要前提。TLR 信号途径通过激活巨噬细胞等固有免疫细胞而启动固有免疫应答，其机制：①上调吞噬相关基因表达，增强固有免疫细胞吞噬及杀伤能力；②激活 NF－κB 等转录因子，促进细胞因子（如 IL－1、IL－6、TNF－α 和Ⅰ型干扰素等）及趋化因子表达和分泌，介导炎性反应并发挥杀菌作用；③介导某些抗菌肽分泌，参与杀菌作用。

（2）参与启动适应性免疫应答　抗原提呈细胞表面 TLR 与 PAMP 结合而被激活，可表达多种共刺激分子和细胞因子，从而介导 T 细胞激活和增殖，并参与 T 细胞功能亚群分化。

3. 重要的人 TLR

（1）TLR4　TLR4 是第一个被发现的哺乳动物 TLR，表达于许多细胞（尤其是巨噬细胞和 DC）表面。TLR4 可识别脂多糖，其机制：循环中脂多糖首先与血清中 LBP 结合，由

LBP 转运给巨噬细胞表面高亲和力脂多糖受体即 CD14，LBP 随之被释放，继而 TLR4 识别脂多糖并启动活化信号，使巨噬细胞激活并参与炎症反应。另外，髓样分化蛋白-2(myeloid differential protein-2，MD-2)也是 TLR4 识别脂多糖所必需的辅助分子。一旦 TLR4 被激活，即可激活受体相关激酶，并激活 NF-κB，后者转位入核内诱导细胞因子产生，介导炎症反应。缺失 LBP、CD14 或 TLR4 的小鼠不能对脂多糖刺激产生应答。

除脂多糖外，TLR4 还可识别磷壁酸、呼吸道合胞病毒 F 蛋白、HSP60 等配体。

(2)TLR2　TLR2 有赖于与其他 TLR(如 TLR1 和 TLR6)共同作用，TLR2 可广泛识别多种 PAMP，包括革兰氏阳性菌的肽聚糖和磷壁酸、细菌脂蛋白、分枝杆菌细胞壁组分、钩端螺旋体的脂多糖、酵母菌细胞壁等。TLR2 具有如此广谱的配体识别功能，是由于其与至少两种其他 TLR(TLR1 和 TLR6)共同作用。换言之，TLR2/TLR6、TLR2/TLR1 两种异源二聚体决定了配体识别的特异性。

(3)TLR3　TLR3 属于胞内型 TLR，可识别病毒在感染周期中产生的双链 RNA，后者是病毒在其感染周期所产生的一种 PAMP。虽然 TLR3 的抗病毒作用仍有待证实，但其可识别双链 RNA 这一重要的病毒 PAMP，从而极大扩展了 TLR 识别病原体的范围。

(4)TLR5　TLR5 可识别细菌鞭毛蛋白。后者是形成细菌鞭毛的蛋白质，其氨基端和羧基端序列非常保守。这种结构保守的蛋白对细菌致病性极为重要，可被 TLR 识别，具有重要的病理生理学意义。

(5)TLR9　TLR9 属于胞内型 TLR，可识别细菌 DNA 中的非甲基化 CpG 基序。CpG 具有重要功能，对该基序中胞嘧啶残基进行单个核苷酸替换或使其中胞嘧啶残基甲基化，均可完全破坏细菌 DNA 的致炎作用。人们已发现，细菌缺少对胞嘧啶的甲基化，而多数 CpG 在哺乳动物基因组中为甲基化，故非甲基化 CpG 基序可被视为 PAMP 发出的重要微生物感染信号。

(三)其他信号转导型模式识别受体

1. 核苷酸结合寡聚化结构域样受体　核苷酸结合寡聚化结构域样受体[nucleotide-binding oligomerization domain(NOD)-like receptor，NLR]，简称 NOD 样受体，属于细胞质型 PRR，其分子结构包括三部分：C 端 LRR 可识别配体；中央的 NACHT 结构域对 NLR 寡聚反应及活化非常重要；N 端蛋白相互作用结构域可与接头分子和效应蛋白结合，启动下游信号转导。该家族已发现 22 种人类和 34 种鼠源成员，包括 NALP(NACHT，LRR and PYD containing domain)、NOD、MHC Ⅱ类转录活化子(class Ⅱ transcription activator，CⅡA)、IPAF(ICE protease activating factor)和 NAIP 等。不同的 NLR 可识别细胞质内不同的 PAMP 和内源性分子，从而激活下游胱天蛋白酶 1，后者对 IL-1β 和 IL-18 前体进行剪切，释放活性 IL-1β 和 IL-18。NLR 的分布、识别配体、信号转导等均与 TLR 不同。

(1)NOD 受体家族　其主要与细菌胞壁的肽聚糖结合。

NOD1 针对性识别革兰氏阴性菌肽聚糖的降解产物 γ-右旋谷氨酰-内消旋二氨基庚二酸多肽。体内上皮细胞 TLR 表达较弱或缺失，但高表达 NOD1，后者构成阻止革兰氏阴性菌侵入人体的重要屏障。

NOD2 高表达于小肠潘氏细胞(Paneth cell)，其配体为细菌肽聚糖的降解产物胞壁酰二肽(muramyl dipeptide，MDP)，二者结合可通过接头分子 RICK(receptor-interacting serine/threonine kinase)而激活 NF-κB,其生物学作用如下。①诱导促炎因子基因表达。②诱导 α-抗菌肽表达。③活化胱天蛋白酶原1,参与 pro-IL-1β 合成与成熟 IL-1β 的产生。由于革兰氏阴性菌和革兰氏阳性菌均具有 MDP,故 NOD2 可作为广谱细菌感染的感受器。

NOD 与配体结合,可募集含胱天蛋白酶募集域(caspase activation and recruitment domain,CARD)的丝氨酸/苏氨酸激酶 RICK 与受体通过 CARD-CARD 相互作用,最终激活 NF-κB。NOD1 和 NOD2 还可分别激活 p38-ERK、JNK 途径。NOD1 和 NOD2 突变可致人类炎症性疾病的发生,并能增加人体胃肠道细菌的易感性。

(2)NALP 受体家族　NALP 是 NLR 中最大的亚家族,共有 14 个成员。多数 NALP 的功能尚不清楚,但多个 NALP 活化可形成炎症复合体,其对炎性细胞因子(如 IL-1β、IL-18等)的产生发挥关键作用。

以 NALP3 为例,其可与 MDP、细菌 RNA 等 PAMP 结合而发生构象改变,暴露 NACHT 结构域,继而寡聚化,并通过 PYD-PYD 同型相互作用募集含 CARD 的凋亡相关斑点样蛋白(apoptosis-associated speck-like protein containing a CARD,ASC)(小体的中心接头分子),形成炎症小体,亦称炎症复合体。该小体是由细胞质 PRR 参与组装的多蛋白复合物,是存在于多数多细胞动物体内的抗菌防御体系。

炎症复合体作用机制:NALP3 识别 PAMP 或 DAMP 而激活→招募 ASC→招募、激活胱天蛋白酶→活化的胱天蛋白酶-1 即 IL-1β 转换酶切割 IL-1β 和 IL-18 前体→产生成熟 IL-1、IL-18。另外,炎症复合体活化还可导致胱天蛋白酶-1 依赖的细胞炎症坏死,是炎性和应激条件导致细胞死亡的重要机制。此通路对识别真菌细胞壁组分(酵母聚糖和甘露聚糖)和炎症反应非常重要。

研究已发现,NALP3 基因缺陷可导致严重自身炎症性疾病,如 Muckle-Wells 综合征、家族性寒冷型自身炎症综合征和新生儿多系统炎症。其机制:NALP3 基因突变无需配体即可自发寡聚化并诱导细胞表达 IL-1β,从而参与上述疾病发生。临床上用重组IL-1受体拮抗剂治疗此类疾病,可迅速缓解患者症状。

目前人们已发现的炎症小体有 4 种,即 NOD 样受体蛋白 1(NLRP1)炎症小体、NLRP3 炎症小体、IPAF 炎症复合体和黑色素瘤缺失因子 2(absent in melanoma 2,AIM2)炎症复合体。

2. 视黄酸诱导基因 1 样受体　视黄酸诱导基因 1 样受体[retinoic-acid-inducible gene 1(RIG-1)-like receptor,RLR],简称 RIG-1 样受体,亦属胞内型模式识别受体,包括 RIG-1、黑色素瘤分化相关基因 5(melanoma-differentiation-associated gene 5,MDA5)编码的蛋白和遗传学生理学实验室蛋白 2(laboratory of genetics and physiology 2,LGP2)等,可识别病毒 RNA。

RIG-1、MDA5 的分子结构:①N 端含 2 个 CARD 结构域,负责传递信号;②含 1 个 RNA 螺旋酶结构域,可识别双链 RNA 及合成的双链 RNA。RIG-1 和 MDA5 可识别并结合病毒刺激细胞所产生的大量双链 RNA,募集线粒体内 Cardif 等接头蛋白,进而募集 IKK,激活 NF-κB 和 IRF-3/IRF-7,后两者协同诱导 Ⅰ 型 IFN 表达,从而参与抗病毒效应。另一 RLR 成员 LGP2 不含 CARD 结构域,可负调节 RIG-1 和 MDA5 的作用。

3. DNA 识别受体家族　病毒感染或损伤的宿主细胞胞质内积累大量外源性或自身 DNA,可触发强的炎症反应。目前人们已发现可识别 DNA 的 PRR 包括 DNA 依赖的干扰素调节因子激活物(DNA dependent activator of IFN-regulatory factors,DAI)、AIM2、DNA 依赖性 RNA 聚合酶Ⅲ(DNA-dependent RNA polymerase Ⅲ,PolⅢ)和 TLR9 等。此类 PRR 的功能:①识别外源性 DNA,参与抵御细菌和病毒感染;②识别自身 DNA,可激发炎症反应,参与某些自身免疫病的发生。

(1)DAI　DAI 亦称 DLM-1 或 Z-DNA 结合蛋白,优势表达于淋巴结和脾细胞,在扁桃体、骨髓、小肠及外周血粒细胞也可被检出。DAI 可直接结合外源性双链 DNA,继而招募 TBK1 和 IRF-3,通过 TBK1 和 STIN 途径活化 IRF-3,使后者发生核转位,刺激Ⅰ型干扰素产生。

(2)AIM2　AIM2 识别并结合 DNA→与含 CARD 的 ASC 结合→形成炎症小体→激活 NF-κB 和胱天蛋白酶-1→诱导促炎因子分泌。

(3)PolⅢ　核内 PolⅢ主要参与 tRNA 功能。细胞质内 PolⅢ→识别病原体所释放富含 AT 的双链 DNA→将其转录为 5′端带三磷酸基团的双链 RNA→被 RIG-1 识别→产生 IFN-β→激活固有免疫→参与清除病毒。

(4)识别自身 DNA 的 PRR　此类受体以 TLR9 为代表,其识别自身 DNA 涉及多种分子参与。如①Fc 受体可将含核酸的免疫复合物转运至含 TLR9 的小体内;②BCR 通过与含核酸的免疫复合物交联,介导 BCR 和 TLR9 的活化及再定位,激活自身反应性 B 细胞,引发自身免疫病;③HMGB1 通过与坏死细胞所释放 DNA 或含 DNA 的免疫复合物结合,参与 TLR9 对自身 DNA 的识别;④抗微生物多肽 LL37 可结合并保护 DNA 和 RNA,避免核酸酶的降解,促进其运输至早期内体,介导 TLR9 对自身核酸的反应。

第三节　固有免疫的生物学意义

固有免疫作为机体抵御微生物侵袭的第一道防线,在抗感染免疫中发挥着极为重要的作用。近年基础免疫学领域取得的重要进展之一是对固有免疫参与适应性免疫应答的重要作用获得较深入认识。研究表明,固有免疫细胞和分子在很大程度上参与免疫系统对“自己”与“异己”的识别,参与特异性免疫应答的启动,并影响免疫应答强度、类型、免疫记忆形成与维持等。

(一)固有免疫参与并调控适应性免疫应答的启动

固有免疫启动适应性免疫应答的机制如下。

1. 参与抗原加工与提呈　巨噬细胞和 DC 均可通过表面模式识别受体而吞噬、摄取病原体,并加工成抗原肽-MHC(peptide-MHC,pMHC)而提呈给 T 细胞,提供 T 细胞活化的第一信号。

2. 提供 T 细胞活化的第二信号　T 细胞活化需要双信号,即 TCR 识别 pMHC 产生的第一信号,以及抗原提呈细胞(或靶细胞)与 T 细胞表面共刺激分子相互作用提供的第二信号。成熟巨噬细胞和 DC 均为重要的专职抗原提呈细胞,它们通过高表达共刺激分子而向 T 细胞提供第二信号。

3. 提供细胞因子信号　TLR 启动的细胞内信号可诱导巨噬细胞和 DC 产生多种细胞因子,从而参与 Th 细胞活化、分化、增殖和定向迁移。

（二）固有免疫参与适应性免疫应答的效应

1. 固有免疫参与体液免疫效应　例如,①三条补体激活途径的终末效应均为形成膜攻击复合物,从而发挥溶菌、溶细胞效应,补体活化所产生的 C3a、C5a 具有过敏毒素作用;②IgE 致敏的肥大细胞与嗜碱性粒细胞通过脱颗粒而介导Ⅰ型超敏反应;③在特异性抗体存在的情况下,巨噬细胞和 NK 细胞可通过调理吞噬及抗体依赖性细胞介导的细胞毒作用而发挥效应,包括参与清除病原微生物;④中性粒细胞、血小板是参与Ⅲ型超敏反应的主要效应细胞,大量中性粒细胞浸润和血小板聚集可导致血管活性胺释放及血栓形成,从而导致或加重血管炎。

2. 固有免疫参与细胞免疫效应　单核巨噬细胞是参与 T 细胞应答效应阶段的主要固有免疫细胞。在 Th1 细胞介导的迟发型超敏反应中,大量巨噬细胞浸润局部,通过释放细胞因子、蛋白酶及胶原酶等清除靶抗原或介导炎症反应。

（三）固有免疫调节适应性免疫应答

1. 固有免疫影响特异性免疫应答的强度

（1）调节 B 细胞应答　B 细胞表面 CD21 与 CD19、CD81 形成复合物,其作为 BCR 的共受体,与 BCR-Igα/Igβ 共同组成 BCR-共受体复合物。补体片段 C3d 包被的抗原可同时与 CD21 和 BCR 结合,从而降低 B 细胞对抗原产生应答的阈值,增强 B 细胞对胸腺依赖性抗原初次应答的强度。

（2）调节 T 细胞应答　PAMP/DAMP 激活抗原提呈细胞,使之表达 B7,其所提供的 B7/CD28 共刺激信号可降低 T 细胞活化的阈值,增强 T 细胞应答的强度。

2. 固有免疫影响适应性免疫应答的类型　在适应性免疫应答中,初始 T 细胞具有分化为不同效应细胞的潜能,其具体分化方向主要取决于微环境组成（尤其是细胞因子种类）。固有免疫细胞借助其模式识别机制,可识别病原体的类别,从而启动不同类型适应性免疫应答而清除病原体。其机制:固有免疫细胞表面表达 PRR,通过识别不同 PAMP 而被激活,其表达的细胞因子谱各异,从而诱导初始 T 细胞分化为不同亚群,并决定特异性免疫应答的类型。

例如,①巨噬细胞通过其 PRR 的模式识别作用而活化,分泌 IL-12 和 TNF-α;活化的 NK 细胞可产生 IFN-γ,进一步激活巨噬细胞并分泌 IL-12;IL-12 可促使 Th0 细胞产生 IFN-γ 并抑制 IL-4 产生,从而诱导 Th0 细胞分化为 Th1 细胞;②某些寄生虫（如蠕虫）感染中,多种固有免疫细胞通过模式识别机制被激活,并分泌不同细胞因子（肥大细胞和嗜碱性粒细胞分泌 IL-4;嗜酸性粒细胞分泌 IL-5;巨噬细胞分泌 IL-10）,从而诱导 Th0 细胞分化为 Th2 细胞。

3. 固有免疫参与 B 细胞记忆、阴性选择和自身耐受　DC 和补体/补体受体等在诱导和维持免疫记忆中发挥重要作用。如 B 细胞记忆克隆的维持有赖于抗原持续刺激,而滤泡树突状细胞借助其所表达的补体受体（CR1、CR2）,可将以免疫复合物形式存在的抗原长时间滞留在细胞表面，从而维持记忆性 B 细胞生存。另外，补体在 B 细胞阴性选择和自身耐受形成中也发挥重要作用，其确切机制尚待阐明。

在免疫学应用领域，具有非特异免疫刺激作用的佐剂可增强特异性免疫应答或改变其应答类型。目前在实践中得到应用的有效佐剂主要为微生物及其产物（如分枝杆菌、脂多糖、非甲基化 CpG），它们具有强大的非特异性刺激作用。同时给予佐剂和抗原，可促进抗原提呈细胞高表达共刺激分子并分泌细胞因子，从而增强特异性免疫应答。

（四）固有免疫与疾病

1. 固有免疫是机体抗感染的第一道防线　组成固有免疫系统的细胞和分子在体内分布广泛且反应快速，故在抵御细菌、病毒及寄生虫感染中发挥重要作用，这在感染早期机体尚未形成特异性免疫的情况下尤为重要。此外，固有免疫也参与抗感染适应性免疫应答的效应阶段。固有免疫缺陷如吞噬细胞与补体缺陷，可增加人体对感染的易感性。

2. 固有免疫与肿瘤　各类固有免疫细胞均具有一定的抗肿瘤效应，如①NK 细胞、NKT 细胞和 γδT 细胞均可杀伤肿瘤细胞；②激活的巨噬细胞可发挥抗肿瘤作用，TLR2、TLR4、TLR9 参与此过程；③中性粒细胞也可参与攻击肿瘤。足量的固有免疫细胞快速浸润并有效活化，有利于杀伤肿瘤细胞；固有免疫相关的慢性炎症则可能参与肿瘤发生、发展。

3. 固有免疫与移植排斥　TLR2 与 TLR4 激动剂或配体可介导急性移植排斥，或打破已建立的移植耐受。例如：脂多糖可通过激活 TLR4 而中止免疫耐受；可溶性 CD14 则可减轻脂多糖的效应。此外，人体内存在针对猪组织细胞某些表面抗原的预存天然抗体，通过快速激活补体可介导猪—人异种移植的超急性排斥反应。

4. 固有免疫与炎症性疾病　固有免疫参与不同器官的炎症性疾病的发生。

（1）过敏性疾病　某些非过敏因素可介导肥大细胞脱颗粒，产生非 IgE 依赖性的过敏样反应。

（2）肠道炎症　肠道内环境稳定取决于肠上皮细胞、宿主免疫系统和多样化共生菌群的相互作用。固有免疫细胞表面 PRR 参与多种肠道炎症性疾病（肠道感染性结肠炎、炎症性大肠炎、结肠癌等）发生。如①TLR 缺陷小鼠出现严重炎性肠病，机制可能为肠道免疫细胞的 TLR 信号通路可上调 IL-10、转化生长因子-β 表达，或激活调节性 DC 或髓源性抑制细胞，从而抑制炎症反应；②炎症小体信号通路是肠组织损伤后重建上皮层完整性所必需的，NLRP3 的单核苷酸多态性可通过降低 NLRP3 表达而与炎性肠病易感性增高相关；③NOD2 的 LRR 区域多态性与克罗恩病易感性相关；④RIG-1 缺陷小鼠对葡聚糖硫酸钠所致结肠炎易感性增加，并伴随效应 T 细胞增加和初始 T 细胞减少。

（3）心血管疾病　固有免疫参与多种心血管疾病（动脉粥样硬化、病毒性心肌炎、扩张型心肌病等）发生。以动脉粥样硬化为例，①TLR4 基因遗传多态性（如 Asp299Gly 和 Thr399Ile 基因多态性）与动脉粥样硬化和冠状动脉疾病相关；②TLR2、TLR4 或 MyD88 缺陷小鼠，其动脉粥样硬化发生率明显下降；③动脉粥样硬化斑块内，TLR4 表达显著提高，该通路导致多种炎性细胞因子和趋化因子合成、释放；④炎症情况下，负责运输循环中胆固醇的低密度脂蛋白（low density lipoprotein，LDL）在血管壁积聚，并在氧化修饰后通过 TLR4 识别而促进炎性细胞因子和趋化因子产生；⑤胆固醇晶体可通过激活 NLRP3 炎症小体而介导动脉粥样硬化;⑥LDL 可被 SR 识别,激活炎症小体信号通路,导致 IL-1β 成熟;⑦TLR 和炎症小体信号可促进血管炎症发展,导致动脉粥样硬化形成。

(4)代谢性疾病　PRR 可识别某些内源性分子,通过介导慢性无菌性炎症而引发多种慢性代谢性疾病。

肥胖:①免疫细胞浸润脂肪组织并产生炎性细胞因子,导致局部慢性、低度炎症反应,从而发生肥胖;②饱和脂肪酸可激活脂肪细胞 TLR,触发炎性细胞因子和趋化因子产生;③NLRP3 炎症小体可通过识别肥胖相关的脂肪酸来源的神经酰胺,导致胰腺和脂肪组织中产生 IL-1β,从而促进肥胖所致炎症、组织功能障碍和胰岛素抵抗。

糖尿病:①炎性细胞因子增高可降低胰岛素敏感性,参与 2 型糖尿病发生;②2 型糖尿病与 NLRP3 密切相关,高浓度葡萄糖可刺激胰岛细胞激活 NLRP3 炎症小体,产生 IL-18,引发炎症反应。

痛风:①尿酸盐晶体是痛风的诱导因素,可激活 NLRP3 炎症小体;②NLRP3 缺失情况下,尿酸盐晶体诱导的细胞浸润也随之消失。

(5)肝病　肝细胞表面 TLR 可参与肝损伤和修复,并与多种肝病发病相关。例如,①病毒感染中,TLR 通过识别病毒基因组 RNA 或 DNA,可激活浆细胞样 DC 产生Ⅰ型干扰素,发挥抗病毒效应,并促进 DC 成熟,启动适应性免疫应答;②慢性乙肝患者体内 DC 成熟障碍、功能下调,病毒相关的 PRR(尤其是 TLR)表达异常,DC 产生Ⅰ型干扰素下调,导致 T 细胞增殖减弱;③丙型肝炎病毒可利用病毒蛋白 NS3/NS4A 裂解 TRIF,并结合 TBK1,从而抑制 TLR3 信号通路,并通过裂解 IPS-1 而抑制 RIG-1 信号;④TLR 活化参与酒精性肝病、非酒精性脂肪肝病、肝脏缺血再灌注损伤、肝纤维化及肝硬化等发生;⑤丙型肝炎病毒可通过 NALP3 炎症小体促进 IL-1β 活化。

综上所述,固有免疫除具有其自身固有功能外,还可完善机体免疫系统区分“自己”与“异己”的能力,并影响特异性免疫应答强度和类型,参与免疫记忆形成和维持等。迄今,固有免疫识别分子的结构、功能及其作用机制尚未清楚,人们对固有免疫在特异性免疫应答中的作用所知也极为有限,但其重要的生物学意义已被公认并受到高度重视。探讨固有免疫识别机制及其与特异性免疫的关系,将有助于深化人们对免疫应答本质的认识,并阐明多种免疫生理现象(特异性免疫应答、免疫耐受、免疫记忆、免疫调节等)和免疫病理过程(自身免疫病、超敏反应、肿瘤、感染性疾病、移植排斥反应等)的确切机制,因而具有重要的理论与实践意义。

第四节　固有免疫研究的趋势和展望

固有免疫的启动依赖于固有免疫细胞等表达的 TLR、RLR、NLR 等 PRR 有效地识别危险信号组分,激活下游信号转导通路,调节炎性细胞因子或Ⅰ型干扰素的产生。虽然针对 PRR 的研究一直是近年来免疫学研究的前沿热点,但是,固有免疫中的这些 PRR 识别病原体的种类、方式、精确调控机制和在宿主防御、炎症和疾病中的作用均有许多悬而未决的问题,有待进一步研究与探讨。

(一)不同的天然免疫受体之间的调控网络有待进一步探索

机体和病原体之间相互作用的多样化机制反映了免疫系统的复杂性。此前的理论较为单纯地认为,机体天然免疫受体通过特异性感知微生物的不同信号机制触发不同的免疫反应。最近,越来越多的研究发现,不同的天然免疫受体除了能感知不同的病原微生物的危险信号之外,彼此之间还能够互相调节或协同作用,形成复杂的调控网络,在天然免疫中发挥独特的功能。对这一复杂网络结构和机制的深入研究,将为今后研究免疫相关疾病,如感染、炎症、变态反应、自身免疫病和癌症等的临床干预和治疗提供新的理论依据与思路。

(二)PRR的结构生物学研究是又一热点课题

近年来伴随着结构蛋白组学的发展,蛋白质结构的解析逐渐成为蛋白质及细胞功能研究不可或缺的部分。部分PRR在接受刺激后发生聚集所引起的结构改变,是否会影响相应配体的有效结合及受体的作用发挥?PRR在刺激后发生了怎样的构型变化,从而影响了下游信号传导?对PRR结构的进一步解析,能够阐明PRR识别配体的分子机制和参与信号转导的生化机制,为理解机体识别危险信号及实现免疫调控的作用方式提供可以依赖的模型,也为人工干预模式识别以预防和治疗疾病提供了理论依据。

(三)表观遗传学与固有免疫的关系正逐步受到重视

作为独立于基因组序列本身,以整个染色质组成及其动态调控为研究对象的表观遗传学成为21世纪极为重要的生命学科之一。目前,表观遗传学已发展为以DNA甲基化、组蛋白修饰、核小体的动态重组、能量依赖的染色质重塑和非编码RNA研究为核心的主流生命科学学科。各种表现遗传学现象在不同层次的相互作用和整合,建立并维持了不同的基因表达模式,严格控制了从受精卵到完整生命体的分化发育全过程。成熟个体不同细胞表型的维持及与外界环境相互作用的应答在机体的生理和病理过程中发挥着至关重要的调控作用。而固有免疫细胞在特定的信号(如细胞因子)作用和感染刺激的诱导下,是如何将外界信号按照细胞外—细胞膜—细胞质—细胞核的顺序由外而内传递?是否是通过外界信号活化和诱导的转录因子建立起信号特异性的动态的特征性表观遗传组后,再按照细胞核—细胞质—细胞膜—细胞外的顺序从内向外传递,由表现遗传因子的特异性调控来决定关键基因的开启或关闭,从而发挥特异性功能特征?未来以表现遗传组学为研究手段,进一步揭示炎症信号如何通过由外到内的传递,特异性地介导表现修饰的改变,而又如何通过这些表现修饰来影响关键基因(如转录因子)的表达,从而使固有免疫细胞具备了其特异性的功能。

(四)针对重要传染病疫苗的相关固有免疫学研究有待深入

由细菌和病毒感染所致的传染性疾病,仍然是一个具有挑战性的全球健康问题。虽然人类多年来的研究成果为预防、控制和治疗各类传染性疾病做出了巨大的贡献,但是全球仍在不断发现新型传染病病原体,甚至有些已受控制的传染性疾病出现卷土重来的倾向。疫苗是目前人类可以彻底控制某一传染性疾病的唯一武器,预防接种不但保护了个体免受传染病病原体的侵袭,而且在群体中也限制了病原体的传播。靶向新型病原体安全有效疫苗的研发,有赖于基础免疫学研究的突破,因此,针对重要传染病疫苗的相关固有免疫学研究是发展疫苗的关键环节之一。目前,人们对这些病原体的致病机制包括免疫逃逸、免疫病理、免疫保护机制等的认识还不十分清楚,这方面的研究对全面揭示病原体的致病机制及抗感染免疫机制有重要意义,将为疫苗的研制奠定理论基础。近年来,亚单位疫苗、合成肽疫苗、DNA 重组疫苗等新型疫苗不断涌现,这些疫苗纯度高、特异性强,但其分子小,免疫原性较差,难以诱导机体产生有效的免疫应答,应添加佐剂来增强其免疫原性或增强机体对抗原的保护性应答。随着固有免疫学的发展和生化技术的提高,开发特异性更强、生物安全性更高的免疫佐剂越来越受到重视。

(五)固有免疫系统和固有免疫过程的可视化尚需加强

近年来实时成像技术(如磁共振成像、正电子发射计算机体层扫描术、共聚焦显微术、活细胞动态观察工作站等)在免疫学研究中的应用越来越广,多种可控性高亮度新型荧光分子的问世、双光子成像技术的应用,也为深入和直观地认识固有免疫系统和固有免疫应答过程中参与的细胞和分子提供了新的手段。

(郑州大学基础医学院　李付广　雷宁静)

第三章 抗原提呈细胞与抗原提呈

抗原提呈细胞处于免疫应答的始动环节,能摄取、加工、处理抗原,并将抗原信息提呈给淋巴细胞,使其活化,启动适应性免疫应答。专职抗原提呈细胞包括树突状细胞、B细胞和巨噬细胞,其中树突状细胞是抗原提呈能力最强、唯一能活化初始T细胞的抗原提呈细胞。树突状细胞是高度异质性的细胞群体,不同的组织部位有不同类型,其来源、表面分子和形态特征也有差异,功能也各不相同。主要组织相容性复合体(major histocompatibility complex,MHC)是T细胞受体识别抗原信息的重要分子,包括MHCⅠ类和MHCⅡ类,都包含肽结合槽,能容纳抗原肽,形成抗原肽-MHC分子复合物并提呈给T细胞识别。蛋白质抗原提呈的途径有MHCⅠ类、MHCⅡ类、交叉提呈途径,非蛋白质抗原以CD1和MR1分子途径提呈。抗原提呈细胞不仅激活免疫反应,还能诱导免疫耐受,因此对抗原提呈细胞,尤其是树突状细胞在感染、肿瘤、自身免疫病等发生发展及治疗中的作用研究是免疫学的热点之一。

第一节 抗原提呈和抗原提呈细胞的种类

T细胞最重要的功能就是消除细胞内微生物的感染,活化其他的细胞如巨噬细胞和B细胞。但T细胞通常无法直接识别天然蛋白质抗原分子,而是需要其他非T细胞的辅助,这些细胞称为辅助细胞。通过将已知的蛋白质抗原注射到小鼠体内,以引起T细胞免疫应答,来观察哪种细胞能与抗原结合,令人吃惊的是,注射的抗原主要和非淋巴细胞结合,这类实验的主要研究对象是巨噬细胞。辅助细胞可以将外来蛋白质抗原的片段以一种能被T细胞抗原受体特异性识别的形式表达在自身表面,这种现象称为抗原提呈。20世纪70年代,实验证实在T细胞识别抗原发生免疫应答过程中,辅助细胞对抗原的加工处理是T细胞识别抗原的基础,由此提出了抗原提呈细胞的概念。

抗原提呈细胞是指能够摄取、加工、处理抗原,并以抗原肽-MHC分子复合物形式将抗原信息表达于抗原提呈细胞的表面,被T细胞受体识别后,进而激活抗原特异性T细胞产生免疫应答的一类免疫细胞。机体内所有的有核细胞都表达MHCⅠ类分子,并且能够识别在任何细胞类型中出现的病毒抗原和突变蛋白,并将这些细胞质溶胶抗原降解、加工成多肽片段提呈给 $CD8^+$细胞毒性 T 细胞(cytotoxlc T lyorpholyte,CTL)。但人们通常将因感染或突变,且以抗原肽-MHC Ⅰ类分子复合物向 $CD8^+$CTL 提呈内源性抗原的细胞称为靶细胞,如病毒感染的细胞和肿瘤细胞。因此,从广义上讲这些细胞也属于抗原提呈细胞。

根据表面膜分子及功能的不同,抗原提呈细胞可分为两类:专职抗原提呈细胞和非专职抗原提呈细胞。

一、专职抗原提呈细胞

专职性抗原提呈细胞组成性表达 MHC Ⅱ类分子、参与 T 细胞活化的共刺激分子和一些黏附分子,能通过吞噬作用或受体介导的内吞作用等方式主动摄取外来抗原,加工处理后,以抗原肽-MHC Ⅱ类分子复合物形式提呈给 $CD4^+$T 细胞,引起免疫应答。这类细胞包括树突状细胞(见后文)、B 细胞和巨噬细胞。

1. B 细胞　B 细胞不但是参与体液免疫应答的关键细胞,也是一类重要的专职抗原提呈细胞。它可以持续表达 MHC Ⅱ类分子,能有效提呈抗原给 $CD4^+$T 细胞,也能表达 CD80(尤其在病原体及脂多糖等刺激下高表达 CD80、CD86),对活化的 Th 细胞发挥共刺激效应。

B 细胞主要摄取可溶性抗原,如某些半抗原、细菌毒素、大分子蛋白、病毒抗原、自身抗原、变应原等。B 细胞摄取、加工抗原的机制:B 细胞可借助其表面的 B 细胞受体与可溶性抗原分子表面的特异性表位结合,形成 B 细胞受体-抗原肽复合物,从而启动受体介导的内吞作用;被内吞的抗原分子在 B 细胞内经蛋白水解成为免疫原性多肽,与 MHC Ⅱ类分子结合为复合物后表达于 B 细胞膜表面,并提呈给 $CD4^+$T 细胞。由于 B 细胞通过 B 细胞受体的特异性识别和结合来摄取和提呈抗原,这不仅能够激活 Th 细胞,同时也能诱导 B 细胞分泌细胞因子,促使 B 细胞增殖并转化为浆细胞,合成和分泌免疫球蛋白即抗体。因此,B 细胞摄取和提呈抗原的效率极高,在抗原浓度极低(浓度降低 1 000 倍)的情况下,也能将可溶性抗原提呈给 T 细胞。另外,在局部抗原浓度很高的情况下,B 细胞可不通过 B 细胞受体,而是通过胞饮作用将异物抗原进行非特异性内吞。B 细胞的抗原提呈功能在胸腺依赖性抗原诱导的抗体产生中起重要作用,是再次免疫应答(尤其在低抗原浓度情况下,如破伤风类毒素等)起主要作用的抗原提呈细胞。

2. 巨噬细胞　巨噬细胞属于单核吞噬系统,是三种抗原提呈细胞中吞噬能力最强的细胞。它来自成人骨髓的定向前体细胞,在单核细胞集落刺激因子刺激下可发育为单核细胞,单核细胞不断进入血循环,并迁移到全身各组织器官内进一步发育成熟为巨噬细胞,尤其是有炎症反应部位。定居在组织中的巨噬细胞一般不再返回血流,但可在组织间隙内自由移动,成为游动的巨噬细胞或在组织中成为固定的巨噬细胞。巨噬细胞在不同的器官呈现特定的表型,有不同的名称。如肝的血窦库普弗(Kupffer)细胞、脾的血窦巨噬细胞、肺的肺泡巨噬细胞、脑的小胶质细胞等。

巨噬细胞是体内功能最为活跃的细胞之一,表达数十种受体,产生多种酶类(如各种溶酶体酶、溶菌酶、髓过氧化物酶等)和生物活性物质,在免疫防御、抗原提呈及免疫调节中发挥广泛的生物学功能,是参与固有免疫和适应性免疫的重要细胞。巨噬细胞表达丰富的与抗原摄取相关的受体,如补体受体(CR1、CR3)、Fc 受体、甘露糖受体、TLR 等,还表达趋化因子受体、细胞因子受体。成熟的巨噬细胞高表达 MHC Ⅰ类、MHC Ⅱ类分子及 CD80、CD86 共刺激分子,可通过多种方式摄取抗原。①吞噬作用:巨噬细胞非特异性吞噬颗粒抗原(细菌、细胞及碎片等)。②吞饮作用:巨噬细胞非特异性吞入可溶性抗原或者微小颗粒。③被动吸附作用。④受体介导的胞吞作用:巨噬细胞可借助表面的 Fc 受体和补体受体识别和结合抗原,然后通过膜囊泡系统摄取抗原。进入细胞质内的抗原被加工、处理后,以抗原肽-MHC Ⅱ类分子复合物的形式表达在其细胞表面,进而将抗原提呈给 $CD4^{+}T$ 细胞。

三类专职抗原提呈细胞的功能见图 3-1。

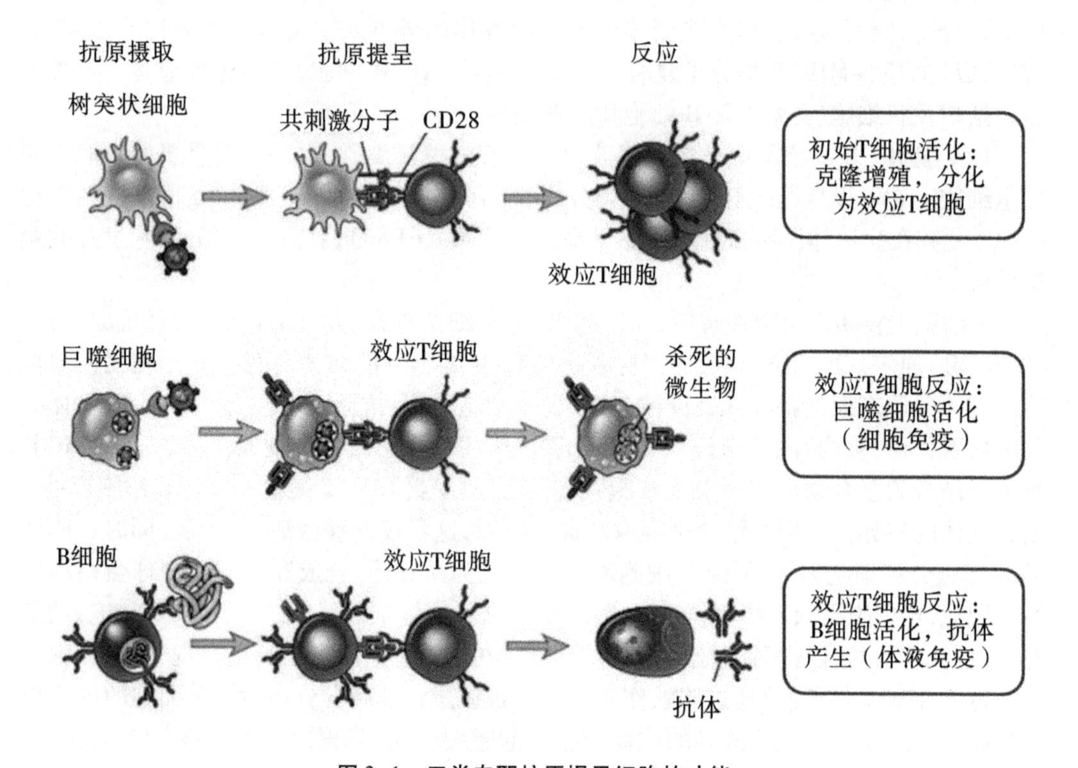

图 3-1 三类专职抗原提呈细胞的功能

参考 *Cellular and Molecular Immunology*(*8th edition*)图 6-2

二、非专职抗原提呈细胞

非专职抗原提呈细胞在正常情况下无抗原提呈功能,但在炎症过程中或接受 IFN-γ 等刺激后,可诱导表达 MHC Ⅱ类分子和共刺激分子,并能处理和和提呈抗原。这类细胞包括血管内皮细胞、各种(如甲状腺、胸腺)上皮细胞和间质细胞、皮肤成纤维细胞及活化的 T 细胞等。这些非专职抗原提呈细胞可参与炎症反应或某些自身免疫病的发生。如移植物中内皮细胞可作为对移植抗原反应的 T 细胞的靶点。甲状腺滤泡上皮细胞在某些情况下表达 MHC Ⅱ类分子,并能将甲状腺球蛋白提呈给 Th 细胞,参与自身免疫性甲状腺炎的发生。

1. 血管内皮细胞　血管内皮细胞指的是衬贴在心血管内腔面的单层扁平细胞，简称为内皮细胞。在某些病理状态下（如发生细胞免疫应答的部位），内皮细胞的形态和功能会发生改变，变得丰满肥大，细胞质充满合成颗粒，呈现“激活”状态，表面抗原表达发生相应变化。内皮细胞表达多种膜分子，如ABO血型抗原、人类白细胞抗原（human leucocyte antigen，HLA）、CD分子等，通过与免疫细胞相互作用参与免疫应答。

2. 成纤维细胞　组织中的成纤维细胞可被IFN-γ等诱导表达MHCⅡ类分子，从而变得具有抗原提呈能力，进而参与T细胞应答。

3. 活化的T细胞　静止状态下T细胞仅表达MHCⅠ类分子，但某些被活化后的T细胞还能表达MHCⅡ类分子，从而具有提呈抗原的功能。如可溶性糖蛋白120（glycoprotein，gp120）分子可被活化的$CD4^+$T细胞摄取，在细胞质内加工处理后与MHCⅡ类分子结合，表达于细胞表面，激活$CD4^+$CTL，进而清除人类免疫缺陷病毒感染的$CD4^+$T细胞。

除此之外，肥大细胞、嗜碱性粒细胞、嗜酸性粒细胞、中性粒细胞、固有淋巴样细胞可作为抗原提呈细胞，它们表达MHCⅡ类分子，能提呈抗原给T细胞。

抗原提呈细胞的特征和功能见表3-1。

表3-1　抗原提呈细胞的特征和功能

细胞类型	MHCⅡ	共刺激分子	主要功能
树突状细胞	组成性表达，随成熟而表达增加，IFN-γ增加其表达	组成性表达，随TLR信号、IFN-γ、CD40-CD40L相互作用表达增加	初始T细胞对蛋白抗原的应答
B细胞	组成性表达，IL-4增加其表达	T细胞、抗原受体交联增加表达	体液免疫应答时向$CD4^+$Th细胞提呈抗原（Th细胞与B细胞相互作用）
巨噬细胞	低表达或阴性，IFN-γ增加其表达	随TLR信号、IFN-γ、CD40-CD40L相互作用表达增加	细胞免疫应答的效应阶段（T细胞增强的吞噬微生物的杀伤作用）
血管内皮细胞	IFN-γ诱导表达，在人类组成性表达	低，可能被诱导表达	可能促进抗原特异T细胞的活化
各种上皮细胞和间充质细胞	IFN-γ诱导表达	可能无	生理功能未知，可能在炎症疾病中起作用

第二节 树突状细胞的生物学特征

1973 年 Steinman 和 Cohn 在小鼠脾中发现一群新的贴壁细胞,它们的轮廓不规则,有树突状突起,比巨噬细胞活动性强,但吞噬能力弱,将其命名为树突状细胞(dendritic cell, DC)。DC 是迄今发现的抗原提呈能力最强的一类专职抗原提呈细胞,也是唯一能够活化初始 T 细胞的抗原提呈细胞,是适应性免疫的主要始动者,同时也参与机体免疫耐受的诱导。

(一)形态学及表型特征

成熟 DC 胞内无溶酶体和内体,其他细胞器也少见,细胞核形状不规则,有很高的质核比。DC 没有特异性的表面标志,共同的表面标志是 FMS 样酪氨酸激酶 3(FMS-like tyrosine kinase 3,FLT3)受体,并表达 MHC Ⅰ类、MHC Ⅱ 类、CD1 等抗原提呈分子,共刺激分子如 CD80、CD86,黏附分子如 CD40、CD54 和 β1、β2 整合素家族成员等,以及细胞因子受体[粒细胞-巨噬细胞集落刺激因子受体(granulocyte-macrophage colony stimulating factor receptor,GM-CSFR)、IL-1R、IL-10R、IL-4R 等]和吞噬相关受体(Fc 受体、补体受体、甘露糖受体、TLR 等)。对 DC 的鉴定主要通过典型的树突状形态并结合一定的细胞表面标志,以及混合淋巴反应刺激初始 T 细胞等特点。有些相对特异性的表面标志可用于 DC 鉴定,如小鼠 DC 中的 NLDC145、33D1,而人 DC 的相对特异性标志主要有 CD1a、CD11c、CD83 和血液树突状细胞抗原 2(BDCA2)等。

(二)来源

DC 起源于骨髓的多能造血干细胞,可由髓样干细胞和淋巴样干细胞分化而成(图 3-2)。

1. DC 的髓系起源 小鼠骨髓的髓样前体可以在 GM-CSF 存在的条件下产生巨噬细胞、粒细胞及 DC。另外,将小鼠骨髓来源的髓系共同前体细胞过继给射线照射过的受体鼠可以重建受体鼠脾和胸腺中髓样 DC 和淋巴样 DC,这也证明了 DC 的髓系起源。人类 $CD34^+$ 骨髓来源的前体细胞可分化为 $CD1a^-$ 粒细胞前体和具有双潜能的前体细胞群,后者在 GM-CSF 和 TNF-α 诱导下可转化为成熟 DC;而在巨噬细胞集落刺激因子(macrophage colony-stimulating factor,M-CSF)诱导下则转化为巨噬细胞。人外周血单核细胞在 GM-CSF 和 IL-4 存在的条件下,可诱导分化为 DC。

2. DC 的淋巴系起源 位于胸腺、小鼠脾及淋巴结等内的某些 DC 亚群,表达淋巴细胞相关的表面标志,如 CD8a、CD4、CD2、CD25 等,提示了 DC 的淋巴系起源。将胸腺内低表达 CD4 的淋巴样前体细胞移植到射线照射的受体鼠,其胸腺内可产生 T 细胞和 $CD8^+$ 胸腺 DC。在生理情况下,很多 DC 也能在胸腺中产生。

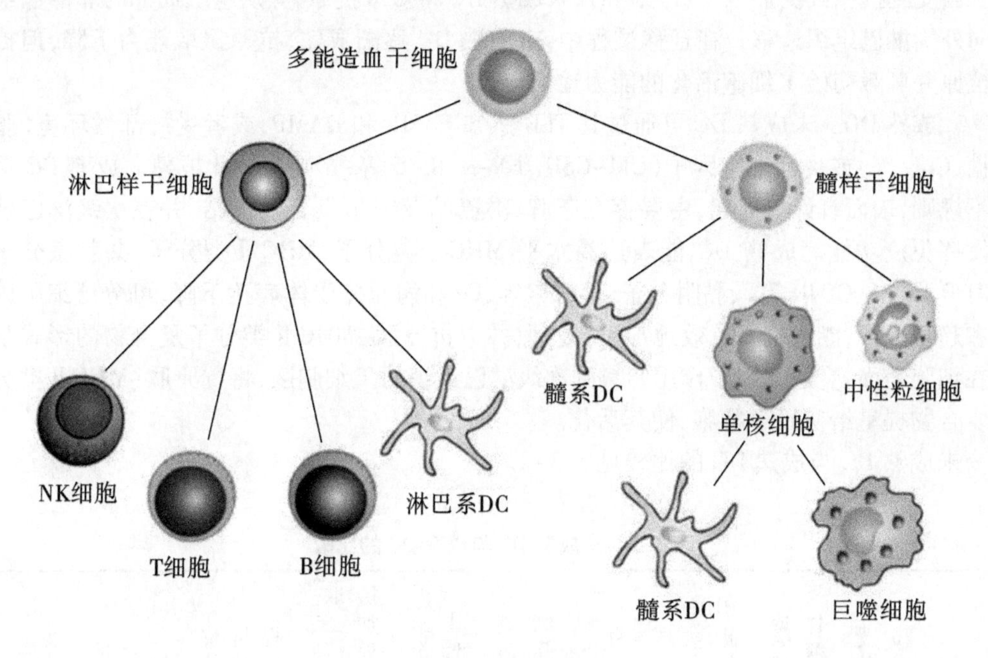

图 3-2　DC 的来源

（三）分化和成熟

在稳态下，DC 的分化在骨髓中起始，并通过血循环中前体细胞在脾和淋巴结等淋巴器官的种植而得以继续进行。不同分化、成熟阶段的 DC，生物学特征和功能不同。

1. DC 前体细胞　DC 前体细胞（precursor DC，pre-DC）是指在稳态下尚无 DC 表型或功能的细胞，主要存在于骨髓、外周血和脾。FLT3L、淋巴毒素 β 受体可控制它们的分化，也能分化为黏膜固有层内的 $CD103^+$DC。在小鼠，可分为早期 DC 前体细胞和晚期 DC 前体细胞。前者存在于骨髓中，表型为 $CD11c^-Lin^-$，并且有很强的增殖能力，包括非 DC 系定向的巨噬细胞、DC 前体细胞及 DC 系定向的 DC 前体细胞和共同的 DC 前体细胞。而后者的表型特征为 Lin^-CD11c^+MHC Ⅱ$^-$，存在于骨髓和次级淋巴器官，有较低的增殖能力。这些 DC 前体细胞经血循环或淋巴循环进入器官或者非淋巴组织的上皮部位，在受到微生物感染、炎症刺激或某些细胞因子作用时，分化发育为未成熟 DC。如外周血单个核细胞可在 GM-CSF、IL-4、TNF-α 等作用下，体外诱导分化为 DC。

2. 未成熟 DC　在稳态下，体内绝大多数 DC 处于未成熟状态，骨髓或脐血中 $CD34^+$ 细胞即为未成熟 DC。它们广泛分布在全身非淋巴组织，包括上皮组织、胃肠道、泌尿生殖管道、呼吸道及心、肝、肺、肾等的间质，构成机体的初级保护屏障。此阶段 DC 的主要生物学特征：①高表达与吞噬相关的膜受体，如 Fc 受体、补体受体、人甘露糖受体或鼠 DEC-205 分子，可通过受体介导的内吞作用或巨吞饮、吞噬作用有效地摄取抗原；②表达 MHC Ⅱ类分子，具有较强的摄取、加工和处理抗原的能力；③低表达 CD80、CD86、CD40 等共刺激分子，细胞黏附分子，趋化因子和细胞因子。因此，未成熟 DC 刺激初始 T 细胞活化的能力很弱，体外激发混合淋巴反应的能力也较弱，但可参与免疫耐受的诱导。

当受到抗原或炎症因子等影响时,未成熟 DC 将摄取抗原,并从组织局部的非淋巴组织向外周淋巴组织迁移。在迁移过程中,未成熟 DC 逐渐成熟,抗原摄取能力下降,但提呈抗原并刺激初始 T 细胞活化的能力逐渐增强。

3. 成熟 DC　未成熟 DC 可通过其 TLR 感知 PAMP 和 DAMP,或者受局部微环境(脂多糖、CpG 等)或炎性细胞因子(GM-CSF、IFN-γ、IL-6 等)影响而分化成熟。成熟 DC 形态不规则,表面有许多突起,主要存在于脾、淋巴结及派尔集合淋巴结,并在次级淋巴器官发挥免疫功能。成熟 DC 能表达高水平 MHC Ⅰ类分子、MHC Ⅱ类分子、共刺激分子(CD80、CD86、CD40 等)、黏附分子、整合素等,Fc 和病原体受体表达下降,可分泌细胞因子和趋化因子;能将抗原有效地加工、处理,并以抗原肽-MHC Ⅱ类分子复合物的形式呈现在细胞表面,受趋化因子作用归巢到次级淋巴组织的 T 细胞区,将抗原肽-MHC Ⅱ类分子复合物提呈给初始 T 细胞,使其活化。

未成熟 DC 与成熟 DC 的比较见表 3-2。

表 3-2　未成熟 DC 与成熟 DC 的比较

	Fc 受体的表达	甘露糖受体的表达	MHC Ⅱ类分子的表达	半衰期(h)	细胞膜表面数目	共刺激分子的表达	摄取、加工、处理抗原的能力	提呈抗原的能力	迁移的倾向性	主要功能
非成熟 DC	++	++	低表达	约 10	~10^6	-/+	++	-/+	炎症组织	摄取、加工、处理抗原
成熟 DC	-/+	-/+	高表达	>100	~7×10^6	++	-/+	++	外周淋巴组织	提呈抗原

(四)DC 的迁移

DC 是具有高度活动性的免疫细胞,有着特殊的迁移能力,这也是 DC 分化、成熟和提呈抗原所必需的重要环节。迁移的本质是趋化因子和趋化因子受体(chemokine receptor,CCR)相互作用引起细胞内生理生化的改变,最终引发细胞的移动。迁移过程主要是改变了细胞膜表面受体分布,而受体结构的改变则激活了与之偶联的 G 蛋白,从而启动细胞内外 cAMP 偶联信号传导通路。DC 在体内的迁移是一个复杂而连续的过程,其中趋化因子、趋化因子受体、其他一些相关分子(如黏附分子)间的相互作用在 DC 的迁移和成熟过程中发挥重要的调控作用。至今人们已经发现 50 多种人类趋化因子和 18 种趋化因子受体,其中关键的趋化因子有巨噬细胞炎症蛋白、T 细胞激活性低分泌因子、单核细胞趋化蛋白,它们可以同 DC 自身表达的趋化因子受体谱作用,介导 DC 迁移。不同分化发育阶段的 DC 表达的趋化因子受体不同,因此可以针对不同趋化因子发生反应,迁移到不同部位产生不同的作用。如未成熟 DC 高表达 CCR1、CCR2、CCR5、CXCR1 和 CXCR2,对趋化因子巨噬细胞炎症蛋白-1 α、巨噬细胞炎症蛋白-1β、T 细胞激活性低分泌因子、单核细胞趋化蛋白-3 具有显著的趋化反应性；成熟 DC 主要表达 CCR7 和 CXCR4，对巨噬细胞炎症蛋白-3β 和基质细胞衍生因子-1α 有反应性。

DC 迁移过程如下。①趋化因子介导骨髓来源的 DC 迁移到胸腺和非淋巴组织。这个过程中的 DC 尚未成熟，摄取抗原能力强，可作为免疫监视的前哨细胞。当遇到外伤或炎症因子刺激时，受单核吞噬细胞系统释放的趋化因子作用，DC 穿过血管壁浸润到外周组织，捕获抗原。②DC 由外周淋巴组织迁移到淋巴结。外周非淋巴组织的 DC 捕获抗原后被激活，逐渐成熟，并且通过 DC 表达的 CXCR4、CCR7 分别与高内皮微静脉上表达的 CXCL12、CCL19、CCL21 结合，介导 DC 从非淋巴组织迁移到淋巴结。③进入淋巴结的 DC 定居在 T 细胞区。这一过程受 DC 表面表达 CCR7、CXCL12 等趋化因子受体与趋化因子反应介导。DC 定居在淋巴结 T 细胞区后，不再合成 MHC Ⅱ类分子，但稳定高表达抗原肽-MHC Ⅱ类分子复合物、多种共刺激分子和黏附分子，具有较强的抗原提呈能力。成熟 DC 在 CD40L 作用下，分泌多种细胞因子，激活初始 T 细胞，并产生免疫应答。

（五）分布

人体内 DC 数量很少，不足人外周血单个核细胞的 1%，在小鼠脾细胞中也只有 0.2%～0.5%。但是 DC 分布很广，除脑以外，在全身很多脏器组织中都有分布，尤其在淋巴器官及与外界环境相接触的皮肤、胃肠道和呼吸道尤为丰富。来自于骨髓的 DC 前体细胞随血循环迁移至不同部位，分化为淋巴组织和非淋巴组织内驻留 DC。不同部位的 DC 处于不同的分化阶段，有不同的名称。

1. 胸腺 DC　胸腺 DC 约占骨髓来源胸腺细胞的 0.5%，主要定位于胸腺皮髓交界处和髓质，只有少数稀疏定位在胸腺皮质。胸腺 DC 由两部分组成：①由骨髓来源的胸腺内前体细胞发育而来；②由外周组织或血液 DC 归巢到胸腺。胸腺 DC 是胸腺内的抗原提呈细胞，表达高水平的 MHC Ⅱ类分子和共刺激分子，能将自身抗原提呈给发育中的胸腺细胞，介导 T 细胞的阴性选择，通过清除自身反应性 T 细胞诱导中枢免疫耐受。其获得自身抗原的方式有两种：①从胸腺髓质上皮细胞获得组织特异性抗原；②从外周组织或血液中摄取的自身抗原。胸腺 DC 生命周期只有 2～3 周。

根据免疫表型特征的不同，胸腺 DC 又可以分为不同的亚群。如人胸腺 DC 有 $HLA-DR^{+}CD11c^{-}CD123^{high}$、$HLA-DR^{high}CD11c^{+}CD11B^{+}CD123$、$HLA-DR^{high}CD11c^{+}CD11B-CD123$；小鼠胸腺 DC 包括 $CD11c^{high}CD11B^{-}CD8\alpha^{high}Sirp\alpha^{-}$、$CD11c^{high}CD11B^{+}CD8\alpha^{low}Sirp\alpha^{+}$ 和 $CD11c^{in}B220^{+}BDCA-1^{+}$。

2. 并指状 DC　并指状 DC 多属于成熟 DC，是参与初次免疫应答的重要抗原提呈细胞，由皮肤朗格汉斯细胞迁移至淋巴结衍生而来，存在于胸腺髓质和次级淋巴组织的 T 细胞区，表面缺乏 Fc 受体和补体受体，但高表达 MHC Ⅰ类和 MHC Ⅱ类分子、黏附分子、共刺激分子 B7；可通过其突起与周围 T 细胞建立联系，有效地将抗原肽-MHC 分子复合物提呈给特异性的 T 细胞。大多数并指状 DC 寿命短，容易凋亡；只有少数寿命较长，可能参与维持 T 细胞免疫记忆。

3. 滤泡 DC　滤泡 DC 表面具有树枝状突起，主要分布在淋巴结、脾等次级淋巴器官 B 细胞滤泡的中心区，对高效的生发中心形成和高亲和力抗体的产生是必不可少的。它们从基质细胞来源的血管周围前体细胞发育而来，而成熟需要淋巴毒素和来自 B 细胞的

TNF 信号。滤泡 DC 不表达 MHC Ⅱ类分子而高表达 Fc 受体和补体受体 CR1(CD35)、CR2(CD21),可与抗原-抗体复合物和(或)抗原-抗体-补体复合物结合,但不发生内吞,使抗原完好地长期滞留在细胞表面。活化的 B 细胞可识别滤泡 DC 表面滞留的、浓缩的复合物形式的抗原,并与之相互作用获得存活信号,在滤泡 Th 细胞辅助下,最终形成记忆 B 细胞或浆细胞离开。滤泡 DC 还表达一系列的黏附分子,稳定与生发中心 B 细胞相互作用。它们产生的 CXCRL13 通过与 CXCR5 的结合,吸引 B 细胞和特定的 T 细胞亚群到达滤泡,从而维持和构成淋巴滤泡的结构;产生 IL-6 和 B 细胞活化因子,促进生发中心 B 细胞的存活。研究发现,滤泡 DC 能够长期滞留抗原的原因为:在非降解的内体小室中,补体受体 CR2 结合的 C3d 包被的免疫复合物可以再循环。这种途径使得滤泡 DC 保护抗原免于被降解,而是以其天然的形式被 B 细胞识别。滤泡 DC 抗原循环和阴性抗原的长期滞留对广泛的中和抗体的产生是关键的。

滤泡 DC 在一些疾病的发病机制中也有研究。已有间接证据表明,滤泡 DC 可以和人类免疫缺陷病毒相互作用,有利于病毒的存活和传播。人类免疫缺陷病毒能独立修复补体,增强了感染性;结合 gp160 的 C3 片段,使人类免疫缺陷病毒能够与滤泡 DC 上的 CR1 和 CR2 黏附;人类免疫缺陷病毒特异的非中和抗体可能通过 Fc 受体介导的结合,促进病毒颗粒向滤泡 DC 运输,因此,滤泡 DC 成了人类免疫缺陷病毒的存贮器(图 3-3)。早期的研究发现,在 K/BxN 关节炎模型的疾病发生过程中,有滤泡 DC 的招募,而且这些滤泡 DC 对包含自身抗原的免疫复合物的滞留和滤泡 Th 细胞的招募很重要。当将自身抗原以膜的形成表达在滤泡 DC 上时,发育中的 B 细胞在最大限度上被有效地清除。这表明它们可能有助于自身免疫病的发病。

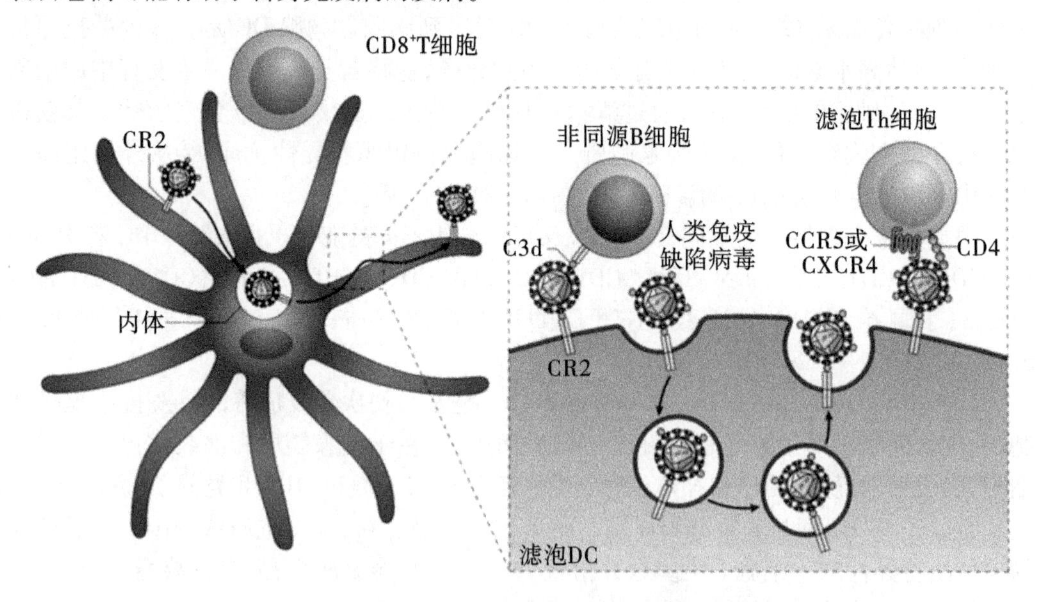

图 3-3　滤泡 DC 作为人类免疫缺陷病毒的存贮器

人类免疫缺陷病毒颗粒保留在滤泡 DC 保护性循环内体,躲避 $CD8^+T$ 细胞监视;一旦人类免疫缺陷病毒从内体移至细胞表面,可通过 CD4 和 CXCR4(CCR5)作为共受体感染周围的滤泡 Th 细胞;参考 Follicular dendritic cells:dynamic antigen libraries

4. 朗格汉斯细胞　朗格汉斯细胞是分布在皮肤表皮和胃肠道上皮的未成熟的 DC。它的结构特征是细胞质内含有网球拍形状的伯贝克颗粒(图 3-4)。其表面高表达 MHC Ⅰ类、MHC Ⅱ类分子,Fc 受体、补体受体和病原体受体,CD1a、整合素 CD11c,胰岛蛋白(CD207)和上皮细胞黏附分子。其中胰岛蛋白是和伯贝克颗粒相关的,胰岛蛋白的突变会导致伯贝克颗粒的缺失;用抗体阻断胰岛蛋白导致它与伯贝克颗粒的共定位表达。朗格汉斯细胞具有较强的吞噬能力,但抗原提呈能力较弱,它们作为前哨细胞,不断从环境中获得抗原,迁移到引流林巴结,活化初始 T 细胞。

朗格汉斯细胞起源于两种不同的发育途径。在稳态下,朗格汉斯细胞来自于胚胎发生时的前体细胞,种植在皮肤,在出生后的几天内,朗格汉斯细胞前体细胞迅速增殖并获得朗格汉斯细胞样的特征,这些局部的前体细胞维持了稳态时朗格汉斯细胞的数量。而另一条途径是在炎症状态下,由骨髓前体细胞发育而来。GM-CSF 和 TGF-β 的作用下,单核细胞可分化为朗格汉斯细胞样细胞。朗格汉斯细胞分化不依赖 FLT3,但是依赖于 TGF-β-PU. 1-RUNX3 轴。

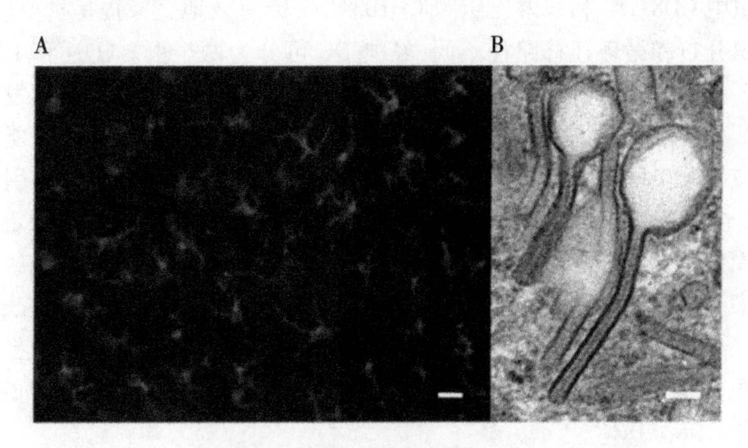

图 3-4　朗格汉斯细胞的标志

A. 抗人 CD207 单克隆抗体标记;B. 伯贝克颗粒;参考 Langerhans cells: straight from blood to skin

5. 间质 DC　间质 DC 指的是分布在心、肝、肺、肾等器官间质内未成熟的 DC。它们高表达 MHC Ⅱ类分子,细胞质有不规则突起。间质 DC 分布在与外界接触的体表,如消化道、呼吸道和泌尿生殖管道的黏膜,包埋在由巨噬细胞和单核细胞来源 DC 构成的网络中,构成机体的哨兵防线,根据其所在部位的环境不同,形态和表面标志有所不同。如口腔黏膜和直肠的 DC 表达 CD1a;气管、支气管、小肠、阴道等黏膜 DC 高水平表达 MHC Ⅱ类分子。

6. 循环 DC　有两类循环 DC。①外周血 DC:占白细胞总数的 0.1%。主要是来自骨髓的淋巴组织和器官 DC 的前体细胞和经血循环迁移的、携带捕获抗原的朗格汉斯细胞及间质 DC。②面纱细胞:为输入淋巴管和淋巴液中处于迁移状态的 DC。其来源广泛,机体受到感染、损伤等抗原刺激后,全身其他各处的 DC 加工处理抗原后迁移至淋巴管,因其携带抗原肽-MHC 分子复合物,故称为面纱细胞。它们的形态各异,标志不同,可在

T 细胞区激活未致敏的 T 细胞,启动初次免疫应答。

(六)DC 的亚群

为了应对环境中大量的种类繁多的潜在微生物,DC 已经演变成一个具有多个细胞亚群的高度多样性的家族,每个亚群都有各自独特的功能特征。

1. 稳态下的 DC 亚群

(1)经典 DC　经典 DC 指的是由骨髓共同髓系前体细胞分化来的髓样 DC,又称为 DC1。它们聚居在淋巴组织和非淋巴组织,能够感知组织损伤,捕获环境和细胞相关的抗原,并加工处理后将抗原提呈给 T 细胞,诱导对外来抗原的免疫应答,增强对自身抗原的免疫耐受。经典 DC 只有 3 ~ 6 d 寿命,需要骨髓前体细胞以严格的 FLT3 依赖的方式源源不断地补充,转录因子 PU.1、Gfl1、CBfβ 调控它们的发育。

根据细胞表面分子和功能的不同,经典 DC 可以分为两个主要的亚群:①人 $BDCA-1^+$ $CD1c^+DC$ 和鼠 $CD11b^+DC$,是最有力的 $CD4^+T$ 细胞免疫应答的驱动者;②人 $BDCA-3^+DC$ 或鼠淋巴组织中 $CD8^+DC$ 和非淋巴组织 $CD103^+DC$,能有效地交叉提呈抗原(表 3-3)。

根据组织分布和循环迁移路径不同,经典 DC 可分为两个群。①迁移 DC,指的是非淋巴器官和已经迁移到的淋巴器官内的 DC,由外周组织的早期前体细胞发育而来。它们共同的特征是高水平表达 CD11c 和 MHC Ⅱ类分子;有较强的摄取抗原能力和迁移能力。当它们在外周摄取抗原后,迁移到引流淋巴结,将抗原提呈给 T 细胞,引起 T 细胞反应。这类 DC 包括人体组织来源的 DC、血液 DC 及朗格汉斯细胞。②组织定居 DC,指的是整个生命周期都存在于淋巴器官(脾、淋巴结和胸腺)内的 DC,是由淋巴组织自身前体细胞发育而来。它是一种静止状态的 DC,在稳态下表现为不成熟的表型,表达低水平的共刺激分子,当它们通过淋巴迁移到引流淋巴结时,逐渐成熟。这类 DC 主要功能是提呈淋巴源或血源性抗原给 T 细胞诱导免疫或耐受。最典型的是小鼠脾中的 $CD8\alpha^+DC$、$CD4^+DC$、$CD4^-CD8\alpha^-DC$。

表 3-3　经典 DC 的主要亚群特征

表面标志	$BDCA-1^+CD1c^+DC$(人) $CD11c^+$,$CD11b^+DC$(鼠)	BDCA - 3^+/$CD141^+$, $CLEC9A^+$ DC(人) $CD11c^+$,胸腺 $CD8^+$,外周组织 $CD103^+DC$(鼠)
表达的 TLR	高水平 TLR2、TLR3、TLR4、TLR5、TLR8、TLR9	TLR3、TLR11
产生的主要细胞因子	IL-12、IL-23、TNF、IL-6	IL-12、IL-23、TNF、IL-6
主要功能	产生天然免疫的炎症细胞因子;捕获和提呈抗原给 $CD4^+$ T 细胞,产生适应性免疫	天然免疫中捕获和交叉提呈抗原给 $CD8^+T$ 细胞

（2）浆细胞样 DC　浆细胞样 DC 是由共同淋巴系前体细胞分化而来的淋巴样 DC，又称为 CD2，因其具有类似浆细胞样的形态而得名。它们的发育依赖于 FLT3 和转录因子 E2-2。FLT3 通过信号转导与转录激活因子 3（STAT3）和依赖磷脂酰肌醇 3 激酶（PI3K）的 mTOR 的活化，促进浆细胞样 DC 发育。缺乏 FLT3 信号导致小鼠骨髓和淋巴器官中浆细胞样 DC 数目减少。而 E2-2 则指导共同的 DC 前体向浆细胞样 DC 定向分化，删除成熟浆细胞样 DC 中的 E2-2 会导致浆细胞样 DC 相关标志消失，同时向经典 DC 样分化。浆细胞样 DC 寿命相对较长，稳态时存在于骨髓、外周血和其他淋巴组织。浆细胞样 DC 表达高水平的 TLR7 和 TLR9，可以感知病毒或自身核酸。一旦受到感染或炎症刺激，迅速被招募到受累部位，并分泌大量的 IFN-γ、IL-12、IL-6，某些病毒（单纯疱疹病毒-1）刺激时还可分泌 IFN-γ，这使浆细胞样 DC 能够抵抗血源性微生物（尤其是病毒）感染。

浆细胞样 DC 可以作为抗原提呈细胞，提呈抗原给 $CD4^+$T 细胞，但不如经典 DC 高效。稳态时浆细胞样 DC 表达低水平的 MHCⅡ类分子、共刺激分子和 CD11c，抗原提呈能力较弱，刺激后的浆细胞样 DC 上调 MHCⅡ类分子及共刺激分子 CD40、CD69、CD80、CD86 的表达，获得提呈抗原的能力，诱导依赖环境的 Th1 和 Th2 免疫或者诱导免疫耐受。最近有研究证实，在外周组织中捕获抗原的浆细胞样 DC 在 CCR9 趋化作用下迁移到胸腺，诱导抗原特异的胸腺细胞删除，产生中枢免疫耐受；而 $CCR9^+$浆细胞样 DC 可强烈诱导调节性 T 细胞的功能，并能抑制移植物对宿主致病。

由于浆细胞样 DC 缺乏特异性的表面标志，这在一定程度上限制了对它们的研究。现在研究已经发现，人和小鼠均表达 CD45RA/B220。其中人浆细胞样 DC 选择性表达 BDCA、免疫球蛋白样转录物 7 和 CD123，也表达 CD4、CD68、免疫球蛋白样转录物 3，但不表达 CD11c；小鼠浆细胞样 DC 特征性的表面标志是 CD11c、淋巴细胞抗原 6 复合物、骨髓基质抗原 2、唾液酸结合免疫球蛋白样凝集素 H、B220。虽然 BDCA2 是特异性标志，但不能作为成熟浆细胞样 DC 分离和鉴定的标志，因为它在体外培养过程中迅速下调，因此可用 CD123 和 HLA-DR 来鉴定体外培养的浆细胞样 DC。另外，浆细胞样 DC 前体细胞在 IL-3 刺激下可分化为未成熟浆细胞样 DC，IL-3、CD40L 共同刺激可使其分化成熟。

（3）朗格汉斯细胞　见上文。

（4）单核细胞来源 DC　炎症状态下，血液中循环的单核细胞可快速动员并分化为具有 DC 特征的细胞。GM-CSF、TLR 和细菌都可以诱导单核细胞的分化。单核细胞来源 DC 表达 CD11c、MHCⅡ类分子、CD24 和 CD172a，获得抗原提呈能力。

小鼠 DC 亚群及表面分子标志见图 3-5。

2. 根据 DC 功能状态进行分类

（1）耐受性 DC　耐受性 DC 指的是能够诱导免疫耐受的 DC。它们可以是未成熟 DC、不能发育成熟的 DC 或者是活化状态的 DC。它们有一些特征性的表面标志，如高表达程序性死亡配体 1（programmed death ligand 1，PD-L1）或配体 2（PD-L2）、CD95、FasL 等。PD-L1 或 PD-L2 通过与 T 细胞表面的 PD-1 相互作用介导免疫抑制。还可以通过诱导 T 细胞无能或低能反应、激活 T 细胞凋亡和产生调节性 T 细胞来发挥作用。

1）表达吲哚胺 2，3-二氧化酶（indoleamine 2，3-dioxygenase，IDO）的 DC：IDO 是一种胞内酶，可以降解必需氨基酸——色氨酸，导致凋亡代谢物的产生，从而发挥免疫抑制作

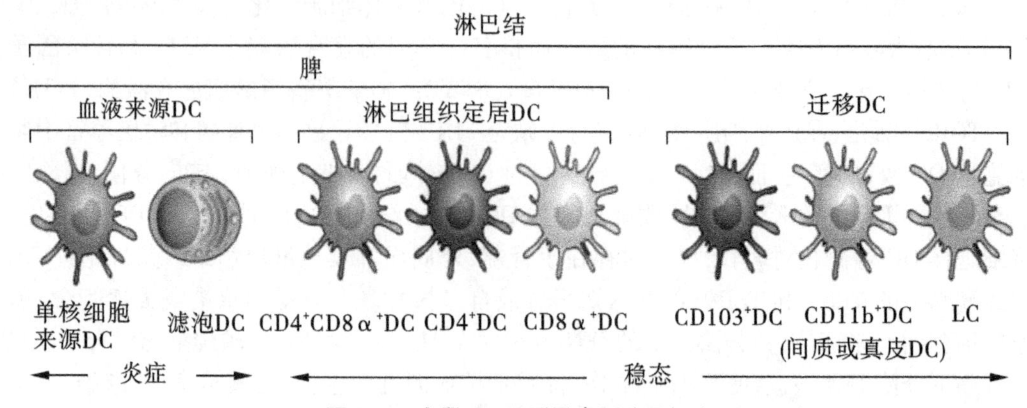

图 3-5　小鼠 DC 亚群及表面分子标志

参考 Transcriptional programming of the dendritic cell network

用。前炎症细胞因子如 IFN-γ 或 TNF-α 可诱导 DC 表达 IDO，使其分解色氨酸，导致色氨酸耗竭，缺乏色氨酸的 T 细胞增殖被抑制；还可以通过有毒性的色氨酸代谢产物（如犬尿氨酸、吡啶-2,3 二羧酸）介导 T 细胞的凋亡。

2）高表达免疫球蛋白样转录物 4 的 DC：免疫球蛋白样转录物 4 与其配体（MHC Ⅰ类分子）结合，可募集含 SH2 结构的磷酸酶 SHP-1，从而抑制细胞外信号传递及细胞内钙离子动员和酪氨酸磷酸化，最终导致依赖 NF-κB 的共刺激分子的表达，进而抑制抗原特异性 T 细胞活化，诱导免疫耐受。

3）未成熟 DC：未成熟 DC 在功能上可视为耐受性 DC。

（2）调节性 DC　调节性 DC 是指具有免疫负调节功能的 DC。它们保留了提呈抗原给抗原特异性 T 细胞的能力，下调共刺激分子 CD80、CD86、CD40、IL-12 的表达，但上调 TGF-β、IL-10 的表达，能够抵抗成熟信号。脾、肺、肝的基质及肿瘤微环境中可产生具有调节功能的 $CD11b^{high}1a^{low}$ DC，它们在表型和功能上均不同于小鼠骨髓细胞在含 IL-10、GM-CSF、TNF-α 或脾基质细胞培养体系中获得的 $CD11c^{low}CD45RB^{+}$ DC。前者是通过直接分泌可溶性因子抑制 T 细胞增殖，而后者是诱导 $CD4^{+}CD25^{-}$ T 细胞转化为高分泌 IL-10的调节性 T 细胞发挥抑制功能。TGF-β、GM-CSF 分别“教育”脾、肺和肝基质 DC 成为调节性 DC，通过分泌一氧化氮或前列腺素 E2 来执行免疫抑制功能。

（七）DC 的生物学功能

1. 抗原提呈　定居在表皮和组织的 DC 具有不成熟的表型，能够捕获蛋白抗原并将其转运给引流淋巴结。DC 捕获抗原的途径有两种。①受体介导的内吞作用和吞噬作用：DC 利用能结合微生物的膜表面受体来捕获微生物或微生物产物，加工处理成能与 MHC 结合的抗原肽。②微胞饮作用和巨胞饮作用：指的是 DC 不利用特异识别受体而是在液相中捕获抗原的一种方式，能在极低抗原浓度下有效地摄取抗原。

2. 激活初始 T 细胞　抗原产物被 DC 表面的 TLR 和其他天然模式识别受体识别后，产生固有免疫应答。固有免疫产生的信号和细胞因子使 DC 活化，失去对上皮或组织的黏附性。在趋化因子受体 CCR7（DC 表达）与特异趋化因子配体 CCL19 和 CCL21（淋巴管和淋巴结T细胞产生)作用下,迁移到局部淋巴结的T细胞区,而初始T细胞也表达CCR7,故它也迁移到携带抗原的DC集中部位,这相应增加了TCR与抗原识别的概率,从而诱导对抗原肽-MHC分子复合物特异的T细胞活化。DC是激活初始T细胞最有效抗原提呈细胞的特征:①DC策略性地定居在微生物和外来抗原进入的常见部位及微生物可能克隆的组织;②DC表达能捕获和对微生物反应的受体;③DC通过淋巴管从上皮和组织优先迁移到淋巴结T细胞区,而初始T细胞也从血循环迁移到该区域;④成熟DC表达高水平活化初始T细胞所需要的抗原肽-MHC分子复合物、共刺激分子和细胞因子。DC还能通过交叉提呈诱导$CD8^+$T细胞的初次应答。

3.参与T细胞发育和分化

(1)参与胸腺内T细胞发育　DC作为重要的胸腺基质细胞,对胸腺中T细胞的选择过程起着重要的作用。在胸腺皮质中,大多数$CD4^+CD8^+$T细胞受体αβ胸腺细胞通过识别结合胸腺皮质上皮细胞表面的自身肽-MHC分子发生阳性选择而凋亡。然而使用小鼠T细胞受体信号报告系统发现,在皮质每天有5×10^5个细胞经历阴性选择,这几乎是参与阳性选择的胸腺细胞的6倍。这种胸腺皮质内的阴性选择是由定居在皮质内的极少数胸腺DC负责的。胸腺髓质中,胸腺DC高表达MHC,能将组织限定性抗原提呈给发育中的单阳性胸腺细胞,从而诱导阴性选择或者诱导$Foxp3^+$调节性T细胞发育。

(2)参与外周T细胞分化　活化的DC可产生不同的细胞因子,诱导Th0细胞的分化。如DC1分泌IL-12,诱导Th0细胞向Th1细胞极化;DC2分泌IL-4,使Th0向Th2细胞分化。外周淋巴器官的T细胞区有极少量的并指状DC,可能参与记忆T细胞的形成和维持。

4.诱导免疫耐受

(1)DC诱导中枢免疫耐受　胸腺髓质经典DC参与T细胞阴性选择,通过排除自身反应性克隆,在中枢免疫耐受建立中发挥重要作用;而从外周迁移到胸腺的浆细胞样DC,在趋化因子受体CCR9作用下,能将外周来的颗粒抗原提呈给特异的胸腺细胞,使之分化为调节性T细胞。

(2)DC诱导外周免疫耐受　未成熟DC不表达或低表达共刺激分子CD80、CD86,在抗原提呈时因缺乏共刺激信号而诱导T细胞失能;摄取自身抗原的未成熟DC,可通过分泌负调节作用的IL-10、TGF-β来诱导调节性T细胞的产生,参与建立外周免疫耐受。

5.参与免疫调节　DC分泌多种细胞因子(IL-1、IL-6、IL-8、IL-12、TNF-α、IFN-α、GM-CSF等)以调节免疫细胞分化、发育、活化及迁移等,如小鼠DC分泌IL-6、TGF-β,促进Th17细胞的分化。而不同的Th细胞亚群所产生的细胞因子也能影响DC的发育、分化和成熟。

6.参与B细胞发育、分化、激活　DC能有效地将颗粒物或免疫复合物提呈给淋巴器官的初始B细胞,可能参与调节免疫球蛋白类型转换。研究已经证实DC诱导CD40活化的初始B细胞表达膜IgA,CpG刺激的浆细胞样DC可以同活化B细胞的B细胞受体相互作用,诱导CD86表达,IL-6、IL-10和TNF-α的产生,以及人B细胞向浆细胞的分化。而位于外周淋巴器官B细胞依赖区的滤泡DC,参与B细胞的活化及记忆B细胞的发育,在提呈天然抗原和为提呈B细胞生存信号的亲和力成熟过程中起重要作用。

第三节 主要组织相容性复合体

T 细胞活化和适应性免疫应答建立的关键步骤是 T 细胞受体信号的起始,T 细胞受体识别的配体是抗原肽与 MHC 形成的抗原肽-MHC 复合物,T 细胞受体必须同时识别抗原肽和与之结合的细胞表面 MHC,才能产生 T 细胞活化所需的信号。因此,MHC 产物是 T 细胞抗原识别和活化的重要分子。

一、MHC 的发现

MHC 是从组织移植排斥中发现的。1940 年,为了分析移植排斥的遗传基础,研究人员利用重复的同胞兄妹交配建立了近交鼠系,进而研究人员发现了一个主要负责组织移植快速排斥的单一遗传区域,这一区域叫作主要组织相容性位点。小鼠的这个特别位点与 17 号染色体上编码一个叫抗原 2 的血型抗原相关,因此这一区域被命名为组织相容 2 或者 H-2。随后在不同品系杂交时发现,H-2 位点偶尔发生重组,表明 H-2 实际包含几个不同但紧密相关的基因,其中有很多参与移植排斥反应。因此,控制移植排斥反应并包含几个相关基因的遗传区域被称为 MHC。人类 MHC 的发现是在多次输血个体和接受肾移植的患者体内产生了能被供体血液或肾识别的抗体及经产妇血液中存在能识别父本细胞的循环抗体。这些抗体所结合的靶分子就是人主要组织相容性抗原,又称为人类白细胞抗原(human leukocyte antigen,HLA)。生化分析显示,小鼠 H-2 蛋白和人 HLA 蛋白有基本相似的结构。由此可见,决定移植组织命运的基因存在于所有哺乳动物中,并且是和第一次发现的小鼠 H-2 基因同源,因此称为 MHC 基因;而其他一些对移植排斥起较弱或较轻作用的多态基因称为次要组织相容性基因。

二十世纪六七十年代,研究者发现 MHC 基因在所有蛋白抗原的免疫反应中所起的作用是至关重要的。免疫学家发现单一品种的近交系对简单合成多肽产生抗体的能力是不同的,并且这种反应能力以显性的孟德尔方式遗传。这些相关的基因称为免疫反应基因,它们是和 MHC 相一致的。现在我们知道,免疫反应基因实际上是 MHC 基因,它们编码对各种蛋白抗原有不同结合和提呈能力的 MHC。后来研究发现许多自身免疫病和特定 MHC 的遗传密切相关,奠定了 MHC 在控制免疫反应机制中的核心地位。

1974 年 Zinkernagel 和 Peter Doherty 使用近交小鼠研究病毒特异的 CTL 对病毒感染细胞的识别时发现,只有病毒特异的 CTL 和病毒感染的靶细胞有相同 MHC Ⅰ类等位基因表达时,才能识别和杀伤病毒感染的细胞,因此证明 $CD8^+$CTL 识别 MHC Ⅰ类分子的限制性,这也是 MHC 参与抗原识别的正式证据。而 A. S. Rosenthal 和 E. M. Shevach 发现,只有用与 T 细胞具有相同 MHC 单倍型的巨噬细胞提呈抗原,才能引起 Th 细胞的增殖。利用在 H-2 复合体的某些区域仅存在有限差异的小鼠进行相似实验,也发现只有当 $CD4^+$Th 细胞与巨噬细胞拥有相同的 MHC Ⅱ类分子表达时,$CD4^+$Th 细胞才能活化,由此证明 $CD4^+$Th 细胞活化具有 MHC Ⅱ类分子限制性(图 3-6)。

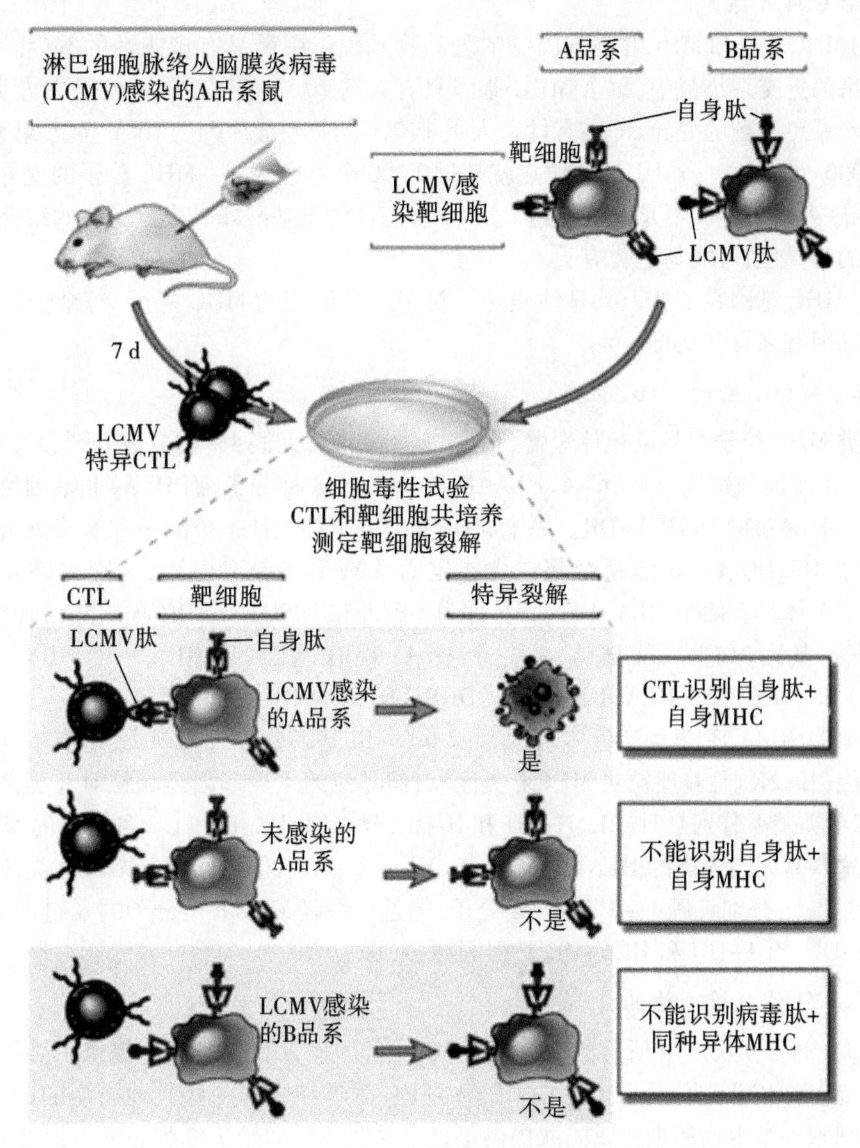

图 3-6　T 细胞 MHC 限制性限制的实验演示

参考 *Cellular and Molecular Immunology*(*8th edition*)图 6-6

二、MHC 基因

(一)MHC 基因的特点

(1)所有的脊椎动物都有 MHC,一个带有很多保守基因的多基因区域。MHC 位点包含两种多态性 MHC 基因,即 MHC Ⅰ类和 MHC Ⅱ类基因,分别编码两种结构不同的同源蛋白,也就是经典的 MHC Ⅰ类分子和 MHC Ⅱ类分子,以及其他一些参与抗原提呈的非多态基因。MHC Ⅰ类分子结合抗原肽并提呈给 $CD8^{+}$T 细胞,而 MHC Ⅱ类分子结合抗原肽

并提呈给 $CD4^+$T 细胞。

(2)MHC Ⅰ类和 MHC Ⅱ类基因是哺乳动物基因组中最具有多态性的基因。在目前所能获得的近交系小鼠中,每个 MHC 基因只有大约 20 个等位基因。但是在人类,MHC 基因有着意想不到的变异,即多态性。人类带有不同氨基酸序列的 HLA 等位基因的总数超过 5 000 个,单独一个 HLA-B 位点就超过 2 500 个等位基因。MHC 分子的变异来自不同 DNA 序列的遗传而不是基因重组。MHC 多态性的氨基酸残基决定了肽的结合及 T 细胞识别的特异性,可能与进化有关。

(3)MHC 基因在个体上共显性表达。对于一个给定的 MHC 基因,每个个体所表达的等位基因都来自其父母。

(二)人和小鼠的 MHC 位点

人类 MHC 位于 6 号染色体短臂,长度约 3 600 kB,大概 4% 的减数分裂会发生交换。人 HLA-Ⅰ基因分别编码 HLA-A、HLA-B 和 HLA-C 3 种分子,而 HLA-Ⅱ基因位点包括 HLA-DP、HLA-DQ 和 HLA-DR。每个 MHC Ⅱ类分子都包括一个由 α 和 β 多肽链组成的异二聚体,DP、DQ、DR 位点每个都包含指定为 A 或 B 的单独基因,分别编码 α 链和 β 链。每个个体都有两个 HLA-DP 基因,称为 DPA1 和 DPB1,分别编码 α 链和 β 链,两个 HLA-DQα 基因(DQA1 和 DQA2),一个 HLA-DQβ 基因(DQB1),一个 HLA-DR 基因(DRA1)和一个或两个 HLA-DRβ 基因(DRB1、DRB3、DRB4 和 DRB5)。

小鼠 MHC 位于 17 号染色体,长度约 2 000 kB,基因分布与人 MHC 略有不同。一个Ⅰ类基因(H-2K)是着丝粒对 MHC Ⅱ类区域,但其他的Ⅰ类基因是端粒对Ⅱ类区域。小鼠 MHC Ⅰ类基因分别是 H-2K、H-2D 和 H-2L,分别编码 K、D 和 L 3 种不同的 MHC Ⅰ类蛋白。这些基因与人类的 HLA-A、HLA-B、HLA-C 基因同源。小鼠 MHC Ⅱ类位点称为Ⅰ-A 和Ⅰ-E,分别编码Ⅰ-A 和Ⅰ-E 分子,但是也编码 MHC Ⅱ类分子的 α 链和 β 链,与人 HLA-DP、HLA-DQ 和 HLA-DR 基因同源。

(三)MHC 分子表达的特征

(1)MHC Ⅰ类分子在所有的有核细胞都表达,为病毒和肿瘤抗原提供了必不可少的呈递系统。MHC Ⅱ类分子只表达在 DC、B 细胞、巨噬细胞和一些其他类型的细胞上,为来源于细胞外微生物和蛋白质的肽提供了提呈系统。如初始 T 细胞必须识别被 DC 捕获和提呈的抗原;分化的 $CD4^+$Th 细胞活化巨噬细胞,清除吞噬的细胞外抗原,或者辅助 B 细胞产生抗体来清除细胞外微生物。

(2)固有免疫和适应性免疫过程中产生的细胞因子增加 MHC 分子的表达。MHC Ⅰ类分子在有核细胞上组成性表达,但针对病毒的早期固有免疫应答中产生的 IFN-α、IFN-β和 IFN-γ 可增加其表达,有助于将病毒抗原提呈给病毒特异的 T 细胞。MHC Ⅱ类分子的表达也受细胞因子和不同细胞的其他信号调节。由 NK 细胞和抗原活化的 T 细胞所产生的 IFN-γ 可刺激 DC 和巨噬细胞等抗原提呈细胞表达 MHC Ⅱ类分子,有助于扩增适应性免疫。对微生物成分反应的 TLR 信号也增加 MHC Ⅱ类分子表达,促进微生物抗原的提呈。B 细胞组成性表达 MHC Ⅱ类分子,抗原识别和 Th 细胞产生的细胞因子增加其表达。人的一些活化神经元也表达 MHC Ⅱ类分子,但功能不明。

(3)转录速率是 MHC 分子合成水平和细胞表面表达的主要决定因素。细胞因子通过刺激多种细胞类型中 MHC Ⅰ类和Ⅱ类分子的转录可促进 MHC 表达,这是由细胞因子活化的转录因子与 MHC 基因启动子区域的 DNA 序列结合所介导的。Ⅱ类转录活化子(classⅡ transcription activator,CⅡTA)是能与 MHCⅡ类启动子结合并促进有效转录的转录因子,也是 MHCⅡ类基因表达最重要的调节子。这些转录因子的突变会引起缺陷 MHC 表达,导致相关的人类免疫缺陷疾病,如裸细胞综合征;CⅡA 基因敲除小鼠的 DC 和 B 细胞降低或缺乏 MHCⅡ类分子表达和 IFN-γ 诱导的无能。但很多参与抗原加工和提呈的蛋白质的表达是协同调节的。如IFN-γ 不但增加 MHCⅠ类和 MHCⅡ类基因的表达,也增加对 MHCⅠ类组装和提呈肽所需的抗原加工相关转运体基因及一些蛋白酶亚单位基因的表达。

三、MHC 分子

借助 X 射线晶体衍射技术,人们已经解析出人类 MHCⅠ类和Ⅱ类分子的晶体结构,这有助于我们理解 MHC 如何结合和提呈肽。

(一)MHC 分子的一般特征

(1)每个 MHC 分子都由一个细胞外肽结合槽、免疫球蛋白(immunoglobulin,Ig)样结构域、跨膜结构域和细胞质结构域组成。MHCⅠ类分子由一条 MHC 基因编码的多肽链和一条非 MHC 基因编码链组成;MHCⅡ类分子由两条 MHC 基因编码的多肽链组成。虽然组成不同,但两类分子的空间结构相似。

(2)MHC 分子多态的氨基酸残基位于并紧邻肽结合槽。肽结合槽由 MHC 编码蛋白质的氨基端折叠形成,2 个 α 螺旋构成两个壁,1 个线性的 β 折叠片层构成底。MHC 分子的肽结合槽可结合能被 T 细胞识别的肽,不同 MHC 等位基因中多态性的氨基酸残基位于肽结合槽的底和壁。正因为肽结合槽氨基酸的可变性,所以不同的 MHC 分子能结合和提呈不同的肽,能被不同的 T 细胞受体特异性识别。

(3)MHC 分子非多态的 Ig 样结构域包含 T 细胞分子 CD4 和 CD8 结合的位点。CD4 和 CD8 在不同的成熟 T 细胞亚群表达,与 T 细胞受体共同参与抗原的识别,因此称为 T 细胞共受体。CD4 选择性结合 MHCⅡ类分子,CD8 结合 MHCⅠ类分子,所以 $CD4^+$T 细胞是 MHCⅡ限制的,$CD8^+$T 细胞是 MHCⅠ限制的。

(二)MHCⅠ类分子

MHCⅠ类分子由两条非共价结合的多肽链组成,一条是 MHC 基因编码的 44~47 kD 的 α 链,另一条是非 MHC 基因编码的 12 kD 的 β_2 微球蛋白(β_2-microglobulin,β_2M)亚单位。α 链的组成如下。①细胞外区:约占多肽链的 3/4,从 N 端起依次为 α1、α2 和 α3。其中 α1 和 α2 各由大概 90 个氨基酸组成,α1 和 α2 连同一个反向平行的 β 片层构成了 MHCⅠ类分子的肽结合槽,能以可变的、扩展的构象结合 8~10 个氨基酸残基组成的肽段。Ⅰ类肽结合槽是封闭的,不能容纳较长的肽。因此,天然的球状蛋白质转变为线性的短肽才能被 MHCⅠ类分子识别。MHCⅠ类分子的多态性限定在 α1 和 α2 结构域。α3 片段的氨基酸序列高度保守,折叠成一个 Ig 样结构域,包含 CD8 结合位点。②跨膜区:

由大约 25 个疏水氨基酸组成。③细胞内区：由 C 端约 30 个氨基酸残基组成，包含一簇能与脂质双层的内侧磷脂头相互作用的碱性氨基酸，并将 MHC Ⅰ类分子锚定在细胞膜上（图 3-7）。MHC Ⅰ类分子的轻链——$β_2$ 微球蛋白，基于它的电泳迁移率、大小和可溶性而命名，由 15 号染色体上的非 MHC 基因编码。$β_2$ 微球蛋白结构与 Ig 同源，与 α3 结构域非共价相互作用，在所有 MHC Ⅰ类分子中是恒定的。

完全组装的 MHC Ⅰ类分子是由一个 α 链、$β_2$ 微球蛋白和结合肽组成的三聚体，它在细胞表面的稳定表达需要这 3 种成分同时存在。这是因为抗原肽与肽结合槽结合可以稳定 α 链同 $β_2$ 微球蛋白的相互作用，反之，$β_2$ 微球蛋白与 α 链的相互作用则加强肽的结合。因为肽对 MHC 分子的稳定是必需的，并且不稳定的复合物被降解，因此只有潜在有用的负载肽的 MHC 分子才能表达在细胞表面。

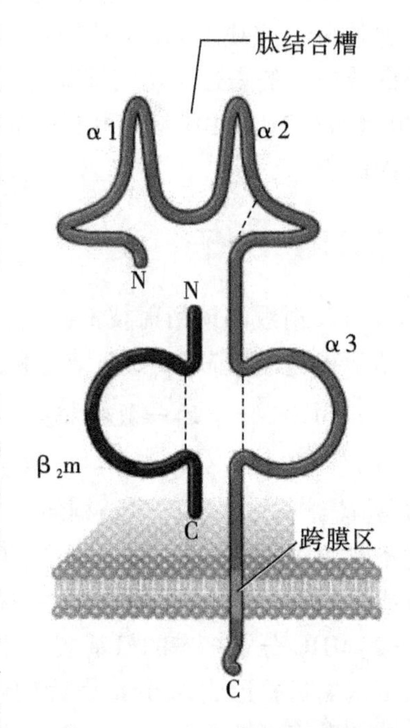

图 3-7 MHC Ⅰ类分子结构模式

参考 *Cellular and Molecular Immunology*（8th *edition*）图 6-10

（三）MHC Ⅱ类分子

MHC Ⅱ类分子由两条非共价结合的多肽链组成，一条是 32～34 kD 的 α 链，另一条是 29～32 kD 的 β 链。编码这两条链的基因均是多态的，存在于 MHC 位点。两条多肽链的基本结构相似，N 端在细胞外，C 端在细胞内，细胞外部分占整条链的 2/3。①细胞外区：α 链和 β 链的细胞外部分可分为 α1、α2 和 β1、β2，其中 α1 和 β1 相互作用形成肽结合槽。α1 部分形成槽底和一个 α 螺旋壁，β1 部分则形成另一个槽底和另一个壁。多态性的残基位于 α1 和 β1，在肽结合槽内部和周围。但人 MHC Ⅱ类分子的多态性大多数存在于 β 链。MHC Ⅱ类分子肽结合槽的两端是开放的，故能容纳包含 30 个或更多氨基酸残基的肽。α2 和 β2 部分是非多态的，折叠形成 Ig 样结构域，它们形成一个凹陷以容纳 CD4 的突起，便于结合。②跨膜区和细胞内区：α2 和 β2 部分的 C 端延续到短连接区，紧接着是由大约 25 个疏水氨基酸残基组成的跨膜区。细胞内区包含碱性氨基酸残基簇及短的亲水胞质尾（图 3-8）。

完全组装的 MHC Ⅱ类分子是由一条 α 链、一条 β 链和结合的抗原肽组成的三聚体，其在细胞表面的稳定表达需要三种成分同时存在，这就确保了最终的 MHC 分子能发挥正常提呈肽的功能。

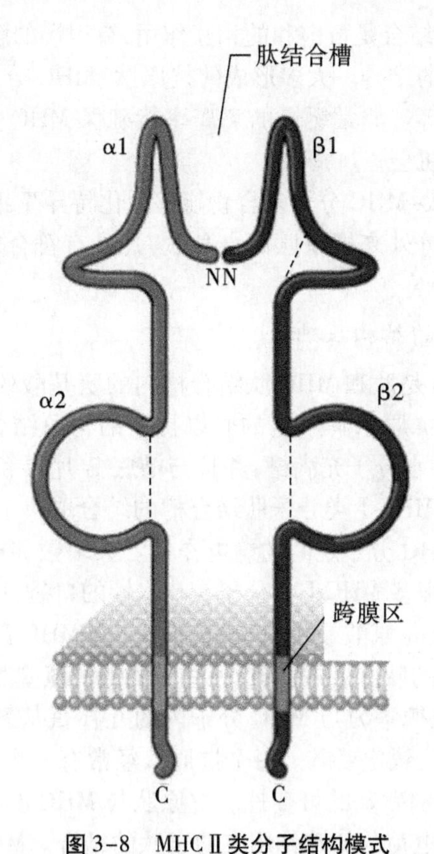

图 3-8　MHC Ⅱ类分子结构模式

参考 *Cellular and Molecular Immunology*(*8th edition*)图 6-12

四、抗原肽-MHC 分子复合物

(一)肽与 MHC 相互作用的特点

(1)每个 MHC Ⅰ或Ⅱ类分子都有单一的肽结合槽,每次结合一种肽,但是每个 MHC 分子能结合很多不同的肽。使用不同肽结合同一种 MHC 分子的实验,MHC 分子晶体结构分析都已经证明了 MHC 肽结合槽的单一性。因为每个个体拥有仅仅少数不同的 MHC 分子(每个杂合体中有 6 个Ⅰ类和 8～10 个Ⅱ类分子),所以 MHC 分子能提呈个体可能遇到的大量的蛋白抗原肽。

(2)与 MHC 分子结合的肽有共同的结构特征,就是肽的大小。MHC Ⅰ类分子容纳 8～11 个氨基酸残基的肽,MHC Ⅱ类分子容纳 10～30 个氨基酸残基甚至更长的肽,但最合适的长度是 12～16 个氨基酸残基。另外,与 MHC 分子特定等位形成结合的肽包含允许互补作用的氨基酸残基。

(3)MHC 分子在细胞内生物合成和组装的过程中获得肽的负载。MHC Ⅰ类分子主要从细胞内蛋白获得肽,而 MHC Ⅱ类分子从细胞内小泡获得肽。

(4)肽与MHC分子的结合是可饱和的相互作用,有很慢的解离率。几个细胞内的分子伴侣和酶促进它们之间的结合。大多形成的抗原肽-MHC分子复合物是稳定的,半衰期从几个小时到很多天不等。非常缓慢的解离率能确保MHC分子长时间提呈肽,从而增加特异性识别抗原肽的机会。

(5)数量很少的抗原肽-MHC分子复合物能够活化特异T细胞。

(6)MHC分子不能区分外来抗原肽和自身肽,凡是有符合肽结合槽要求的抗原肽,均能与之结合。

(二)肽与MHC结合的结构基础

肽与MHC分子的结合是肽和MHC肽结合槽内的氨基酸残基介导的非共价相互作用。抗原提呈细胞内蛋白抗原水解产生的肽以扩展的构象结合到MHC分子的肽结合槽。一旦结合,肽和相关的水分子充满槽,并且与槽底β片层和槽壁α螺旋的氨基酸残基形成广泛的联系。肽与MHCⅠ类分子肽结合槽的结合取决于带正电荷的N末端和带负电荷的C末端的肽与MHC分子之间的静电作用。大多数MHC分子槽底的β片层包含多肽残基结合的口袋。很多MHCⅠ类分子有疏水性的口袋,可以识别C末端带疏水氨基酸(如缬氨酸、异亮氨酸、亮氨酸或蛋氨酸)的肽,一些MHCⅠ类分子偏爱C端是碱性氨基酸(赖氨酸或精氨酸)的肽。另外,其他一些带侧链的氨基酸残基能容纳在特异口袋里,通过静电作用、氢键、范德华力与MHC分子内的互补氨基酸结合。抗原肽上有助于作用结合的氨基酸残基称为锚定残基。每个抗原肽经常有一个或两个锚定残基,这大概增加了能被特异T细胞识别残基的可变性。抗原肽与MHCⅡ类分子结合时,肽与MHC槽α螺旋壁形成的氢键或电荷的特殊作用有助于肽的结合。MHCⅡ类分子比MHCⅠ类分子能容纳更长的肽,这些长肽延长的两端能超出槽的底部。MHC分子肽结合槽内和周围的很多残基是多态性的,不同的等位基因结合不同的多肽,这就是MHC基因作为免疫反应功能基因的结构基础。只有表达MHC等位基因的个体才能结合特定的肽,并将它提呈给能对该肽应答的T细胞。

T细胞抗原受体识别抗原肽和MHC分子,抗原肽负责抗原的精细识别,MHC残基负责T细胞的MHC限制。一部分结合肽暴露在MHC分子肽结合槽开放的顶部,这部分氨基酸侧链能被特异T细胞的T细胞受体识别,同时T细胞受体也能同MHC分子α螺旋多态性的残基相互作用。

第四节　抗原加工提呈过程

抗原提呈细胞能将胞质内自身合成的或从细胞外内化的蛋白质抗原消化、降解为具有一定大小的、有免疫原性的、适宜与MHC分子结合的多肽。这种将大分子蛋白质转变为小分子多肽的过程称为抗原加工或处理。加工后的抗原以抗原肽-MHC分子复合物形式表达在抗原提呈细胞表面,在抗原提呈细胞与T细胞相互作用过程中,抗原肽-MHC被T细胞受体识别,从而将抗原信息传递给T细胞,此过程称为抗原提呈。

根据来源或性质不同,抗原可分为细胞质溶胶抗原和细胞外抗原。二者被抗原提呈细胞加工和提呈的途径不同。细胞内合成的细胞质抗原产生与 MHC Ⅰ类分子结合的抗原肽,供 CD8⁺T 细胞识别,即 MHC Ⅰ类分子途径;而抗原提呈细胞内化细胞外抗原形成囊泡,囊泡内的蛋白被加工成与 MHC Ⅱ类分子结合的抗原肽,供 CD4⁺T 细胞识别,即 MHC Ⅱ类分子途径(图 3-9)。此外,体外还存在交叉提呈途径及非蛋白抗原的提呈途径。

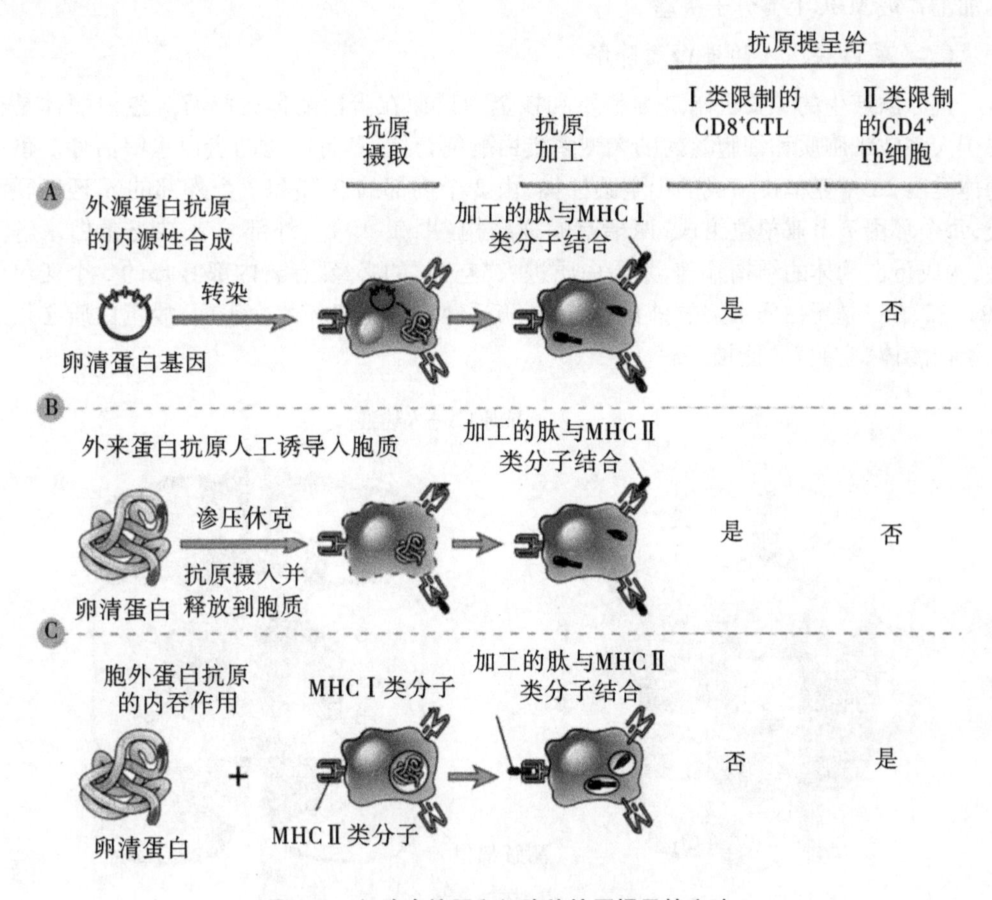

图 3-9 细胞内抗原和细胞外抗原提呈的实验

参考 *Cellular and Molecular Immunology*(8*th edition*)图 6-15

一、MHC Ⅰ类分子途径——细胞质溶胶抗原的处理和提呈

(一)细胞质溶胶抗原的来源

大多数细胞质溶胶抗原是在细胞内合成,一部分通过细菌分泌机制注入,另一部分从吞噬小泡转入。细胞质溶胶中的外来抗原可能是病毒、细菌或感染细胞内的其他微生物产物;可能是肿瘤细胞中突变或过表达基因的蛋白产物;也可能是微生物和其他颗粒抗原被内化后形成的吞噬泡,但从吞噬泡逃逸到细胞质的抗原。某些微生物能破坏吞噬泡,进而在膜上打孔,微生物连同抗原从小孔进入细胞质。如单核细胞增生李斯特菌的

致病株产生李斯特菌溶胞素，该蛋白质能使细菌从小泡逃逸进入细胞质。进入细胞质的被吞噬微生物抗原，也能像其他细胞质溶胶抗原一样加工。细胞质内的微生物蛋白通常是 MHC Ⅰ类分子提呈，但其他细胞小室的蛋白也可能进入 MHC Ⅰ类抗原加工途径。膜和分泌蛋白的信号序列在其合成和转运到内质网后不久，就被信号肽酶裂解和蛋白水解酶降解，这个过程不需要细胞质中的蛋白水解。此外，细胞核内蛋白可能被核内蛋白酶体加工并被 MHC Ⅰ类分子提呈。

（二）蛋白酶体内的蛋白质降解

抗原肽产生的主要机制是细胞质和核蛋白抗原在蛋白酶体的降解。蛋白酶体是存在于大多数细胞质和细胞核内的大型多蛋白酶复合体，具有广泛的蛋白水解活性。蛋白酶体是由 28 个亚单位组成的中空圆柱体，由 2 个内部的 β 环和 2 个外部的 α 环串联而成，每个环由 7 个亚单位组成，两端有帽样结构（图 3-10）。外部 α 环缺乏蛋白水解活性，构成蛋白酶体的结构基础，是蛋白质进入“空腔”的必经之路；内部 β 环的 3 个亚单位（β1、β2、β5）是蛋白质水解的催化位点，其酶活性位点位于环的内表面，故蛋白质必须进入蛋白酶体“空腔”才能被降解。

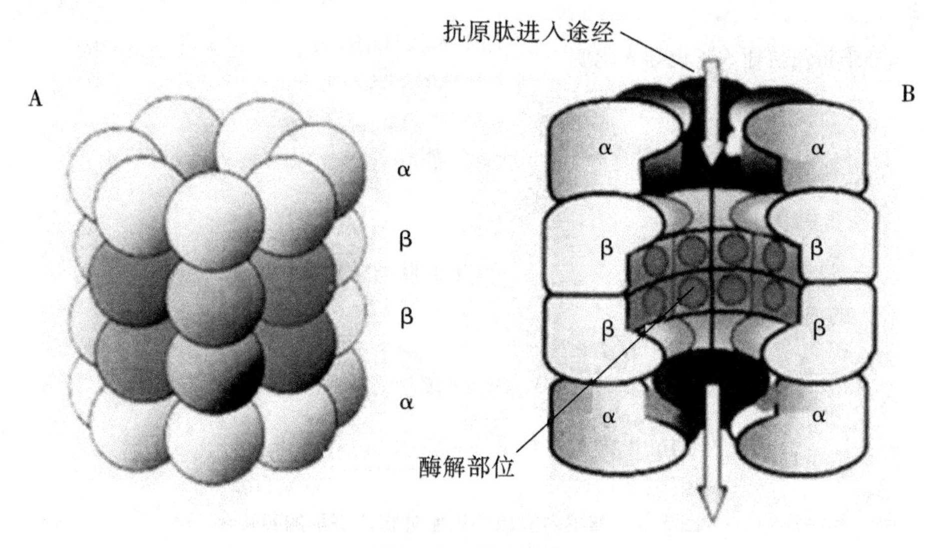

图 3-10 蛋白酶体

蛋白酶体的基本功能是降解受损或不正确折叠的蛋白质，过程如下。①待降解蛋白泛素化：新合成的错误折叠的蛋白质、有缺陷的多肽及细胞应激产生的受损蛋白与泛素共价连接，形成带 4 条或更多泛素链的泛素化蛋白。这些泛素化蛋白是蛋白酶体水解的靶点。②蛋白酶体的帽识别泛素化蛋白后，使其去折叠，通过蛋白酶体的蛋白被线性化，降解成肽段，而泛素蛋白被移走。蛋白酶体有广泛的底物特异性，能将细胞质溶胶蛋白降解成各种各样的抗原肽，但通常不会完全降解成单个氨基酸。在蛋白酶体作用下，泛素化的蛋白一般被降解成长度为 8 ~ 16 个氨基酸的肽段，且 C 末端是疏水或碱性氨基酸，其长度、特征均能与 MHC Ⅰ类分子的肽结合槽匹配。

IFN-γ 处理后的细胞，3 个新的蛋白酶体催化亚单位 β1i、β2i 和 β5i 的转录和合成增加，并取代 β 环上原有的 3 个亚单位，导致蛋白酶体底物特异性的改变，产生 C 端含疏水氨基酸或碱性氨基酸的肽。这就是 IFN-γ 能增强抗原提呈的机制之一。

（三）抗原肽从细胞质溶胶到内质网的转运

抗原加工相关转运体（transporter associate with antigen processing，TAP）介导了抗原肽从细胞质溶胶至内质网的转运。蛋白酶体降解产生的抗原肽位于细胞质溶胶或细胞核，但 MHC Ⅰ类分子在内质网合成，这一过程需要借助 TAP。TAP 是一个由 TAP1 和 TAP2 组成的异源二聚体蛋白，位于内质网膜上，介导抗原肽从细胞质至内质网腔的依赖三磷酸腺苷的主动转运。适合 TAP 转运的最佳肽由 8～16 个氨基酸组成，包含碱性（人）或疏水性（人和小鼠）C 端。具有这些特征的肽才能与 MHC Ⅰ类分子的肽结合槽结合。TAP 相关蛋白也参与抗原肽的转运。TAP 相关蛋白不但与 TAP 结合，还与新合成的 MHC Ⅰ类分子有亲和力。在内质网膜的腔面，TAP 相关蛋白能将 TAP 带至正在等待抗原肽的 MHC Ⅰ类分子。

（四）抗原肽-MHC Ⅰ类分子复合物在内质网的组装

转运到内质网的抗原肽通过 TAP 相关蛋白，与 TAP 关联的 MHC Ⅰ类分子结合。过程如下：①Ⅰ类分子的 α 链和 β_2 微球蛋白在内质网合成，新生的 α 链在分子伴侣（如钙联蛋白、钙网蛋白）辅助下适当折叠，继而与 β_2 微球蛋白组成二聚体。②内质网驻留氨基肽酶（ER-resident aminopeptidase，ERAP）能将转运至内质网的肽及在内质网内产生的肽（如信号肽）进行修饰，直至修饰到适合与 MHC Ⅰ分子肽结合槽匹配的大小。③新形成的空载 MHC Ⅰ二聚体与 TAP 复合物结合，进而修饰后的抗原肽结合到肽结合槽。一旦 MHC Ⅰ类分子负载上抗原肽，它们与 TAP 相关蛋白不再有亲和力。抗原肽-MHC Ⅰ类分子复合物被释放，离开内质网并转运到细胞表面。如果没有抗原肽结合，很多新形成的二聚体是不稳定的，不能被有效转运到高尔基复合体，而是被转运到蛋白酶体降解。

（五）抗原肽-MHC Ⅰ类分子复合物的表面表达

内质网内产生的稳定的抗原肽-MHC Ⅰ类分子复合物通过高尔基复合体，以胞吐小泡的形式转运到细胞表面。一旦在细胞表面表达，就可能被抗原肽特异的 $CD8^+$T 细胞识别，并与 CD8 共受体结合，从而激活 $CD8^+$T 细胞应答。

某些病毒可通过干扰 MHC Ⅰ分子途径而逃逸免疫应答。可能的机制：抑制蛋白酶体的活性，如 EB 病毒、人巨细胞病毒；阻断 TAP 转运，如单纯疱疹病毒；阻断 MHC Ⅰ类分子的合成或在内质网内的滞留，如腺病毒、人巨细胞病毒；清除内质网中 MHC Ⅰ类分子，如巨细胞病毒；产生诱饵 MHC Ⅰ类分子，如鼠巨细胞病毒。

综上所述，MHC Ⅰ类分子途径的基本过程是细胞质溶胶内的抗原被泛素化，继而在蛋白酶体降解成抗原肽，借助 TAP，抗原肽转运至内质网腔内，经修剪后与新合成的 MHC Ⅰ类分子结合，形成稳定的抗原肽-MHC Ⅰ类分子复合物转运至细胞表面，供 $CD8^+$T 细胞识别（图 3-11）。

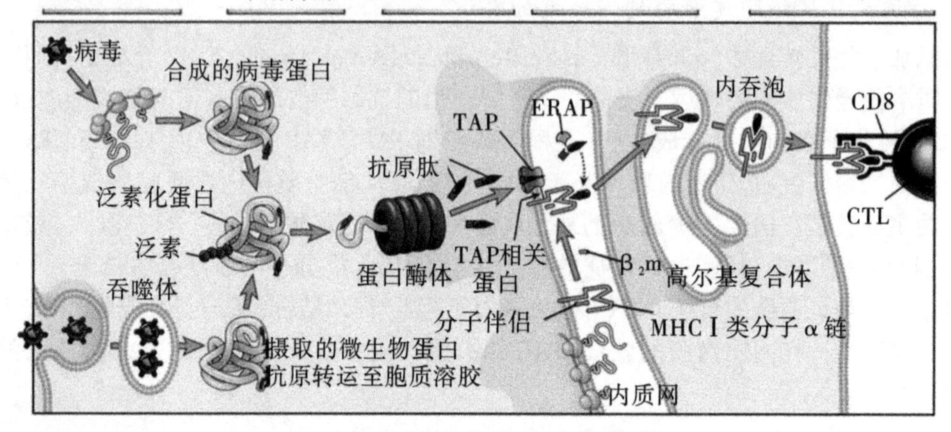

图 3-11 MHC Ⅰ类分子途径

参考 *Cellular and Molecular Immunology*(*8th edition*)图 6-16

二、MHC Ⅱ类分子途径——细胞外抗原的处理和提呈

(一)囊泡蛋白的产生

大多数与 MHC Ⅱ类结合的抗原肽来自专职抗原提呈细胞从细胞外捕获并内化至内体的蛋白抗原。产生方式如下。①细胞外蛋白抗原的结合和内化:不同的抗原提呈细胞以不同的方式与细胞外的天然抗原结合,有着不同的效率和特点。DC 借助表面表达多种模式识别受体与微生物有效地结合并内化;巨噬细胞表面除了表达模式识别受体外,还表达抗体 Fc 受体和补体受体,借助抗体或补体的黏附来结合和内化抗原;B 细胞利用其表面的 B 细胞受体与抗原的高亲和力,在 B 细胞表面富集抗原,介导抗原的有效内化。②细胞外抗原的内体和吞噬体形成:内化后的蛋白抗原进入质膜包裹的囊泡,形成内体或吞噬体。吞噬体可与初级溶酶体融合形成吞噬溶酶体或次级溶酶体。某些病原体(如分枝杆菌和利什曼原虫)能在吞噬体或内体生存甚至繁殖,持续提供抗原。③本该分泌的一些蛋白分子未被分泌,最终停留在囊泡内。④细胞自噬:细胞质和膜蛋白可被来自细胞质内容物的酶降解,该过程称为自噬。自噬的细胞质蛋白被膜包裹形成自噬泡。自噬泡与溶酶体融合,细胞质蛋白被酶降解。细胞自噬是在应激情况下利用降解和再循环细胞蛋白产物作为营养来源的主要机制,也参与包裹在囊泡内和溶酶体内的细胞内病原体的破坏。自噬产生的肽段可提呈给 T 细胞识别。一些与 MHC Ⅱ类分子结合的肽段来自膜蛋白,它们作为细胞外蛋白再循环进入同样的内吞途径。因此,即使在感染细胞的细胞质内复制的病毒,产生的蛋白也能被降解成 MHC Ⅱ类分子提呈的肽段,活化病毒特异的 $CD4^+$Th 细胞。

(二)囊泡内的蛋白水解消化

内化的蛋白质在晚期内体和溶酶体降解为能与 MHC Ⅱ类分子肽结合槽结合的小分

子肽。囊泡内蛋白抗原的降解是由最佳酸性 pH 蛋白酶介导的主动过程。晚期内体最丰富的蛋白酶是组织蛋白酶，它是巯基和天门氨酰基蛋白酶，有广泛底物特异性。部分降解或裂解的蛋白质结合到具有开放末端的 MHC Ⅱ类分子肽结合槽上，然后被酶切修饰成最终大小。

（三）MHC Ⅱ类分子的生物合成并转运至内体

MHC Ⅱ类分子的 α 链和 β 链在内质网内协同合成并互相交联成异二聚体，并与恒定链（Ii）非共价结合形成九聚体$(\alpha-\beta-Ii)_3$。恒定链是一个由 3 个 30 kD 亚单位组成的三聚体，功能：①3 个亚单位以非共价键形式与 MHC Ⅱ类分子肽结合槽结合，阻止 MHC Ⅱ类分子在内质网内接受肽；②促进 MHC Ⅱ类分子的折叠和组装；③引导新形成的 MHC Ⅱ类分子向包含降解抗原段肽的晚期内体和溶酶体转运。内质网内的分子伴侣（如钙联蛋白）也参与 MHC Ⅱ类分子的组装，保证 α 链、β 链的正确折叠。

携带 MHC Ⅱ类分子的胞吐囊泡离开内质网，与含有内化和加工后抗原肽的晚期内体相遇，二者融合，形成富含 MHC Ⅱ类分子的溶酶体样细胞器，即 MHC Ⅱ类小室（MHC Ⅱ compartment，M Ⅱ C）。

（四）加工的抗原肽与 MHC Ⅱ类分子在囊泡内结合

过程如下。①Ⅱ类分子相关恒定链肽段（class Ⅱ-associated invariant chain peptide，CLIP）产生。在 MHC Ⅱ类小室内，Ⅱ链被内体所包含的酸性蛋白水解酶降解，形成含 24 个氨基酸残基的残留，称为 CLIP，其占据 MHC Ⅱ类分子的肽结合槽，直至被其他待提呈的抗原肽所取代。②CLIP 移走和抗原肽结合。HLA-DM（鼠 H-2M）由 MHC 基因编码，结构与 MHC Ⅱ类分子相似，但不具多态性，不在细胞表面表达；与 MHC Ⅱ类分子共存于 MHC Ⅱ类小室。它作为肽交换器，可与 MHC Ⅱ类分子结合，促进 CLIP 移走及抗原肽加入，机制：促使与 MHC Ⅱ类分子亲和力高的抗原肽替代 CLIP 与肽结合槽结合；避免低亲和力抗原肽进入肽结合槽，使空载的 MHC Ⅱ类分子不能在细胞表面表达。与 MHC Ⅱ类分子肽结合槽结合的长链抗原肽要被蛋白水解修饰成适宜大小（通常为 10～30 个氨基酸残基）才能被 T 细胞识别。

（五）抗原肽-MHC Ⅱ类分子复合物在细胞表面表达

CLIP 与抗原肽交换后，抗原肽与 MHC Ⅱ类分子结合形成稳定的抗原肽-MHC Ⅱ类分子复合物，通过溶酶体与细胞膜的融合，其最终被运送至抗原提呈细胞表面。而参与抗原提呈的其他分子，仍然停留在囊泡内，不能被转运。抗原提呈细胞一旦表达抗原肽-MHC Ⅱ类分子复合物，$CD4^+T$ 细胞的受体就能识别抗原肽，共受体 $CD4^+$结合到 MHC Ⅱ类分子非多态区，导致 T 细胞的活化。

综上所述，MHC Ⅱ类分子途径的基本过程：抗原被抗原提呈细胞内化形成内体或吞噬体；内体或吞噬体与溶酶体融合，抗原在酸性环境下被酶解成免疫原性肽段；MHC Ⅱ类分子的 α 链、β 链在内质网内形成并与恒定链组装成九聚体，以胞吐囊泡形式转运至内体，融合形成 MHC Ⅱ类小室；抗原肽与 MHC Ⅱ类分子在 MHC Ⅱ类小室结合形成抗原肽-MHC Ⅱ类分子复合物；抗原肽-MHC Ⅱ类分子复合物转运至抗原提呈细胞表面；抗原肽-MHC Ⅱ类分子复合物被抗原特异性 T 细胞的 T 细胞受体识别（图 3-12）。

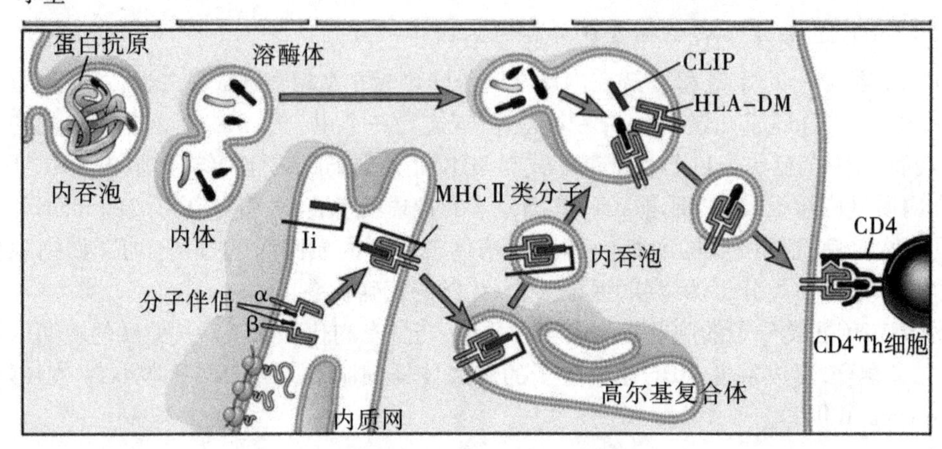

图 3-12　MHCⅡ类分子途径

参考 *Cellular and Molecular Immunology*(*8th edition*)图 6-17

三、交叉提呈

MHCⅠ类分子途径能将来自肿瘤或感染细胞的胞内抗原提呈给 $CD8^+$ CTL，产生应答。但初始 $CD8^+$T 细胞不能直接清除转化或感染的细胞，必须被专职抗原提呈细胞活化后变成 $CD8^+$CTL 才能发挥作用。当抗原提呈细胞不被直接感染时，它们要从致病原处捕获外源性抗原，并提呈给 MHCⅠ类分子，这种外源性抗原被 MHCⅠ类分子提呈的机制称为交叉提呈（图 3-13）。交叉提呈在机体抗感染免疫、肿瘤免疫及免疫耐受的维持中发挥重要作用。体外实验表明，各种类型的抗原提呈细胞都能交叉提呈模式抗原，但在体内，DC 是主要的、能有效交叉提呈抗原的抗原提呈细胞。

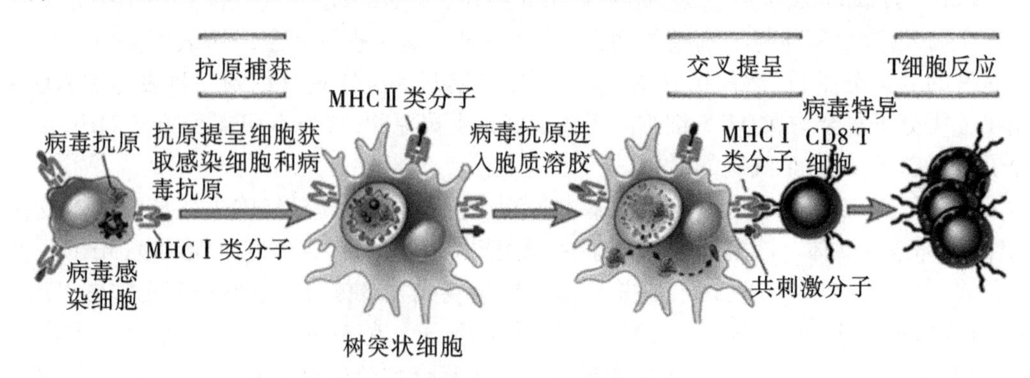

图 3-13　交叉提呈

参考 *Cellular and Molecular Immunology*(*8th edition*)图 6-20

根据外源性抗原在交叉提呈时抗原加工部位的不同，可分为两种细胞内途径。①细胞质途径：内化的蛋白抗原从内吞小室转移到细胞质；细胞质中蛋白酶体将其降解成肽段；降解的抗原肽在 TAP 辅助下转运至内质网腔或内体或吞噬体的腔内；肽段被肽酶修剪成适合 MHC Ⅰ类分子大小后负载到 MHC Ⅰ类分子。这一途径又称为依赖 TAP 的经典交叉提呈。②液泡途径：蛋白抗原被摄取内化，在内吞小室内被溶酶体的蛋白酶降解，产生的抗原肽直接在内体或吞噬体内负载到 MHC Ⅰ类分子。这一途径不依赖蛋白酶体和 TAP，又称为不依赖 TAP 的内体交叉提呈（图 3-14）。

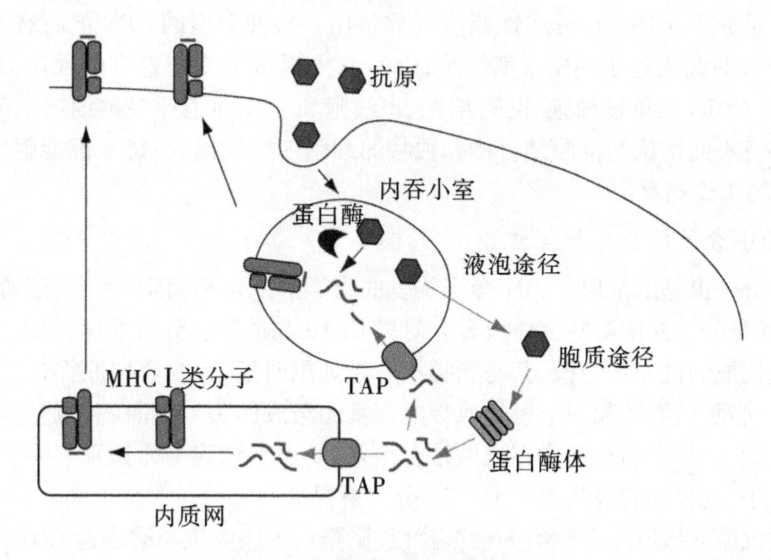

图 3-14　交叉提呈的细胞内途径

交叉提呈的病理与生理意义如下。①交叉提呈与抗病毒感染：感染病毒的 DC 通过 MHC Ⅰ类分子直接提呈病毒抗原；未被感染的 DC 可从邻近感染细胞获得抗原后交叉提呈病毒抗原，最终导致 $CD8^{+}T$ 细胞活化。具体采用哪种途径取决于病毒类型、嗜性及感染途径。如感染牛痘病毒的 DC 能诱导 $CD8^{+}T$ 细胞活化增殖，但是很多病毒（如单纯疱疹病毒-1、小鼠巨细胞病毒、流感病毒等）编码免疫逃逸基因，干扰 MHC Ⅰ类分子途径或 DC 迁移。这种情况下，交叉提呈成为 DC 获得抗原活化抗病毒的 $CD8^{+}T$ 细胞的主要途径。②交叉提呈与免疫耐受：生理条件下，外源性抗原的交叉提呈诱导 $CD8^{+}T$ 细胞克隆清除、功能失活（无能）或编程为抑制（调节）T 细胞。稳态时，通过 DC 的交叉提呈参与 $CD8^{+}T$ 细胞对自身或环境抗原的中枢耐受和外周耐受。胸腺 DC 交叉提呈髓质胸腺上皮细胞相关的组织特异抗原或循环抗原，诱导对自身抗原特异的 $CD8^{+}$ 胸腺细胞的清除；而外周的迁移 DC 和淋巴结驻留 DC 通过交叉提呈，诱导对外源性抗原的外周耐受。③交叉提呈与肿瘤免疫：体外移植瘤和自发瘤模型研究表明，DC 可通过交叉提呈肿瘤抗原，活化抗原特异的 $CD8^{+}T$ 细胞。

四、非经典 MHC 分子途径——CD1 和 MR1 分子的处理和提呈

MHC 限制的途径主要是提呈蛋白质抗原。但是近年研究发现，一些外源和自身脂类

抗原能与非经典 MHC Ⅰ类分子结合、加工后，提呈给 T 细胞识别。

CD1 分子是非多态性，由 MHC 位点外（CD1a、CD1b、CD1c、CD1d 和 CD1e）和 MHC 位点内（HLA-E、HFE、H2-M3 和 H2-Q9）基因编码。人 CD1 基因位于 1 号染色体，编码 5 个亚型，基于序列同源性可分为两群：1 群包括 CD1a、CD1b、CD1c 和 CD1e，由髓样细胞诱导表达；2 群包括 CD1d，组成性表达。CD1 分子属于Ⅰ型跨膜蛋白，与 MHC Ⅰ类分子有 30% 序列一致性。CD1 基因编码的产物为 CD1 分子重链，与轻链 β_2 微球蛋白非共价结合。每种类型的 CD1 蛋白都有不同的生物学功能，如 CD1a、CD1b、CD1c 和 CD1d 是膜结合抗原提呈分子，CD1e 是可溶性脂类转移蛋白。每种类型的 CD1 蛋白有不同的表达模式，如 CD1a 只高表达于朗格汉斯细胞；CD1b 主要限定在淋巴器官的髓样 DC；CD1c 表达于 B 细胞；CD1d 在单核细胞、巨噬细胞、B 细胞和上皮细胞等多种细胞上表达。每个 CD1 分子都有不同结构的抗原结合槽和独特的细胞内运输模式；每个都能触发携带不同 T 细胞受体的 T 细胞反应。

（一）CD1 分子的抗原提呈机制

1. CD1 分子提呈的抗原　CD1 分子提呈的脂类抗原包括糖脂、磷脂、糖磷脂、硫酸酯和脂肽，尤其是分枝杆菌某些菌体成分。对鼠 CD1d 晶体结构分析发现，CD1 分子都有一个疏水残基构成的抗原结合槽，其与脂类抗原烃类尾匹配，大多数抗原都是亲水性脂类，包含 1～3 个脂肪烃类链和一个极性或带电荷基团组成的头。弯曲的长链烃类深嵌入槽内并与之匹配，而脂类的头突出在抗原结合槽外，便于 T 细胞受体识别。除了脂类，某些非脂类小分子、皮肤油脂等都能借助 CD1 分子被提呈。

2. 脂类抗原的摄取　含脂类的细菌片段、脂蛋白等脂类抗原被表达 CD1 的抗原提呈细胞通过模式识别受体的吞噬或内吞作用被摄取，摄取的抗原在腔内囊泡通过共价修饰或肽转移被加工后进入内体，与其中的 CD1 分子相互作用。

3. CD1 分子进入内体囊泡　新合成 CD1 分子在信号序列的指导下进入内质网内继续合成，并迅速糖基化，在分子伴侣的作用下，与 β_2 微球蛋白组装成稳定的 CD1 分子。CD1 分子通过分泌途径从内质网转运到细胞膜，在这个过程中，CD1 分子与自身脂类结合；随后，CD1 分子被内化进入内体囊泡网络，不同的 CD1 分子异构体可进入不同的内体囊泡，这取决于各类异构体分子细胞内段的氨基酸基序（YXXZ：Y 为酪氨酸，X 为任意氨基酸，Z 为疏水残基），此基序可与接头蛋白复合物（adaptor protein complex，AP）结合，从而决定不同的 CD1 分子进入不同的内体囊泡或溶酶体与脂类抗原结合。如人 CD1b、小鼠 CD1d 结合接头蛋白复合物 2（AP2）和接头蛋白复合物 3（AP3）后可有效地转运至晚期内体和溶酶体；CD1a 缺乏与 AP 结合的基序，在细胞表面停留较长时间后再进入早期内体；CD1c 和 CD1d 可结合 AP2，进入早期和晚期内体。然后，内体 CD1 分子再循环至细胞表面，进行新一轮的抗原提呈。

4. CD1 分子与脂类结合形成复合物　CD1 分子在内质网的组装过程中负载内源性脂类，如 CD1b 和 CD1d。晚期内体或溶酶体内低 pH 值能促进脂类负载在 CD1 分子上，特别是在带长烷基链的脂类与 CD1b 结合时，酸性 pH 值改变了 CD1b-β_2 微球蛋白复合物的构象，使脂类抗原易于靠近结合槽。此外，溶酶体的 pH 值还影响 CD1d-脂类复合物的稳定性。CD1-脂类复合物表达在细胞表面，被 T 细胞受体识别后活化淋巴细胞。

研究证明,无论是内源性或外源性脂类抗原,CD1 分子都提供广泛的内吞小室,将其提呈给 CD1 限制性 T 细胞识别。不同的 CD1 异构体在不同的细胞内小室提呈不同的脂类抗原,如带有不饱和短烃链的脂质进入晚期的内吞小室,与 CD1a 结合并提呈;而带有饱和长烃链尾的脂类进入再循环内吞小室,由 CD1b 提呈。

(二)CD1 限制性 T 细胞

1 群 CD1 限制性 T 细胞对细菌的脂类抗原是特异的,具有多样性的 T 细胞受体 α 链和 β 链。CD1a、CD1b、CD1c 限制性 T 细胞包括 $CD4^-CD8^-$T 细胞、$CD4^+CD8^+$αβT 细胞、γδT 细胞。许多 1 群 CD1 限制性 T 细胞是自身反应性的,占血液中所有 T 细胞的 0.1% ~10.0%。如 CD1a 在血液和皮肤内特别丰富,表明其行使器官特异的免疫功能。研究最多的 CD1d 限制性 T 细胞是 NKT 细胞,共表达 αβT 细胞受体和 NK1.1 分子,选择性表达恒定的 Vα14、V8、V7、V2 受体,包括恒定 NKT 细胞和蜕膜 NKT 细胞。CD1d 限制性恒定 NKT 细胞是固有样细胞,活化后产生 IFN-γ 和 IL-4,转变为 CTL。如人 $CD8^+$和双阴性细胞更可能产生 Th1 型细胞因子,而活化后 $CD4^+$恒定 NKT 细胞更易产生 Th1 型细胞因子和 Th2 型细胞因子。

(三)MR1 的抗原提呈

MR1 分子和 CD1 分子相似,由非多态性重链和 β_2 微球蛋白结合而成,负责黏膜相关恒定 T 细胞(mucosal-associated invariant T cell,简称 MAIT 细胞)的发育和功能,介导小鼠和人 MAIT 细胞对某些微生物(细菌、酵母)的活化。MAIT 细胞是 MR1 限制性 T 细胞,表达 αβT 细胞受体的恒定链,主要是 $CD4^-CD8^-$双阴性细胞和 $CD8^+$细胞,产生细胞因子 IL-2、IFN-γ、TNF 和 IL-17。各种细菌和酵母的叶酸衍生物、核黄素的中间代谢产物均可与 MR1 抗原结合槽结合形成复合物,被 MAIT 细胞识别,诱导其活化。

第五节　抗原提呈细胞与淋巴细胞活化

抗原提呈细胞在机体的免疫应答过程中处于始动环节,具有很强的免疫激活能力,能将抗原摄取、加工、处理,并将抗原信息提呈给淋巴细胞,淋巴细胞识别抗原信号后活化,启动适应性免疫应答。

一、T 细胞活化

T 细胞活化需要 3 个信号:抗原识别信号、共刺激信号和细胞因子信号。①抗原提呈细胞将抗原肽-MHC 分子复合物提呈给 T 细胞,抗原特异性 T 细胞受体识别 MHC 分子肽结合槽中的抗原肽及自身 MHC 分子,共受体 CD4 或 CD8 分子与 MHC 分子的非多态区结合,启动抗原识别信号即第一信号。共受体分子促使细胞质区尾部的酪氨酸激酶向 CD3 分子靠近;T 细胞受体识别信号诱导其构象改变,导致 CD3 分子细胞内区免疫受体酪氨酸激活基序(ITAM)中的酪氨酸磷酸化,启动激活和活化的级联反应,最终通过激活转录因子,引起细胞因子、细胞因子受体等调控细胞增殖及分化的基因转录和表达。ζ 链相关蛋白激酶70(ZAP-70)、接头蛋白SLP-76和T细胞活化连接蛋白参与细胞外抗原信号向细胞内传递的过程。②单独的T细胞受体来源的抗原识别信号不能活化T细胞，还需抗原提呈细胞提供共刺激信号。抗原提呈细胞表面表达B7分子，与T细胞表面的CD28分子结合，提供了T细胞活化的第二信号。参与T细胞和抗原提呈细胞作用的免疫分子对有B7/CD28、B7/CTLA-4、淋巴细胞功能相关抗原-1(lymphocyte function associated antigen 1，LFA-1)/细胞间黏附分子-1或细胞间黏附分子-2、CD2/LFA-3、CD40/CD40L等。B7/CD28是重要的共刺激分子，通过磷脂酰肌醇3-激酶信号途径促进抗凋亡蛋白Bcl-2的表达及细胞因子IL-2的产生。B7和CD28有多个同源分子，不同同源分子的结合对T细胞反应进行正向或负向调节。如B7/CD28诱导T细胞活化，而活化后的T细胞表达与CD28同源的CTLA-4，其与B7的亲和力比CD28高约20倍，二者结合则启动抑制信号。CD40/CD40L属于TNF超家族，能增强抗原提呈细胞对T细胞的反应。T细胞在缺乏共刺激信号的情况下不能被激活，而是表现为失能。活化的专职抗原提呈细胞高水平表达共刺激分子，正常组织或静止的抗原提呈细胞不表达或低表达共刺激分子，故病原体的刺激会引起抗原提呈细胞活化，从而导致抗原特异性T细胞激活，但自身抗原不能诱导抗原提呈细胞活化，缺乏共刺激信号的抗原提呈细胞不能使自身反应性T细胞激活，而是出现失能。即使以后再遇到感染，失能的T细胞遭遇表达共刺激分子的抗原提呈细胞，仍然不能产生应答，这有利于维持自身耐受。③T细胞的完全活化还需要多种细胞因子参与。活化的抗原提呈细胞和T细胞都分泌细胞因子，介导T细胞的活化(图3-15)。

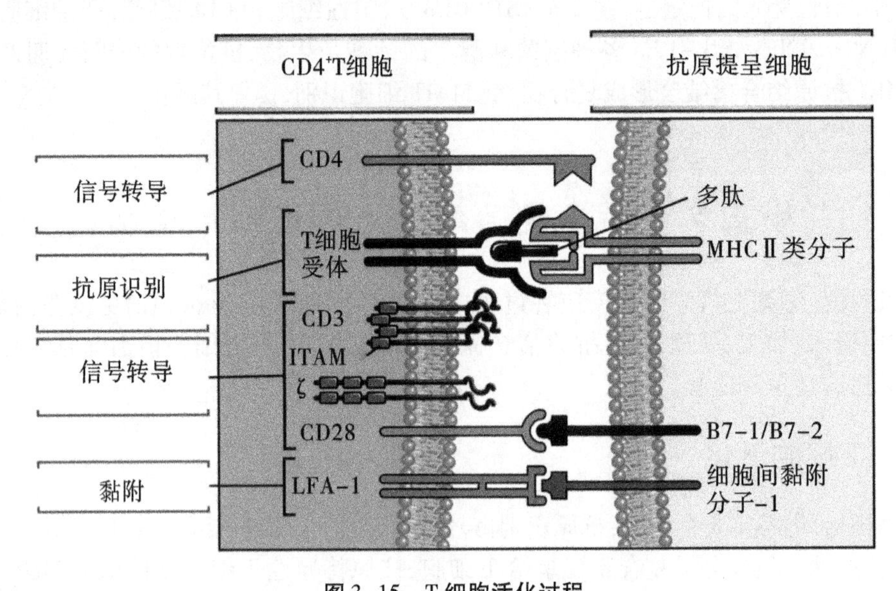

图3-15 T细胞活化过程

参考 *Cellular and Molecular Immunology*(*8th edition*)图7-9

在T细胞受体与抗原提呈细胞上的抗原肽-MHC分子复合物相互作用的过程中，T细胞膜上的蛋白和细胞内信号分子迅速动员到抗原提呈细胞与T细胞的作用位点，在相互接触区形成一个靶心样的结构，称为免疫突触或超分子活化簇（supramolecular activation cluster，SMAC）（图 3-16）。参与突触形成的信号分子所在部分的质膜区与其他部位的细胞膜有不同的脂类含量，称为脂质筏或糖脂丰富区，T 细胞受体和共刺激信号在这些筏上被启动，继而引发细胞骨架重排，脂质筏聚集合并形成免疫突触。突触形成后，其中心区 T 细胞分子包括 T 细胞受体、共受体、共刺激分子受体（如 CD28）、酶类及与跨膜受体细胞质尾相关的接头蛋白，构成免疫突触的中央超分子活化簇（c-SMAC）；周围由整合素组成，称为外周超分子活化簇（p-SMAC），作用是稳定 T 细胞与抗原提呈细胞的接触。

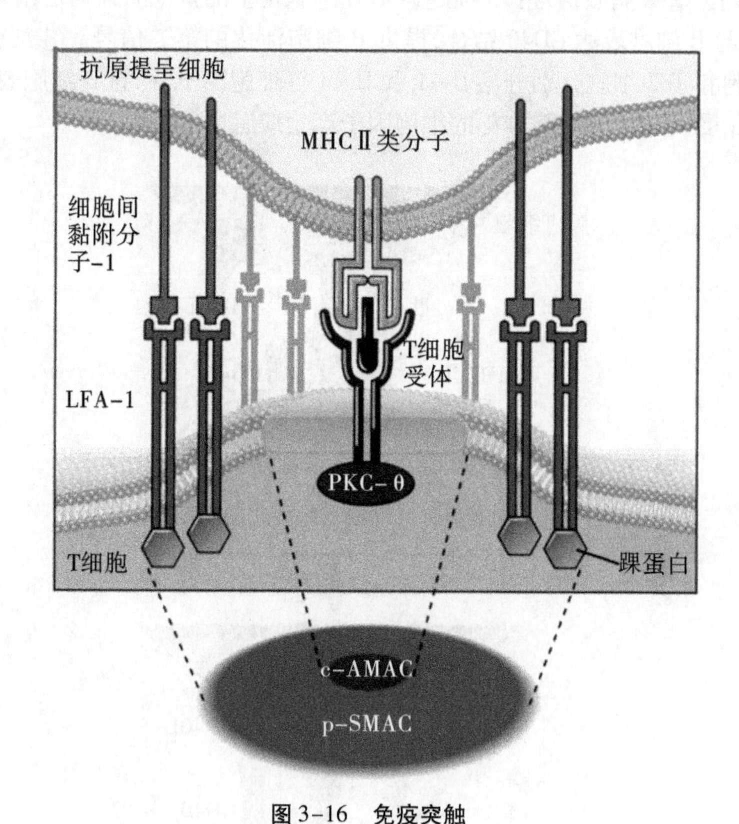

图 3-16　免疫突触

参考 *Cellular and Molecular Immunology*（*8th edition*）图 7-13

免疫突触形成了抗原特异性 T 细胞受体与抗原提呈细胞之间的稳定联系，增加二者之间的亲和力，促进其相互作用；促进 T 细胞信号分子的作用、信号的激活及细胞亚显微结构的极化，涉及细胞骨架系统和细胞器结构及功能的改变，有助于 T 细胞激活和细胞效应的发挥。可能的作用：①克服一个抗原提呈细胞表达 MHC 数目较少的问题，使 T 细胞受体可重复参与抗原肽的识别，维持抗原提呈细胞上抗原肽-MHC 分子复合物的数目不变，有利于持久有效的 T 细胞信号；②保证颗粒分泌内容物和细胞因子从 T 细胞到抗原提呈细胞或靶细胞的单一传递，如包含颗粒酶和穿孔素的分泌小泡只能从 CTL 向靶细胞单向运输；③为信号分子降解提供位点，有助于 T 细胞活化的终止。

二、B 细胞活化

B 细胞活化也需要 3 个信号。①B 细胞的特异性抗原识别信号(第一信号):B 细胞受体识别天然蛋白的抗原表位启动第一信号;B 细胞受体内吞外源性蛋白抗原,将其加工处理,形成 B 细胞受体-MHC Ⅱ类分子复合物表达于细胞表面;抗原与 B 细胞受体结合后,其表面的补体片段 C3d 与 B 细胞受体共受体 CD21 结合,形成 CR2/CD21 增强 B 细胞受体信号。抗原的结合促使 Igα/Igβ 的 ITAM 构象改变,发生磷酸化,从而将第一信号传入 B 细胞内。②共刺激信号:Th 细胞识别 B 细胞提呈的抗原肽并与之结合,Th 细胞表面的 CD40L 与 B 细胞表达 CD40 结合,提供 B 细胞活化的第二信号。③细胞因子信号:抗原提呈细胞和 Th2 细胞分别分泌 IL-1 和 IL-4 等细胞因子,诱导 B 细胞表达 IL-2R 及其他细胞因子受体,对 Th 细胞分泌的细胞因子产生应答(图 3-17)。

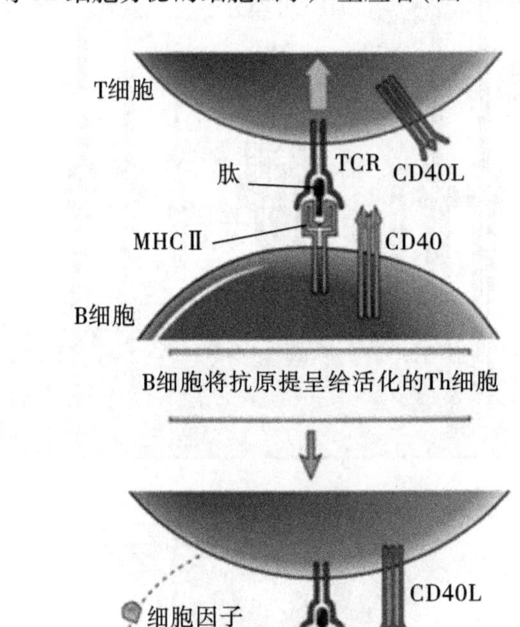

图 3-17 Th 细胞介导的 B 细胞活化

参考 *Cellular and Molecular Immunology*(*8th edition*)图 12-10

在 B 细胞与 Th 细胞相互作用过程中也形成免疫突触,有助于双向活化信号在两种细胞之间交换。在免疫突触部位,两种细胞表型发生极化及微管组织中心的重新定位,同时高尔基复合体朝向接触面,这促进两种细胞局部分泌的细胞因子被限制在突触之间的狭小空间,以维持局部高浓度;B 细胞还可极化 MHCⅡ类小室朝向与 T 细胞的接触面,协助为 T 细胞受体刺激的抗原配体的局部传递。另外,黏附分子 LFA-1/细胞间黏附分子-1 及趋化因子 CXCL13/CCR5 均参与了 T 细胞辅助 B 细胞的活化。

第六节　抗原提呈细胞与免疫耐受

免疫耐受指的是机体免疫系统对某种过去已接触过的抗原无反应性,但对其他抗原仍保持正常的应答,它包括中枢免疫耐受和外周免疫耐受。机体对自身抗原的耐受称为自身耐受,是正常免疫系统的基本特征。

(一)中枢免疫耐受的诱导

T 细胞的中枢免疫耐受在胸腺产生。胸腺抗原提呈细胞的 MHC 分子与其所提呈的自身抗原的识别,决定了双阳性胸腺细胞的两种命运——定向分化为单阳性细胞和对自身抗原亲和力高的胸腺细胞的死亡或调节性 T 细胞的分化,这就是胸腺细胞发育的阳性选择和阴性选择。胸腺皮质和髓质包含不同类型抗原提呈细胞所组成的选择龛为胸腺细胞的选择提供了合适的微环境。

T 细胞免疫耐受是在胸腺髓质通过阴性选择实现的。①胸腺髓质上皮细胞在自身免疫调节因子和表观遗传调控下可异位表达大量的组织特异性抗原。②胸腺髓质上皮细胞自发地将组织特异性抗原-MHC 分子复合物提呈给单阳性细胞,能够识别自身抗原的自身反应性 T 细胞被清除。同时,胸腺髓质上皮细胞还可有效诱导天然调节性 T 细胞的分化。③胸腺髓质 DC 参与的阴性选择。髓质 DC 并不表达组织特异性抗原,但可通过 3 种不同方式获取自身抗原:胸腺髓质上皮细胞直接将自身抗原传递给周围的髓质 DC;DC 能够捕获以可溶形式释放、脱落的自身抗原或终末胸腺髓质上皮细胞凋亡产生包含自身抗原的凋亡片段;有功能的自身抗原-MHC 分子复合物从胸腺髓质上皮细胞单向转运至 DC。获得自身抗原的 DC 通过交叉提呈使自身反应性 T 细胞能够识别其表面的自身抗原而被清除或促进调节性 T 细胞的产生。研究已表明,胸腺内另外两种类型的 DC 也参与中枢免疫耐受的形成。迁移 DC 可将外周获得的自身抗原转运至胸腺;浆细胞样 DC 能有效地捕获可溶性或颗粒抗原并将其运送至胸腺。这两种 DC 都能从外周获取自身抗原,在归巢至胸腺时将其提呈给特异的胸腺细胞,诱导 T 细胞克隆清除或调节性 T 细胞的产生。迁移 $CD8\alpha^{-}Sirp\alpha^{+}$ 经典 DC 能在 CCR2 作用下迁移至胸腺,而不成熟的外周浆细胞样 DC 能在 CCR9 作用下被招募至胸腺。在用无 CCR9 缺陷的野生型浆细胞样 DC 负载卵清蛋白过继转移中发现,浆细胞样 DC 迁移到胸腺并特异地定位在髓质,且促进卵清蛋白特异的胸腺细胞的克隆清除。此外,DC 不但参与天然调节性 T 细胞受体库的构成,还可通过 CD27-CD70 轴促进其产生。

胸腺还存在大约 0.3% 的胸腺 B 细胞。小鼠研究发现,外周初始 B 细胞迁移到胸腺后,在与同源的 $CD4^{+}$ 胸腺细胞相互作用过程中,表达自身免疫调节因子,上调 MHCⅡ类分子和共刺激分子，提呈自身抗原，诱导中枢耐受。

B 细胞中枢免疫耐受在骨髓发生，机制如下。①骨髓中不成熟的 B 细胞识别高度的自身抗原或多价形式提呈抗原时，通过内源性轻链基因重排，导致不成熟的自身反应性 B 细胞删除，并产生新的特异性 B 细胞受体，避免对自身抗原的识别。该过程称为受体编辑。②如果受体编辑失败，则不成熟 B 细胞发生凋亡。③如果发育中的 B 细胞识别可溶性自身抗原或低亲和力抗原，则启动细胞内抑制信号，于是抗原特异性 B 细胞不再对该抗原产生应答，导致失能。

（二）外周免疫耐受的诱导

外周免疫耐受的机制是失能、调节性 T 细胞的抑制和克隆清除（细胞死亡）。在缺乏共刺激或固有免疫时，成熟 $CD4^{+}$T 细胞对某抗原的暴露会导致对该抗原的无反应，即失能。抗原提呈细胞上 CD80、CD86 的缺乏也会导致失能。

DC 是激发免疫应答还是诱导免疫耐受，取决于 DC 的功能状态。未成熟 DC 虽然有较强的抗原摄取、加工和处理能力，但是由于不能释放特定的共刺激分子信号，故而不能激活 T 细胞，而是诱导 T 细胞失能或低反应，或者诱导调节性 T 细胞分化来介导免疫耐受。

诱导性调节性 T 细胞主要在外周产生，DC 在其产生和维持的过程中起着重要的作用。稳态下，外周组织存在大量未成熟 DC，受到一定刺激后，通过上调 CCR7 获得向淋巴结迁移的能力，激发 T 细胞前体分化为诱导性调节性 T 细胞，而调节性 T 细胞对维持外周耐受，尤其是在与外界环境接触的部位（如皮肤、黏膜）的免疫耐受是必不可少的。同时，调节性 T 细胞又可反作用于 DC，它们产生抑制性细胞因子 IL-10 和 TGF-β，下调 DC 表面的 MHC Ⅱ类分子表达，还可通过其表面的 CTLA-4 与 DC 表面 CD80、CD86 结合，降低 DC 刺激 T 细胞的能力。这是一种自我维持调节环路，即具有耐受表型的 DC 能诱导初始 T 细胞转化为调节性 T 细胞，而调节性 T 细胞的抑制功能又能使 DC 维持耐受的潜能，两者之间通过负反馈机制来维持平衡。

浆细胞样 DC 可诱导调节性 T 细胞，参与免疫耐受。在实验性变态反应性脑脊髓炎中，浆细胞样 DC 通过 MHC Ⅱ类途径提呈的抗原促进 $Foxp3^{+}$调节性 T 细胞的扩增；携带食物抗原的浆细胞样 DC 介导 $CD4^{+}CD8^{+}$T 细胞的口服耐受并通过产生 $Foxp3^{+}$调节性 T 细胞来诱导带血管的同种异体心脏移植的免疫耐受；从血液中分离的浆细胞样 DC 能诱导 $Foxp3^{+}$调节性 T 细胞的产生。此外，胸腺内驻留的浆细胞样 DC 能驱动天然调节性 T 细胞在体外的发育。

DC 也是介导肠道免疫耐受的关键细胞。在肠道及其相关淋巴组织，存在一群迁移 DC，特征性表达 CD103，中等表达 CD86、CD40 和 CCR7，高表达 MHC Ⅱ类分子。在非炎症条件下，这类 DC 主动产生 TGF-β 和视黄酸，并通过 TGF-β 和视黄酸依赖的机制促进调节性 T 细胞的分化。此外，DC 驱动肠道归巢受体 CCR9 表达，指导调节性 T 细胞到达肠道固有层发挥免疫抑制功能，从而维持肠道耐受。DC 可表达 TNF 受体相关因子 6，通过诱导调节性 T 细胞和 Th2 细胞在体内的平衡来维持耐受。

第七节　抗原提呈细胞研究现状和发展趋势

抗原提呈细胞处于免疫应答的始动和中心环节,与免疫激活和免疫耐受密切相关,因此,在抗感染、移植排斥、肿瘤和自身免疫病发病及免疫治疗等过程中发挥重要作用,是当今免疫学研究领域的热点和前沿。但是抗原提呈细胞如何能有效启动免疫应答但又不导致自身组织损伤,如何防止免疫应答过度或不足引起的疾病,还应继续深入研究。未来的研究趋势着眼于阐明抗原提呈细胞的发育、分化、成熟和功能的调控;抗原提呈途径新机制的揭示及应用;抗原提呈细胞在疾病发生发展中的作用;基于抗原提呈细胞的免疫治疗在免疫相关疾病中的应用研究等,为探明疾病的发生机制及开发新的诊治策略提供新的启示和依据。

(一)抗原提呈细胞新亚群的鉴定及功能研究

免疫细胞是具有异质性的细胞群体,根据发育、免疫表型、迁移模式、体内组织分布、产生的细胞因子类型、免疫功能、生长微环境的不同,分为不同的细胞亚群。因此,对抗原提呈细胞亚群的鉴定及其功能的研究,成为免疫学的核心内容之一。

DC 是高度异质性的细胞群体,根据其在组织部位的分布、所处的成熟阶段、发育时接受的转录因子调控及表达的表面分子和细胞因子的不同,可分为不同的亚群,发挥不同的免疫功能。尤其是近年来研究发现,DC 的功能不仅是在激发正向免疫应答和清除病原微生物,而且在负向调控免疫应答方面也起着关键性作用。DC 可通过诱导 T 细胞失能、抑制 T 细胞增殖、促使活化 T 细胞凋亡、促使调节性 T 细胞产生、驱动免疫反应偏移等方式使机体达到免疫稳态。DC 参与免疫反应的具体类型与它的亚群、成熟状态及局部微环境密切相关。能执行负向调控作用的 DC 亚群被称为调节性 DC,包括体内生理状态和炎症条件下的具有负调节作用的中枢 DC 和外周 DC。体外利用不同条件诱导的成熟 DC 或未成熟 DC 可转变为负调节作用的 DC。如小鼠脾、肺和肝的基质微环境可使一些成熟 DC 分化为具有负调节功能的 DC,可通过诱导部分活化 T 细胞凋亡或调节性 T 细胞产生免疫抑制的作用。调节性 DC 还可活化扩增体内已经存在的调节性 T 细胞。

巨噬细胞也具有异质性,其异质性主要是由到达组织后未分化的循环单核细胞的异质性及巨噬细胞所处的微环境决定的。巨噬细胞由生理或病理条件下的外周血单核细胞迁移至组织时分化而来。巨噬细胞对不同的微环境信号(微生物感染或损伤等)反应时表现出可塑性,产生两种不同功能极化状态的细胞:经典激活的巨噬细胞(M1 型)和替代激活的巨噬细胞(M2 型)。M1 型和 M2 型巨噬细胞在受体表达、细胞因子和趋化因子产生及效应功能方面有很大的差异。M1 型巨噬细胞是在 Th1 型免疫反应过程中发挥效应的细胞,具有杀灭细胞内微生物及促炎作用;M2 型巨噬细胞根据刺激信号和功能不同又进一步分为 3 种亚型:M2a、M2b、M2c,具有组织修复和免疫调节作用,能够促进寄生虫清除、炎症抑制及肿瘤发生。虽然人们对 M1 型和 M2 型巨噬细胞的极化条件有了较多了解,但对二者分化的下游分子及调控机制还知之甚少。

调节性 B 细胞是近年来备受关注的一类细胞。在结肠炎、实验性自身免疫性脑脊髓炎的模型中，有一类B细胞通过产生IL-10抑制炎症，这种能抑制过度炎症的B细胞称为调节性B细胞。调节性B细胞通过多种机制参与体内促炎症反应的抑制。如通过产生IL-10使T细胞分化出现偏移，控制调节性T细胞诱导；通过抑制DC产生促炎细胞因子来抑制Th1和Th17细胞的分化；通过表达TGF-β和IL-35诱导$CD4^+$T细胞凋亡和$CD8^+$T细胞的失能，维持人恒定NKT细胞的平衡。不成熟B细胞、成熟B细胞及浆母细胞都有分化为产生IL-10的调节性B细胞的能力。炎症条件、促炎细胞因子IL-1β和IL-6、抗原和B细胞受体的特异识别都能诱导调节性B细胞的产生。但是调节性B细胞产生的调控机制，调节功能是组织依赖的、炎症诱导的短命效应细胞还是进入另一分化途径的炎症诱导的分化亚群等都值得继续研究。

(二)抗原提呈细胞分化、发育、成熟及应答的调控机制

在细菌、病毒等病原体感染时，DC、巨噬细胞可通过其表面的模式识别受体迅速感知识别大量不同的PAMP并做出应答而被激活，通过分泌细胞因子、趋化因子、干扰素等发挥多种效应，包括产生炎症反应、趋化炎症细胞、抑制病毒复制等，促进抗原提呈细胞成熟并上调抗原提呈能力，启动适应性免疫应答。因此，免疫平衡的有效建立要依赖于抗原提呈细胞的分化、发育，免疫识别和免疫应答的开启、维持和关闭。但这些过程的精确调控机制还是有待解决的科学问题。尽管人们对抗原提呈细胞分化成熟及模式识别受体触发炎症应答的机制有相对深入的研究，但还应进一步研究抗原提呈细胞分化发育和功能调控，如转录调控机制、表观遗传机制等，这些研究将会有助于阐明免疫应答产生和终止的调节，为感染、自身免疫病等的发生发展机制提供理论依据。

表观遗传学是在基因DNA序列不变的情况下，研究染色质水平的结构修饰对基因表达的影响，涉及的机制有DNA甲基化、组蛋白修饰、染色质重塑及RNA调控。免疫系统是研究表观遗传调控机制的良好模型，免疫细胞的分化和功能与表观遗传密切相关。目前，对T细胞分化特别是Th1、Th2、Th17相关细胞因子基因表达的表观遗传调控已开展了研究，但在抗原提呈细胞的分化、成熟及功能的表观遗传调控还处于起步阶段。如人DC分化成熟和功能性细胞因子产生的表观调控，组蛋白甲基化修饰对IL-12的调控，MHCⅡ类基因及其调控因子Ⅱ类反式激活蛋白的表观修饰，参与Ⅱ类基因表达的调控。随着表观遗传组学的发展，在全基因组水平上绘制抗原提呈细胞分化发育的表观遗传改变，可以更系统深入地研究免疫应答机制和相关疾病的发病机制，这也许有助于发展新型免疫干预手段。

(三)深入揭示抗原提呈途径的新机制

抗原提呈细胞从外界获取抗原，并循MHCⅠ类分子途径提呈，从而活化$CD8^+$T细胞的提呈方式称为交叉提呈。DC是体内交叉提呈的主要细胞，它可通过不同的方式获取胞外抗原，形成抗原肽-MHCⅠ类分子复合物提呈给T细胞，诱导CTL的产生。交叉提呈在机体抗病毒感染、自身免疫、肿瘤免疫中具有重要的作用，成为研究的热点，但是关于交叉提呈的机制还有待于充分研究，如参与交叉提呈的DC类型及分布、交叉提呈的限制因素、内化的抗原肽如何在内体和蛋白酶体之间转移、抗原肽如何与MHCⅠ类分子结合等。深入了解交叉提呈的分子机制对抗病毒、抗肿瘤疫苗的设计具有重要意义。

除了经典的 MHC 途径，人们还发现了 CD1、MR1 分子介导的非经典 MHC 途径。CD1 分子提呈脂类抗原给 CD1 限制性 T 细胞，如双阴性细胞、双阳性细胞、γδT 细胞、NKT 细胞等，参与保护性免疫应答，减轻特异性炎症反应。MR1 分子能将维生素 B 代谢产物提呈给 MALT 细胞，诱导 MALT 细胞活化，抵抗细菌、酵母微生物的感染。对 CD1、MR1 分子途径提呈抗原的研究，也为疫苗的研制提供了新思路。

（四）抗原提呈细胞在疾病发生发展中的作用

抗原提呈细胞的过度活化或低反应性，导致炎症反应过度而失去控制，引起严重疾病的发生。在恶性肿瘤模型及临床样本中，也观察到抗原提呈细胞功能的缺陷，在肿瘤微环境下可诱导出大量抑制性细胞亚群，如耐受性 DC、肿瘤相关巨噬细胞等，与肿瘤的发生发展密切相关，并分泌一系列活性物质来促进肿瘤转移。

DC 参与多种疾病（感染、肿瘤、过敏性疾病、移植排斥及自身免疫病等）的发生和发展。如对 1 型糖尿病研究发现，死亡的 β 胰岛细胞释放的自身抗原，能被 DC 交叉提呈给胰腺淋巴结的自身反应性 T 细胞，启动 1 型糖尿病的发展。在 1 型糖尿病的胰岛和胰腺淋巴结还发现浆细胞样 DC 浸润，它以 TLR9 依赖的方式活化浆细胞样 DC，使之产生大量Ⅰ型 IFN，而Ⅰ型 IFN 可加重 1 型糖尿病。同时，浆细胞样 DC 还可促进经典 DC 活化和启动自身反应性 T 细胞应答。

抗原提呈细胞在多种疾病的发生发展中到底起什么关键的作用？抗原提呈细胞的功能与疾病的关系有何联系？如何利用抗原提呈细胞对疾病进行干预和治疗？这些问题还需更多的基础研究去探讨。

（五）基于抗原提呈细胞的免疫治疗

人们对 DC 亚群生物学特点和功能的深入探索为临床疾病的治疗提供了新的思路，DC 基础研究及临床应用已经显示出较好的应用价值，并取得了一些有价值的成果。以抗原提呈细胞为基础的肿瘤生物治疗已成为继手术、化疗、放疗后的有效辅助手段。

用肿瘤抗原致敏 DC 再回输机体，可诱导肿瘤特异性免疫应答。可通过肿瘤细胞冻融物、基因工程肿瘤蛋白抗原或人工合成的肿瘤抗原肽体外冲击致敏 DC，也可通过腺病毒、逆转录病毒载体将肿瘤抗原基因转入 DC，使 DC 表面表达多个内源性肿瘤抗原而被 MHCⅠ类分子提呈。近些年来，针对肿瘤治疗的 DC 疫苗的研究已经取得了可喜的成果。2010 年美国 FDA 批准了世界上第一个 DC 疫苗，用于治疗晚期前列腺癌。DC 疫苗由肿瘤患者自身的 DC 负载重组前列腺酸性磷酸酶（prostatic acid phosphatase，PAP）抗原组成，在临床试验中，这种药物可使罹患晚期前列腺癌患者的平均存活时间延长 4 个月。PAP 在正常前列腺组织中有表达，其他正常组织中以极低水平表达，但在绝大多数的前列腺肿瘤细胞中表达。在 DC 疫苗中，PAP 抗原融合于作为佐剂的一种免疫刺激细胞因子——GM-CSF，DC 则将 PAP 消化为多肽而呈现于其表面，当其被重新回输入患者体内后，可被 T 细胞识别，而接触过该抗原后的 T 细胞能找到并杀灭表达 PAP 抗原的癌细胞。但是 DC 疫苗在临床应用受多种因素限制，如很多肿瘤缺乏明确的抗原，单一肿瘤抗原肽负载 DC 增加肿瘤免疫耐受的风险，这使 DC 负载肿瘤成分的免疫治疗缺乏有效靶点。其次，DC 体外扩增的途径、使用剂量、间隔时间及免疫途径等都有待于进一步标准化。

在 DC 疫苗治疗肿瘤的临床试验中，部分患者会出现自身免疫耐受和（或）超敏反应，这表明其治疗的安全性还有待深入观察。

用 DC 可以防治感染性疾病，但具有双重性。一方面可利用 DC 强有力的抗原摄取、加工和提呈功能，激活病原特异的免疫应答发挥抗感染作用，因此可通过病原抗原体外致敏 DC 再过继回输的方式治疗感染性疾病；另一方面，DC 可参与病毒复制、播散及免疫抑制，如 DC 是人类免疫缺陷病毒感染的重要靶细胞和病毒储存源，人类免疫缺陷病毒在 DC 与 $CD4^+T$ 细胞的聚集区复制并感染 $CD4^+T$ 细胞，麻疹病毒感染 DC 并在 DC 内大量复制，导致 DC 数量和功能降低而产生免疫抑制。因此，应发挥 DC 抗感染能力，阻断病毒感染 DC 后导致病毒复制的途径，在感染性疾病中有实际的应用价值。

另外，在移植免疫中，供体未成熟 DC 倾向于诱导免疫耐受，而成熟 DC 倾向于引发免疫排斥。若预先去除移植物中的 DC 或使用未成熟 DC 诱导免疫耐受，可延长同种异体移植物的存活时间。在自身免疫病和变态反应性疾病中，阻断或降低抗原提呈细胞功能，或用未成熟 DC 来诱导特异性外周免疫耐受，可以达到防治疾病的目的。

目前，人们对免疫学的研究已经从过去的静态研究转向免疫反应过程的实时动态观察，这依赖于实时动态成像技术的发展和应用。磁共振成像、正电子发射计算机体层扫描术、活细胞动态观察工作站、活体双光子显微镜在免疫学领域应用越来越广，尤其是双光子成像技术可以在体内实时动态观察免疫细胞或免疫分子的四维信息，观察 DC 与其他免疫细胞相互作用，还可将免疫器官或组织游离体外进行活体动态成像，这为研究抗原提呈细胞在体内的迁移、不同免疫细胞或免疫分子的相互作用及其机制研究提供了有效的研究手段。

思考题

1. 请简述树突状细胞的亚群及功能。
2. 请简述抗原提呈的途径。
3. 试述抗原提呈细胞在疾病中的作用及治疗。

参考文献

[1] ABBAS A K, LICHTMAN A H, PILLAI S. Cellular and molecular immunology[M]. 8th edition. Philadelphia: Elsevier Saunders, 2014.

[2] MILDNER A, JUNG S. Development and function of dendritic cell subsets[J]. Immunity, 2014, 40(5): 642-656.

[3] SATPATHY A T, WU X D, ALBRING J C, et al. Re(de)fining the dendritic cell lineage[J]. Nat Immunol, 2012, 13(12): 1145-1154.

[4] YUSEFF M-I, PIEROBON P, REVERSAT A, et al. How B cells capture, process and present antigens: a crucial role for cell polarity[J]. Nat Rev Immunol, 2013, 13(7): 475-486.

[5] KAMBAYASHI T, LAUFER T M. Atypical MHC class Ⅱ-expressing antigen-

presenting cells:can anything replace a dendritic cell? [J]. Nat Rev Immunol,2014,14(11):719-730.

[6]HEESTERS B A,MYERS R C,CARROLL M C. Follicular dendritic cells:dynamic antigen libraries[J]. Nat Rev Immunol,2014,14(7):495-504.

[7] SWIECKI M, COLONNA M. The multifaceted biology of plasmacytoid dendritic cells[J]. Nat Rev Immunol,2015,15(8):471-485.

[8]REINHERZ E L,WANG J H. Codification of bidentate pMHC interaction with TCR and its coreceptor[J]. Trends Immunol,2015,36(5):300-306.

[9]SENESCHAL J,CLARK R A,GEHAD A,et al. Human epidermal Langerhans cells maintain immune homeostasis in skin by activating skin resident regulatory T cells[J]. Immunity,2012,36(5):873-884.

[10] CHOPIN M, NUTT S L. Establishing and maintaining the Langerhans cell network[J]. Seminars in Cell & Developmental Biology,2015,41:23-29.

[11] MALISSEN B, TAMOUTOUNOUR S, HENRI S. The origins and functions of dendritic cells and macrophages in the skin[J]. Nat Rev Immunol,2014,14(6):417-428.

[12]ROCHE P A,FURUTA K. The ins and outs of MHC class Ⅱ mediated antigen processing and presentation[J]. Nat Rev Immunol,2015,15(4):203-216.

[13]BLUM J S,WEARSCH P A,CRESSWELL P. Pathways of antigen processing[J]. Annu Rev Immunol,2013,31:443-473.

[14]BROGGI A,ZANONI I,GRANUCCI F. Migratory conventional dendritic cells in the induction of peripheral T cell tolerance[J]. Journal of Leukocyte Biology,2013,94:903-911.

[15]KLEIN L,KYEWSKI B,ALLEN P M,et al. Positive and negative selection of the T cell repertoire:what thymocytes see(and don't see)[J]. Nat Rev Immunol,2014,14(6):377-391.

[16]SEGURA E, AMIGORENA S. Cross-presentation in mouse and human dendritic cells[J]. Advances in Immunology,2015,127:1-31.

[17]SALIO M,SILK J D,JONES E Y,et al. Biology of CD1- and MR1-restricted T cells[J]. Annu Rev Immunol,2014,32:323-366.

[18] GANGULY D, HAAK S, SISIRAK V, et al. The role of dendritic cells in autoimmunity[J]. Nat Rev Immunol,2013,13:566-577.

[19]VAN RHIJN I,GODFREY D I,ROSSJOHN J. Lipid and small-molecule display by CD1 and MR1[J]. Nat Rev Immunol,2015,15(10):643-654.

[20]VARTABEDIAN V F,SAVAGE P B,TEYTON L. The processing and presentation of lipids and glycolipids to the immune system[J]. Immunological Reviews,2016,272(1):109-119.

[21] JOFFRE O P, SEGURA E, SAVINA A, et al. Crosspresentation by dendritic cells[J]. Nat Rev Immunol,2012,12(8):557-569.

[22] DE JONG A. Activation of human T cells by CD1 and self-lipids[J].

Immunological Reviews,2015,267(1):16-29.

[23]ALLOATTI A,KOTSIAS F,MAGALHAES J G,et al. Dendritic cell maturation and cross-presentation:timing matters! [J]. Immunological Reviews,2016,272(1):97-108.

[24] VAN RHIJN I, MOODY D B. CD1 and mycobacterial lipids activate human T cells[J]. Immunological Reviews,2015,264(1):138-153.

[25] NORBURY C C. Defining cross presentation for a wider audience[J]. Current Opinion in Immunology,2016,40:110-116.

[26] LAYRE E, DE JONG A, MOODY D B. Human T cells use CD1 and MR1 to recognize lipids and small molecules[J]. Current Opinion in Chemical Biology,2014,23:31-38.

[27]ADAMS E J. Lipid presentation by human CD1 molecules and the diverse T cell populations that respond to them[J]. Current Opinion in Immunology,2014,26:1-6.

[28]GODFREY D I,ULDRICH A P,MCCLUSKEY J,et al. The burgeoning family of unconventional T cells[J]. Nat Immunol,2015,16(11):1114-1123.

[29] KIM S J, DIAMOND B. Modulation of tolerogenic dendritic cells and autoimmunity[J]. Seminars in Cell & Developmental Biology,2015,41:49-58.

[30] LIU J, CAO X. Regulatory dendritic cells in autoimmunity: a comprehensive review[J]. Journal of Autoimmunity,2015,63:1-12.

[31]ROSSER E C,MAUR C. Regulatory B cells:origin,phenotype,and function[J]. Immunity,2015,42:607-612.

[32]ROMANI N,YOUNG J W. Langerhans cells: straight from blood to skin? [J]. Blood,2015(3):420-422.

[33]BELZ G T,NUTT S L. Transcriptional programming of the dendritic cell network[J]. Nat Rev Immunol,2012,12(2):101-113.

(郑州大学基础医学院 孙 芸)

第四章
T 细胞与细胞免疫应答

造血祖细胞由骨髓迁入胸腺，在胸腺中经历一系列复杂的分化、发育过程，最终分化为 T 细胞，进而归巢于外周淋巴器官并在体内参与再循环。T 细胞是异质性很高的群体，根据 T 细胞受体（T cell receptor，TCR）类型、CD4 和 CD8 分子表达与否及功能不同，可将 T 细胞分成不同亚群。不同亚群的 T 细胞发挥不同的生物学效应。在外周，初始的 T 细胞接受抗原刺激后活化、增殖并分化为效应 T 细胞，参与抗原的清除和免疫应答的调节。效应 T 细胞主要分为细胞毒性 T 细胞（cytotoxic T lymphocyte，CTL）和辅助性 T 细胞（helper T cell，简称 Th 细胞）。新近的研究认为根据诱导条件、转录因子、细胞表型、效应分子和针对的靶细胞等特性的不同，可以将 $CD4^+$T 细胞分成不同的 Th 亚群［包括 Th1、Th2、Th17、Th9、Th22 细胞和滤泡辅助性 T 细胞（T follicular helper cell，简称 Tfh 细胞）］及调节性 T 细胞（regulatory T cell，简称 Treg 细胞）亚群，对这些亚群的研究有助于解释免疫应答及其精确调节的机制。对胸腺细胞和 T 细胞分化发育的研究，为揭示自身免疫耐受和 T 细胞介导的免疫应答提供了依据。

第一节　T 细胞与细胞免疫应答概述

一、T 细胞概述

20 世纪 60 年代初，研究者发现部分外周淋巴细胞是来自胸腺的胸腺依赖性淋巴细胞，即 T 淋巴细胞，简称 T 细胞。T 细胞在适应性免疫应答和免疫应答的调控过程中起着十分重要的作用。

体内存在 T 细胞库，是可识别各种抗原的特异性 T 细胞的总和。这些成熟的 T 细胞具备两个基本特征：T 细胞抗原识别受自身 MHC 限制和对自身抗原具有耐受性。T 细胞识别抗原受 MHC 限制，即 TCR 不仅特异性识别由抗原提呈细胞提呈的抗原肽，同时还识别与抗原肽结合为复合物的 MHC 分子；并且机体 T 细胞库一般不对自身 MHC 分子所结合的自身抗原肽产生应答，即自身耐受。

T细胞是一类功能极为活跃的细胞群体，其主要介导细胞免疫应答，并在针对胸腺依赖性抗原的体液免疫应答中发挥重要辅助及调节作用。初始性T细胞通过TCR与抗原提呈细胞表面的抗原肽-MHC(peptide-MHC，pMHC)分子特异性结合，并在共刺激信号和细胞因子共同作用下，活化并分化成为CTL和Th细胞，介导对靶抗原的特异性免疫应答，并且精细调节免疫应答类型、强度、持续时间及适时终止。

(一)T细胞表面标志

T细胞表面标志即其表面膜蛋白(包括各种表面受体和表面抗原)，是T细胞与其他免疫细胞相互作用、接受信号刺激并产生应答的物质基础，亦是鉴定T细胞及其亚群的重要依据，并可用于T细胞分离。其中，TCR、CD3和CD2是成熟T细胞各亚群的共同标志。人们对T细胞及其生物学功能的认识经历了较为漫长的过程。T细胞表面标志的不断发现，推动了研究者对T细胞异质性的认识，并以此建立了T细胞免疫分型的基础。

1. TCR-CD3复合物　TCR是T细胞特异性识别抗原的受体，也是成熟T细胞共有的特征性表面标志。在T细胞表面TCR与CD3分子通过非共价键结合，形成TCR-CD3复合物。当TCR与pMHC结合后，CD3分子负责细胞质抗原信号的传递。

TCR是由二硫键连接两条肽链而成的异二聚体，两条肽链的形式分别为α、β或γ、δ。TCRαβ和TCRδγ分子都属于Ig超家族，$TCR\alpha\beta^{+}$T细胞占外周血T细胞90%以上。T细胞在胸腺发育过程中，虽然γ、δ链的基因重排与α、β链相似，但形成的多样性较少。

CD3分子可表达于所有成熟T细胞表面，具有五种肽链，分别称为γ、δ、ε、ζ、η链。其中γ、δ、ε链为单体，ζ、η链胞外区可由双硫键连接组成为同二聚体ζζ(约占90%)和异二聚体ζη(约占10%)。CD3分子不参与抗原识别，具有稳定TCR结构和传递活化信号的作用。

2. CD4和CD8共受体分子　成熟T细胞分为两类，即$CD4^{+}$T细胞和$CD8^{+}$T细胞。在外周淋巴组织中$CD4^{+}$T细胞约占65%，$CD8^{+}$T细胞约占35%。CD4和CD8分子的主要功能是辅助TCR识别抗原和参与T细胞活化信号的转导。

CD4和CD8分子同属于Ig超家族，都不具有多样性。其分子结构都由胸外区、跨膜区及胞内区组成。CD4分子为单体，CD8分子为两条肽链组成的二聚体。这两种分子与抗原识别无关，但可与带有MHC分子的细胞结合，它们是细胞与细胞间相互作用的黏附分子。CD4分子是MHCⅡ类分子的受体，它可与MHCⅡ类分子的非多态区结合。CD8分子可与MHCⅠ类分子的非多态区结合。因此，这两种分子可增强TCR与抗原提呈细胞或靶细胞的亲和性，并有助于激活信号的传递，因此，也被称为T细胞抗原识别的共受体。

3. 协同刺激分子　初始T细胞的活化需要双信号，即由TCR-CD3复合分子提供起始信号(第一信号)，还必须有协同刺激信号(第二信号)才能使T细胞活化。人们在T细胞膜上已发现多种分子与协同刺激信号产生有关，如CD2、淋巴细胞功能相关抗原-1(lymphocyte function associated antigen-1，LFA-1)、迟现抗原-4及CD28分子等。这些分子称为协同刺激分子。

协同刺激分子根据功能可以分为两类:①CD28、诱导性共刺激分子(inducible costimulator,ICOS)、CD40等正性协同刺激分子,对细胞起活化调节作用;②细胞毒性T细胞相关抗原4(cytotoxic T lymphocyt associated antigen 4,CTLA-4)、程序性死亡-1(programmed death-1,PD-1)等负性协同刺激分子,对细胞起抑制调节作用。

(1)CD28 CD28分子是最早被发现的,也是被公认诱导初始T细胞活化最基本的协同刺激分子。CD28分子可表达于全部$CD4^+$T细胞及50%的$CD8^+$细胞。它是由双硫键连接的同源二聚体分子,属于Ig超家族。其配体B7-1/B7-2分子在静止期B细胞、巨噬细胞或树突状细胞等表达弱,而活化型细胞表达增强。CD28分子与B7分子结合产生的协同刺激信号在T细胞活化中发挥重要作用,不仅诱导T细胞表达抗细胞凋亡蛋白,还诱导合成IL-2及其他细胞因子的表达,促进T细胞增殖和分化。

(2)CTLA-4(CD152) CTLA-4表达于活化后的T细胞,其配体也是B7-1/B7-2分子,但CTLA-4与B7的亲和力显著高于CD28,并且作用与CD28相反,其与B7结合后产生抑制信号,下调或终止T细胞活化。

(3)ICOS ICOS表达于活化的T细胞,ICOS属于CD28/B7家族分子,其配体是B7-H2。ICOS在CD28之后起作用,参加调节活化T细胞多种细胞因子的表达,并能促进T细胞的增殖。

(4)CD40L CD40配体(CD40L、CD154)主要表达于活化的$CD4^+$T细胞,B细胞、巨噬细胞、树突状细胞等都能表达CD40分子。CD40L与CD40结合后的协同活化效应是双向的,活化后的$CD4^+$T细胞开始表达CD40L,可以通过CD40分子活化B细胞和巨噬细胞等抗原提呈细胞,促进抗原提呈细胞活化,表达更多的B7协同刺激分子,增加细胞因子(如IL-12)的分泌。反过来,抗原提呈细胞的进一步活化也有利于促进T细胞活化与分化。在对胸腺依赖性抗原的应答中,Th细胞通过CD40L提供给B细胞活化必不可少的第二信号。

(5)PD-1 PD-1表达于活化后的T细胞,其配体是PD-L1和PD-L2。PD-1属于负性协同刺激分子,PD-1与其配体结合后抑制T细胞的增殖及IL-2和IFN-γ的产生,也可抑制B细胞增殖、分化和抗体的产生。PD-1还参与IFN-γ外周耐受的形成,并在肿瘤发生中起重要作用。

(6)LFA-1和细胞间黏附分子-1 LFA-1和细胞间黏附分子-1(intercelluar adhesion molecule-1,ICAM-1)是T细胞和抗原提呈细胞间黏附分子类协同刺激分子的代表,二者是一对配体和受体的关系。T细胞和抗原提呈细胞间存在很多种黏附分子,如LFA-2(CD2)与LFA-3(CD58)等。它们不仅介导细胞间的黏附,也为T细胞和抗原提呈细胞提供协同刺激信号。

4. MHC抗原 T细胞均表达MHC Ⅰ类抗原,激活的人T细胞可表达MHC Ⅱ类抗原,故后者可视为T细胞活化的标志。

5. 细胞因子受体及其他表面分子 不同分化阶段的T细胞表面可表达多种不同的细胞因子受体(IL-1R、IL-2R、IL-4R、IL-6R、IL-7R、IL-8R、IL-23R等),不同细胞因子通过与相应受体结合而发挥不同的生物学效应。如趋化因子受体(CCR7、CXCR3、CXCR4和CCR5等)参与不同T细胞亚群的归巢和再循环。

T 细胞表面还表达其他膜分子，如补体受体 1（CD35）、介导细胞凋亡的 Fas 分子及多种丝裂原受体（刀豆素 A、植物血凝素、美洲商陆等），与相应丝裂原结合可刺激 T 细胞的增殖。

与静止 T 细胞相比，激活的 T 细胞膜表面分子的种类和密度等有明显差异，如 T 细胞从静止到活化可新表达 IL-2Rα（CD25）、MHC Ⅱ类分子、转铁蛋白受体（CD71）、CD154（CD40L），并高表达 FasL、Fas、CTLA-4、趋化因子受体 CXCR3 等。这些表面标志分子可直接参与活化后 T 细胞的生物学效应。

（二）T 细胞的分类

1. αβT 细胞与 γδT 细胞　根据 TCR 双肽链组成的不同，T 细胞分为 αβT 细胞与 γδT 细胞。两者均表达 CD2、CD3 分子，其生物学特征与区别见表 4-1。

αβT 细胞即通常所指的 T 细胞，是参与机体适应性免疫应答的主要 T 细胞群体。成熟的 αβT 细胞多为 CD4 或 CD8 单阳性细胞，其占外周血成熟 T 细胞的 90% ~95%，能识别由抗原提呈细胞提呈的 pMHC。γδT 细胞和 αβT 细胞一样来源于共同的前体 T 细胞，γδT 细胞多为 $CD4^-CD8^-$ 细胞，少部分为 $CD8^+$ 细胞，仅占外周血成熟 T 细胞的 5% ~10%，其主要分布于皮肤和黏膜下，或存在于胸腺内，属固有免疫细胞。

表 4-1　αβT 细胞与 γδT 细胞的区别

T 细胞分类	表型特征					TCR	识别抗原肽	MHC 限制性	分布	占循环 T 细胞的比例（%）
	$CD2^+CD3^+$	$CD4^+CD8^-$	$CD4^-CD8^+$	$CD4^-CD8^-$	$CD5^+$					
αβT 细胞	100%	60% ~ 65%	35%	<5%	>95%	高度多样性	8 ~ 17 个氨基酸	经典 MHC 分子	外周淋巴组织	90 ~ 95
γδT 细胞	100%	<1%	20% ~ 50%	50% ~ 80%	-或+（弱）	有限多样性	多糖、简单多肽、热休克蛋白	类 MHC 分子	表皮及肠黏膜	5 ~ 10

2. $CD4^+T$ 细胞和 $CD8^+T$ 细胞　根据 T 细胞表面 CD4 和 CD8 分子的表达，可将人成熟 T 细胞可分为 $CD4^+CD8^-T$ 细胞和 $CD4^-CD8^+T$ 细胞，简称为 $CD4^+T$ 细胞和 $CD8^+T$ 细胞，两群细胞均为 $CD2^+CD3^+$。外周淋巴组织中 $CD4^+T$ 细胞约占 65%，$CD8^+T$ 细胞约占 35%。一般而言，两者均为 αβT 细胞。

$CD4^+T$ 细胞识别抗原提呈细胞表面 MHC Ⅱ类分子提呈的抗原肽。初始的 $CD4^+T$ 细胞活化后主要通过分泌不同的细胞因子而发挥效应。根据 $CD4^+T$ 细胞所产生的细胞因子谱、对各种细胞因子的反应性及所介导免疫效应的差异，可将其分为不同功能的亚群。

$CD4^+T$ 细胞主要分化为 Th 细胞和调节性 T 细胞，从而发挥生物学效应。$CD4^+T$ 细胞的功能：①促进 T 细胞、B 细胞及其他免疫细胞增殖、分化；②调节免疫细胞间相互作用；③辅助 B 细胞活化并产生抗体；④辅助 $CD8^+T$ 细胞活化；⑤激活巨噬细胞，增强其杀伤胞内菌和抗原提呈能力，介导迟发型超敏反应等。少部分 $CD4^+T$ 细胞具有杀伤作用，称为 $CD4^+CTL$。

$CD8^+T$ 细胞主要通过 TCR 识别病毒感染细胞、肿瘤细胞等靶细胞表面 MHC Ⅰ类分子提呈的抗原肽。活化的 $CD8^+T$ 细胞主要是一类具有杀伤活性的效应细胞，即 CTL，CTL 可以直接通过释放穿孔素、颗粒酶等活性介质及 TNF-α 等细胞因子杀伤靶细胞，也可通过 FasL/Fas 途径介导靶细胞凋亡，清除抗原。

3. 初始 T 细胞、效应 T 细胞和记忆 T 细胞　T 细胞在胸腺中发育成熟后迁移至外周淋巴组织，未接触抗原刺激前处于相对静止状态，此时被称为初始 T 细胞。初始 T 细胞表达 CD45RA 和高水平 L-选择素（CD62L）。初始 T 细胞识别抗原提呈细胞所提呈的特异性抗原并被激活，可分化为效应 T 细胞和记忆 T 细胞，参与适应性免疫应答和免疫记忆的维持。通常未经免疫的机体内，初始 T 细胞的数量仅占总 T 细胞库的 $1/10^5$ ~ $1/10^4$，在被激活后才迅速克隆增殖，并分化为效应 T 细胞。

与初始 T 细胞相比，效应 T 细胞可合成、分泌多种效应分子，如细胞毒素（穿孔素、颗粒酶等）、蛋白酶、细胞因子等；膜型分子表达也会发生改变，可表达 FasL，介导靶细胞凋亡；不再表达 L-选择素而表达整合素（如迟现抗原-4），参与炎症部位血管内皮细胞黏附并浸润炎症灶；高表达 CD2 和 LFA-1，增强其与靶细胞结合的亲和力；不表达 CD45RA，但表达 C45RO；表达 CD40L，参与 B 细胞激活，促进其增殖和抗体类型转换，促进巨噬细胞分泌 TNF-α；并对低剂量 IFN-γ 敏感，对低剂量抗原刺激也更为敏感；$CD8^+CTL$ 特异性杀伤靶细胞、$CD4^+$ Th 细胞，激活 B 细胞和巨噬细胞，不再依赖共刺激分子表达。

根据不同的功能活性，可把效应 T 细胞分为不同的功能亚群，如 Th 细胞（包括 Th1、Th2、Th9、Th17、Th22、Tfh 细胞亚群等）、CTL、调节性 T 细胞等。

免疫应答的后期，随着抗原的清除，大部分效应 T 细胞通过 FasL/Fas、TNF 受体等途径凋亡，少量分化为长寿命的记忆 T 细胞，记忆 T 细胞表达 CD45RO 分子。记忆 T 细胞处于静止状态，一旦经相同抗原刺激，可迅速活化并启动再次免疫应答。相同刺激条件下，$CD8^+$初始 T 细胞较 $CD4^+$初始 T 细胞更易分化为效应性 T 细胞或记忆 T 细胞。故体内抗原特异性 $CD8^+T$ 细胞的扩增频率通常高于 $CD4^+T$ 细胞。

二、细胞免疫应答概述

侵入机体任何部位的异己抗原可被分布于不同组织的未成熟树突状细胞摄取，未成熟树突状细胞随之向淋巴结迁移；这些抗原也可经血流和淋巴循环到达淋巴组织，被淋巴组织内其他的抗原提呈细胞摄取。如游离的病原体及其代谢产物可随血液进入脾脏；感染皮肤的病原体可通过淋巴液进入附近淋巴结；感染黏膜的病原体可直接穿越黏膜而进入黏膜淋巴组织。抗原提呈细胞摄取的外源性抗原，通过溶酶体途径降解为肽段，与 MHC Ⅱ类分子结合，表达于细胞表面，供 $CD4^+T$ 细胞识别。而内源性抗原（如肿瘤和病毒感染细胞表达的抗原)则被宿主细胞内的蛋白酶体降解为肽段,继而与 MHC Ⅰ类分子结合成复合物而表达于细胞表面,供特异性 $CD8^{+}$T 细胞识别。

(一)T 细胞对抗原的识别

初始 T 细胞的 TCR 与抗原提呈细胞提呈的 pMHC 特异结合的过程称为抗原识别,这是 T 细胞特异活化的第一步。这一过程遵循 MHC 限制性,即 TCR 在特异性识别抗原提呈细胞所提呈的抗原肽的同时,也必须识别复合物中 MHC 分子。抗原提呈细胞向特异性 T 细胞提呈抗原,涉及如下两种细胞表面分子间的相互作用。

1. T 细胞与抗原提呈细胞的非特异性结合　初始 T 细胞在淋巴组织 T 细胞依赖区与抗原提呈细胞(主要是树突状细胞)接触,T 细胞表面黏附分子(LFA-1、CD2)与抗原提呈细胞表面相应配体(ICAM-1、LFA-3)发生短暂的可逆性结合(图 4-1),为 TCR 接触抗原提呈细胞表面并从大量 pMHC 复合物中筛选特异性抗原肽提供时间和机会。多数 T 细胞未遭遇特异性抗原,随即与抗原提呈细胞分离,仍定居于淋巴结胸腺依赖区或离开淋巴结进入血液循环。

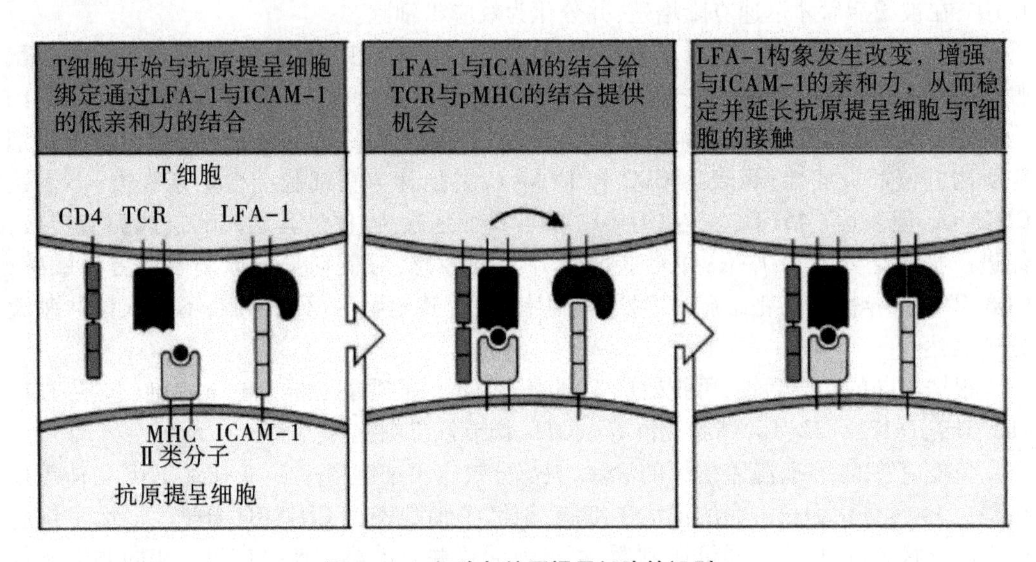

图 4-1　T 细胞与抗原提呈细胞的识别

2. T 细胞与抗原提呈细胞的特异性结合　在上述 T 细胞与抗原提呈细胞短暂结合中,若 TCR 遭遇特异性 pMHC,则两者发生特异性结合,T 细胞表面共受体 CD4 和 CD8 分子也参与 TCR 识别抗原。CD4 或 CD8 可分别与抗原提呈细胞(或靶细胞)表面 MHC Ⅱ或 MHC Ⅰ 类分子结合,从而增强 TCR 与特异性 pMHC 的亲和力,使 T 细胞对抗原刺激的敏感性提高约 100 倍。T 细胞与抗原提呈细胞特异性结合后,LFA-1 构象发生改变,增强与 ICAM-1 的亲和力,从而稳定并延长抗原提呈细胞与 T 细胞的接触,并在两者接触界面形成免疫突触的特殊结构。

当 T 细胞与其他细胞(B 细胞、树突状细胞、巨噬细胞及靶细胞等)相互作用过程中,一旦 TCR 与特异性 pMHC 结合,TCR-pMHC、共受体、协同共刺激分子及细胞间结合的黏附分子在两细胞的接触面上重新排列聚集，最终形成有超微黏附结构的免疫突触。免疫突触分内环和外环，外环即外周，由 T 细胞表面 LFA 和其他细胞表面 ICAM 等黏附分子及细胞骨架蛋白聚集而成。内环即中心黏附结构，含信号区，由积聚的 TCR-pMHC、共受体、共刺激分子等组成，还包括分泌区，容纳 T 细胞或抗原提呈细胞分泌效应分子和细胞因子。黏附突触一旦形成，可持续几小时甚至数天，其间增殖的子代细胞仍与抗原提呈细胞黏附，直至分化为效应细胞。

在免疫突触的狭窄空间，成簇的 TCR 启动信号，诱使骨架蛋白、分泌器向突触形成部位重新分布，细胞极化，保证各种信号的有序转导及彼此协同作用；使细胞释放的效应分子（细胞因子、穿孔素等）集中在局部，以有效浓度选择性作用于 T 细胞和靶细胞，以确保免疫应答和免疫反应的特异性。TCR 诱导的骨架蛋白重新分布由威斯科特-奥尔德里奇综合征蛋白（Wiskott-Aldrich syndrome protein，WASP）介导，该分子缺陷导致 T 细胞极化障碍，可引发免疫缺陷综合征。

（二）T 细胞的活化和信号转导

T 细胞完成对抗原的特异识别后，要完全活化有赖于抗原信号和协同共刺激信号的双信号激活及细胞因子信号的作用，它们也是细胞增殖分化的前提。

1. T 细胞活化的第一信号　T 细胞活化的第一信号是 TCR/CD3 与抗原提呈细胞表面特异性的 pMHC 结合产生的特异性抗原刺激信号。CD4 和 CD8 分子的主要功能是辅助 TCR 识别抗原和参与 T 细胞活化信号的转导。如当 $CD4^+$T 细胞的 TCR 特异性识别 pMHC 时，CD4 与 MHC Ⅱ类分子非多肽区结合，使 CD4 与 CD3 胞质段尾部相聚，激活与之相连的酪氨酸激酶，促进 CD3 分子胞质段免疫受体酪氨酸激活基序（ITAM）发生酪氨酸磷酸化，启动激酶活化级联反应，介导转录因子、细胞因子、细胞因子受体等基因转录和产物合成。

2. T 细胞活化的第二信号　仅有 TCR 来源的抗原识别信号尚不足以激活 T 细胞，只有具备双信号 T 细胞才能完全活化。T 细胞活化的第二信号是非特异性的协同共刺激信号。T 细胞表面存在多种共刺激分子，其中 CD2、CD28、LFA-1 等是可以提供活化信号的分子。其中尤以 CD28 与抗原提呈细胞表面 B7（CD80、CD86）的结合对初始 T 细胞的活化作用最为重要。如果只有 TCR/CD3 复合物存在，没有共刺激信号参与，则不能有效激活 T 细胞，导致 T 细胞失能，甚至凋亡。如从胸腺输出的少量自身反应性 T 细胞虽然可识别宿主细胞提呈的自身抗原肽，但由于自身抗原不能诱导正常组织及抗原提呈细胞表达共刺激分子，导致自身反应性 T 细胞失能，并建立自身免疫耐受。

在双信号作用下，通过激活磷脂酶 C（PLC）-蛋白激酶 C（PKC）、IP3 及 PI3K-Ras-MAPK 等信号途径，活化转录因子，诱导 IL-2 等细胞因子及相应受体的相继表达。

3. 细胞因子促进 T 细胞增殖和分化　除了双信号外，初始 T 细胞充分活化及增殖、分化还有赖于应答环境中多种细胞因子参与。这些细胞因子包括 IL-1、IL-2、IL-4、IL-10、IL-12、IL-15 和 IFN-γ 等，可以分别来自于 T 细胞和抗原提呈细胞。其中，IL-1 和 IL-2 对 T 细胞的增殖至关重要，其他细胞因子参与 T 细胞的分化和激活。如初始 T 细胞仅表达由 β 链和 γ 链组成的中等亲和力 IL-2R，第一信号诱导 T 细胞表达 IL-2 α 链（CD25），与 β 链和 γ 链组成高亲和力 IL-2R；双信号可促进 IL-2R mRNA 转录并延长

IL-2 mRNA 寿命，使 IL-2 表达水平增加 100 倍（图 4-2）。不同的感染类型造成 T 细胞应答的不同的细胞因子微环境，也影响着 T 细胞分化的类型。如果缺乏细胞因子的刺激，活化 T 细胞不能进一步增殖和分化，并可导致 T 细胞活化后的凋亡。

4. T 细胞活化信号的转导　当 T 细胞的 TCR 能特异性识别并结合抗原提呈细胞表面的 pMHC，免疫突触开始形成，均匀分布于细胞表面的 TCR 发生构象和位置的改变，聚集在一起发生受体交联。TCR 胞外区虽可特异性识别 pMHC，但其胞质区很短，不能传递抗原刺激信号。需要借助 CD3 及 CD4（或 CD8）才能将抗原刺激信号传递至细胞内部。TCR 以非共价键与 CD3 分子结合，形成 TCR/CD3 复合物。CD3 分子的五种亚基（γ、δ、ε、ζ 和 η）的胞内区均含有 ITAM。CD3 胞内区 ITAM 被蛋白酪氨酸激酶（protein tyrosine kinase，PTK）磷酸化，并募集含有 SH2 结构域的其他 PTK 与之结合，从而转导 T 细胞的抗原刺激信号。磷酸化的 ITAM 与 ζ 链相关蛋白激酶（ZAP-70）、Lck、PI3K 等 PTK 的结合是 T 细胞活化信号转导过程早期的重要生化反应之一。信号转导的结果是使细胞骨架蛋白和核内转录因子活化，并引起生长因子分泌、细胞形态改变和细胞黏附性改变，使细胞发生活化或活化后的细胞死亡。

TCR 结合 pMHC 后，与 CD3 ζ 链相连的 Fyn 首先被激活，Fyn 磷酸化 CD3 胞质区的 ITAM，ITAM 募集胞质区的 ZAP-70。同时，与 CD4（或 CD8）分子胞质区相连的 Lck 被激活，Lck 磷酸化 ZAP-70，磷酸化的 ZAP-70 继续磷酸化下游 PTK，进一步活化产生一系列激酶活化的级联反应，将活化信号传递给下游的分子。TCR 这种活化的胞内信号转导途径主要有两条：PLC-γ 活化途径和 RAS-MAP 激酶活化途径。经过一系列信号转导分子的级联反应，最终导致转录因子（活化 T 细胞核因子、核因子 κB、激活蛋白-1 等）的活化，并进入核内调节相关靶基因的转录（图4-3）。

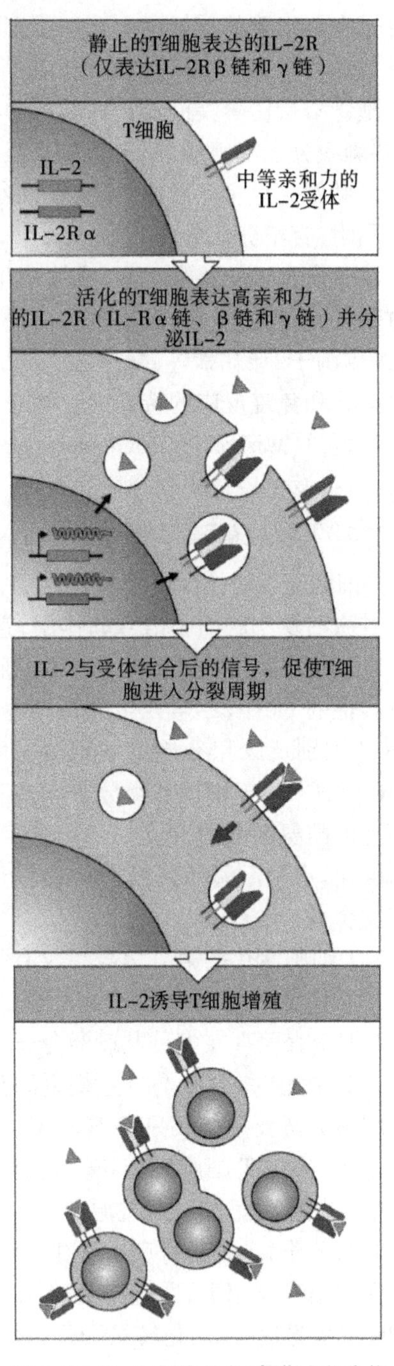

图 4-2　IL-2 促进 T 细胞增殖和分化

参考 *Janeway's Immunobiology*（*8th edition*）

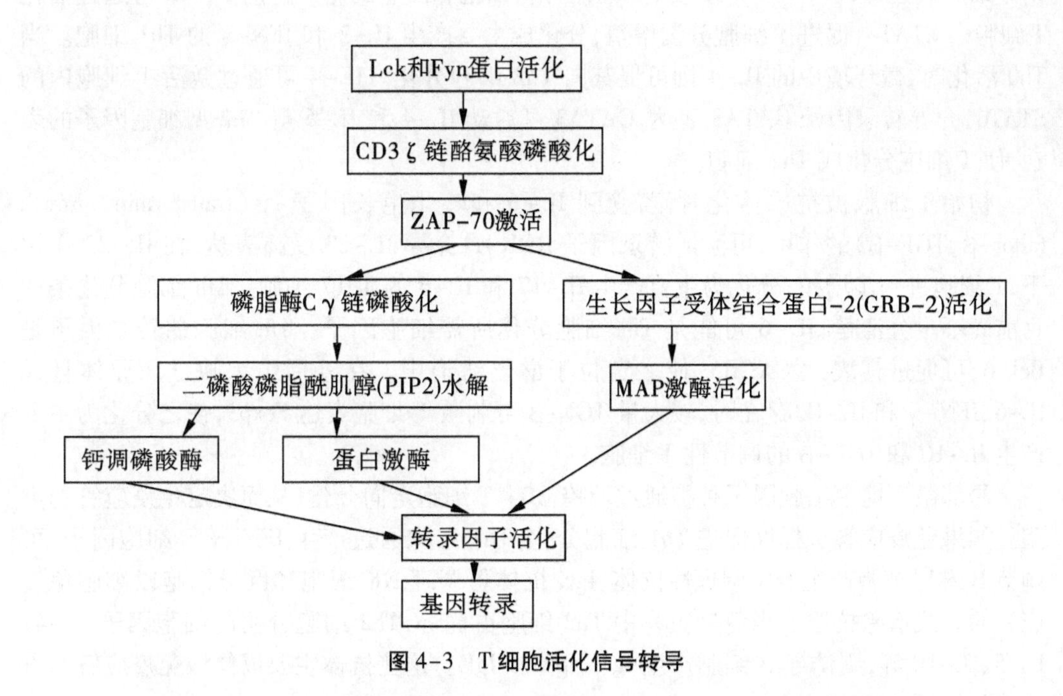

图 4-3　T 细胞活化信号转导

IL-2 作为 T 细胞生长因子,其基因的转录对于 T 细胞的活化是必需的,因而 IL-2 基因的转录调节可作为 T 细胞活化期间细胞因子转录调节的重要代表。T 细胞胞质内信号转导经级联反应后,转录因子活化 T 细胞核因子发生磷酸化,并穿过核膜进入细胞核内,结合到 IL-2 基因调控区的增强子上,启动 IL-2 基因的表达。

T 细胞活化信号的靶基因是一些涉及细胞活化、增殖及分化的基因。在 T 细胞活化早期(约 30 min),第一信号诱导转录因子和膜相关的共刺激分子和黏附分子基因表达。T 细胞中的多种细胞因子及其受体基因在活化 4 h 后转录水平明显升高,14 h 左右表达与细胞分裂有关的转铁蛋白等。在细胞因子信号的作用下,增殖的 T 细胞进一步分化成为具有不同功能的效应细胞,其中部分细胞分化成为记忆细胞。

(三)T 细胞的增殖和分化

初始 T 细胞被激活后迅速进入细胞周期,在多种细胞因子参与下,通过有丝分裂而快速增殖(4 ~5 d),分化为高表达效应分子(包括膜分子和细胞因子等)的效应 T 细胞,然后离开淋巴器官,随血循环到达抗原入侵部位发挥效应。通常情况下,体内表达某一特异性 TCR 的 T 细胞克隆仅占总 T 细胞库的 $1/10^5 \sim 1/10^4$。当 T 细胞被抗原激活克隆增殖后,特异性的 T 细胞数可增加 $10^3 \sim 10^4$ 倍,活化后的效应 T 细胞克隆后可达到 T 细胞库的 $1/10^3 \sim 1/10^2$。此外,部分活化的 T 细胞分化成长寿的记忆 T 细胞。

1. $CD4^+$T 细胞分化　受病原体类型、抗原提呈细胞种类,特别是细胞因子的影响,$CD4^+$T 细胞可诱导分化成不同的 Th 细胞亚群。如细胞内感染发生时,Th0 细胞被活化,受 NK 细胞、树突状细胞和巨噬细胞释放 IFN-γ 的作用,可激活信号转导及转录激活因子 1(signal transduction and activator of transcription 1,STAT1),诱导转录因子 T-bet 表达,诱导细胞表达 IFN-γ 和 IL-12 受体，而树突状细胞和巨噬细胞产生的 IL-12 可通过活化 T 细胞内 STAT4，促进 T 细胞分裂增殖，分化成主要产生 IL-2 和 IFN-γ 的 Th1 细胞。当 Th0 活化时，微环境中的 IL-4 则可促其向 Th2 细胞分化。IL-4 可通过激活 T 细胞内的 STAT6，介导转录因子 GATA3 表达，GATA3 可启动 IL-4 和 IL-5 等 Th2 型细胞因子的表达，使 T 细胞分化成 Th2 细胞。

初始 T 细胞被抗原活化时，若受到 IL-6 和转化生长因子-β（transforming growth faltor-β，TGF-β）的作用，可激活转录因子 RORγτ，介导 IL-23 受体表达，在 IL-23 作用下，T 细胞进一步增殖、分化为主要产生 IL-17 和 IL-6 的 Th17 细胞。Tfh 细胞分化条件目前尚不十分清楚，IL-6 可能是 Tfh 细胞分化所需细胞因子。Tfh 细胞的转录因子是 Bcl-6，可促进其表达 CXCR5，使之定位于淋巴滤泡中。在外周组织缺乏病原体且无 IL-6、IFN-γ 和 IL-12 存在时，较大量 TGF-β 可刺激 T 细胞表达 Foxp3，使之分化为主要产生 IL-10 和 TGF-β 的调节性 T 细胞。

局部微环境中细胞因子种类通过调控 $CD4^+$T 细胞定向分化，从而决定免疫应答的类型。如果免疫应答选择性促进 Th1 细胞分化，Th1 细胞通过产生 IFN-γ 等细胞因子，可调节 B 淋巴细胞产生 IgG 调理性抗体，IgG 抗体可调理 NK 细胞和巨噬细胞以细胞免疫应答的方式清除抗原。当免疫应答中 Th2 细胞占优势，Th2 细胞分泌的细胞因子 IL-4、IL-5、IL-10 等，则诱导 B 细胞产生 IgM、IgA 和 IgE。这些抗体主要以体液免疫应答的方式清除抗原。

2. $CD8^+$T 细胞的增殖和分化　$CD8^+$T 细胞活化后成为 CTL。初始 $CD8^+$T 细胞激活比 $CD4^+$T 细胞需要更强的共刺激信号。多数情况下，抗原提呈细胞仅低表达共刺激分子，则 $CD8^+$T 细胞激活有赖于 $CD4^+$Th 细胞辅助。辅助 $CD8^+$T 细胞活化的主要是 Th1 细胞，当 Th1 细胞和 $CD8^+$T 细胞识别同一抗原提呈细胞所提呈的特异性抗原，Th1 细胞旁分泌 IL-2 而诱导 $CD8^+$T 细胞活化、增殖和分化；Th1 细胞识别抗原提呈细胞提呈的特异性 pMHCⅡ，$CD4^+$Th 细胞表面的 CD40L 与抗原提呈细胞表面 CD40 结合，可上调抗原提呈细胞表达共刺激分子（B7 和 4-1BBL），从而向 $CD8^+$T 细胞提供足够强度的共刺激信号，诱导其产生 IL-2 并增殖、分化。

3. 记忆 T 细胞产生　随着细胞免疫应答的发生，一部分 $CD4^+$T 细胞和 $CD8^+$T 细胞会分化产生特异性的记忆细胞。记忆 T 细胞对特异性抗原保持记忆且可长期存活，其表达 CD45RO 而不表达 CD45RA。记忆 T 细胞因表达高水平的抗凋亡分子（Bcl-2、Bcl-X_L 等），故而可持续存活。记忆 T 细胞在缺乏共刺激信号的情况下可被抗原信号快速活化。

（四）T 细胞免疫应答的生物学效应

不同类型的效应 T 细胞作用于不同的靶细胞，其生物学效应及机制各异。$CD8^+$CTL 通过释放毒性颗粒及启动死亡受体活化途径，特异性杀伤靶细胞；$CD4^+$Th 细胞中，Th1 细胞主要通过分泌细胞因子激活巨噬细胞，介导迟发型超敏反应；Th2 细胞主要通过促进嗜酸性粒细胞、肥大细胞和 IgE 介导的应答控制寄生虫特别是蠕虫感染；Th17 细胞在适应性免疫应答早期刺激中性粒细胞应答，促进其吞噬和清除细胞外细菌和真菌；存在于淋巴滤泡内的 Tfh 细胞则可辅助 B 细胞产生高亲和力抗体，介导体液免疫应答。

T细胞介导的细胞免疫应答在抗感染和抗肿瘤中起到重要作用。抗感染主要针对细胞内寄生病原体感染,包括某些细菌、病毒、真菌及寄生虫等。抗肿瘤包括CTL的特异性杀瘤作用,活化巨噬细胞及NK细胞的非特异性杀瘤作用,以及分泌细胞因子直接或间接的杀瘤效应等。效应T细胞也参与免疫损伤,如Th1细胞介导的迟发型超敏反应参与移植排斥反应和某些自身免疫病的发生和发展。

第二节　T细胞的分化及发育

如同所有血液细胞一样,T细胞来源于骨髓造血干细胞,并在胸腺中发育成熟。外周血中,T细胞约占淋巴细胞总数的60%。在骨髓微环境影响下,造血干细胞在骨髓中依次分化为多能祖细胞(multipotent progenitor,MPP)、共同淋巴样祖细胞(common lymphoid progenitor,CLP)和共同髓样祖细胞(common myeloid progenitor,CMP)。CLP可进一步分化为祖T细胞和祖B细胞。祖T细胞随血循环迁移至胸腺,在胸腺中分化、发育为成熟T细胞,最后从胸腺迁出进入外周淋巴组织,完成在胸腺中的发育过程。在胸腺发育成熟的初始T细胞,归巢于外周淋巴器官并参与体内淋巴细胞再循环。在外周淋巴组织的胸腺依赖区,T细胞通过TCR与抗原提呈细胞表面的MHC分子特异性结合,并在共刺激信号和细胞因子共同作用下,活化并分化成为CTL、Th细胞或调节性T细胞,完成其在外周淋巴组织的分化发育过程。最终,各功能性T细胞介导对靶抗原的特异性免疫应答,并参与对免疫应答类型、强度、持续时间及适时终止的精细调节。

对T细胞在胸腺发育过程的认识为深入理解免疫耐受机制及T细胞对抗原精确识别和免疫应答奠定了基础。

一、T细胞在胸腺中的发育

胸腺是T细胞分化、发育的主要场所,造血祖细胞迁入胸腺,在胸腺微环境中,受胸腺上皮细胞等基质细胞提供的各种信号支持,完成发育,最终形成具有高度多样性,并能有效区分“自我”与“异我”的T细胞库。

CLP分化、发育为成熟T细胞的过程,涉及一系列非常复杂的发育生物学事件,如抗原识别受体基因重排、阳性选择和阴性选择、淋巴细胞分化过程中的转录因子调控等。

(一)胸腺细胞发育过程

胸腺中处于不同分化阶段的T细胞统称为胸腺细胞。胸腺细胞在胸腺组织的有序迁移过程,经历TCR的重排、功能性膜表面分子的表达。胸腺细胞发育的不同时期会逐步表达或消失一些标志分子,如CD3、CD4、CD8和CD25等。根据CD4和CD8的表达,可以将其分为双阴性(double-negtive,DN)、双阳性(double-positive,DP)和单阳性(single-positive,SP)3个主要阶段。从骨髓迁入的淋巴祖细胞首先从胸腺小叶皮髓质交界处的血管进入胸腺,随后经皮质迁移并聚集于被膜下区,之后胸腺细胞从浅皮质区向深皮质区迁移，再进入胸腺髓质。通过迁移、增殖、分化，胸腺细胞逐步完成不同的发育阶段，最后发育成成熟的、自身免疫耐受性的 CD4 或 CD8 单阳性的 T 细胞，从胸腺输出并归巢到外周免疫器官(图 4-4)。

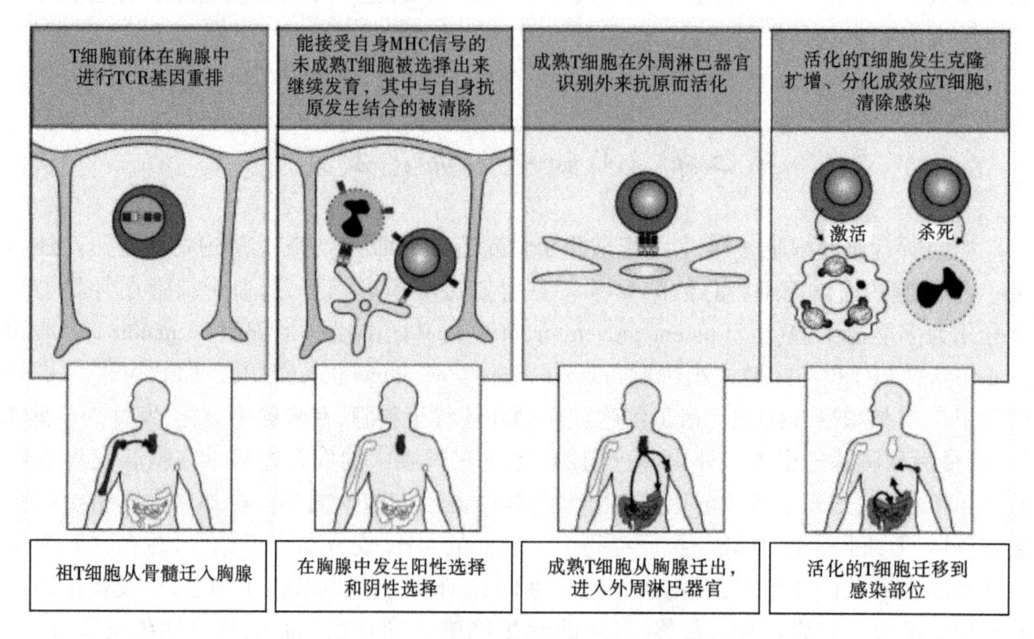

图 4-4　T 细胞在机体中的分化、发育过程

参考 *Janeway's Immunobiology*(8th edition)

胸腺细胞发育的理论多来自动物实验。最早的来源于骨髓的胸腺祖细胞经血流进入胸腺，既不表达 CD4 也不表达 CD8，即 DN 细胞。在小鼠体内，刚刚进入胸腺的祖细胞被称为 DN1 细胞，DN1 阶段的细胞既未发生 TCR 链的重排，也不表达 CD25 分子，但表达高水平的 CD117 和 CD44。DN1 细胞从胸腺的皮髓质交界处进入胸腺，停留 10 d 左右，然后开始经过皮质区迁移至被膜下区，在这一过程中主要接受来自皮质上皮细胞的刺激信号，为进一步分化做好准备。当发育到 DN2($CD25^+CD44^+CD117^+$)阶段，胸腺细胞主要存在于皮质区；当分化到 DN3($CD25^+CD44^-CD117^-$)阶段，胸腺细胞到达被膜下区，大约 2 d 后，TCR β 链基因开始重排。成功重排 TCR β 基因得以表达，并与 TCRα 链前体(prα，也称替代 α 链)结合形成前 T 细胞受体(pre-TCR)，唯有那些表达功能性 pre-TCR 的胸腺细胞才能被选择存活并继续发育，此过程称为 β 选择。之后，胸腺细胞进一步分化进入 DN4 阶段($CD25^-CD44^-CD117^-$)，随后胸腺细胞从被膜下区域逐渐向髓质迁移。在从浅皮质区往深皮质区迁移的过程中，胸腺细胞逐渐表达 CD4 和 CD8 分子，进而成为 DP 细胞，这一过程大约出现在 DN1 细胞迁入到胸腺后的 19 d。DP 阶段，胸腺细胞继续重排 TCR α 位点，转录、翻译产生的 TCR α 链取代 pTα，形成完整的 TCR 复合体。此时，胸腺细胞已经能够表达与 pMHC 复合物具有一定亲和力的完整的 TCR，在皮质区 pMHC 主要由皮质上皮细胞表达。能够通过 TCR 成功接受自身 MHC 分子的信号刺激的胸腺细胞发生“阳性选择”,得以继续发育,如果选择失败则被淘汰。经过阳性选择后,细胞下调CD8或CD4表达,转变为CD4或CD8 SP细胞。在皮髓交界处和髓质区,SP细胞在某些黏附分子的参与下,与髓质上皮细胞或树突状细胞提呈的自身pMHC复合物相结合,发生阴性选择。在阴性选择的过程中,TCR与自身抗原高亲和性的细胞克隆会被删除,从而避免了自身反应性T细胞进入血循环的可能性。经过阳性选择后的SP细胞向皮髓交界处的血管迁移,迁移过程中逐渐表达归巢受体,完成最后的发育成熟,最后穿过血管内皮细胞迁出胸腺后,进入外周T细胞的循环(图4-5)。

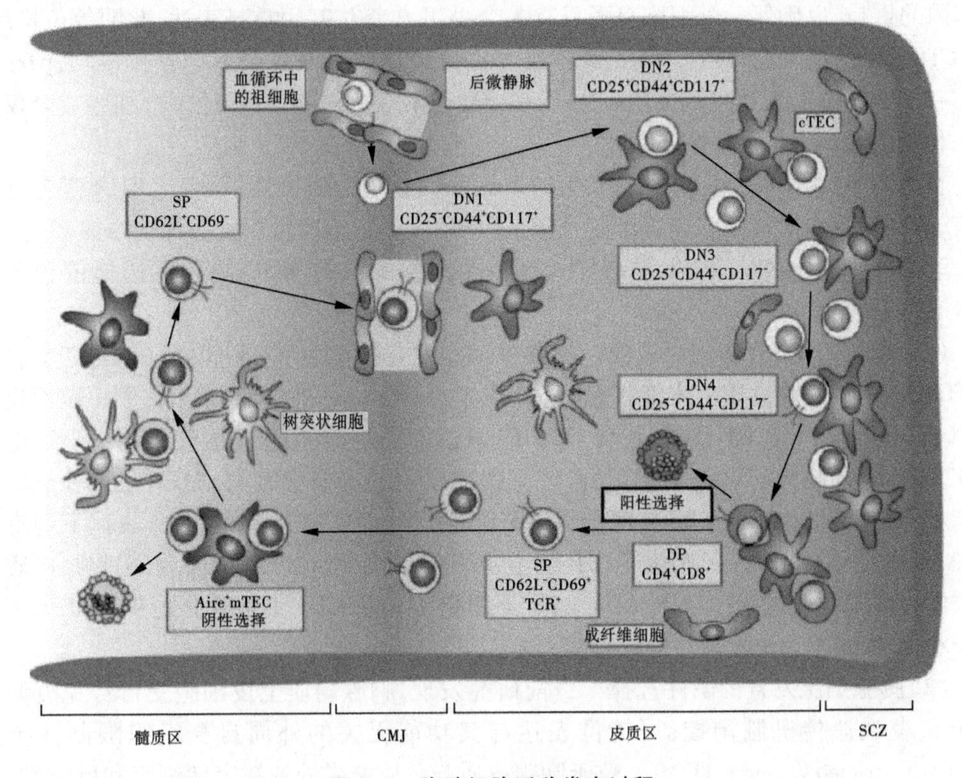

图4-5 胸腺细胞迁移发育过程

参考 Finding their niche: chemokines directing cell migration in the thymus

近几年的研究认为,人的胸腺前体细胞为$CD34^+CD1a^-$,前体细胞在胸腺发育的早期即逐渐获得CD1a的表达,分化为$CD34^+CD1a^+$细胞,此时的前体T细胞即具备了定向分化为T细胞的能力,并开始表达分化抗原,依次进入短暂的不成熟的CD4 SP细胞、早期DP细胞和$CD4^+CD8^+$ DP细胞阶段。从前体细胞发育到DP阶段,胸腺细胞的发育过程主要在皮质区完成。在胸腺细胞表达CD4、CD8分子的过程,也逐渐开始进行TCR β链编码基因的重排。之后同样经历β选择、完整TCR的表达、阳性选择和阴性选择,获得自身MHC限制性和自身免疫耐受性。最终,完成所有成熟过程的CD4或CD8 SP细胞再经皮髓交界处血循环迁出胸腺。

（二）T 细胞在胸腺中发育的关键事件

1. 胸腺细胞 TCR V 区基因随机重排　胸腺细胞发育过程中，TCR 生发一系列有序的基因表达和关闭。前体 T 细胞既无 TCR 基因重排，也无重组活化基因（recombination activating gene，RAG）表达。随着 pre-TCR pTα 的转录表达，RAG-1 和 RAG-2 表达。在 RAG 作用下，才开启 TCR β 基因进行 V、D、J 基因片段重排及表达。TCR β 链表达、pre-TCR 形成后，在 CD3 受体信号共同参与下发生 β 选择，可促使胸腺细胞迅速克隆扩增。但此时克隆扩增阶段胸腺细胞 RAG-1 和 RAG-2 的表达是暂时性下调的，同时关闭 TCR β 基因的重排，以确保一个细胞克隆只有一个 TCR β 等位基因重排表达，此即等位排斥。之后 TCR α 链基因也开始重排时，细胞已停止分裂。当 TCR α 链基因重排成功，pTα 及 RAG-1、RAG-2 的表达也被关闭。RAG 基因适时的表达与终止，保证每个细胞克隆仅表达一种功能性 TCR（图 4-6）。

在此阶段，由于每个胸腺细胞发生的 V 区基因重排为随机性，所表达 TCR 是自己所特有，故在胸腺中形成众多胸腺细胞克隆，这是机体 T 细胞库可识别各种抗原的基础。

2. 胸腺细胞发育的 MHC 限制性选择　T 细胞发育的 MHC 限制性选择依赖于其 TCR 在胸腺识别 pMHC。

（1）胸腺细胞发育的阳性选择　当胸腺细胞发育到 $CD4^+CD8^+$ DP 阶段，若细胞表面的 TCRαβ 能与胸腺皮质上皮细胞表面 pMHC Ⅰ类分子以适度亲和力结合，则可以活化转录因子 Runx3，促使 DP 细胞上调 CD8 的表达，下调 CD4 的表达直至缺失，分化为 $CD4^-CD8^+$SP细胞；若 DP 细胞 TCRαβ 可与胸腺皮质上皮细胞表面 pMHC Ⅱ类分子以适度亲和力结合，活化 Thpok 转录因子，则 DP 细胞表面 CD4 表达上调，CD8 表达下调直至缺失，分化为 $CD4^+CD8^-$T 细胞；若 DP 细胞 TCRαβ 不能与 pMHC 结合，则在胸腺皮质内凋亡而被清除。通过阳性选择，$CD4^-CD8^+$T 细胞和 $CD8^-CD4^+$T 细胞分别获得 MHC Ⅰ类分子和 MHC Ⅱ类分子限制性的识别能力。

（2）胸腺细胞发育的阴性选择　目前研究发现，胸腺髓质上皮细胞受自身免疫调节因子和表观遗传机制调控，可镜像表达与其功能无关的外周自身组织限制性抗原（tissue-restricted antigen，TRA）。位于胸腺皮质与髓质交界处的树突状细胞和巨噬细胞，通过摄取髓质上皮细胞播散或胞外转运释放的 TRA，就可将 TRA-MHC 分子复合物提呈给胸腺细胞。在胸腺髓质内，凡能识别并高亲和力结合 TRA-MHC 分子复合物的自身反应性 T 细胞，即发生凋亡而被清除，或转变为失能状态而不能识别该复合物的胸腺细胞克隆继续发育。由此，胸腺细胞通过阴性选择而获得对自身抗原的耐受性。此外，髓质上皮细胞亦可直接参与阴性选择，其可能的机制：经历阳性选择的胸腺细胞若能以高亲和力与髓质上皮细胞所表达的 TRA-MHC 分子复合物结合，将发生凋亡而被清除。

从淋巴样前体细胞进入胸腺，胸腺细胞经历 TCR 基因重排与表达、细胞增殖、阳性和阴性选择，分化、发育为成熟 T 细胞，具备了如下特征：表达功能性 TCR，CD4 或 CD8 SP 细胞具有 MHC 限制性识别能力，一般不针对自身抗原产生应答。成熟 T 细胞离开胸腺，随血循环迁移至周围淋巴器官，加入 T 细胞库。

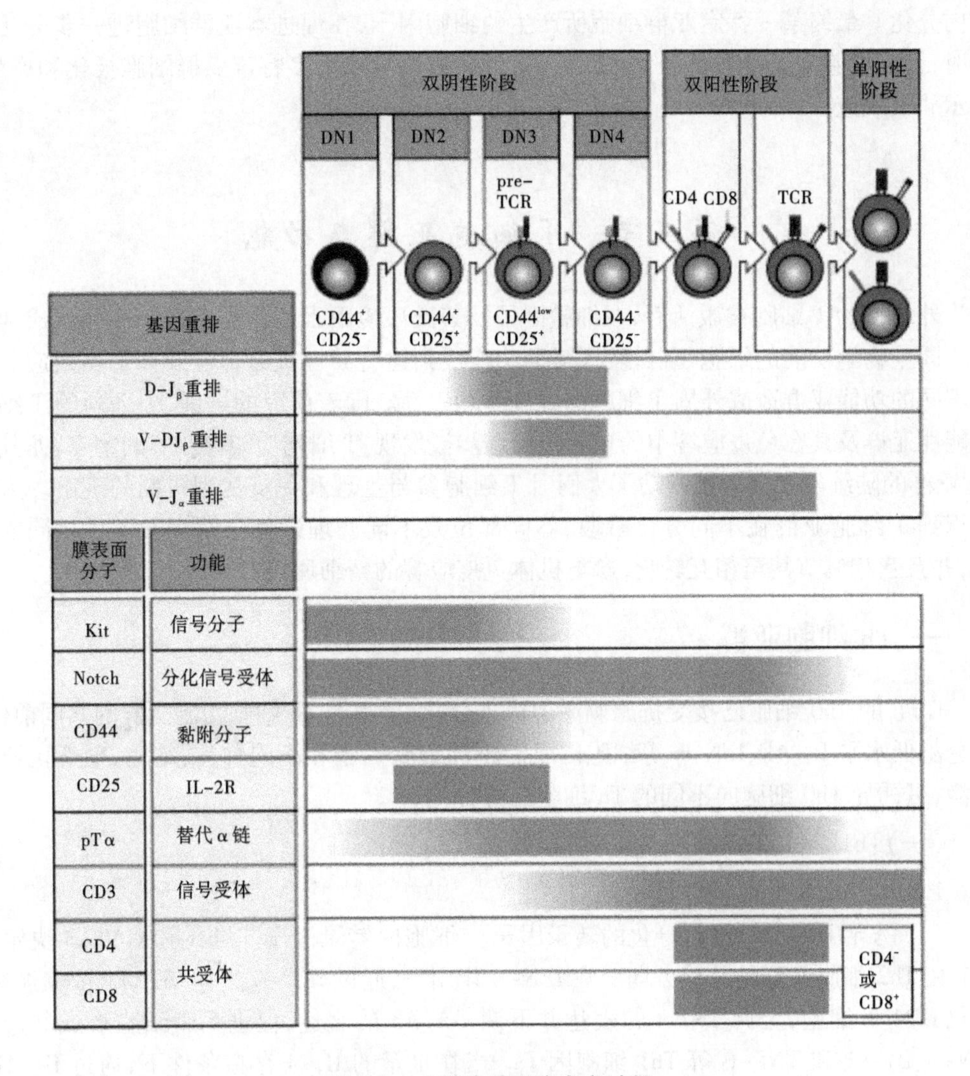

图 4-6　小鼠胸腺细胞发育过程

参考 *Janeway's Immunobiology*(*8th edition*)

二、T 细胞在外周免疫组织中的分化、发育

在胸腺内发育成熟的初始 T 细胞进入血循环，通过表达淋巴细胞归巢受体如 L-选择素和 LFA-1 等黏附分子，归巢至外周淋巴器官的胸腺依赖区，并周而复始地在血液和外周淋巴组织间再循环。初始 T 细胞在外周淋巴器官中接受抗原提呈细胞提呈的抗原后被激活，然后增殖并分化成为不同的效应 T 细胞或记忆 T 细胞。

在外周 T 细胞活化、分化、发育的过程中，不同病原体刺激抗原提呈细胞等固有免疫细胞产生不同细胞因子，作用于已识别特异性抗原的初始 T 细胞，诱导特征性转录因子表达与活化。T 细胞持续活化导致表观遗传学改变(基因甲基化或乙酰化)，选择性促进该亚群相关的细胞因子基因开放，同时关闭其他亚群相关的细胞因子基因，向特定亚群方向分化。最终某一特定亚群细胞所产生的细胞因子，在促进本亚群细胞进一步分化的同时，抑制细胞向其他亚群分化，通过正负反馈机制导致更多特定亚群细胞极化和产生，显示放大效应。

第三节 T细胞亚群与功能

外周初始T细胞被激活后，在细胞因子及其微环境因素的作用下进一步分化成为具有不同生物学功能的细胞亚群，发挥辅助功能或到达特异性抗原部位发挥杀伤效应。这些不同的功能亚群造成外周T细胞的高度不均一性。随着研究的进展，一系列的T细胞功能性亚群及其在免疫应答中的重要作用逐步被发现，T细胞功能性亚群的鉴定，尤其是Th亚群的陆续发现极大地推动了人们对T细胞参与生理和免疫病理机制的理解。人们认识到T细胞亚群在不同分化阶段、不同部位及不同病理过程中发挥着不尽相同的作用，并且互相调节甚至相互转化，参与机体免疫应答的精细调控。

一、Th细胞亚群

$CD4^+$的Th0细胞已接受抗原刺激但尚未分化，是不同Th细胞功能亚群的共同前体，可分泌低水平IL-4F、IFN-γ等细胞因子。不同细胞因子和不同种类、结构、剂量抗原的刺激，可诱导Th0细胞向不同的Th细胞亚群分化。

（一）Th1和Th2细胞

1. Th1/Th2细胞的诱导分化

（1）诱导Th1/Th2细胞分化的转录因子　细胞内转录因子T-bet和GATA3决定着Th1和Th2细胞亚群的分化方向。在IFN-γ作用下，通过IFN-γ受体/STAT1依赖途径，活化$CD4^+$T细胞，上调T-bet的表达并下调GATA3的表达，促进Th1细胞形成并产生IFN-γ、IL-12和TNF-β等Th1细胞因子。当在足量的IL-4存在条件下，通过IL-4R/STAT6途径，活化$CD4^+$T细胞，上调GATA3的表达并下调T-bet的表达，促进Th2细胞形成并产生IL-4、IL-5、IL-10、IL-13等Th2细胞因子。

（2）细胞因子对Th1/Th2细胞分化的放大效应　Th1细胞分化的关键转录因子是T-bet。当发生细胞内感染时，树突状细胞等产生的IFN-γ通过激活Th0细胞内的STAT1，诱导转录因子T-bet表达，使T细胞表达IFN-γ和IL-12受体，IL-12与其受体结合进一步激活细胞内STAT4，可促进IFN-γ产生，IFN-γ与T-bet互相正向放大反馈，可促使T细胞增殖分化为Th1细胞。Th1细胞一旦形成，其分泌的IFN-γ具有放大效应，即不断促进Th1细胞分化，同时抑制细胞向Th2细胞和Th17细胞分化。

IL-4可活化Th0细胞内的STAT6，STAT6和TCR信号相继共同诱导转录因子GATA3表达，GATA3促进Th2细胞因子（IL-4、IL-5、IL-13等）基因表达；抑制IL-12受体信号链表达，从而阻止细胞向Th1细胞分化。另外，Th2细胞所产生的IL-4发挥放大效应，并抑制Th1细胞和Th17细胞分化（图4-7）。

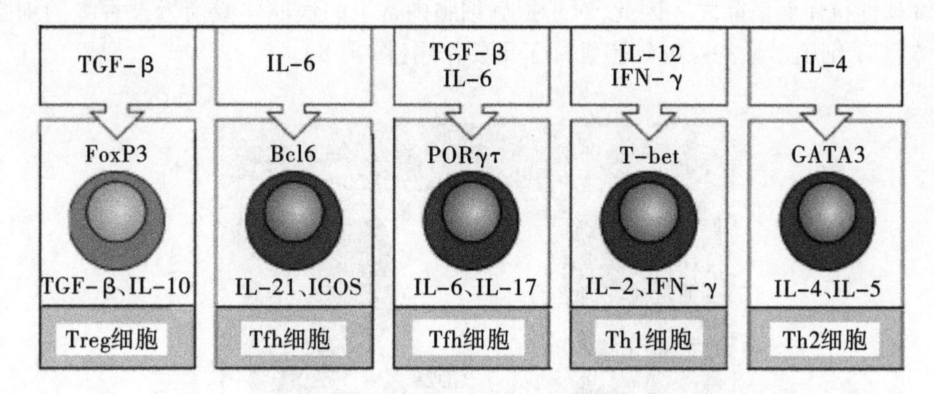

图 4-7　细胞因子对 T 分化的调节

参考 *Janeway's Immunobiology*(*8th edition*)

(3)Th1 细胞与 Th2 细胞的相互调控　Th1 细胞产生 IFN-γ 可选择性地抑制 Th2 细胞增殖,而 Th2 细胞分泌 IL-4 和 IL-10 则可下调巨噬细胞和树突状细胞分泌 IL-12,减少 Th1 细胞的形成。Th2 细胞不产生 IFN-γ,却产生 IL-10,IL-10 则可作用于单核巨噬细胞,通过下调抗原提呈细胞表面的 MHC Ⅱ类分子的表达、抑制巨噬细胞产生一氧化氮及 IL-1、IL-6、IL-8、IFN-γ 等因子,通过间接途径抑制 Th1 细胞亚群的形成。此外,Th2 细胞因子可抑制经典巨噬细胞激活,并干扰 Th1 细胞介导的抗细胞内感染。

初始 $CD4^+$T 细胞向 Th1 细胞和 Th2 细胞分化过程和免疫应答不同阶段存在着相互调控作用,因而在感染性过程中两者往往共同参与免疫病理过程。如卵清蛋白诱导的小鼠哮喘模型研究发现,Th1 细胞不仅不能拮抗 Th2 细胞的病理性作用,反而通过促进急性炎症加重肺部病变。过敏原特异性的 Th1 细胞和 Th2 细胞通过不同机制参与哮喘慢性炎症的呼吸道高反应性病理过程。体内的自然调节性 T 细胞则可抑制 Th1 细胞和 Th2 细胞诱导的炎症反应和呼吸道高反应性。鞘氨醇-1 磷酸受体激动剂均可对 Th1 细胞和 Th2 细胞产生类似的抑制作用。

2. Th1 细胞的功能　Th1 细胞旧称迟发型超敏反应 T 细胞,主要通过其产生的炎性细胞因子(Th1 细胞因子,如 IFN-γ、IL-2)介导细胞免疫及迟发型超敏反应性炎症;IFN-γ还可促进 B 细胞合成抗体向 IgG2a 和 IgG3 换转;除此之外,Th1 细胞还可表达 TNF-β、TNF-α 等炎性细胞因子,参与局部炎症反应的发生。

Th1 细胞可产生多种细胞因子和表达膜分子,通过多种途径活化、募集巨噬细胞,清除细胞内病原体。多数情况下巨噬细胞维持非活化状态,不必进一步活化即可杀伤吞噬的病原体,且不对自身组织细胞造成损伤。但是,某些细胞内寄生的病原体如结核分枝杆菌或麻风杆菌,通过抑制吞噬体与溶酶体融合或干扰吞噬小体酸化,导致溶酶体酶激活受阻,从而有利于病原体在宿主细胞内存活,并逃避特异性抗体和 CTL 的攻击。针对此类细胞内寄生病原体,Th1 细胞可通过识别巨噬细胞所提呈的特异性抗原而与巨噬细胞结合,通过释放 IFN-γ 等细胞因子,活化巨噬细胞。并且 Th1 细胞通过表面的 CD40L 与巨噬细胞 CD40 结合,提高巨噬细胞对 IFN-γ 的敏感性。此外,Th1 细胞表达的膜型 TNF-α 或 TNF-β 可替代 CD40L,有效激活巨噬细胞。Th1 细胞还可促进 B 细胞分泌高效的调理性抗体而清除之。因此,对于抵御细胞内寄生的病原体或新近被吞噬的细胞外病原体,Th1 细胞激活的巨噬细胞发挥了重要作用(图 4-8)。

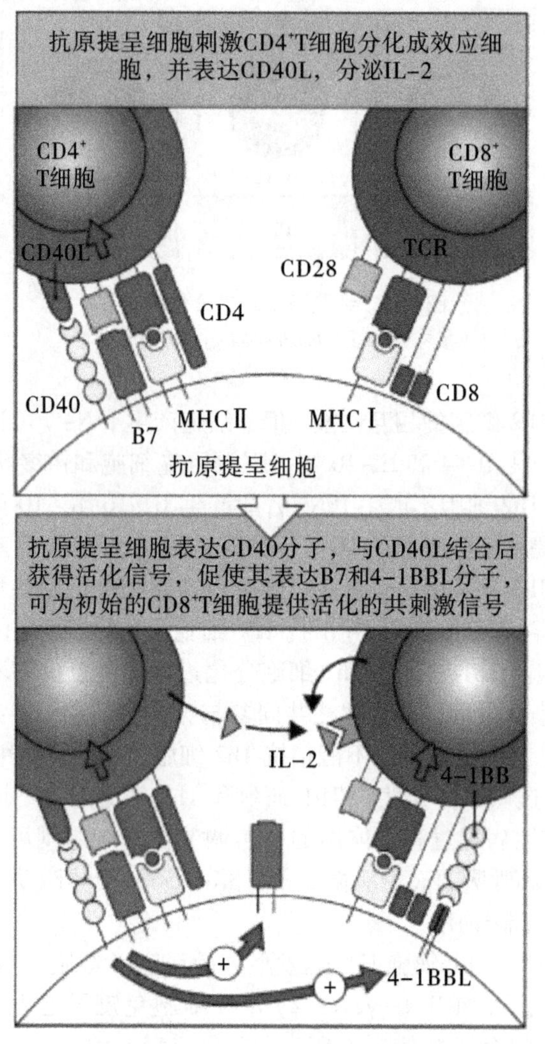

图 4-8 Th1 细胞通过活化、募集巨噬细胞,清除细胞内病原体

参考 *Janeway's Immunobiology*(*8th edition*)

Th1 细胞可诱生并募集巨噬细胞至感染部位。Th1 细胞产生 IL-3 和粒细胞-巨噬细胞集落刺激因子(GM-CSF),促进骨髓造血干细胞分化为巨噬细胞;Th1 细胞产生 TNF-α 和TNF-β,可诱导血管内皮细胞高表达黏附分子,同时在其分泌的趋化因子如单核细胞趋化蛋白-1 作用下,促进巨噬细胞和淋巴细胞黏附于血管内皮,继而穿越血管壁,被募集至感染部位。

激活的巨噬细胞表达更多的 CD40,分泌大量的 TNF-α 和 IFN-γ,诱导一氧化氮和超氧离子产生,促进溶酶体与吞噬体融合,合成并释放各种抗菌肽和蛋白酶,促进对细胞内病原体的杀伤。此外,活化的巨噬细胞也可进一步增强 Th1 细胞的效应。激活的巨噬细胞高表达 B7 和 MHC Ⅱ类分子,具有更强提呈抗原和激活 $CD4^+$T 细胞的能力;激活的巨噬细胞分泌 IL-12,可促进 Th0 细胞向 Th1 细胞分化,进一步放大 Th1 细胞应答的效应。

通常 Th1 细胞仅对提呈特异性抗原的感染巨噬细胞发挥有效的活化作用,从而有效、特异性地清除病原体。这种现象有效避免了活化巨噬细胞所产生介质(一氧化氮和超氧离子等)对宿主细胞的过度损伤。尤其在抵御体积较大难以吞噬的细胞外病原体如蠕虫时,常以组织损伤为代价。Th1 细胞仅激活感染的巨噬细胞,可最大限度减少对局部组织的损伤。

慢性感染细胞内寄生菌的巨噬细胞丧失活化和杀伤能力,成为病原体的蔽护所。Th1 细胞可通过 FasL/Fas 途径杀伤此类巨噬细胞。某些分枝杆菌可能未进入细胞囊泡而存在于细胞质,对巨噬细胞活化不敏感,但可被 $CD8^+$ CTL 杀伤。感染的巨噬细胞被 Th1 细胞或 $CD8^+$ CTL 杀伤后,均可释出细胞内病原体,后者被新生的巨噬细胞摄取、杀伤。

Th1 细胞产生 IL-2 等细胞因子,还可促进 Th1 细胞、CTL 等其他 T 细胞增殖,从而放大免疫效应。

3. Th2 细胞的功能　Th2 细胞主要通过分泌 Th2 细胞因子而介导体液免疫应答,Th2 细胞可分泌的细胞因子主要有 IL-4、IL-5、IL-6、IL-13、IL-25 等。这些细胞因子可促进 B 细胞活化及 B 细胞合成抗体类型的转换。IL-4 和 IL-13 促进黏膜分泌黏液和肠蠕动,构成免疫屏障,并促进组织修复。另外,Th2 细胞分泌的 IL-4、IL-5 等细胞因子,可诱导支气管哮喘等过敏性疾病的发生。

Th2 细胞可趋化 B 细胞、嗜酸性粒细胞、嗜碱性粒细胞等,在抵抗蠕虫感染中发挥重要作用。蠕虫感染发生时,Th2 细胞分泌 IL-4 和 IL-13,诱导 B 细胞产生 IgE 类抗体,IgE 结合蠕虫抗原后通过调理作用,介导嗜酸性粒细胞对蠕虫的吞噬。Th2 细胞分泌的IL-5ε 可活化嗜酸性粒细胞,使其释放碱性蛋白等多种效应分子,直接破坏虫体;Th2 细胞因子可活化肥大细胞,使之表达高亲和力 IgE 受体(FcεRⅠ),FcεRⅠ通过与 IgE 的结合,导致肥大细胞脱颗粒,诱导局部炎症,破坏寄生虫;Th2 细胞产生的 IL-13 可刺激胃肠道蠕动产生黏液,从而发挥针对寄生虫的屏障作用;Th2 细胞还可产生 IL-4 和 IL-13,诱导旁路活化的巨噬细胞参与组织修复和重建。

人 Th1 细胞和 Th2 细胞参与不同免疫病理过程的发生和发展。持续、强烈的 Th1 细胞应答,可能与器官特异性自身免疫病、接触性皮炎、不明原因的慢性炎症性疾病、迟发型超敏反应、移植排斥反应等有关;持续、过度的 Th2 细胞应答,则可以削弱机体对感染因子(包括人类免疫缺陷病毒)的保护性防御机制,并介导遗传易感的个体发生超敏反应。

(二)Th17 细胞

2003 年 Aggarwal 等报道,IL-23 可诱导一群 Th 细胞亚群的形成。该群 Th 细胞具有不同于 Th1 细胞和 Th2 细胞的特征,可产生 IL-17A 和 IL-17F,促进炎症反应发生,Th17 细胞亚群正是因为可选择性地高分泌 IL-17 而得名。活化的 Th17 细胞主要抵御细胞外病原微生物感染,是最早参与抗感染应答的效应 T 细胞,尤其在肠道和肺黏膜等暴露于大量潜在病原体的部位,可维护上皮屏障功能。另外,Th17 细胞是强有力的致炎效应细胞,参与关节炎、多发性硬化和实验性自身反应性脑脊髓炎等病理过程发生(图 4-9)。

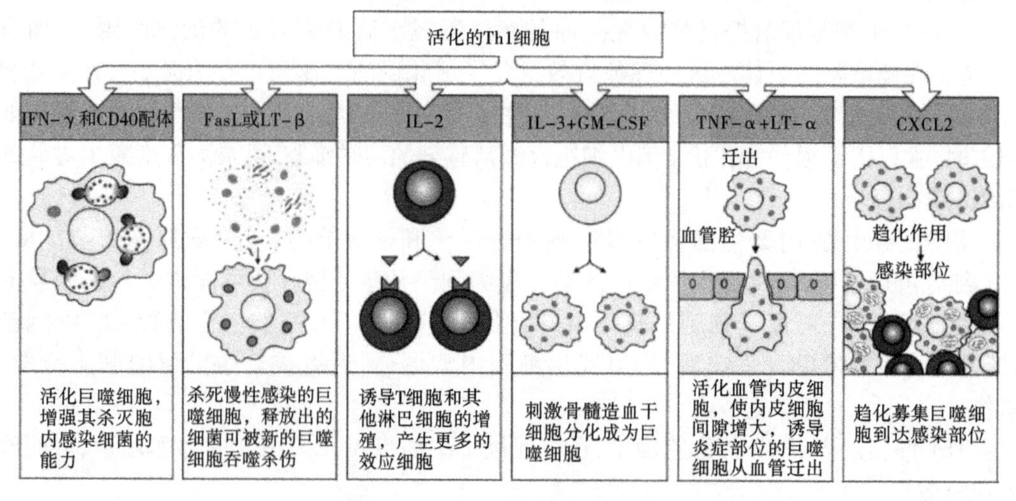

图 4-9 CD4^{+}Th 细胞亚群主要功能

参考 *Janeway's Immunobiology*(*8th edition*)

多种细菌和真菌感染可刺激树突状细胞产生 IL-6、IL-1 和 IL-23。TGF-β 微环境可诱导 CD4^{+}Th0 细胞表达转录因子 RORγτ,RORγτ 与 IL-6 活化的 STAT3 共同驱动 T 细胞表达 IL-23R,从而向 Th17 系谱分化。IL-23 通过 IL-23R 信号通路而激活细胞内 STAT1、STAT3 和 STAT5,促进 Th17 细胞增殖与维持,Th17 细胞产生的 IL-21、IL-6 通过自分泌作用对 Th17 细胞分化发挥放大效应。

目前研究已发现,脐血和胸腺中存在 Th17 前体细胞。胸腺中 Th17 前体细胞高表达 RORγτ、IL-23R、IL-1R 和 CCR6,在胸腺自身抗原选择及 TGF-β、IL-6 作用下,可定向分化为 Th17 细胞。TGF-β 可能通过抑制 T-bet 表达、IFN-γ 产生及 Th1 细胞分化,间接促进 Th17 细胞分化。这些胸腺内形成的 Th17 细胞表达 RORγτ、IL-23R、IL-1R、α4β1 整合素及趋化因子受体 CCR6,并迁移至肺、消化道和肝,通过产生 IL-22 而在炎性疾病过程中发挥保护宿主的作用。

Th17 细胞主要通过分泌多种细胞因子而发挥效应。①分泌 IL-17A 和 IL-17F,对 T 细胞的活化起协同刺激作用,并能促进树突状细胞成熟;IL-17 可诱导感染局部基质细胞分泌 CXCL8、TNF、IL-1 和集落刺激因子等炎症性细胞因子,趋化和募集中性粒细胞,促进中性粒细胞增殖和成熟,在抗真菌和细菌感染中发挥重要作用。②分泌 IL-22 和 IL-17,促进多种细胞产生抗菌肽(如防御素)。③分泌 IL-22,通过参与损伤修复和屏障功能而维持上皮屏障完整性。④产生 IL-21,促进 Tfh 细胞分化,刺激生发中心 B 细胞、CD8^{+}T 细胞、NK 细胞增殖和发挥功能。因此,Th17 细胞在炎症反应中发挥重要作用,也参与多种免疫病理过程发生和发展(表 4-2)。

表 4-2　各类 $CD4^+$Th 细胞亚群功能

	Th1 细胞	Th2 细胞	Th17 细胞	Th9 细胞	Th22 细胞	Tfh 细胞
分化所需细胞因子	IL-2、IFN-γ	IL-4	IL-1β、IL-23、TGF-β	TGF-β、IL-4	TNF、IL-6	IL-21、Bcl-6、IL-27、IL-12
抑制其分化的细胞因子	IL-4、IL-10	IFN-γ	IL-4、IFN-γ、IL-27、IL-2	IFN-γ、IL-27	高剂量 TGF-β	IL-2、IL-10
关键转录因子	T-bet	GATA3、MAF	RORγτ、RORα	PU.1、IRF4	RORγτ、芳香烃受体	Bcl-6、IRF4、MAF、BATF
激活 STAT	STAT4、STAT1	STAT6	STAT3	STAT6	STAT1、STAT3、STAT5	STAT3、STAT4、STAT1
产生的细胞因子和效应分子	IFN-γ、LTα、TNF-α、IL-2、IL-3、GM-CSF、CD40L、FasL	IL-4、IL-5、IL-10、IL-13、GM-CSF	IL-17A、IL-17F、IL-21、IL-22、IL-26	IL-9	IL-22	IL-2、IL-4、IL-10、IL-21、CXCR5、CD40L、ICOS、PD-1
介导免疫应答类型	细胞免疫	体液免疫	固有免疫			体液免疫
表达的趋化因子受体	CCR5、CXCR3、CXCR6	CCR3、CCR4、CCR8、	CCR2、CCR4、CCR6、CCR9、CXCR3、CXCR6	CCR3、CCR6、CXCR3	CCR4、CCR6、CCR10	CXCR5
免疫保护	抗细胞内感染病原微生物	清除蠕虫等细胞外寄生虫	黏膜与皮肤保护;抗细菌、真菌和病毒	抗肿瘤、抗蠕虫感染	黏膜免疫、提高固有免疫、组织重建	辅助 B 细胞分化;产生长期抗体应答
参与的疾病	实验性自身免疫性脑脊髓炎、类风湿关节炎、炎性肠病	哮喘等变态反应性疾病	早期炎症和局部病理损伤(银屑病、炎性肠病、多发性硬化症、类风湿关节炎)	过敏性炎症和自身免疫病	皮肤炎症性疾病等	自身免疫病、T 细胞淋巴瘤

(三)Th9 细胞

Th9 细胞是新发现的一类 $CD4^+$ Th 细胞亚群,因其可分泌大量 IL-9 而得名。体外实验中,IL-2、TGF-β 和IL-4 可诱导初始 Th 细胞分化为 Th9 细胞。并且 TGF-β 和 IL-4 可诱导 Th2 细胞转分化为 Th9 细胞。因此,Th9 细胞又被认为是 Th2 细胞亚群基础上的重新塑型。涉及其中的转录因子及机制较为复杂,目前仍不十分清楚,有待更多的研究来探索。

近年来研究发现其他活性介质也可调控 Th9 细胞分化、发育，如 IL-1 和 IL-33 可促进 Th9 细胞分化；IFN-γ 和 IL-23 可抑制 IL-9 表达；IL-25、环氧合酶-2、维生素 D_3 等可促进 Th9 细胞发育；转录因子 STAT6 的磷酸化在 Th9 细胞和 Th2 细胞的发育形成过程中起着重要作用。

Th19 细胞的主要特征是能分泌 IL-9，不能产生 IL-4、IL-17 和 IFN-γ。Th9 细胞主要存在于超敏反应性疾病患者外周血及正常或炎症皮肤组织。健康人皮肤和黑素瘤患者肿瘤组织也可检出 Th9 细胞。

Th9 细胞通过分泌 IL-9 可介导中枢神经系统炎症，参与某些自身免疫病如小鼠实验性自身免疫性脑脊髓炎的生发。研究发现，给小鼠过继输入 Th9 细胞，促进小鼠肺部嗜酸性粒细胞募集、组织肥大细胞增加及血清 IgE 水平升高，导致过敏性炎症的发生。Th9 细胞通过释放颗粒酶 B 直接杀伤肿瘤细胞，通过募集 $CD8^+T$ 细胞抑制黑色素瘤生长，或介导肥大细胞或树突状细胞依赖性抗肿瘤效应，从而参与肿瘤免疫。还有报道认为 Th9 细胞可参与抗寄生虫（主要是线虫类）感染。

（四）Th22 细胞

2009 年研究者在炎症性皮肤病患者表皮浸润的 Th 细胞中鉴定出一个新的 Th 细胞亚群，该细胞可分泌 IL-22 和 TNF-α，但不产生 IFN-γ、IL-4 及 IL-17，被命名为 Th22 细胞，其表面表达 CCR6、CCR4、CCR10 等炎症相关受体，RORγτ 和芳香烃受体（aryl hydrocarbon receptor，AhR）是控制 Th22 细胞分化的关键转录因子。

皮肤固有层边缘区的朗格汉斯细胞与树突状细胞均可诱导初始 $CD4^+T$ 细胞分化为 Th22 细胞，其部分依赖于微环境中的 IL-6 和 TNF-α。体外实验也证明，TNF-α 联合 IL-6可诱导初始 $CD4^+T$ 细胞分化为 Th22 细胞。

Th22 细胞主要分布于皮肤表皮层，通过产生 IL-22 和 TNF-α，诱导表皮角质细胞表达一系列参与固有免疫和适应性免疫应答的介质，进而参与皮肤炎症反应和自身免疫病。Th22 细胞分泌的 IL-22 与 TNF-α、IL-1 或 IL-17，对皮肤炎症性疾病有预警和保护受损组织的作用，若过度反应，则可引起损伤。研究发现，Th22 细胞还可产生与组织修复与重构相关的介质，如高表达成纤维细胞生长因子，作用于包括内皮细胞在内的多种细胞，参与修复表皮损伤、血管生成和纤维化；机体感染病毒或细菌等病原体后，Th22 细胞可激活其他免疫细胞，控制炎症并抵御感染。

（五）Tfh 细胞

该亚群细胞因定位于淋巴滤泡而得名。淋巴组织 T 细胞区树突状细胞及滤泡交界处活化的 B 细胞作为抗原提呈细胞，可诱导初始 T 细胞分化为 Tfh 细胞，Tfh 细胞的分化也与生发中心形成及功能密切相关。Tfh 细胞分化条件尚未完全清楚，IL-6 可能在促进 Tfh 细胞分化中发挥重要作用。

Tfh 细胞的特征性转录因子是 Bcl-6，Bcl-6 可促进 T 细胞表达 CXCR5，CXCR5 是 CXCL13 的受体，在体内 Tfh 细胞激活后 CXCR5 呈中等程度的上调表达；与此同时，CCR7（T 细胞表达的 CCL19 和 CCL21 的受体）的表达下调导致活化 Tfh 细胞到达 T 细胞区的外层及 T-B 交界处。这些因素使 Th 细胞易于进入淋巴滤泡。

Tfh 细胞可高分泌 IL-21、中等分泌 IL-4、低分泌 IL-17 和 IFN-γ。Tfh 细胞表达趋化因子 CXCR5，而不表达 CCR7。Tfh 细胞高表达共刺激分子 CD40L、PD-1 和 ICOS，ICOS 与 B 细胞表面的 ICOS 配体结合，对 Tfh 细胞的辅助活性发挥关键作用。Tfh 细胞主要功能是促进 B 细胞分化和记忆 B 细胞产生，IL-21 可促进成熟 B 细胞分化为长寿命浆细胞并促进抗体产生。

目前研究认为，Tfh 细胞是辅助 B 细胞的主要 T 细胞功能亚群。但是，Th1 细胞、Th2 细胞等 T 细胞亚群及其分泌的细胞因子，也参与辅助 B 细胞活化和 Ig 类别转换（在滤泡和其他淋巴组织内）。而 Tfh 细胞可以产生 IL-21，使其在 B 细胞对胸腺依赖性抗原的初始/再次免疫应答及体液免疫长期维持中更好地发挥作用。

二、CTL

（一）$CD8^+$CTL 的分化发育

初始 $CD8^+$T 细胞激活比 $CD4^+$T 细胞需要更强的共刺激信号。某些病毒感染时，成熟树突状细胞被完全活化，可高表达共刺激分子，直接向 $CD8^+$T 细胞提供双信号，刺激其合成 IL-2 并促使自身增殖，进而分化为 CTL，该过程无需 Th 细胞辅助。

多数情况下，向 $CD8^+$T 细胞提呈内源性抗原的抗原提呈细胞（如病毒感染细胞）仅表达低水平的共刺激分子，故 $CD8^+$T 细胞激活还有赖 $CD4^+$Th 细胞辅助。此种情况下，$CD4^+$Th 细胞和 $CD8^+$T 细胞识别同一抗原提呈细胞所提呈的特异性抗原，使 $CD8^+$T 细胞有机会接受 Th 细胞旁分泌的 IL-2 而活化、增殖和分化；另外，效应性 $CD4^+$Th 细胞识别抗原提呈细胞提呈的特异性 pMHC Ⅱ，$CD4^+$Th 细胞通过 CD40L 与抗原提呈细胞表面 CD40 结合，上调抗原提呈细胞表达共刺激分子（B7 和 4-1BBL），从而向 $CD8^+$T 细胞提供足够强度的共刺激信号，诱导 $CD8^+$T 细胞产生 IL-2 并增殖、分化（图 4-10）。通常，当一次病毒感染发生时，特异性 $CD8^+$T 细胞活化增殖后，其数量可较特异性初始 T 细胞增加 5 万倍。

有关 $CD8^+$T 细胞功能亚群的分化及其机制，目前的认识较少。近年来有文献报道，按照所分泌的细胞因子谱，$CD8^+$T 细胞也可分化为 Tc1、Tc2、Tc17 等功能亚群。

（二）CTL 的功能

CTL 能够特异性地杀伤细胞内寄生病原体的宿主细胞、肿瘤细胞等靶细胞，而不损害正常细胞。CTL 的效应过程包括识别与结合靶细胞、细胞内细胞器重新定向、颗粒外胞吐和靶细胞崩解。CTL 也能产生细胞因子调节免疫应答。

1. CTL 的杀伤过程对靶细胞的杀伤是个连续的过程　这个过程包括效-靶细胞结合、CTL 极化和致死性攻击。

（1）效-靶细胞结合　$CD8^+$T 细胞在淋巴组织内增殖、分化为效应 CTL，在趋化因子作用下离开淋巴组织向感染部位集聚。效应性 CTL 表达黏附分子（LFA-1、CD2 等）的水平比初始细胞高 2～4 倍，可有效结合低表达相应受体（ICAM、LFA-3 等）的靶细胞。若靶细胞不携带特异性抗原，则 CTL 脱离该细胞，继而与其他靶细胞黏附，直至遇到特异性

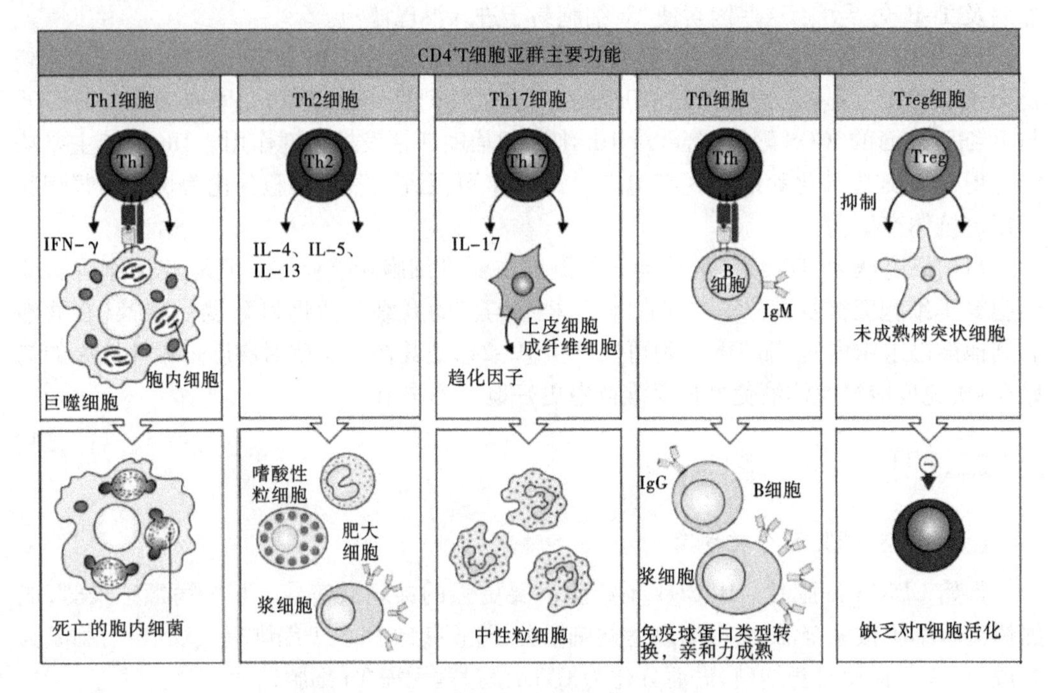

图 4-10　Th 细胞对 $CD8^{+}T$ 细胞的辅助活化作用

参考 *Janeway's Immunobiology*（*8th edition*）

抗原。CTL 的 TCR 与靶细胞特异性 pMHC Ⅰ类分子复合物结合，不需要共刺激信号，仅抗原特异性识别信号就可使 CTL 与靶细胞间形成牢固的效-靶细胞结合，在两者间形成紧密、狭小的空间即免疫突触，使 CTL 分泌的非特异性效应分子集中于此空间，选择性杀伤与之接触的靶细胞，而不影响邻近正常细胞。

（2）CTL 极化　CTL 的 TCR 与靶细胞表面 pMHC Ⅰ类分子复合物特异性结合后，TCR 及共受体向效-靶细胞接触部位聚集，导致 CTL 极化。细胞骨架系统（如肌动蛋白、微管）、高尔基复合体及细胞质颗粒等均向效-靶细胞接触部位重新排列和分布，从而保证 CTL 内效应分子定向分泌并作用于所攻击的靶细胞。

（3）致死性攻击　CTL 主要借助两类效应分子杀伤靶细胞，即储存于细胞质颗粒内的细胞毒素和诱导性表达的胞毒效应分子。

CTL 细胞质颗粒中的效应分子释放到效-靶细胞结合面，效应分子对靶细胞进行致死性攻击。然后，CTL 脱离靶细胞，寻找下一个目标，继而再次与表达相同特异性抗原的靶细胞结合，对其发动攻击，从而高效、连续、特异性地杀伤靶细胞，而不导致正常组织细胞损害。

2. CTL 主要通过两条途径杀伤靶细胞　这两条途径分别为穿孔素/颗粒酶和 FasL/Fas 分子途径。

CTL 可在 5 min 内杀伤携带特异性抗原的靶细胞，这种快速反应性提示是预存的效应分子发挥胞毒作用。穿孔素、颗粒酶是储存于 CTL 细胞质颗粒内的细胞毒素。穿孔素结构类似于补体 C9，其单体也可插入靶细胞膜，在钙离子存在情况下，多个单体聚合形成直径为 16 nm 的小孔，导致靶细胞崩解。因此，穿孔素的生物学效应类似于补体激活所形成的膜攻击复合体。

颗粒酶是一类丝氨酸蛋白酶，人有 5 种颗粒酶，其中对颗粒酶 B 的研究最为深入。一般认为颗粒酶从穿孔素在靶细胞膜所形成的孔道进入靶细胞，在靶细胞内通过激活凋亡相关的酶系统而诱导靶细胞凋亡，清除细胞内病毒感染产物和终止病毒复制。也有研究认为，穿孔素和颗粒酶可与丝甘蛋白聚糖形成多聚体复合物，从而以内吞膜泡的形式进入靶细胞。进入细胞质的颗粒酶 B 激活 Caspase 途径，导致线粒体释放细胞色素 C，最终使靶细胞凋亡。其他颗粒酶可通过不同机制诱导细胞凋亡。凋亡细胞因内膜磷脂酰丝氨酸翻转至膜外，进而被吞噬细胞识别、吞噬和降解，故正常情况下凋亡细胞不刺激免疫应答。人 CTL 还可分泌颗粒溶解素，也属于储备于细胞质中的毒素，具有抗菌作用，在高浓度下可诱导靶细胞凋亡。

CTL 可通过其表达的 FasL 分子，通过 FasL/Fas 途径，激活细胞内 Caspase 参与的信号转导途径，诱导靶细胞凋亡。此外，CTL 还可分泌 TNF-α、TNF-β，通过与靶细胞表面 TNF 受体 I 结合，介导靶细胞凋亡。CTL 分泌 IFN-γ，可诱导病毒感染细胞表达 MHC 分子，提高对 CTL 攻击的敏感性。靶细胞凋亡过程可激活多种酶，其中内源性核酸酶激活可降解病毒 DNA，其他酶激活有利于清除非病毒的胞内病原体。

三、调节性 T 细胞

（一）调节性 T 细胞的分化发育

20 世纪 80 年代初，研究者发现体内 $CD4^+$T 细胞中存在着可抑制免疫病理损伤的细胞群体。随后发现这些具有调节功能的细胞是 CD25 阳性并且表达 Foxp3 转录因子，因此，将 $CD4^+CD25^+Foxp3^+$ 作为调节性 T 细胞的分离鉴定指标。然而，由于 Foxp3 为细胞内分子，在鉴定的过程中需要固定细胞和细胞内染色，极大地制约了 $CD4^+CD25^+Foxp3^+$ 调节性 T 细胞分离后的功能应用研究，而后研究发现 IL-7R α 链（CD127）在 T 细胞膜的表达与细胞内 Foxp3 表达成反比，可作为分离鉴定的膜标记分子。因此，可将 $CD4^+CD25^+$ $CD127^{neg/low}$ 作为分离调节性 T 细胞的指标。

调节性 T 细胞是一类具有免疫负调节功能的 T 细胞亚群，约占外周血 $CD4^+$T 细胞的 5% ~10% 。另外，$CD8^+$T 细胞也存在调节性 T 细胞。细胞体外培养时，TGF-β、IL-2 和（或）视黄酸促进调节性 T 细胞分化、发育。根据 $CD4^+$ 调节性 T 细胞来源、表面标志、所产生细胞因子及作用机制，可将其分为两类。

1. 自然调节性 T 细胞　自然调节性 T 细胞在胸腺内分化、发育、成熟，约占正常人或小鼠外周 $CD4^+$T 细胞的 5% ~10% 。研究认为自然调节性 T 细胞在胸腺发育过程与其他 T 细胞亚群类似，也经历选择过程，但在经历阴性选择时，通过释放抗凋亡分子而逃脱阴性选择，分化为自然调节性 T 细胞，所以自然调节性 T 细胞为自身反应性 T 细胞。

2. 诱导型调节性 T 细胞　在未感染且无 IL-6、IFN-γ、IL-12、IL-4 等炎性细胞因子存在的情况下，TGF-β 可单独诱导外周初始 T 细胞表达 Foxp3，使之分化为调节性 T 细胞，称为诱导型调节性 T 细胞。

(二)调节性 T 细胞的功能

免疫系统在机体内发挥免疫防御作用的过程是复杂而严谨的,在识别并清除外来抗原的同时也伴随相应的调节机制,既要避免对自身抗原的应答而引起自身免疫病,也要将免疫应答对宿主组织的病理损伤控制在最小的范围,维持自稳状态。在此过程中调节性 T 细胞扮演着重要的角色。

自然调节性 T 细胞可表达 CD38、CD62L、CD5、CD45RO 及协同刺激分子 CTLA-4 和 PD-1,具有天然的免疫抑制作用,可抑制其他 T 细胞及树突状细胞和单核细胞的功能。自然调节性 T 细胞主要通过细胞间接触发挥抑制效应,从而阻止自身免疫病发生。诱导型调节性 T 细胞主要功能则是阻止、限制过度或不适宜免疫应答的发生。

调节性 T 细胞拥有强大的免疫抑制功能,它的免疫抑制功能似乎是“广谱”的,对 $CD8^+$T 细胞、$CD4^+CD25^-$T 细胞、树突状细胞、NK 细胞、NKT 细胞和 B 细胞都有抑制功能。其确切的细胞免疫的机制尚不十分清楚。目前认为其可以通过如下方式发挥免疫抑制效应。

(1)调节性 T 细胞可分泌 IL-35、IL-10 和 TGF-β 等可溶性负性免疫分子,发挥免疫抑制作用。

(2)调节性 T 细胞表达 IL-2 的高亲和力受体(包括 CD25、CD122 和 CD132 3 条肽链),因此调节性 T 细胞可通过高亲和力的竞争性结合 IL-2,降低邻近活化 T 细胞所需的 IL-2,导致活化 T 细胞的增殖抑制和凋亡。

(3)通过颗粒酶 A、颗粒酶 B,以穿孔素依赖方式使 CTL 和 NK 细胞等溶解。

(4)调节性 T 细胞尚可通过表达膜分子和分泌可溶性分子抑制树突状细胞成熟并影响其抗原提呈功能。调节性 T 细胞表达 CTLA-4,与树突状细胞表达的 CD80 及 CD86 结合,抑制树突状细胞的成熟,削弱其抗原提呈功能,而调节性 T 细胞分泌的 IL-35 则可诱导树突状细胞表达 PD-L1,促进免疫抑制性树突状细胞产生。

体内还存在一些不表达 Foxp3,但具有调节功能的细胞,如 Th3 细胞,主要位于黏膜,可产生 IL-4、IL-10 和 TGF-β,在控制黏膜免疫应答和口服免疫耐受中发挥重要作用。当口服低剂量抗原,在 TGF-β、IL-4、IL-10 等细胞因子存在的条件下,可诱导 $CD4^+$Th0 细胞分化为 Th3 细胞。还有 Tr1 细胞,主要通过分泌 IL-10、TGF-β 发挥免疫抑制作用,未成熟树突状细胞提呈抗原时所分泌的 IL-10 和 IFN-α 可促进 Tr1 细胞分化。

第四节 T 细胞研究现状和发展趋势

近十年来,免疫学理论和技术研究迅猛发展,不断有新的研究成果涌现出来,但许多关于 T 细胞分化发育和各细胞亚群的应答机制仍不十分清楚,有待进一步研究。

一、T 细胞各功能亚群及其调控机制的研究

近年来,T 细胞功能亚群的研究成果日新月异,随着对各细胞亚群的来源及诱导产生

条件、关键转录因子、产生的细胞因子谱系等生物学特性的研究越来越深入,将有利于阐明不同的T细胞亚群在各种疾病病理过程中的作用和机制。

1. 对不同T亚群的诱导因素及细胞内关键转录因子的研究　对Th细胞亚群本身以及Th亚群的关键效应分子的靶向干预,可能为疾病免疫治疗提供有效的新手段。如Th17细胞在多种感染病和自身免疫病中发挥重要作用。IL-6是诱导Th17细胞形成的关键因子,并参与类风湿关节炎等慢性炎症的病理过程。动物实验和临床试验发现,IL-6信号可能抑制Th17细胞形成,导致机体内调节性T细胞/Th17细胞比例增高。由此,临床研究采用IL-6受体的阻断性抗体治疗重度活性期类风湿关节炎患者获得了明显疗效。目前研究还发现环氧合酶-2/前列腺素E2途径可促使类风湿关节炎患者体内形成Th17细胞的自分泌环路,并介导关节滑膜炎症。因而,环氧合酶-2/前列腺素E2途径也有望成为调节Th17细胞的干预靶点。新近的研究发现RORγτ和RORα有很高的亲和力,通过抑制二者的结合,可抑制Th17细胞的分化发育,抑制IL-17A的产生,也为自身免疫病的治疗提供了新的思路。

2. 不同T细胞亚群的定位和分布的研究　T细胞在胸腺分化发育成熟后,经由血循环通过淋巴细胞归巢定位于外周淋巴组织器官,随后活化分化成不同的效应T细胞,还可以通过淋巴细胞再循环进行重新分布。对于不同的T细胞亚群而言,它们在体内的分布格局及其产生机制并不相同,它们的定位和功能密切相关。

IFN-γ可诱导Th1细胞表达CXCR3等趋化因子受体,并在CXCL9、CXCL10、CXCL11等趋化因子作用下趋化至感染部位,通过产生TNF-α和IFN-γ等促炎因子,在特定组织部位诱导炎症的产生。因而,Th1细胞是诱导炎症反应的重要成分,参与糖尿病、炎性肠病和类风湿关节炎等多种炎症性疾病的发病。Th17细胞通过表达α4β1整合素及趋化因子受体CCR6,迁移至肺、消化道和肝,通过产生IL-22而在炎性疾病过程中发挥保护宿主的作用。Tfh细胞分布于淋巴滤泡,并发挥对B细胞的辅助作用。目前研究认为CCR7的低表达和CXCR5的高表达使Tfh前体细胞能够趋化至淋巴滤泡,而淋巴滤泡局部微环境是如何促进Tfh细胞进一步形成有待研究。Th22细胞是皮肤组织中重要的T细胞亚群,参与皮肤炎症和损伤修复。那么皮肤组织微环境是如何诱导Th22细胞前体细胞进入皮肤并进一步分化、发育及通过何种机制使Th22细胞浸润于皮肤组织也有待更多的研究来解释。

自然调节性T细胞从胸腺形成后进入全身外周组织,发挥抑制自身免疫的作用。$CD4^+CD25^-$T细胞在外周经诱导可产生具有强大抑制功能的诱导型调节性T细胞。在肿瘤微环境中因存在着调节性T细胞群体对肿瘤免疫起抑制作用,因而阻碍免疫系统对肿瘤组织的清除。研究者试图通过清除诱导型调节性T细胞的靶向生物治疗方法,达到抗肿瘤的目的,但杀伤诱导型调节性T细胞的同时希望保留自然调节性T细胞群体。那么,理解两者的分布格局和来源将为新的治疗策略制订提供理论依据。

局部组织中T细胞亚群的不均衡分布显然与其生物学功能密切相关,这在诸多实验中得以证实。研究者往往通过直接获取局部组织来探讨T细胞亚群分布和功能。如癌瘤组织中和瘤旁Th细胞亚群及调节性T细胞等的分布密度存在着明显差异。那么,同一个体内的同一T细胞亚群在不同部位功能状态是否相同呢?再如,T细胞亚群在炎症组织、肿瘤组织、血液或渗出液中的分布是不平衡的，这种不平衡的具体机制又是什么呢？这些均是目前免疫学研究领域中关注的重要科学问题。

3. $CD4^+$T细胞各亚群的分化机制和可塑性研究　从初始$CD4^+$T细胞到Th功能亚群的分化、发育，是细胞免疫应答的重要步骤，Th亚群之间的相互作用、调节和转化也值得进一步分析。

现有的报道表明，T细胞功能性亚群并非终末分化的T细胞，即存在可塑性。早年的研究认为，Th1细胞和Th2细胞之间可通过IFN-γ、IL-4等细胞因子之间的平衡及细胞内转录因子T-bet和GATA3等的调控实现数量、功能的平衡，乃至相互的转化。新近报道认为，Th17细胞和调节性T细胞之间也可以相互转化。而在TGF-β和IL-4作用下，Th2细胞重新塑型为Th9细胞。T细胞亚群之间的转化意味着免疫应答及调控的再平衡，其中的确切机制还需进一步阐述。

近些年研究发现，调控Th1、Th2细胞分化的因素除微环境细胞因子外，其他因素也可调控Th1、Th2细胞分化。①抗原类型和浓度的影响：如纯化蛋白衍生物主要诱导Th1细胞分化，而超抗原TESS则诱导Th2细胞分化。低剂量抗原促使Th0细胞分化为Th1细胞，而高剂量抗原则诱导Th0细胞分化为Th2细胞。②抗原提呈细胞类型：如利什曼病小鼠实验发现，巨噬细胞提呈抗原可诱导Th1细胞分化和激活，B细胞提呈抗原则诱导Th2细胞分化和激活。③黏附分子的参与：如朗格汉斯细胞向Th1细胞提呈抗原时，有赖其表面ICAM、LFA-1等共刺激分子与Th1细胞表面相应配体结合，才能有效激活Th1细胞，而向Th2细胞提呈抗原时，无需上述黏附分子参与。④激素的作用：如糖皮质激素可增强Th2细胞活性，而脱氢表雄酮可增强Th1细胞活性。

4. T细胞亚群失衡与疾病发生关系的研究　针对不同的类抗原类型、剂量和进入机体的不同途径，以及不同的组织微环境诱导不同类型Th细胞分化。Th亚群之间的平衡有助于维持机体在全身或局部针对抗原特异性免疫应答的适度性和适时性，从而在清除抗原的同时保持机体的免疫稳态。已有报道揭示了Th细胞和调节性T细胞亚群数量和比例的改变参与了诸多病理过程。如Th1细胞/Th2细胞的失衡涉及炎性肠病的病理过程；肿瘤患者体内调节性T细胞/Th17细胞处于失衡状态。现今通过Th细胞亚群干预对治疗自身免疫病和肿瘤的免疫治疗已应用于临床，Th细胞亚群的数量和功能的失衡将导致机体免疫稳态被打破，从而产生病理性免疫应答，这些T细胞亚群之间是如何达到动态平衡并发挥对机体免疫应答的适度和精细调控有待更多的研究阐明。

Th细胞亚群在免疫应答调控过程中稳态的失衡影响着疾病的进程和转归，因而也有望成为疾病治疗中的干预靶点。然而，不同的Th细胞亚群通常共同参与机体的病理过程，并在特定的组织、病理阶段和病理状态下发挥着不尽相同的作用。因而充分阐述特定疾病的病理机制，明确不同Th亚群在其中的作用特点有助于治疗策略的选择。

二、T细胞共刺激信号及其对T细胞介导的细胞免疫应答的调节

共刺激信号不仅参与T细胞的双信号活化，而且在T细胞功能调节和分化/塑型过程中发挥着极为重要的作用。共刺激信号如何精确调控T细胞介导的细胞免疫应答是目前研究领域有待解决的关键科学问题之一。

近年来,新的协同刺激分子被不断发现,根据其结构可以分成两类。①TNF/TNF 受体超家族:包括 CD40/CD40L、OX40/OX40L、4-1BB/4-1BBL、RANK/TANKL 等。②免疫球蛋白超家族,由三大类分子组成:CD28/B7 家族,如 CD28/B7-1/B7-2、CTLA-4/B7-1/B7-2、PD-1/PD-1L/PD-2L 等;Tim 家族,如 Tim-1、Tim-2、Tim-3、Tim-4 和相关分子;黏附分子 LFA-1/ICAM-1、ICAM-2、ICAM-3、CD2/LFA-2 等。诸多研究显示,共刺激分子及其调节网络在 T 细胞免疫应答的有效启动、适度效应和适时中止过程中起着极其重要的调节作用。现在随着共刺激分子新成员的不断涌现和功能研究的深入及更多负性共刺激分子的发现,共刺激分子的定义已远远超越了原有概念。

1. 共刺激分子及其信号对 T 细胞功能性亚群分化、发育调节的研究　共刺激信号是 T 细胞活化及功能状态维持的关键因素之一。因而,研究以 T 细胞表面的共刺激分子为靶点调节 T 细胞的功能状态具有良好的应用前景。

在对调节性 T 细胞研究过程中发现,调节性 T 细胞表达膜型 TGF-β、CD28、CTLA-4、糖皮质激素诱导的 TNF 受体及 TNF 受体Ⅱ等一系列与其功能密切相关的膜分子,参与调节性 T 细胞的调节功能。如调节性 T 细胞表达 HVEM,通过与其受体 BTLA 结合而抑制效应 T 细胞;另外,调节性 T 细胞通过 CTLA-4、CD40L 的表达,也参与了诱导半成熟的树突状细胞生成,起到间接抑制作用。总之,共刺激信号在调节性 T 细胞亚群分化发育、增殖和效应环节都起着重要作用,这些都有待于深入探讨。

再如,CD226 及其配体 CD155 介导的共刺激信号则可促进幼稚 T 细胞向 Th1 细胞和 Th17 细胞分化并促进 IFN-γ 或 IL-17 分泌,抑制幼稚 T 细胞向 Th2 细胞分化和 IL-13、IL-4 的分泌。因而 CD226/CD155 可以作为干预靶点调控 Th1 细胞/Th17 细胞和 Th2 细胞之间的平衡,应用于自身免疫病的治疗。而 OX40/OX40L 共刺激信号促进 Th2 免疫应答而参与哮喘等自身免疫病的发生,有研究者采用 OX40L 阻断性单克隆抗体可有效抑制 Th2 细胞诱导的哮喘。

2. 共刺激分子参与不同 T 细胞功能性亚群活化调节的研究　众多的共刺激分子既可提供活化信号又可介导抑制信号的传递,因而对 T 细胞的活化的调节是复杂的。前文中提到活化 T 细胞表面 CD40L 与抗原提呈细胞表面 CD40 结合,可双向传递活化信号,同时诱导抗原提呈细胞表达更多共刺激分子(如 B7);而 CTLA-4(CD152)与 CD28 具有高度同源性,其胞质段不含免疫受体酪氨酸抑制基序(ITIM),但与 B7 亲和力比 CD28 高 20 倍,故可竞争性负向抑制 CD28 与 B7 结合,有效限制 T 细胞活化与增殖反应。PD-1 分子胞内段含 ITIM,与 PD-L1 结合可向 T 细胞传递抑制信号。近年来越来越多的共刺激分子的作用被阐明,如抗原提呈细胞表面 4-1BBL、ICOS 配体、OX40L 等分别与 T 细胞表面 4-1BB、ICOS、OX40 等结合,可进一步促进 T 细胞活化和增殖,尤其 ICOS/ICOS 配体参与 Tfh 细胞活化和分化,在胸腺依赖性抗体应答中发挥重要作用。

T 细胞各功能性亚群均表达诸多共刺激分子,那么同样的共刺激信号在不同的 T 细胞亚群是否会发挥相同的作用?如果不同,各自的机制和不同的原因又是什么?如共刺激分子 PD-1 和 ICOS 既表达于调节性 T 细胞,又表达于 Tfh 细胞,它们在不同 T 细胞群体可能介导的信号途径和生物效应不同。那么,共刺激分子的配体和受体表达于不同的 T 胞亚群,它们又是如何介导 T 细胞各亚群之间的相互调节,都是有待探索的科学问题。

3. 抑制性共刺激分子的免疫调节作用及临床应用研究　生理情况下，通过共刺激分子提供的第二信号可使 T 细胞维持适度活化，保证免疫应答的效应，而负性抑制性共刺激分子提供的信号又能防止应答过强所致组织损伤。据此，通过阻断共刺激/共抑制信号，可用于治疗某些免疫相关疾病。如应用 CTLA-4-Ig 阻断 CD28 与 B7 相互作用，已被批准用于治疗类风湿关节炎，也用于抗移植排斥反应、银屑病和克罗恩病的临床试验。应用抗 CTLA-4 和 PD-1 抗体封闭共抑制信号，也已用于抗肿瘤的临床试验。

鉴于 CTLA-4、PD-1、Tim-3 等负性共刺激分子在维持免疫应答的适度性和适时性及维持机体免疫稳态和免疫耐受的过程中的关键调控作用，又把它们称为免疫卡控点。免疫卡控点的研究进展极大推动了人们对免疫应答调节的理解并丰富了免疫干预手段。负性共刺激分子在免疫平衡维持及自身免疫病、肿瘤免疫病病理机制中的作用和在免疫治疗中的应用，是目前备受关注的前沿课题。

在肿瘤生物治疗过程中，早期的研究往往致力于促进 T 细胞的抗肿瘤免疫应答，如通过激发 4-1BB/4-1BBL 信号则可通过直接和间接的途径促进 Th1 免疫应答，有利于激发机体抗肿瘤免疫应答。然而，一旦 T 细胞的正性免疫应答启动，机体会通过一系列强大的负性调节机制防止过度免疫应答，即免疫卡控点机制。这种机体内在的免疫稳态机制在本质上制约了抗肿瘤免疫应答的效能。而免疫卡控点理论的建立将靶向共刺激分子的肿瘤免疫治疗推向新的前沿。针对免疫卡控分子 CTLA-4 阻断靶向攻击调节性 T 细胞，一定程度上增强机体的抗肿瘤免疫应答，而靶向抑制 PD-1/PD-L1 途径在某种程度上将包括 T 细胞在内的多种免疫细胞从免疫卡控机制中解脱出来，发挥有效的抗肿瘤效应。因此，未来的抗肿瘤生物治疗，有可能将促进 T 细胞正性免疫应答和解除免疫卡控点机制联合应用。

思考题

1. 在免疫应答中，T 细胞如何识别抗原并与抗原提呈细胞相互作用？
2. 试述 T 细胞胸腺内发育过程。
3. 影响 Th 细胞亚群分化的因素有哪些？如何影响其分化？
4. T 细胞表面有哪些重要分子？其功能是什么？
5. 试述不同 T 细胞功能亚群的功能。

参考文献

[1] CRETNEY E, KALLIES A, NUTT S L. Differentiation and function of Foxp3 (+) effector regulatory T cells[J]. Trends Immunol, 2013, 34(2): 74-80.

[2] SMITH-GARVIN J E, KORETZKY G A, JORDAN M S. T cell activation[J]. Annu Rev Immunol, 2009, 27: 591-619.

[3] BUNTING M D, COMERFORD I, MCCOLL S R. Finding their niche: chemokines directing cell migration in the thymus[J]. Immunology and Cell Biology, 2011, 89 (2):

185-196.

[4]RECALDIN T,FEAR D J. Transcription factors regulating B cell fate in the germinal centre[J]. Clin Exp Immunol,2016,183(1):65-75.

[5]ABBAS A K,LICHTMAN A H,PLLAI S. Cellular and molecular immunology[M]. 8th edition. Philadelphia:Elsevier Saunders,2014.

[6] 曹雪涛.医学免疫学[M].北京:人民卫生出版社,2015.

[7] 龚非力.医学免疫学[M].4版.北京:科学出版社,2014.

[8]MURPHY K M. Janeway's immunobiology[J]. 8th edition. New York:Garland Science,2012.

(郑州大学基础医学院 李倩如)

第五章
B细胞与体液免疫应答

B淋巴细胞，简称B细胞，来源于鸟类的法氏囊和哺乳动物的骨髓，其主要功能是介导机体的体液免疫应答，也有抗原提呈作用。成熟B细胞在骨髓中发育成熟，离开骨髓后进入外周免疫器官。在外周如未与相对应的抗原相遇，则成熟B细胞在数周内发生凋亡；在外周若与相对应的抗原相遇，则B细胞通过其表面的抗原识别受体即B细胞受体（B cell receptor，BCR）识别该抗原并与之结合，同时在Th细胞提供的协同刺激信号的作用下充分活化，大部分活化的B细胞进一步增殖、分化为具有抗体分泌能力的浆细胞，通过分泌抗体发挥清除相应抗原的效应；而另一部分活化B细胞则转变为记忆B细胞，可长时间存在于体内并在血液和淋巴中循环，随时“监察”，如有同样抗原再度入侵，立即发生免疫反应以消除相应抗原（再次免疫应答）。由于抗体存在于体液中，所以把这种B细胞介导的免疫应答称为体液免疫应答。在体内胸腺依赖性和非胸腺依赖性抗原均可诱导体液免疫应答的发生，但由于组成结构的差异，二者诱导体液免疫应答所需细胞及免疫应答的特点不同。胸腺依赖性抗原诱导体液免疫应答需要Th细胞辅助，主要产生亲和力高的IgG类抗体；而非胸腺依赖性抗原诱导体液免疫应答无需Th细胞辅助，主要产生亲和力低的IgM类抗体。

第一节　B细胞与体液免疫应答概述

一、B细胞概述

B细胞首次被发现可以追溯至1890年，Emil von Behring与Shibasaburo Kitasato发现血液中存在抵抗白喉与破伤风的“抗毒素”。这些“抗毒素”被认为是由一类表达前抗体受体的细胞产生的。细胞表面表达多种不同类型的受体，这些受体经过特定的抗原刺激后，特定的受体类型会增殖，最终产生大量的与抗原互补的抗体物质。直到1930年，人们才对抗体的本质有了深入的认识。Arne Tiselius发明的电泳技术帮助科学家们认识到抗体的本质是一类γ球蛋白。1948年人们通过免疫荧光成像的方式发现了浆细胞产生抗体的现象。

B 细胞是免疫系统中的抗体产生细胞,成年小鼠骨髓大约每天产生 1.5×10^7 个 B 细胞,其中有 10% ~15% 可存活下来,并进入 B 细胞池。早期研究发现,鸟类抗体产生细胞来源于法氏囊,因而在 1962 年正式命名为 B 细胞,以区别于胸腺来源的主要介导细胞免疫应答的 T 细胞。哺乳动物没有法氏囊,骨髓是 B 细胞发育的主要场所。在骨髓微环境作用下,来源于骨髓多功能造血干细胞的淋巴样祖细胞经过一系列中间阶段发育、分化为具有抗原反应性的成熟 B 细胞。

外周组织中静息状态的 B 细胞主要定位于脾、淋巴结和黏膜相关淋巴组织的初级淋巴滤泡中,并聚集于淋巴滤泡的冠状带。在淋巴滤泡外的小血管周围 T 细胞区,B 细胞与 T 细胞相互作用,并在 T 细胞辅助下活化;活化后的 B 细胞进入滤泡,并在该处进一步增殖形成生发中心,进而分化成能分泌抗体的浆细胞和记忆 B 细胞。一些抗体产生细胞迁移到骨髓,并在此生活数年,他们继续产生抗体,即使抗原已被消除。据估计,超过一半的正常人的血清中发现的抗体来自这些持续产生抗体的细胞。当同样的抗原再次进入体内时,循环的抗体可以立即抵抗感染。

B 细胞主要有 3 种功能:产生抗体、提呈抗原、分泌细胞因子参与免疫调节(图5-1)。抗体可以通过多种方式介导机体的体液免疫应答(图 5-2)。第一种方式是针对病毒和需要感染宿主细胞才能生长和繁衍的并可在细胞间传播的病原体的中和作用(图 5-3)。抗体通过与病原体结合,阻止病原体与靶细胞结合。如抗流感病毒血凝素抗体,能阻断病原体与靶细胞的结合,从而发挥抗感染的作用。抗体的中和作用在中和细菌毒素中也起到重要作用。抗体还可通过调理作用、抗体依赖性细胞介导的细胞毒作用(antibody-dependent cell-mediated cytotoxicity,ADCC)和活化补体起到清除抗原的作用。调理作用有两种作用方式(图 5-4):一种是指抗体 Fab 段与病原体表面抗原表位结合,抗体的 Fc 段与吞噬细胞表面的 Fc 受体结合,从而将病原体带至吞噬细胞表面,使之易被吞噬细胞吞噬;另一种是通过形成抗原-抗体-补体复合物发挥作用,复合物中的 C3b 的氨基端可与靶细胞结合,羧基端可与带有 C3b 受体的吞噬细胞结合。这样,C3b 在靶细胞(或免疫复合物)和吞噬细胞间作为桥梁使两者连接起来,从而促进吞噬作用(图 5-5)。补体成分 C3b、C4b、iC3b 均有调理作用,调理作用在机体的抗感染过程中具有重要意义。抗体不仅可以利用补体参与调理作用,而且抗体可以活化补体,补体活化后产生的某些补体成分形成复合物——攻膜复合物,在细胞膜上形成不可逆性伤害,消灭抗原。ADCC 是指具有杀伤活性的细胞(NK 细胞、巨噬细胞和中性粒细胞等)通过其表面表达的 Fc 受体识别包被于靶抗原(细菌或肿瘤细胞等)上的 Fc 段,直接杀伤靶细胞(图 5-6)。IgG 抗体可介导这些细胞发挥 ADCC,其中 NK 细胞是能发挥 ADCC 的主要细胞。在抗体介导的 ADCC 的发生过程中,抗体只能与靶细胞上的相应抗原表位特异性结合,而 NK 细胞等效应细胞可杀伤任何已与抗体结合的靶细胞,故抗体与靶细胞上的抗原结合是特异性的,NK 细胞等对靶细胞的杀伤作用是非特异性的。

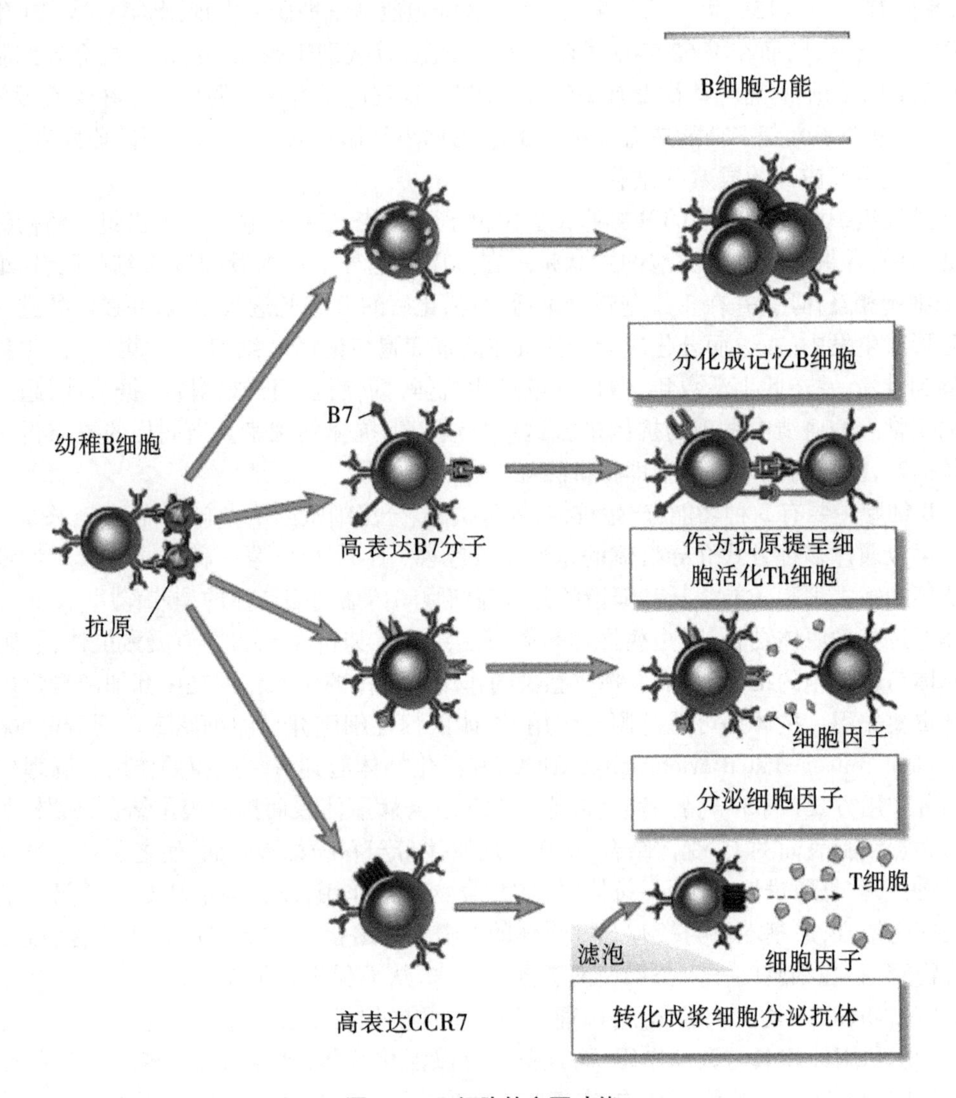

图 5-1　B 细胞的主要功能

参考 *Cellular and Molecular Immunology*(8*th edition*)图 12-6

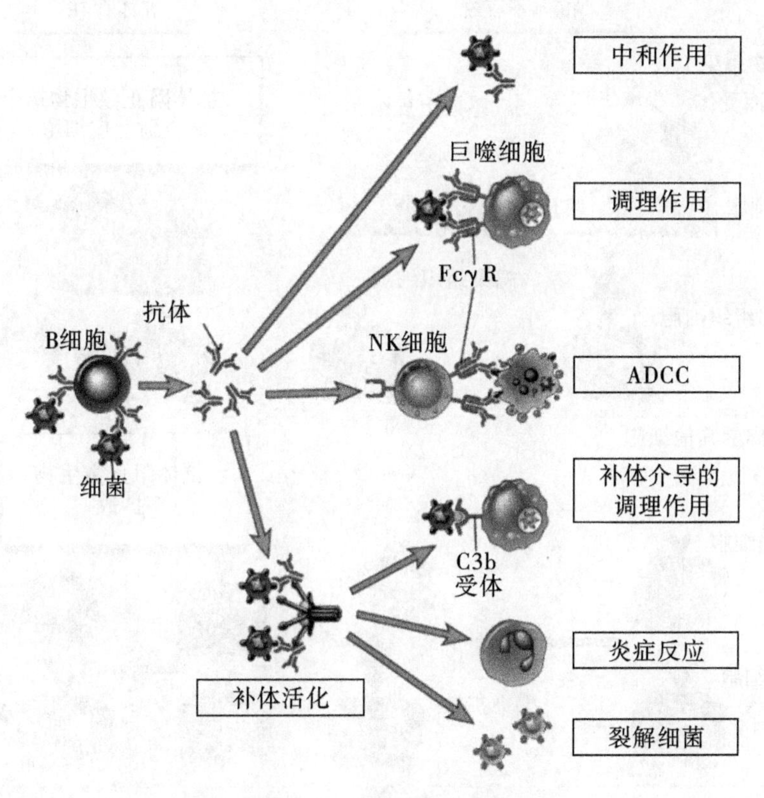

图 5-2　抗体的主要作用

参考 *Cellular and Molecular Immunology*（*8th edition*）图 13-1

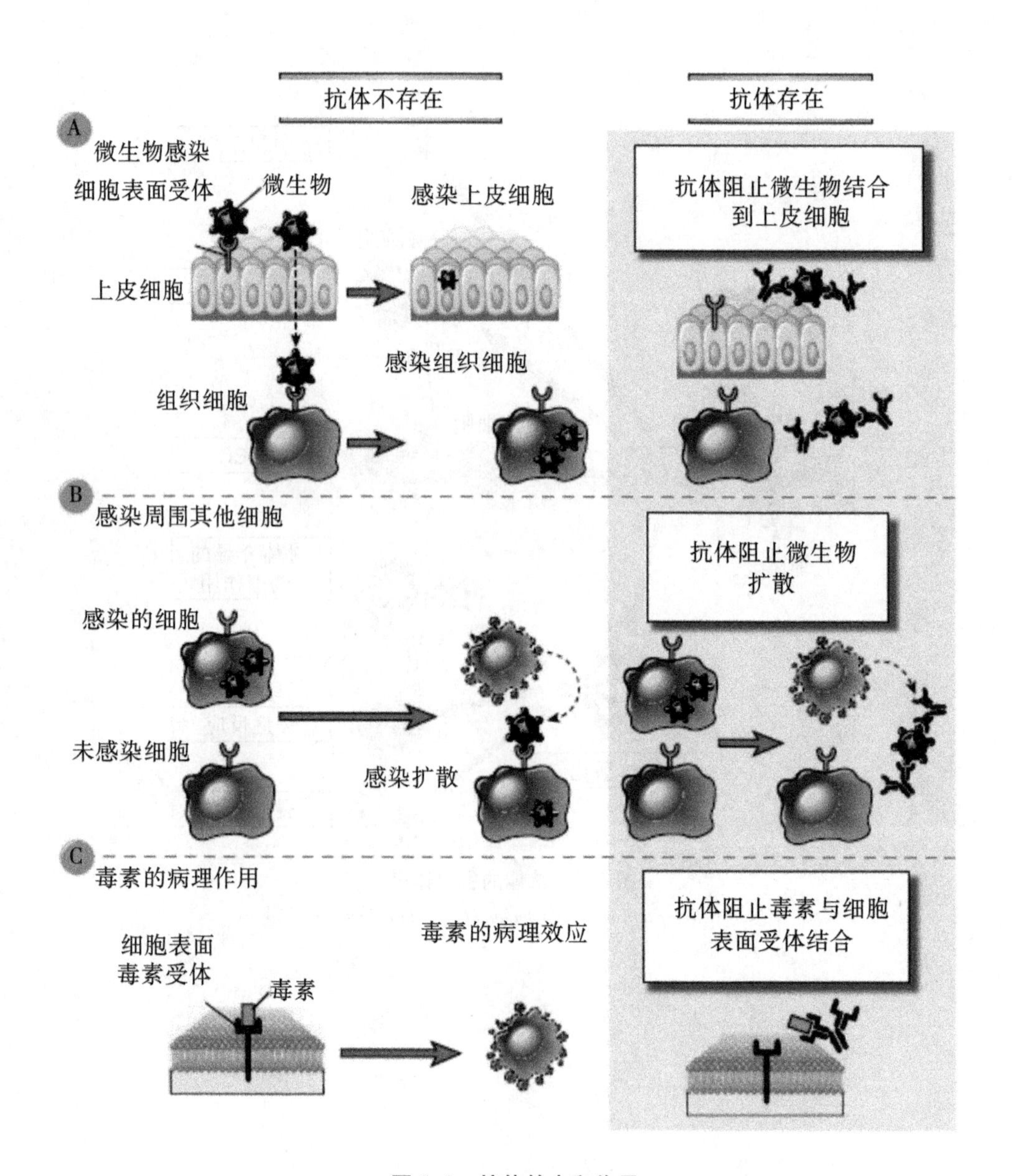

图 5-3　抗体的中和作用

参考 *Cellular and Molecular Immunology*(*8th edition*)图 13-2

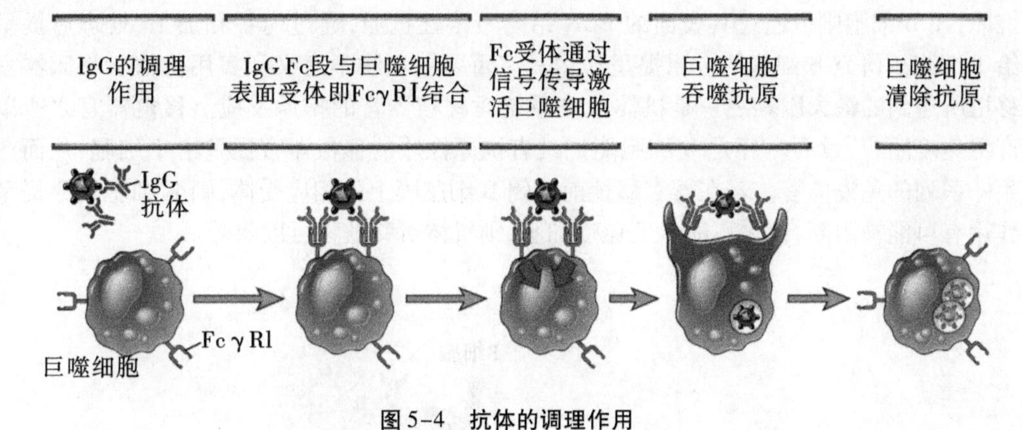

图 5-4　抗体的调理作用

参考 *Cellular and Molecular Immunology*(*8th edition*)图 13-4

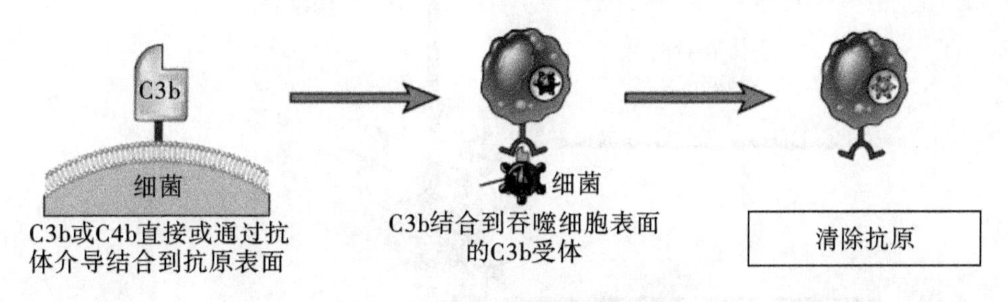

图 5-5　补体介导的调理作用

参考 *Cellular and Molecular Immunology*(*8th edition*)图 13-17

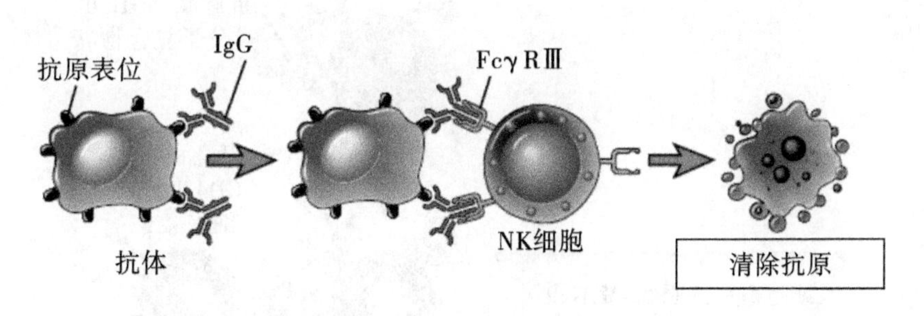

图 5-6　ADCC

参考 *Cellular and Molecular Immunology*(*8th edition*)图 13-5

B 细胞除了产生抗体外，还能主动吸收抗原，并将抗原传递给 T 细胞，辅助 T 细胞对抗原的反应，即 B 细胞具有提呈抗原的作用(图 5-7)。并且活化后的 B 细胞对相应抗原的提呈作用较未活化 B 细胞的抗原提呈作用所需的抗原浓度低 1 000 倍。这表明抗原活化后的 B 细胞的抗原提呈作用显著增强。但如果使用与前次免疫无关的抗原，则提呈作用与未活化的 B 细胞无显著差别。近年来有学者认为，即使半抗原也能被 B 细胞的表面受体结合并提呈给T细胞。无论是巨噬细胞还是树突状细胞，都不能有效地摄取可溶性抗原，而B细胞则可通过其表面的BCR结合可溶性抗原，通过内吞和加工、处理后提呈给T细胞。研究B细胞的抗原提呈作用具有重要的生物学意义和实用价值。临床器官移植所遇到的最大困难之一是机体免疫系统对移植器官的排斥反应。移植器官之所以产生免疫反应，重要一环是B细胞能把具有抗原性质的移植器官提呈给T细胞，从而产生一系列的免疫应答。若在器官移植前封闭B细胞膜上的相应受体，则B细胞抗原提呈作用有可能被阻断，使之不能激发免疫细胞，则机体对移植物可以耐受。

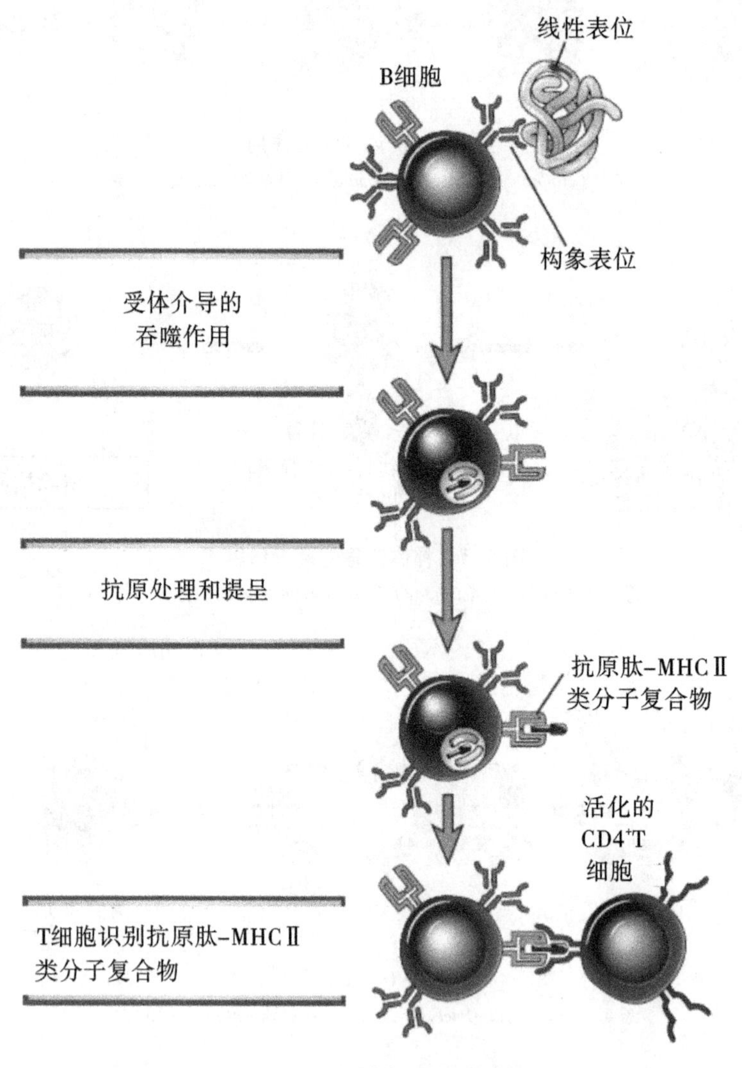

图5-7 B细胞提呈抗原过程

参考 *Cellular and Molecular Immunology*(*8th edition*)图12-9

活化的B细胞还可产生大量细胞因子，在免疫调节、炎症反应及造血过程中发挥作用。这些细胞因子主要包括IL-1、IL-6、IL-8等炎症因子；粒细胞集落刺激因子

(G-CSF)、粒细胞-巨噬细胞集落刺激因子(GM-CSF)、巨噬细胞集落刺激因子(M-CSF)、IL-7 等造血生长因子,其中 G-CSF、GM-CSF 也作为炎症反应介质发挥作用;TGF-β1 和 IL-10 等免疫抑制因子。此外,新鲜分离的 B 细胞还能检测到 IL-4、IL-13、IFN-γ 等,这些细胞因子通过旁分泌效应介导周围细胞的功能。如 IFN-γ、TNF、IL-6 等能介导巨噬细胞和滤泡树突状细胞的活化,IL-4、IL-10 和 TGF-β 能抑制它们的活化;IL-12、IFN-γ、IFN-α、IL-2 能介导 NK 细胞的活化;IL-1α、IL-1β、TNF、GM-CSF 等是 T 细胞生长的辅助刺激因子。这些细胞因子还可通过自分泌或旁分泌作用辅助调节 B 细胞的功能。最近研究证明,人类记忆 B 细胞能产生高水平的神经生长因子,自分泌的神经生长因子是记忆 B 细胞生存所必需的。

B 细胞有异质性,依据 CD5 分子的表达,可将 B 细胞分为 B1 细胞和 B2 细胞。B1 细胞为 T 细胞非依赖性细胞。B2 细胞为 T 细胞依赖性细胞。B 细胞在体内存活的时间较短,仅数天至数周,但其记忆细胞在体内可长期存在。

二、体液免疫应答概述

免疫应答是机体非特异性和特异性的识别,并排除异己成分,以维持自身相对稳定。多数情况下机体免疫系统对抗原物质表现为正常免疫应答,即排异反应,发挥免疫保护作用。在正常情况下,免疫系统可对自身抗原表现为特异性不应答,成为自身免疫耐受。上述两者均为生理性免疫应答。而由于免疫功能失调导致的超敏反应、免疫缺陷、免疫增生及自身免疫,则为病理性免疫应答。单核巨噬细胞系统和淋巴细胞系统是免疫应答产生的物质基础。免疫细胞在中枢免疫器官中经历阳性选择和阴性选择,获得 MHC 限制性识别能力,并清除自身反应性淋巴细胞克隆或使其处于不应答状态。成熟的淋巴细胞转运至外周免疫器官,外周免疫器管及淋巴组织是免疫应答产生的场所,其中淋巴结和脾是免疫应答的主要场所。

外源性抗原进入机体后,先通过淋巴循环进入引流区的淋巴结,进入血流的抗原则滞留于脾脏和全身各淋巴组织,并被淋巴结髓窦和脾移行区中的抗原提呈细胞捕获、加工和处理为免疫原性多肽,后者与 MHC 分子结合成复合物,共同表达于抗原提呈细胞表面。与此同时,血循环中成熟的 T 细胞和 B 细胞经由淋巴组织中的毛细血管后微静脉或输入淋巴管进入淋巴器官,其中与进入抗原相对应的特异的淋巴细胞接受抗原提呈细胞上表达的抗原刺激后开始活化,合成 DNA,增殖和分化为效应细胞。

机体的特异性体液免疫应答主要由 B 细胞介导。B 细胞介导的体液免疫应答的第一步是 B 细胞表面的 BCR 识别并结合特异性抗原表位,启动 B 细胞活化;活化的 B 细胞进一步增殖、分化成具有抗体分泌功能的浆细胞和记忆 B 细胞;抗体清除相应的抗原。据此体液免疫应答可以分为 3 个阶段:①免疫细胞对抗原分子的识别过程,即抗原分子与免疫细胞的相互作用;②免疫细胞的活化和分化过程,即免疫细胞间的相互作用;③效应分子的排异作用(图 5-8)。

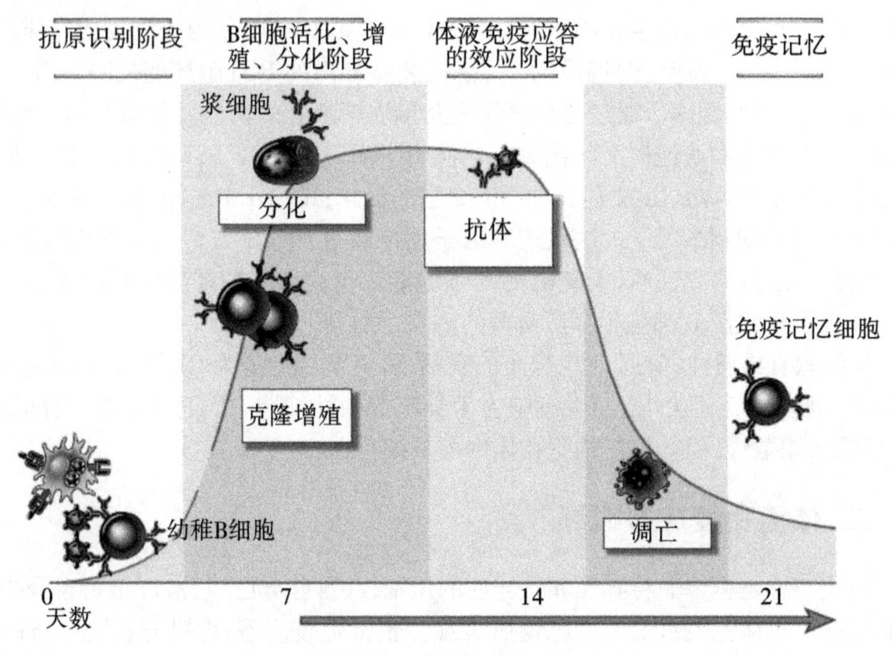

图 5-8　体液免疫应答的 3 个阶段

参考 *Cellular and Molecular Immunology*(*8th edition*)图 1-6

(一)抗原识别阶段

此阶段包括抗原的摄取、处理和加工,抗原的提呈和对抗原的识别,分别由巨噬细胞、T 细胞和 B 细胞完成。此阶段是抗原通过某一途径进入机体,并被免疫细胞识别、提呈和诱导细胞活化的开始时期,又称为感应阶段。一般来说,抗原进入机体后,首先被局部的单核巨噬细胞或其他辅助细胞吞噬和处理,然后以有效的方式(与 MHC Ⅱ类分子结合)提呈给 Th 细胞;B 细胞可以利用其表面的 Ig 分子直接与抗原结合,并且可将抗原提呈给 Th 细胞。T 细胞与 B 细胞可以识别不同种类的抗原,所以不同的抗原可以选择性地诱导细胞免疫应答或体液免疫应答,或者同时诱导两种类型的免疫应答。另一方面,一种抗原颗粒或分子片段可能含有多种抗原表位,因此可被不同克隆的细胞所识别,诱导多特异性的免疫应答。

(二)免疫细胞的活化和分化阶段

此阶段包括抗原识别细胞膜受体的交联、膜信号产生与传递、细胞增殖与分化及生物活性介质的合成与释放。此阶段是接受抗原刺激的淋巴细胞活化和增殖的时期,又称为活化阶段。仅抗原刺激不足以使 B 细胞活化,还需要另外的信号;Th 细胞接受协同刺激后、B 细胞接受辅助因子作用后才能活化;活化后的淋巴细胞迅速分化增殖,变成较大的细胞克隆。分化增殖后的 Th 细胞可产生 IL-2、IL-4、IL-5、IFN 等细胞因子,促进自身和其他免疫细胞的分化增殖,生成大量的免疫效应细胞。B 细胞分化增殖变为可产生抗体的浆细胞,浆细胞分泌大量的抗体分子进入血循环。这时机体已进入免疫应激状态,也称为致敏状态。B 细胞也可渗出淋巴组织，重新进入血循环。发生免疫应答的淋巴器官，由于正常淋巴细胞的滞留，特异的细胞增殖，以及血管扩张所致体液成分增加等因素，引起淋巴器官迅速增长，待免疫应答减退后才逐渐恢复到原来的大小。

（三）免疫应答的效应阶段

此阶段主要包括效应分子（体液免疫）对异已细胞或分子的清除作用，即排异效应及其对免疫应答的调节作用。此阶段是抗体发挥作用将抗原灭活并从体内清除的时期，也称为效应阶段。这时如果诱导免疫应答的抗原还没有消失，或者再次进入致敏的机体，抗体就会与抗原发生一系列反应。

免疫细胞在其相互作用中，可表现为 MHC 限制性，表明免疫细胞的活动是受遗传控制的。上述发现既揭示了免疫应答过程的复杂性，又反映了它是严密控制和精细的调节过程，这对保持机体自身免疫稳定性是十分重要的。因此，目前对免疫应答机制的研究，已由细胞水平、分子水平进入了基因水平，虽然如此，人们对这一复杂过程的认识是极其有限的，众多的问题还有待解决。

体液免疫中的缺陷会使细菌和真菌感染增多。抗体也参与了自身免疫紊乱和超敏反应。当带有多重抗原表位的一个抗原进入人体时，B 细胞的不同克隆体识别和产生针对不同抗原表位的抗体，因此，机体对多克隆抗原产生了自然应答。用杂交瘤技术可以产生针对单一抗原表位的 B 细胞克隆，产生单克隆抗体。抗体是由二级淋巴器官中的浆细胞产生的，但抗体可以在体内的任何部位执行其效应功能。一旦抗体进入血循环或黏膜，抗体可以很容易到达感染部位。循环抗体可以识别血液中的抗原，也可以通过内皮细胞进入组织空间行使功能。

体液免疫可以通过血清（抗体）转移到其他个体，称为被动免疫，被动免疫分为天然被动免疫和人工被动免疫。前者是人或动物在天然情况下被动获得的免疫力。后者是指用人工方法给人或动物直接输入免疫物质（抗毒素、丙种球蛋白、抗菌血清、抗病毒血清等）而获得免疫力（图 5-9）。这种免疫力效应快，但维持时间短，一般用于治疗，或在特殊情况下用于紧急预防。人工主动免疫是用人工接种的方法给机体注射抗原性物质（疫苗），使机体免疫系统因受抗原刺激而产生体液免疫应答和细胞免疫应答的过程。此种免疫应答出现较晚，接种后 1 ~4 周才能产生，维持时间较长，可达半年至数年，故多用于疾病的预防。

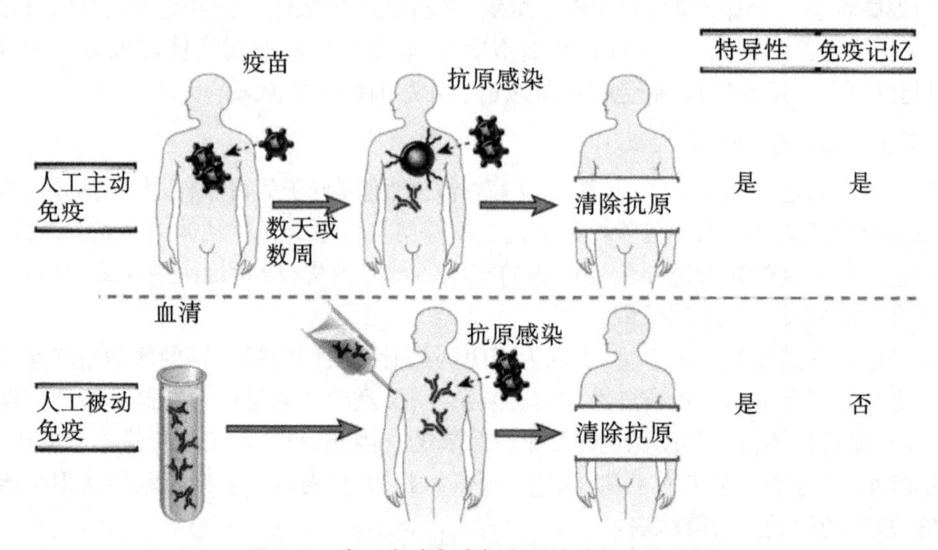

图 5-9 人工主动免疫与人工被动免疫的比较

参考 *Cellular and Molecular Immunology*(*8th edition*)图 1-3

第二节 B 细胞的分化及发育

B 细胞的分化、发育是一个连续的过程,可分为抗原非依赖期和抗原依赖期两个阶段。抗原非依赖期阶段发生于中枢免疫器官——骨髓,B 细胞在骨髓中成熟并获得对相应抗原的免疫应答能力。抗原依赖阶段主要发生于外周免疫器官——脾和淋巴结等,出现在细胞对抗原产生应答后,B 细胞进一步成熟并分化成浆细胞(图 5-10)。

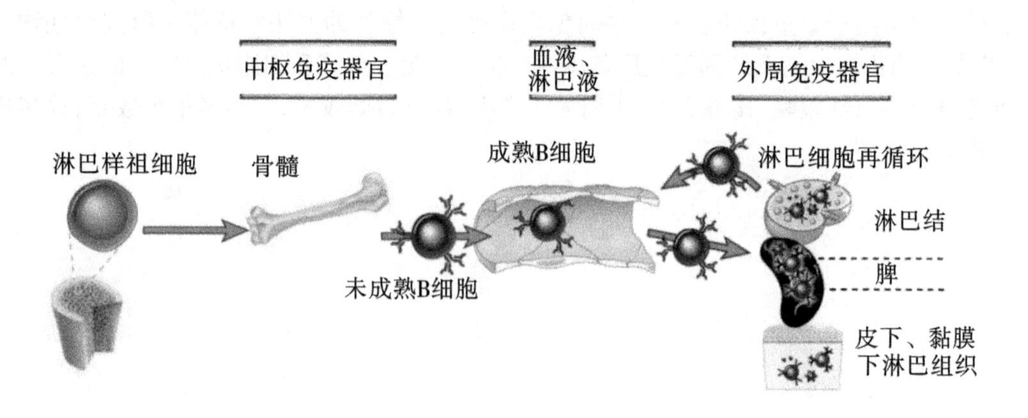

图 5-10 B 细胞在机体中的分化、发育过程

参考 *Cellular and Molecular Immunology*(*8th edition*)图 2-5

一、B 细胞分化、发育的抗原非依赖期

B 细胞起源于骨髓中的造血干细胞，造血干细胞在骨髓微环境的作用下分化为共同淋巴样祖细胞和共同髓样祖细胞。淋巴样祖细胞在骨髓中进一步经历祖 B 细胞、前 B 细胞、未成熟 B 细胞并最终分化为成熟 B 细胞，此过程称为 B 细胞分化、发育的抗原非依赖期，又称为 B 细胞的中枢发育（图 5-11）。

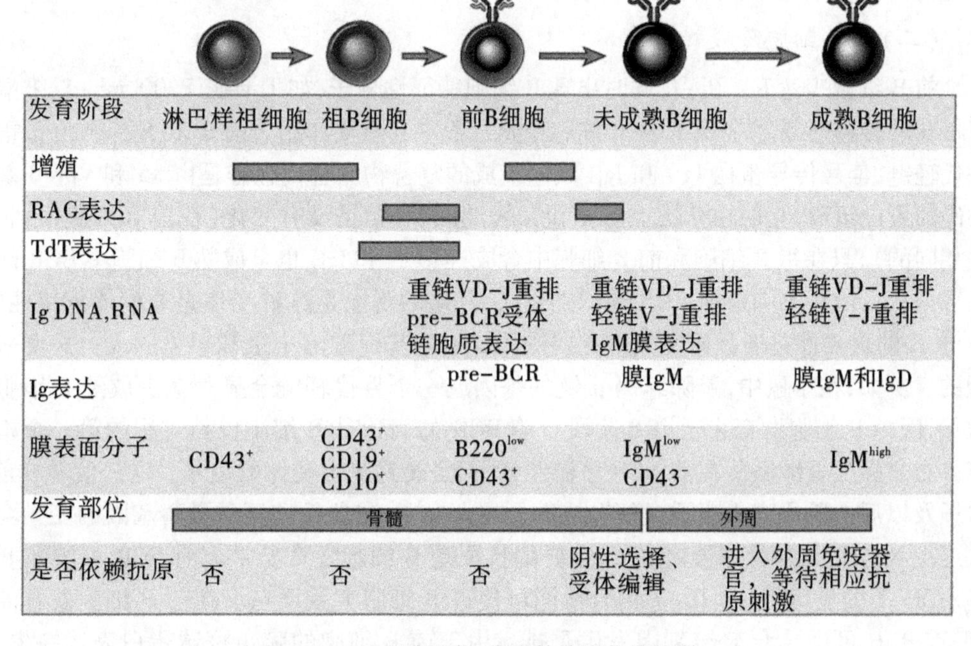

图 5-11　B 细胞分化、发育的抗原非依赖期

RAG：重组活化基因，TdT：末端脱氧核苷酸转移酶；参考 *Cellular and Molecular Immunology*（*8th edition*）图 8-12

（一）祖 B 细胞阶段

B 细胞谱系中最早的骨髓细胞称为祖 B 细胞，此阶段 B 细胞可表达 CD19、CD20 和 MHC Ⅱ类等分子。在 B 细胞发育、成熟过程中，Ig 基因首先在 DNA 水平上发生重排，然后才能表达。

Ig 由重链（heavy chain，H chain）和轻链（light chain，L chain）组成。重链基因由 V_H、D、J_H和 C_H基因组成，编码轻链的基因是 κ 和 λ 座位的基因，κ 基因由 V_κ、J_κ和 C_κ基因组成，λ 基因包括 V_λ、J_λ和 C_λ基因，这些基因分布于不同染色体并被插入序列分隔，不能作为独立单位表达，需经基因重排后才具有转录功能。基因重排是指在 B 细胞发育过程中对 Ig 基因 V、D、J 基因片段的重排。胚系中的 V、D、J 基因片段的两端均为重排信号序列（rearrangement signal sequence，RSS），包括一个由七个核苷酸组成的七聚体（序列为 CACAGTG）和一个由九个核苷酸组成的九聚体（序列为 ACAAAAACC）。七聚体和九聚体之间间隔 12 或 23 个碱基对的非保守序列，称为间隔序列，RSS 的结构即是这种七聚

体-间隔序列-九聚体结构。这种结构在基因重排中具有重要作用,带有 12 个碱基间隔序列的 RSS 只能和带有 23 个间隔序列的 RSS 结合,称为“12-23”规则,从而保证重排连接时的准确性。

Ig 首次在重链部位发生基因重排。Ig 重链 μ 链通过去除 D 片段的 5′端和 J 片段的 3′端发生 D-J 区基因重排,然后通过加入 5′V 基因发生 V-D-J 区基因重排。大概一半的祖 B 细胞可在 Ig 重链部位对至少一个染色体进行有效的重排,从而合成 μ 重链蛋白。只有进行有效重排的细胞才能存活并进行进一步分化,一旦有效的 Ig μ 重链重排产生,细胞就从祖 B 细胞分化成前 B 细胞。

(二)前 B 细胞阶段

前 B 细胞表达 Igμ 蛋白,同时出现 B 细胞特征性分子,如 Thy-1、B200、mb-1、末端脱氧核苷酸转移酶等。前 BCR 在 B 细胞成熟过程中起重要作用。前 BCR 是一个由 μ 重链替代轻链,信号传导蛋白 Igα 和 Igβ 共同组成的复合物。替代轻链是由 λ5 和 VpreB 基因编码的蛋白组成,它们在结构上与 κ 和 λ 轻链同源,但是没有变化(在前 B 细胞中,它们是相同的),只在祖 B 细胞和前 B 细胞中合成;而 Igα 和 Igβ 也是成熟 B 细胞中 BCR 的组成部分。目前还不知道前 BCR 的识别模式,普遍的观点是这种受体是非配体依赖性的。前 BCR 的重要性是通过研究具有这些受体缺陷的基因敲除小鼠和罕见的人类病例来体现的。例如,在小鼠中,敲除编码 μ 链的基因或一个替代轻链会显著减少成熟 B 细胞的数量,因为 B 细胞发育止于祖 B 阶段。前 BCR 的表达是 B 细胞成熟过程的第一个检查点。布鲁顿酪氨酸激酶在前 BCR 下游激活,而且传递来自受体的信号。这些信号在前 B 阶段及以后的阶段介入存活、增殖、成熟。在人身上,布鲁顿酪氨酸激酶基因的变异会使人患上 X 连锁无丙种球蛋白血症,主要的特征是 B 细胞发育异常。前 BCR 可增强 B 细胞对 IL-7 的反应性,与 IL-7 信号协同可促进 B 细胞大量增殖。在前 B 细胞发育的后期,前 BCR 可诱导 Ig 轻链基因发生重排。由于前 B 细胞的膜免疫球蛋白表达缺失,因此,前 B 细胞不具备抗原识别能力,没有免疫功能。

(三)未成熟 B 细胞阶段

紧接着前 B 细胞阶段,每一个正发育的 B 细胞最早重排成一个 κ 轻链基因(图 5-12)。如果这个重排位于结构内,会产生一个 κ 轻链蛋白。如果 κ 基因座不能有效重排,细胞可以重排 λ 基因座,κ 蛋白的产生可以阻止 λ 重排。只有当 κ 重排无效或自激活重排的 κ 轻链被删除,λ 才会重排。因此,一个单独的 B 细胞克隆个体只能表达两类轻链中的一个,这种现象称为轻链同型排斥。随着新表达的轻链蛋白替代假性轻链,再一次产生一个完整的 IgM 分子,形成具有抗原识别能力、特异性各不相同的 BCR,这就意味着 B 细胞分化、发育进入了未成熟 B 细胞阶段。此阶段发生 B 细胞的阴性选择(图 5-13),即只表达 mIgM 的未成熟 B 细胞的 BCR 能与骨髓中的多价自身抗原,多为骨髓细胞表面的自身膜抗原发生反应,则该细胞的发育成熟被阻滞。被阻滞的未成熟 B 细胞通过受体编辑,激活重组活化基因(recombination activating gene,RAG),通过轻链基因重排,产生新的轻链,改变 BCR 的特性,成为对自身抗原无反应性的克隆而继续发育成熟。若受体编辑不成功,则该前 B 细胞死亡,出现克隆清除,发生免疫耐受,这也是 B 细胞自身耐受的主要机制。若未成熟 B 细胞的 BCR 识别可溶性自身抗原，则 mIgM 表达下降，无法对抗原刺激产生应答，即 B 细胞的克隆无反应。决定克隆清除或克隆无反应的主要因素是受体交联信号的强度，强信号诱导克隆清除，弱信号则导致克隆无反应。此外，体内还存在一些低亲和力的自身抗原，由于解剖位置的特殊性（如眼晶状体）而不易与淋巴细胞接触等，针对这部分抗原的特异性 B 细胞克隆会存活下来，称为克隆忽视。在外伤等一些原因作用下，这些 B 细胞克隆有可能激活而导致自身免疫病的发生。通过阴性选择，部分 B 细胞留在骨髓中继续分化发育，另一部分 B 细胞则进入脾继续生长，这部分 B 细胞称为过渡性 B 细胞。过渡性 B 细胞根据表型不同可分为 T1 B 细胞（IgM^{high} IgD^{low} $CD21^{-}CD23^{+}$）和 T2 B 细胞（IgM^{inter} $IgD^{high}CD21^{+}CD23^{+}$）。

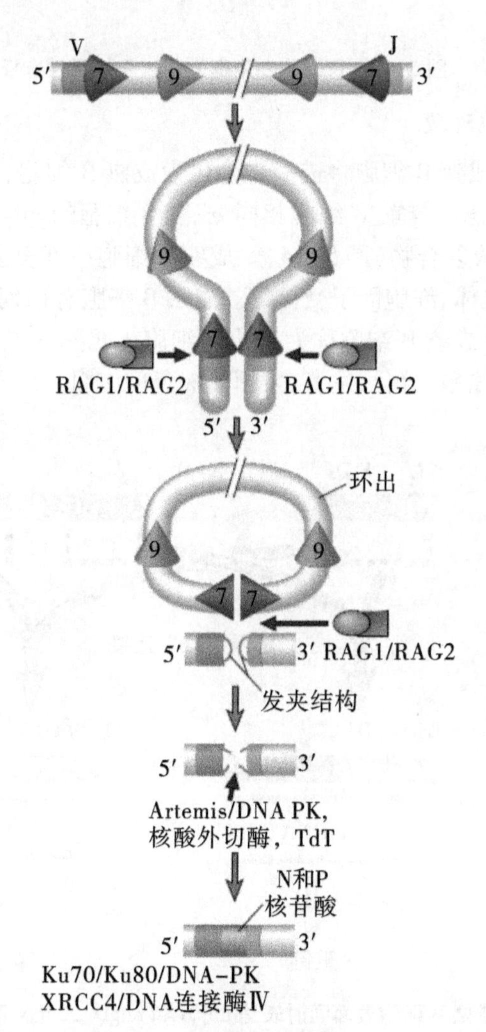

图 5-12　BCR 基因重排

参考 *Cellular and Molecular Immunology*（*8th edition*）图 8-10

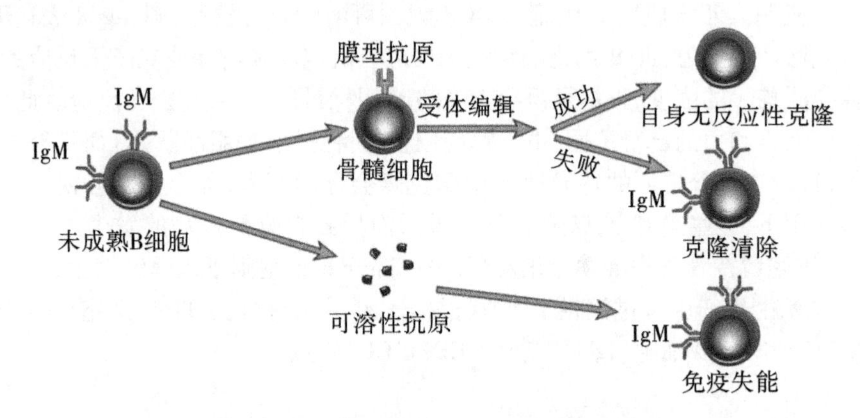

图 5-13　B 细胞在中枢发育过程的阴性选择

(四)成熟 B 细胞阶段

留在骨髓中的未成熟 B 细胞将进一步分化为成熟 B 细胞,同时表达 mIgM 和 mIgD,这是 B 细胞成熟的标志。与前 B 细胞相同,成熟 B 细胞的 mIgM 和 mIgD 同样与信号传导蛋白 Igα 和 Igβ 组成复合物(图 5-14)。成熟 B 细胞还可表达 CD19、CD21 和 CD81 组成的辅助受体、补体受体、细胞因子受体等。成熟 B 细胞有识别抗原的能力,但并未受到相应抗原的刺激,这种成熟 B 细胞称为初始 B 细胞。成熟 B 细胞进入外周免疫器官后,依赖抗原刺激进一步增殖、分化、发育,发挥体液免疫作用。

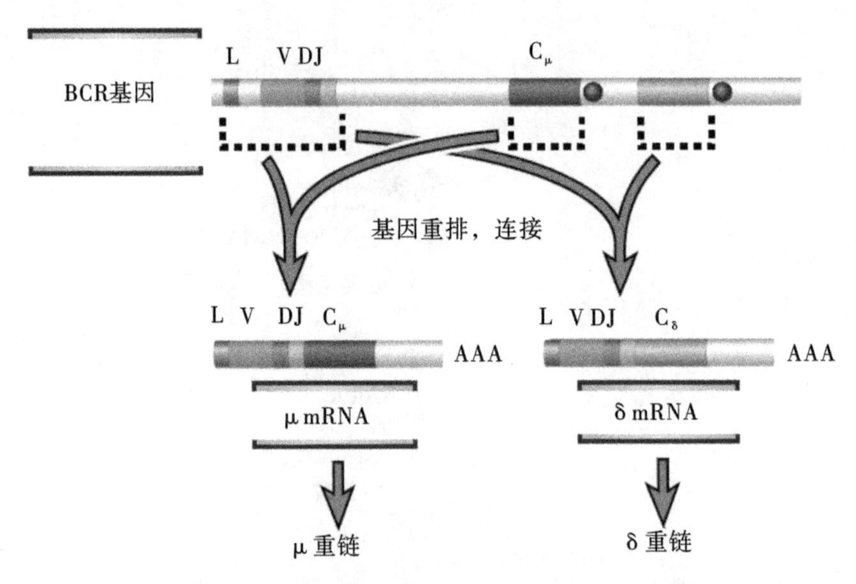

图 5-14　成熟 B 细胞表面同时表达 mIgM 和 mIgD,二者 V 区相同,C 区不同

参考 *Cellular and Molecular Immunology*(*8th edition*)图 8-16

二、B 细胞分化、发育的抗原依赖期

B 细胞在外周免疫器官中的分化、发育为抗原依赖性(图 5-15)。

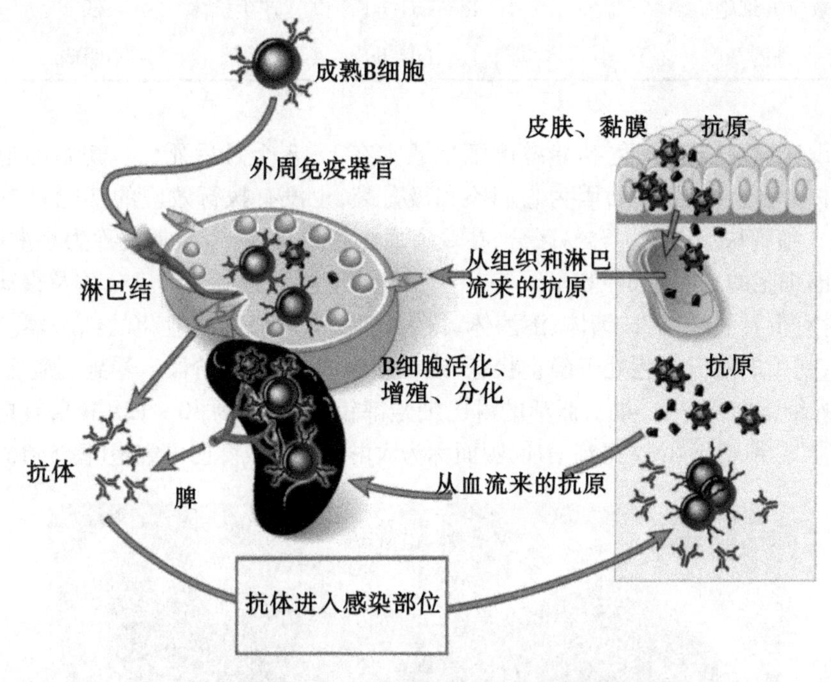

图 5-15　B 细胞发育的抗原依赖期

参考 *Cellular and Molecular Immunology*(*8th edition*)图 2-6

初始 B 细胞从骨髓迁移到外周淋巴器官。在外周淋巴器官它们被抗原激活,然后增殖并分化成效应 B 细胞和记忆 B 细胞,其中一部分将转移到组织中。淋巴细胞的激活遵循一系列的连续的步骤,第一步合成新的蛋白质,如细胞因子受体和细胞因子。随后初始的 B 细胞增殖,从而使抗原特异性克隆变大,这一过程称为克隆扩增。在一些感染中,抗原特异性 B 细胞的数量可能会增加 5 000 倍。这种快速的抗原特异性 B 细胞的克隆扩增是需要和微生物快速复制能力保持一致的。伴随着克隆扩增,受抗原刺激的 B 细胞分化成效应细胞,消除抗原。受抗原刺激的一部分 B 细胞可分化成长寿命的记忆细胞,其功能是可对随后出现的相同抗原刺激做出快速和增强的应答。成熟 B 细胞、效应 B 细胞、记忆 B 细胞的比较见表 5-1。

人体各部位总是可以发现初始 B 细胞、效应 B 细胞、记忆 B 细胞的混合物。这些混合物可以由几个功能和表型标准来区分。B 细胞的激活和分化及功能将在后文中详述。初始淋巴细胞是成熟的 B 细胞,存在于外周淋巴器官和血循环中,并没有遇到外来抗原(初始指的是这些细胞没有经历过免疫,因为它们没有遇到抗原)。

表 5-1 成熟 B 细胞、活化和效应 B 细胞、记忆 B 细胞比较

B 细胞种类	形态	膜表面标志	效应	CXCR5	CD27
成熟 B 细胞	小	IgM、IgD	无	高	低
活化和效应 B 细胞	大	IgA、IgG、IgE	产生抗体	低	高
记忆 B 细胞	小	IgA、IgG、IgE	无	不明确	高

如果没有识别抗原的话，初始淋巴细胞通常在 1 ~ 3 个月后死亡。初始细胞和记忆细胞都被称为静止淋巴细胞，因为它们不积极分裂，也没有执行效应的功能。初始 B 细胞和记忆 B 细胞从形态上不容易区分，在观察血涂片时，这两个通常被称为小淋巴细胞。一个小淋巴细胞的直径是 8 ~ 10 μm，有一个大的细胞核和致密的异染色质及很薄的一层细胞质，含有少量线粒体、核糖体、溶酶体，核大，但没有明显的专业化的细胞器。在抗原刺激之前，初始的淋巴细胞处于静止状态，或在细胞周期的 G0 阶段。受到刺激后，它们在分裂前进入细胞周期的 G1 期。激活的淋巴细胞都较大（直径为 10 ~ 12 μm），有更多的细胞质和细胞器，细胞质 RNA 得到增加，因而称为大淋巴细胞或淋巴母细胞（图 5-16）。

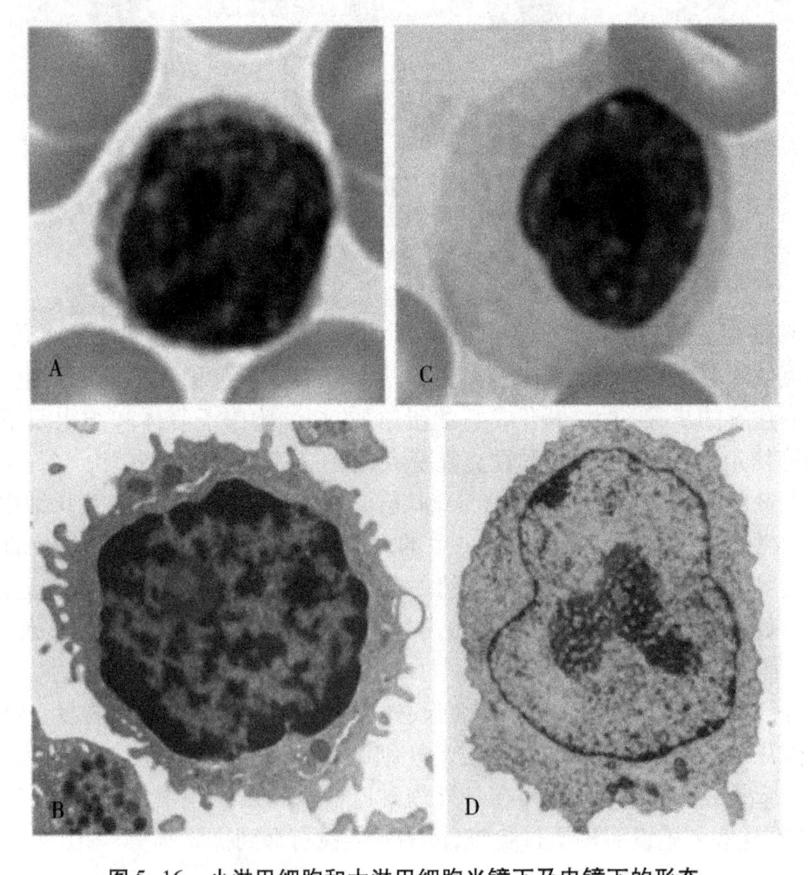

图 5-16 小淋巴细胞和大淋巴细胞光镜下及电镜下的形态

A. 光镜下小淋巴细胞，B. 电镜下小淋巴细胞，C. 光镜下大淋巴细胞，D. 电镜下大淋巴细胞；参考 *Cellular and Molecular Immunology*（*8th edition*）图 2-7

初始淋巴细胞的生存依赖于抗原受体和细胞因子产生的信号。在小鼠的研究中可以看到为了保持外周淋巴器官的初始淋巴细胞群要抗原受体表达。这些小鼠淋巴细胞成熟后,编码 BCR 的基因被删除。在这些研究中,失去了抗原受体的初始淋巴细胞在2～3 周内死亡。细胞因子对初始淋巴细胞的存活也是必不可少的,初始 B 细胞对这些细胞因子表达受体。这些细胞因子中最重要的是 IL-7。它们可以促进肿瘤坏死因子家族初始 B 细胞激活因子(B cell actirating factor of the TNF family,BAFF)的产生,或低级循环,BAFF 属于 TNF 家族,是初始 B 细胞生存所必需的。在稳定状态下,初始淋巴细胞群保持在一个相当恒定的数目,因为生殖性淋巴器官中这些细胞的自发死亡和新的细胞产生之间有一个平衡。任何淋巴细胞的缺失,对剩下的细胞来讲都有一种补偿性的增殖。

淋巴细胞群填充可用空间的能力表现为稳态增殖。如果初始淋巴细胞转入淋巴细胞不足的宿主(称为淋巴细胞减少),转移的细胞开始增殖,数量增加,直到达到正常动物中的淋巴细胞数。此过程可用于造血干细胞移植治疗某些恶性肿瘤和遗传性疾病。稳态增殖似乎是由同一信号驱动的自身抗原和维护初始淋巴细胞需要的细胞因子 IL-7 弱识别。激活后,初始淋巴细胞变大,并开始增殖。一些细胞分化成效应 B 细胞,能够产生抗体来消除外来抗原。许多分泌抗体的 B 细胞从形态上可识别为浆细胞。他们的特异的细胞核没有位于细胞中心,周围是呈轮状分布的染色质;细胞质丰富,含有致密的粗面内质网,是合成抗体(分泌蛋白和膜蛋白合成等)的位置;有明显的核周高尔基复合体,在这里抗体分子转化为最终形式并分泌(图 5-17)。单一的浆细胞每秒可以分泌成千上万的抗体分子。浆细胞在淋巴器官和免疫反应的位点发育,其中一些迁移到骨髓,免疫应答诱发后,甚至在抗原消除后,它们可以长时间地生活和分泌抗体。浆母细胞是血浆组织的长寿命循环前体细胞,在血液中的数量低。

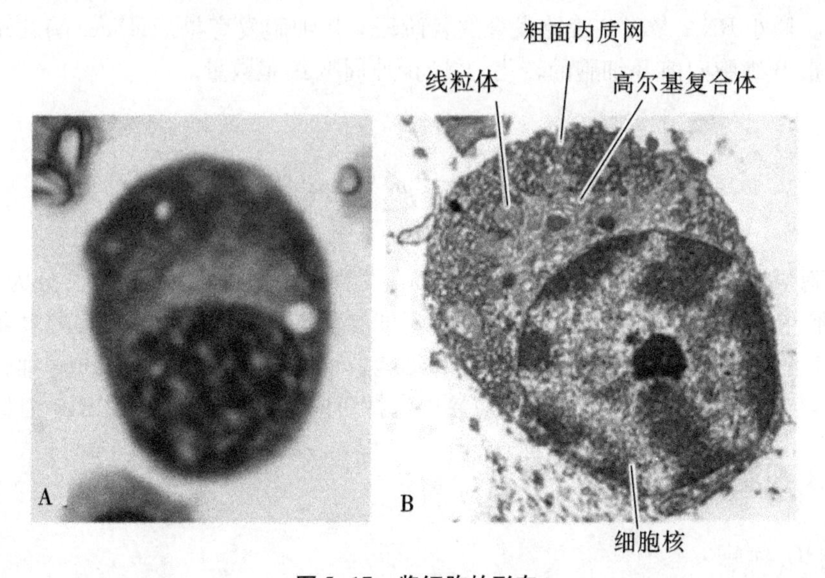

图 5-17　浆细胞的形态

A. 光镜下的浆细胞,B. 电镜下的浆细胞;参考 *Cellular and Molecular Immunology*(*8th edition*)图 2-8

三、B细胞分化、发育的调控

B细胞经过抗原非依赖期和抗原依赖期分化、发育成熟，在机体免疫调节及免疫应答中起重要作用；B细胞在任何一个阶段发育及功能异常均可导致机体免疫缺陷病、自身免疫病及肿瘤等疾病的发生。因此，机体B细胞分化、发育受到严密的调控。

1. B细胞分化、发育的转录调节　转录调节是B细胞分化、发育过程中的一种重要的调节方式。转录因子PU.1、IL-7Rα、Ikaros、E2A、Pax5、OBF-1等均在此过程发挥重要的调节作用。

2. B细胞分化、发育过程中的表观遗传学调节　越来越多的证据表明，组蛋白的乙酰化及甲基化对细胞的发育和功能起重要作用。甲基化是相对静态的过程，而乙酰化则是一种高度动态的过程。组蛋白乙酰化水平的变化可引起染色质结构改变，即染色质重塑。组蛋白氨基末端赖氨酸乙酰化导致转录激活；相反，组蛋白去乙酰化使组蛋白带有正电荷，与DNA结合紧密，不利于转录起始，造成基因沉默。组蛋白甲基化导致转录抑制。而B细胞分化、发育有几个重要过程均涉及表观遗传学调节。如V(D)J基因重组中，在祖B细胞中乙酰化组蛋白H3广泛存在于可接近的Ig基因片段，而在关闭的Ig位点无乙酰化的H3。相反，在重组抑制的Ig位点发现组蛋白H3赖氨酸位点4的双甲基化，提示V(D)J重组的关闭启用了特异的组蛋白甲基转移酶。

3. B细胞分化、发育过程中的微小RNA的调节　微小RNA是内源性非编码的单链RNA分子，参与调节基因表达、细胞发育及功能、器官发育、免疫形成及功能等。微小RNA编码基因经过RNA聚合酶Ⅰ、核糖核酸酶Ⅲ、Drosha及Dicer酶加工成为成熟微小RNA。成熟微小RNA通过抑制蛋白质翻译及直接降解目标信使RNA两条途径，调控蛋白质翻译。微小RNA参与B细胞发育的各阶段。B细胞发育早期，Dicer酶的缺失几乎完全阻滞祖B细胞向前B细胞的转化，并减少外周B细胞数量。

第三节　B细胞亚群与功能

B细胞根据其表型、组织定位、功能及个体发育中产生的先后顺序，可分为B1细胞和B2细胞，前者属于非特异性免疫细胞，后者即参与特异性体液免疫应答的B细胞。近年来，研究者还发现体内存在一种调节性B细胞(regulatory B cell，简称Breg细胞)，其主要通过分泌IL-10等细胞因子在免疫应答中发挥负向调控作用，又称为B10细胞。

一、B细胞亚群

(一)B1细胞

B1细胞出现在个体发育的早期，来自于胚肝干细胞。在成年人中，大量B1细胞作为自我更新的细胞存在于腹膜及黏膜部位。B1细胞根据是否表达CD5分子可以分为高表达CD5分子的B1a细胞和不表达CD5分子的B1b细胞。

B1a 细胞可识别多种细菌表面抗原，包括细菌表面的多糖、脂多糖，因而能抵御病原微生物感染，其活化过程无需 T 细胞的辅助。由于 B-1 细胞分化、发育过程缺少体细胞高频突变和亲和力成熟，且活化后很少发生抗体类别转换，因此所产生的主要是 IgM 类抗体。B1a 细胞在特定的细胞组织中（如腹膜）能快速产生针对病原微生物的抗体，在黏膜部位，一些固有层中多达一半的分泌 IgA 细胞来源于 B1a 细胞，因此构成机体抗感染免疫的第一道防线。B1a 细胞还可在无抗原刺激的情况下自发地分泌 IgM 类抗体，这些抗体主要针对微生物的脂多糖和某些自身抗原，即体内的天然抗体，在维持自身稳定过程中同样具有重要作用。CD5 分子在 B1a 细胞中发挥重要作用。现已研究证明，CD5 分子在淋巴细胞选择和免疫耐受的调节中具有重要作用，正常的 B1a 细胞可通过自我更新来维持自己的数量，不会无限制地增生下去，这一过程要受自身反馈机制的调节，一旦这一机制发生紊乱，B1a 细胞的增生失控将引起一系列疾病，如系统性红斑狼疮、类风湿关节炎、格雷夫斯病（Graves disease）、胰岛素依赖型糖尿病、重症肌无力、慢性 B 细胞白血病、乙型肝炎等，还可能与获得性免疫缺陷综合征有关，并加速这些疾病的发生发展。还有学者认为，CD5 分子可能是 B1 细胞活化的标志而非区别 B 细胞亚群的标志，因为 $CD5^-$ B 细胞在某些因素的刺激下可被诱导分化为 $CD5^+$ B1 细胞；CD5 分子为 B 细胞提供生存信号，使 B1 细胞更趋于增殖和分化为自身抗体分泌细胞。但到目前为止，CD5 分子在 B1a 细胞中的确切功能尚存分歧。

不同于 B1a 细胞，B1b 细胞主要参与适应性免疫应答。有人认为 B1b 细胞可能是一种来源于 B2 细胞的特化的 IgM 型记忆细胞。

（二）B2 细胞

B2 细胞出现在个体发育的晚期，来源于骨髓的造血干细胞，而且群体的维持也有赖于骨髓中持续产生的新细胞的补充。骨髓造血干细胞快速通过两个过渡阶段（T1、T2 阶段），发育成滤泡性 B 细胞或边缘性 B 细胞。B1 细胞与 B2 细胞的区别见表 5-2 和图 5-18。

大部分成熟 B 细胞是滤泡性 B 细胞亚群，滤泡性 B 细胞膜表面除了表达 IgM 外，也表达 IgD 分子。每个滤泡性 B 细胞共同表达 μ 和 δ 重链，用同一个 VDJ 外显子来生成 V 域，与同一个 λ 轻链相关联来产生两个具有相同抗原特异性的膜受体。一个长的初级 RNA 转录包括重排的 VDJ 单位和 Cμ、Cδ 基因。如果一个初级转录在 μ 外显子之后裂开和多聚腺苷酸化，内含子就被剪接出去了，这样 VDJ 外显子和 Cμ 外显子就连接在一起，生成一个 μ mRNA。但是，如果 VDJ 复合物没有连接到 Cμ 外显子，而是剪接到 Cδ 外显子，就生成了一个 δ mRNA。随后的转变结果合成了一个完整的 μ 或者 δ 重链蛋白。这样，选择性的多聚核苷酸化和选择性的剪接允许一个 B 细胞同时产生成熟的信使 RNA 和两个不同重链同型的蛋白质。IgM 和 IgD 的共同表达伴随着重新循环的能力和对功能性活力的认知，这就是为什么 IgM^+IgD^+ B 细胞同样被称为成熟 B 细胞。IgD 的表达和对功能性活力的认知之间的相关性表明 IgD 是成熟 B 细胞必要的激活受体。但是没有证据表明膜 IgM 和膜 IgD 有功能性的差异。除此之外，敲除 Igδ 基因对小鼠 B 细胞的成熟或抗原引导的应答并没有显著影响。

边缘性 B 细胞主要分布在脾静脉窦边缘区，仅有有限的多样性，其对多糖抗原应答和产生天然抗体的能力与B1细胞相似。人类和鼠类中都有边缘性B细胞,并表达IgM和CD21共同受体。在鼠类中,边缘性B细胞只存在于脾中,而在人类中,淋巴结和脾中都有边缘性B细胞。边缘性B细胞对血源性微生物反应非常迅速,分化成存活期较短的分泌IgM抗体的浆细胞。边缘性B细胞一般介导对循环病原体的非依赖的T细胞的体液免疫应答,有时也能够介导依赖性T细胞的免疫应答。滤泡性B细胞和边缘性B细胞的区别见表5-3和图5-19。

表5-2 B1细胞与B2细胞的区别

特性	B1细胞	B2细胞
来源	胚肝细胞来源的干细胞	骨髓多能造血干细胞
初次产生时间	胎儿期	出生后
更新时间	自我更新	骨髓产生
是否依赖T细胞	否	是
特异性	多反应性	特异性,尤其在免疫后
自发性Ig的产生	高	低
分泌Ig的类别	IgM>IgG	IgG>IgM
体细胞高频突变	低/无	高
对蛋白质抗原的应答	可能	是
对碳水化合物的应答	是	可能
免疫记忆	少/无	是
功能	抗微生物感染,清除变性的自身抗原,诱导自身免疫	产生抗体,提呈抗原,参与免疫调节

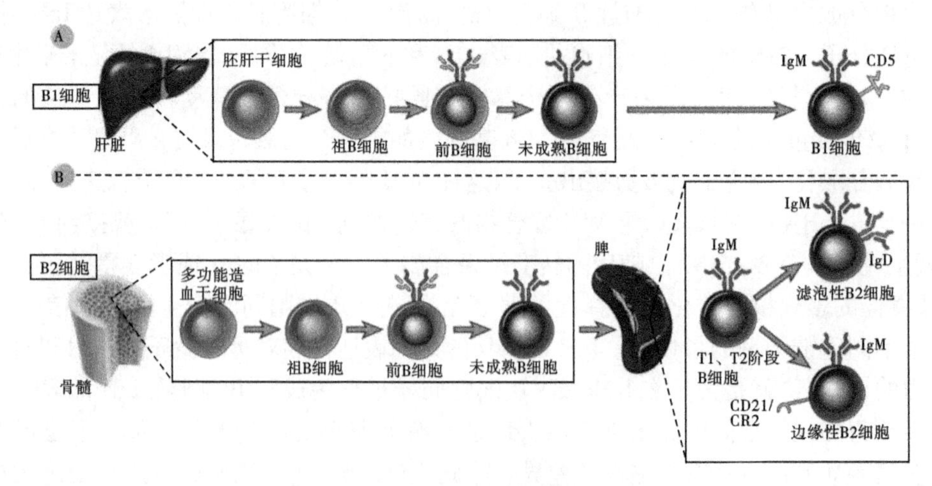

图5-18 B1细胞与B2细胞比较

参考 *Cellular and Molecular Immunology*(*8th edition*)图8-15

表 5-3　滤泡性 B 细胞与边缘性 B 细胞的区别

特性	滤泡性 B 细胞	边缘性 B 细胞
表型	$IgM^{low}IgD^{high}CD23^{+}CD21^{+}$	$IgM^{high}IgD^{low}CD23^{low}CD21^{high}$
主要定位	脾滤泡	脾边缘区
依赖 T 细胞的应答	+	+
不依赖 T 细胞的应答	+	+++
分泌 Ig 的类别	高水平 IgG	高水平 IgM
抗原提呈作用	弱	高
是否参与淋巴细胞再循环	是	否
占血液淋巴细胞比例(%)	5～20	2～3
占淋巴结淋巴细胞比例(%)	20～25	3～5
占脾淋巴细胞比例(%)	40～45	7～10

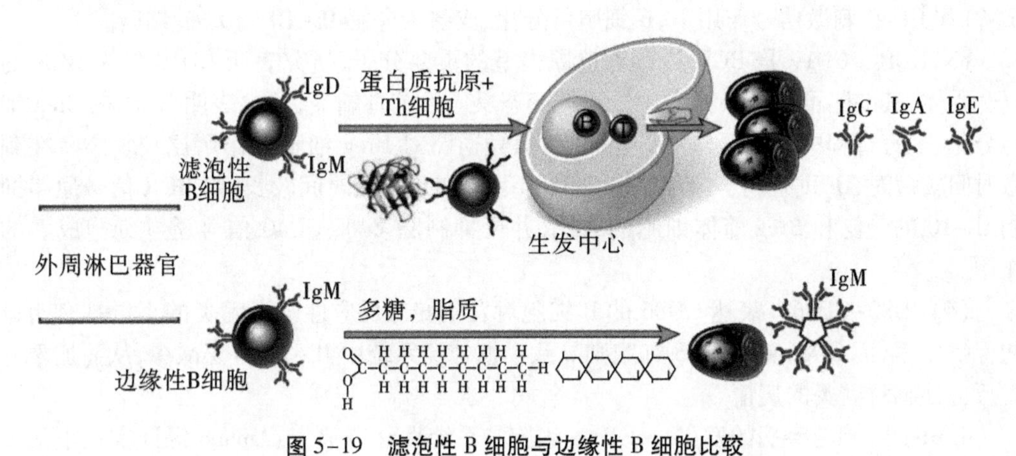

图 5-19　滤泡性 B 细胞与边缘性 B 细胞比较

参考 *Cellular and Molecular Immunology*(*8th edition*)图 12-3

(三)Breg 细胞

由于 B 细胞可产生自身抗体,因此一直以来被认为在自身免疫病中多发挥正向免疫调节作用。随着对 B 细胞亚群的进一步认识,一类能够分泌 IL-10 从而发挥免疫负调控的 Breg 细胞受到研究人员的重视。Breg 细胞是 Bhan 等在 2002 年命名,其在胶原诱导的关节炎、大肠炎等疾病中发挥免疫抑制等作用。

1. Breg 细胞的来源与分化　有学者认为,Breg 细胞来自初始的滤泡性 B 细胞,在免疫应答过程中发挥短暂免疫抑制作用,但多个研究证实滤泡性 B 细胞不具备分泌 IL-10 的能力,也不具备负向免疫调节的功能。基于对 Breg 细胞表型的分析,学者认为 Breg 细胞的前体可能存在于 B1a 细胞、T2B 细胞和边缘性 B 细胞等亚群内,Toll 样受体(Toll-like receptor,TLR)可以使这些前体细胞活化。Breg 细胞首先分泌 IL-10,随着炎症反应的进展，效应 T 细胞活化，在 CD40、BCR、CD80、CD6 等信号分子刺激下，Breg 细胞分泌更多的 IL-10，产生更强的负免疫调控作用。Breg 细胞的活化也可促进活化的 T 细胞向调节性 T 细胞转化，共同抑制免疫炎症的进程，此类 Breg 细胞也称为天然 Breg 细胞。抗 CD40 抗体也可以诱导 Breg 前体细胞活化、分化为具有分泌 IL-10 潜能的 Breg 细胞，此类 Breg 细胞也称为诱导型 Breg 细胞。

2. Breg 细胞的表型　人 Breg 细胞的表面标志为 $CD24^{high}CD27^{+}$。调节性树突状细胞和 T 细胞 Ig-黏蛋白-1 均可诱生 Breg 细胞。

3. Breg 细胞分化的调控

(1) TLR　TLR 是一种模式识别受体，能识别保守的微生物产物，在微生物突破机体的物理屏障的情况下，TLR 可识别它们并刺激机体产生免疫应答。研究表明，TLR 的刺激对 B 细胞免疫调节功能的产生必不可少，且不同的 TLR 激活剂可刺激 B 细胞产生不同的细胞因子。其中脂多糖-TLR4 和 CpG-TLR9 通路均可诱生 Breg 细胞。

(2) CD40 分子　CD40 分子在体内与 T 细胞表达的 CD40L 相互作用，可诱导 B 细胞分化、成熟为浆细胞。但 CD40 接受较强信号刺激后又可以抑制 B 细胞的抗体分泌功能。这提示体内 B 细胞分化、发育为 Breg 细胞需要 T 细胞的作用，在活化的 T 细胞提供的 IL-21和 CD40 刺激信号作用下，B 细胞可分化、成熟为分泌 IL-10 的 Breg 细胞。

(3) BCR　CD19 是 BCR 活化和抗原提呈的重要分子，研究表明 CD19 作为 BCR 的复合受体，其缺陷可诱导小鼠发生严重的变态反应性脑脊髓炎，这也表明 BCR 在 Breg 细胞分化、发育过程中的重要作用。但 BCR 信号通路对 Breg 细胞的作用比较复杂。在刺激时间较短时，BCR 有利于该细胞产生 IL-10；但如果刺激时间较长，则 BCR 信号通路抑制 IL-10 的分泌和 Breg 前体细胞的成熟，并可抑制脂多糖、CD40 信号诱导细胞成熟的作用。

(4) CD80-CD86　表达 CD86 的 B 细胞对发生变态反应性脑脊髓炎的小鼠具有明显的保护作用，而 CD86 缺陷的 B 细胞则导致中枢神经系统中 IL-10 分泌减少，从而加重变态反应性脑脊髓炎的病情。

4. Breg 细胞与疾病的发生　①Breg 细胞与系统性红斑狼疮：Amano 等证实在小鼠狼疮模型中存在 Breg 细胞。另外，系统性红斑狼疮患者外周血中 Breg 细胞和 Breg 前体细胞比正常人增多。但是，系统性红斑狼疮患者的 Breg 细胞在功能上有缺陷，对 CD40 的刺激没有应答，并产生较少的 IL-10，不能抑制 T 细胞增殖。而过继转移体外 anti-CD40 刺激的 T2B 细胞，可以改善小鼠肾病，体内直接用 anti-CD40 处理也可以使已发生的狼疮逆转。②Breg 细胞与类风湿关节炎：有研究报道，类风湿关节炎患者外周血的 Breg 细胞和 Breg 前体细胞都比正常人多。不同研究组发现，分泌 IL-10 的 Breg 细胞可以阻止关节炎的病情进展。

此外，Breg 细胞在体内可抑制过度的炎症反应，可介导免疫耐受，在感染和肿瘤等发生、发展中起到重要的调节作用。

(四) 记忆 B 细胞

根据是否表达 CD27 分子，可以把 B 细胞分为初始 B 细胞和记忆 B 细胞。初始 B 细胞不表达 CD27 分子，其 IgV 区基因未发生高频突变；而记忆 B 细胞高表达 CD27 分子，

IgV 区基因已经发生高频突变,主要产生于生发中心,是初次免疫应答克隆清除后保留下来的少量高亲和力细胞。记忆 B 细胞占全部外周血 B 细胞的40% ~60%,其主要功能是当再次接触相同抗原刺激时,可以迅速活化、增殖、分化成能分泌抗体的浆细胞,快速产生大量高亲和力抗体并发挥免疫效应。记忆 B 细胞和浆细胞在体内可存活数月至数年。

记忆 B 细胞主要包括两类,一类是对 T 细胞依赖抗原产生反应的记忆 B 细胞,这类 B 细胞主要为类型转换的记忆 B 细胞($CD19^+CD27^+IgM^+IgD^-$),是经典的记忆 B 细胞,位于生发中心 B 细胞区;另一类是对 T 细胞非依赖抗原产生反应的记忆 B 细胞,这类 B 细胞主要为 IgM 记忆 B 细胞($CD19^+CD27^+IgM^+IgD^+$),位于生发中心边缘区,属于边缘性 B 细胞。人类记忆 B 细胞可通过 T 细胞介导的旁通路途径增殖、分化成抗体分泌细胞。近期的研究发现,记忆 B 细胞表面分子 CD40、TLR(TLR6、TLR7、TLR9 和 TLR10 等) 和细胞因子受体的表达也高于初始 B 细胞,当记忆 B 细胞被相应的 TLR 激动剂刺激(如 CpG 或 R848),其增殖和分化速率明显高于初始 B 细胞。

B 细胞记忆的产生分为两步:第一步是从生发中心产生记忆 B 细胞和浆细胞,第二步是保持它们的数量和特异性。B 细胞记忆性的长期保持是非常复杂的,所以有很多不同的观点和看法。一种模式是指记忆 B 细胞在整个生发中心的活动周期中是不断产生的。支持这项观点的证据:B 细胞的选择和突变的启动都与生发中心明、暗区的发育有关。用刚免疫注射不久的远离注射部位的 B 细胞转移到没有免疫过的个体身上,没有免疫的个体仍然能产生对抗原的反应性。在免疫注射后 1 周内血液中出现的 B 细胞具有与记忆 B 细胞相同的属性。这些证据暗示,明、暗区的发育有可能还可启动中心细胞向记忆 B 细胞分化和 B 细胞的迁出,进而证明记忆 B 细胞是连续产生的。另一种记忆 B 细胞产生的模式是记忆 B 细胞间断地从生发中心释放出来,这可能与生发中心的活动停止相符合。生发中心活动的停止并非同步的,这使记忆 B 细胞的产生与上一种持续产生的模型相似,但抗原特异性的生发中心的数量却逐渐减少。在免疫记忆建立期间,抗原特异性生发中心出现的频率一直保持不变,这表明生发中心是持续存在而非消失。在记忆 B 细胞池形成时,抗原特异性的生发中心的频数保持恒定,记忆 B 细胞池的容量也是恒定的。在免疫注射后几周,对记忆 B 细胞的频数和绝对数的测定显示,它们的数量都保持恒定,但是存在其中的记忆 B 细胞却是不断更新的,因为随着时间的推移,它们的体细胞高突变越来越多。这种更新是后来的记忆 B 细胞代替原来存在的,而不是原来的细胞转变而来的。用转基因的方法使细胞表达抗凋亡蛋白 BCL-2,虽然能增加记忆 B 细胞的存活率,但是存活下来的这些细胞没有发生高突变或很少高突变,这就证明再循环的记忆 B 细胞不可能再次进入生发中心。相对那些在免疫反应早期产生的记忆 B 细胞来说,后期产生的记忆 B 细胞更具有竞争力和适应能力,所以能代替那些早期产生的细胞。

(五)长寿命浆细胞

在体液免疫应答的效应阶段,抗体是由终末分化的浆细胞分泌的。在正常人外周血中,浆细胞($CD19^+CD20^-IgD^-CD38^{high}$)的比例很低,仅占细胞总数的 1.3%。

近期研究表明,浆细胞可分为短寿命和长寿命两种,短寿命浆细胞可在接受抗原刺激后短时间内产生大量抗体;而长寿命浆细胞则可持续、长期分泌抗体,并从凋亡途径中逃脱,产生保护性记忆而参与长期免疫。如抗天花免疫的特异性抗体可存在60 年。

长寿命浆细胞在T细胞依赖的体液免疫应答中产生,大多源于B-2细胞。生发中心是长寿命浆细胞的产生地。初始B细胞遭遇T细胞依赖抗原后,在Th2细胞协助下激活,在脾和淋巴结的T细胞区及动脉周围淋巴鞘边缘区增生,随后遵循两条途径分化:一是停留在T细胞区和边缘区,以形成原发灶的方式分化成短寿命浆细胞;二是迁移至滤泡,在T细胞协助下由B细胞启动生发中心反应,通过体细胞高频突变、亲和力成熟和抗原选择,产生高亲和力的记忆B细胞,同时产生长寿命浆细胞或其前体细胞,并从脾和淋巴结迁移至骨髓。

长寿命浆细胞之所以能长期存活,不仅与其持续接触微环境中的存活信号因子(包括细胞因子、黏附分子、转录调节子和凋亡调节因子,如BAFF、增殖诱导配体、IL-6、血管细胞黏附分子-1及趋化因子CXCL12等)有关;亦与某些B细胞表面分化标志物的丢失有一定的关系,特别是BCR和MHCⅡ类分子的丢失。此外,长寿命浆细胞与微环境中间质细胞相互作用获得存活信号,这些存活信号包括增殖诱导配体/B细胞刺激因子-B细胞成熟抗原相互作用,CXC趋化因子受体4/CXCL12相互作用等。

长寿命浆细胞在这些环境中存在,分泌抗体、维持机体抗体水平及参与免疫记忆的维持,同时也是导致机体产生抗体介导的相关疾病的重要来源,尤其是IgE介导的过敏反应。一般血清IgE的半衰期仅是12 h,尽管在人类Ⅰ型超敏反应的患者中找不到相关抗原,但IgE却持续存在,一定程度上是由于骨髓中存在长寿命浆细胞。但目前人们关于长寿命浆细胞产生的决定性分子、特性和调控机制还了解甚少。

二、B细胞功能

B细胞的基本功能是产生抗体,介导体液免疫应答。此外,B细胞还在可溶性抗原的提呈过程中发挥重要作用,并可分泌细胞因子,参与机体的免疫调节作用。

(一)B细胞的主要表面标志

1. BCR　BCR Ig位点的转录产物经不同剪切后分别编码膜结合型和分泌型蛋白,其中mIg以单体形式表达于B细胞表面,能特异性识别相应抗原,发挥受体功能。成熟B细胞可同时表达mIgM和mIgD,但mIgD的功能尚不清楚,已知其缺失对B细胞的发育和功能并无明显影响。人mIg有跨膜区和极短的胞内部分。跨膜区有两个高度保守的序列TAST和YSTTVT。前者与Ig从内质网运送到细胞表面并锚定在细胞膜上有关,后者则与抗原信号传递和Ca^{2+}流动有关。mIg的胞内部分通常较短:mIgM和mIgD的胞内部分包含3个氨基酸(KVK,即赖氨酸、缬氨酸、赖氨酸),这一结构特点决定mIg不能传递抗原刺激信号,需要和Igα(CD79a)、Igβ(CD79b)以非共价结合形式构成复合体,共同完成对抗原的识别和信号传导。Igα和Igβ均为单链Ⅰ型跨膜蛋白,均为Ig基因超家族成员,有胞外区、穿膜区和相对较长的胞内区。Igα和Igβ的胞内区含有免疫受体酪氨酸激活基序(ITAM),磷酸化后可招募下游信号分子,转导抗原与BCR结合所产生的信号(图5-20)。

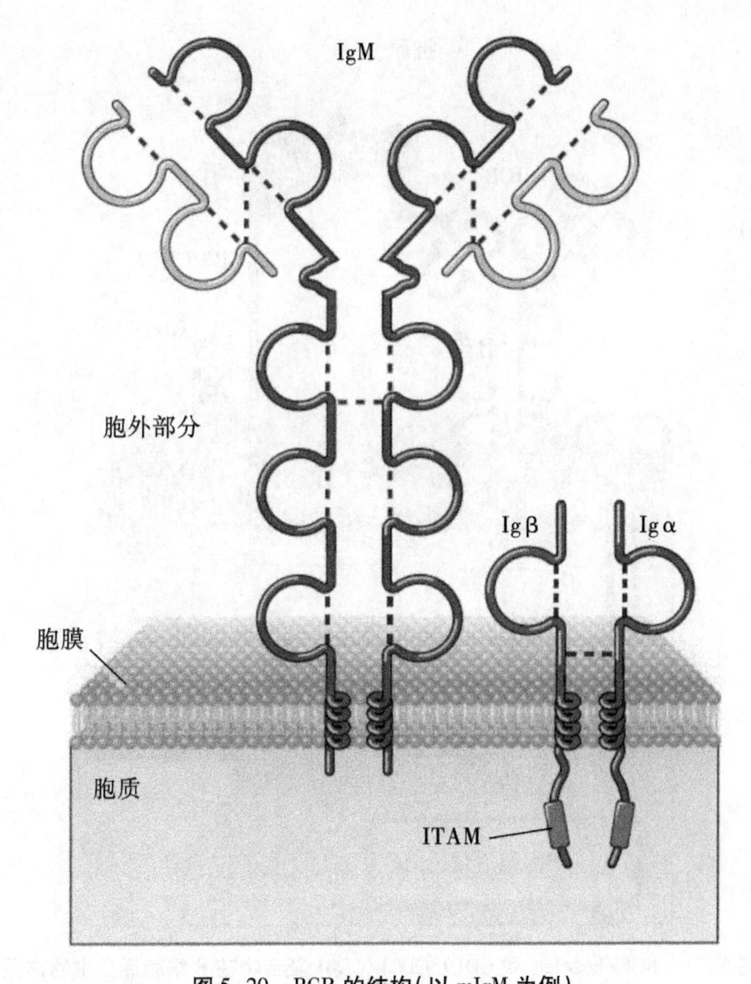

图 5-20 BCR 的结构(以 mIgM 为例)

参考 *Cellular and Molecular Immunology*(*8th edition*)图 7-18

2. CD19/CD21/CD81 CD21 又称为补体受体 2(complement receptor 2,CR2),是补体活化片段 C3d 的受体,通过结合 BCR 所识别的抗原上包被的补体成分,将 CD19/CD21/CD81 信号复合物与 BCR 交联在一起。CD21 还参与免疫记忆过程,当病原微生物或蛋白抗原覆盖有 C3d 时,可与淋巴滤泡内树突状细胞表面 CD21 结合,在诱导免疫记忆过程中发挥重要作用。CD19 分子表达于除浆细胞外 B 细胞谱系发育的各个阶段,是 B 细胞的重要表面标记,其胞质区较长,可与多种激酶结合,放大 BCR 传递的信号,促进 B 细胞激活(图 5-21)。

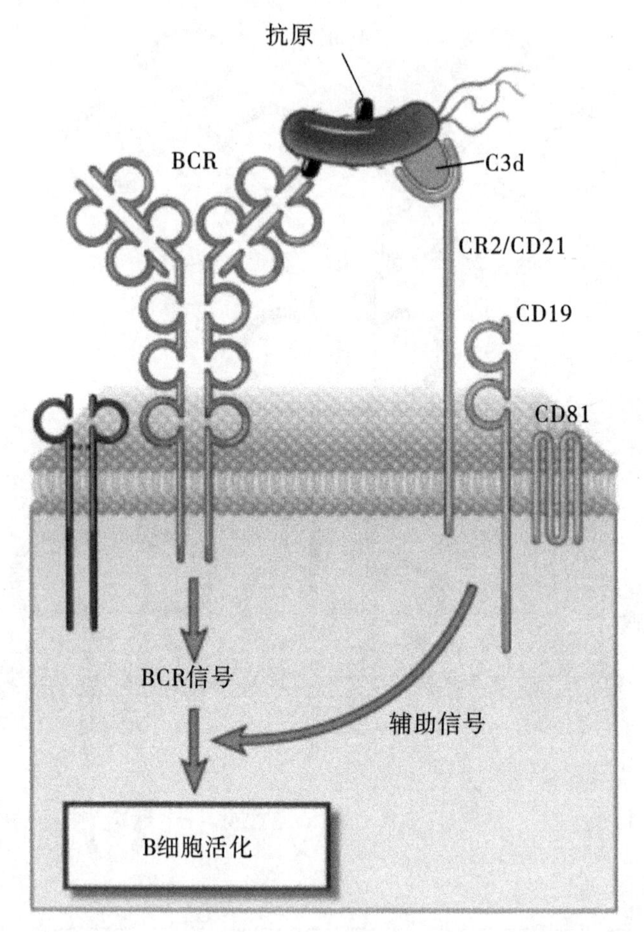

图 5-21　BCR/Igα/Igβ 和 CD19/CD21/CD81 复合物在 B 细胞活化中的作用

参考 *Cellular and Molecular Immunology*(*8th edition*)图 12-5

3. CD80/CD86　CD80 和 CD86 分别属于 B7 家族中的 B7-1 和 B7-2。CD80 和 CD86 在静息态的 B 细胞不表达或低表达,而在活化的 B 细胞中高表达。CD80 和 CD86 通过其胞膜外区 V 样结构域可结合 CD28 和 CD152(CTLA-4)。CD80/CD86 与 CD28 结合,为 T 细胞 TCR-CD3 活化途径提供重要的共刺激信号,从而使 B 细胞发挥抗原提呈作用。

4. CD40　CD40 分子属于肿瘤坏死因子受体超家族,胞外区富含半胱氨酸重复序列。CD40 组成性地表达于成熟 B 细胞,而 CD40 的配体 CD40L(CD154)仅表达于活化 T 细胞。CD40 和 CD40L 相互作用所产生的信号对于 B 细胞增殖、生发中心形成及最终分化为浆细胞至关重要(图 5-22)。

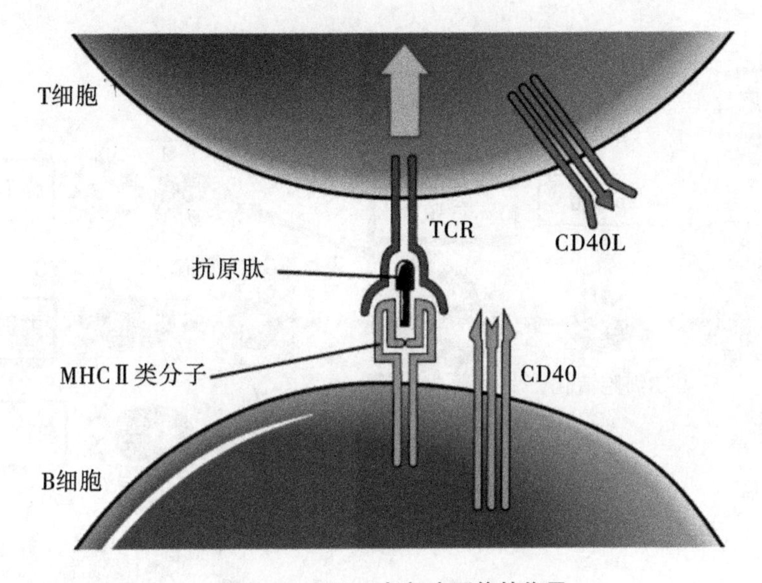

图 5-22　CD40 与相应配体的作用

参考 *Cellular and Molecular Immunology*(8*th edition*)图 12-10

（二）B 细胞介导的体液免疫应答

B 细胞介导的体液免疫应答过程根据刺激机体的抗原种类不同可分为两种：B 细胞对胸腺依赖性抗原的应答及 B 细胞对胸腺非依赖性抗原的应答。

1. B 细胞对胸腺依赖性抗原的应答

(1) B 细胞对胸腺依赖性抗原的识别　BCR 是 B 细胞识别特异性抗原的受体，与 TCR 不同，BCR 可直接识别蛋白质抗原的天然抗原表位，或识别蛋白质降解而暴露的隐蔽表位，而无需抗原提呈细胞对抗原的处理和提呈，亦无 MHC 限制性。BCR 识别抗原对 B 细胞的激活有两个相互关联的作用：①BCR 识别特异性抗原，向 B 细胞的活化提供第一信号；②作为抗原提呈细胞，B 细胞的 BCR 与抗原结合后，通过内化作用摄入抗原，并进行加工，处理成抗原肽，与 MHC Ⅱ类分子结合，形成抗原肽-MHC Ⅱ类分子复合物，供特异性 Th 细胞识别，进而活化(图 5-23)。而活化的 Th 细胞表达 CD40L，又可提供 B 细胞活化的第二信号。这种 T 细胞、B 细胞分别识别同一抗原的 T 细胞表位和 B 细胞表位的现象称为联合识别。

(2) B 细胞的活化、增殖、分化　如上所述，B 细胞的活化需要双信号刺激，第一信号由抗原提供，第二信号由协同刺激分子提供，B 细胞活化还需要大量细胞因子的参与(图 5-24)。

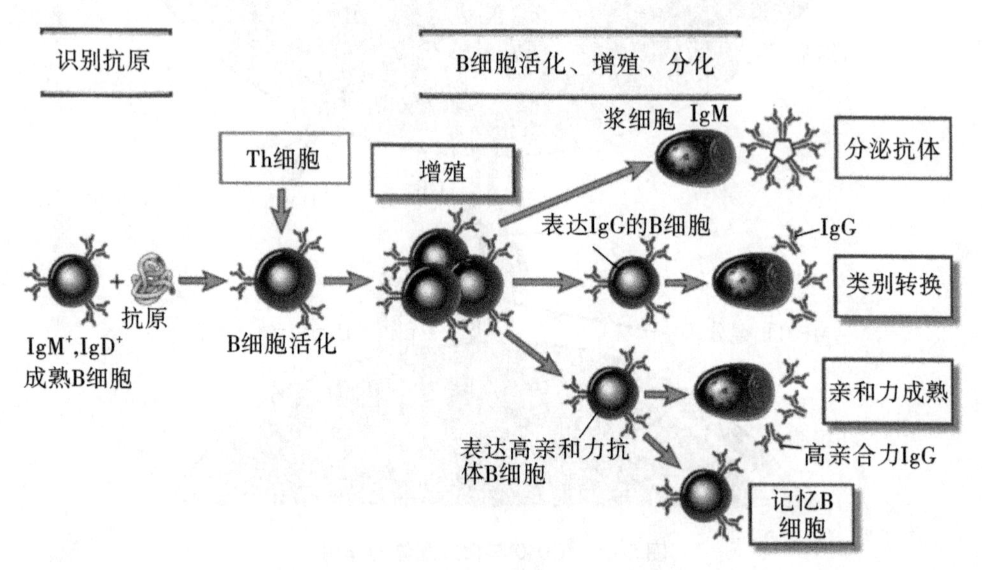

图 5-23　B 细胞对胸腺依赖性抗原的识别

参考 *Cellular and Molecular Immunology*(*8th edition*)图 12-1

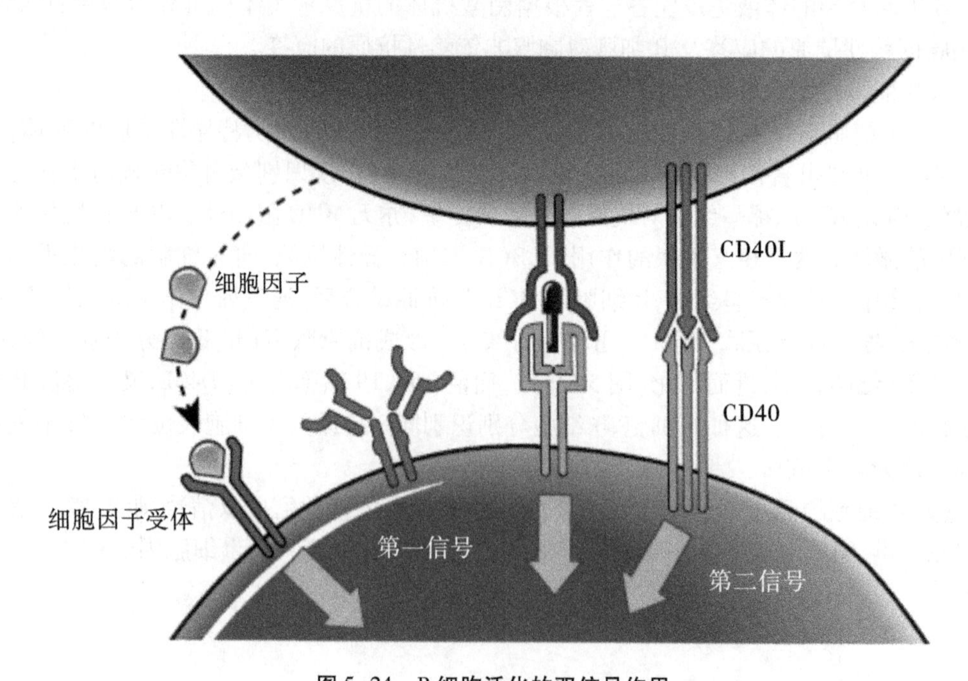

图 5-24　B 细胞活化的双信号作用

参考 *Cellular and Molecular Immunology*(*8th edition*)图 12-10

1)B 细胞活化的第一信号:BCR 直接识别天然抗原的 B 细胞表位,与 BCR 组成复合物的 Igα 和 Igβ 通过胞质区 ITAM 磷酸化来活化磷脂酶 Cγ(PLCγ)。PLCγ 可水解二磷酸磷脂酰肌醇,产生三磷酸肌醇(IP3)和甘油二酯(DAG)。IP3 可与内质网当中的三磷酸肌醇受体结合,从而上调细胞内的 Ca^{2+},激活 Ca^{2+} 依赖的酶和转录因子活化 T 细胞核因子(NFAT)。三酰甘油则可激活蛋白激酶 C(PKC),使下游效应分子磷酸化(图 5-25)。二者在诱导 B 细胞激活增殖中至关重要。此外,BCR 介导的信号转导还可经由磷脂酰肌醇 3 激酶、Ras/MAPK、Akt 途径传导。

在成熟 B 细胞表面,CD19、CD21、CD81 以非共价键组成 BCR 活化的共受体,协助 Igα 和 Igβ 将第一信号传递到 B 细胞内。CD19 与 CD21 通过跨膜区和胞质区相联,CD19 与 CD81 则通过胞质区相联。CD19 是酪氨酸激酶的底物,能与相邻 Src 蛋白酪氨酸激酶家族成员 Lyn 等酪氨酸激酶在内的很多胞内蛋白质相联,CD19 分子中的酪氨酸在抗原与 BCR 结合后迅速磷酸化,酪氨酸一旦发生磷酸化,将参与启动、增强跨膜信号的转导。CD21 的主要功能是识别结合于抗原的补体成分 C3d,通过 CD21 的胞外区与附着 C3d 的抗原结合,将 CD19/CD21/CD81 复合物与 BCR 桥联在一起,通过共受体中的 CD19 向胞内传递信号,增强 B 细胞对抗原的敏感性,利于 B 细胞的激活。这样,B 细胞对抗原刺激的敏感性可增高 1 000~10 000 倍。CD81 属于 4 次跨膜蛋白超家族成员,其作用机制尚不十分明了,CD81 的存在同样有助于增强 B 细胞对抗原的敏感性,增强 BCR 信号传递。

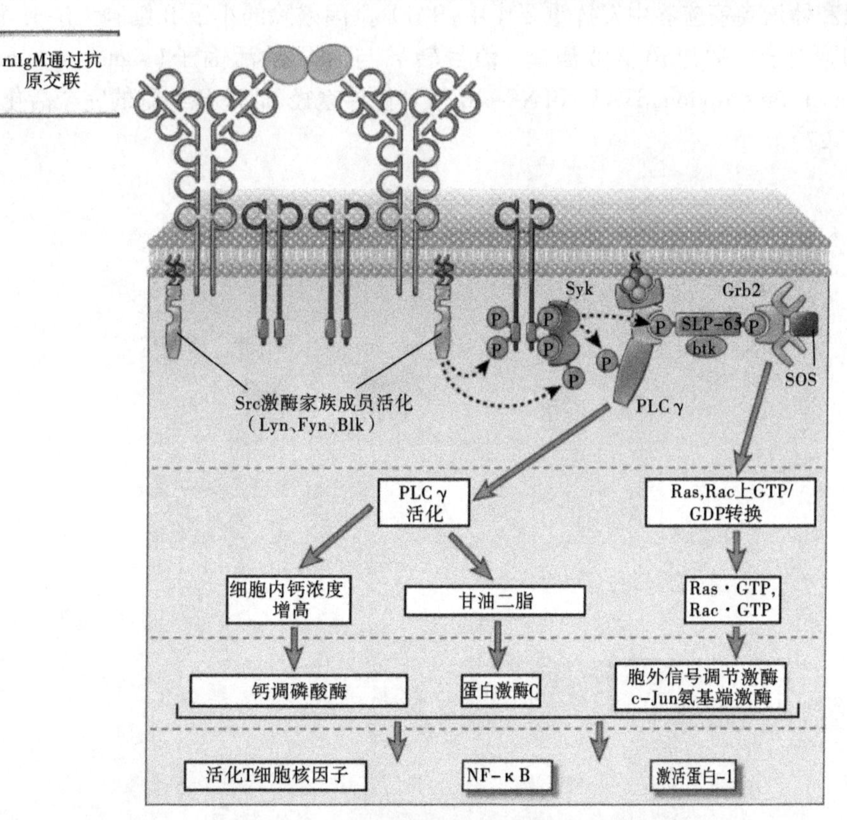

图 5-25　BCR 交联后胞内信号传导

参考 *Cellular and Molecular Immunology*(*8th edition*)图 7-19

2)B 细胞活化的第二信号:胸腺依赖性抗原刺激 B 细胞完全活化还有赖于 Th 细胞向 B 细胞提供第二信号,即共刺激信号。Th 细胞通常以两种方式刺激 B 细胞活化:Th 细胞表达的 CD40L 与 B 细胞表面的 CD40 结合,向 B 细胞活化提供共刺激信号;Th 细胞产生细胞因子,促进 B 细胞活化、增殖、分化。CD40 表达于 B 细胞表面,静息 T 细胞不表达 CD40L,但 T 细胞一旦活化,迅速表达 CD40L。活化 T 细胞的 CD40L 与 B 细胞表面的 CD40 结合,导致 CD40 分子募集,此时 CD40 分子的胞质区可结合并活化肿瘤坏死受体相关因子的胞质蛋白,从而向 B 细胞传递重要的活化信号。Th 细胞对 B 细胞的辅助中,其他胞膜分子间的作用如细胞间黏附分子-1-淋巴细胞功能相关抗原-1、CD2-淋巴细胞功能相关抗原-3 等相互作用,并发生极化,形成免疫突触,使 B 细胞与 Th 细胞间的特异性结合更加牢固。免疫突触还可确保 Th 细胞分泌的细胞因子仅作用于与其结合的 B 细胞。

3)Th 细胞分泌的细胞因子在 B 细胞活化中的辅助作用:活化 B 细胞表达多种细胞因子受体,在活化 T 细胞分泌的细胞因子作用下最大增殖。细胞因子诱导的 B 细胞增殖是 B 细胞形成生发中心和继续分化的基础。IL-4、IL-5、IL-6 和 IL-13 等可促进 B 细胞的活化、增殖和分化为抗体产生细胞;IL-4 还可促进抗体类别转换,诱导 IgG1 和 IgE 的产生,与变态反应的发生密切相关;TGF-β 和 IL-5 可诱导 B 细胞成为产生 IgA 的细胞。最近发现的 B 细胞激活因子称为 BAFF,属于肿瘤坏死因子超家族成员,在促进 B 细胞分化成熟和体液免疫应答中发挥重要作用,BAFF 基因敲除的小鼠 B 细胞无法成熟。

细胞因子可通过酪氨酸激酶-信号转导与转录激活因子(signal transduction and activator of transcription,STAT)和 NF-κB 信号传导途径,促进 B 细胞的完全活化(图 5-26 和图 5-27)。

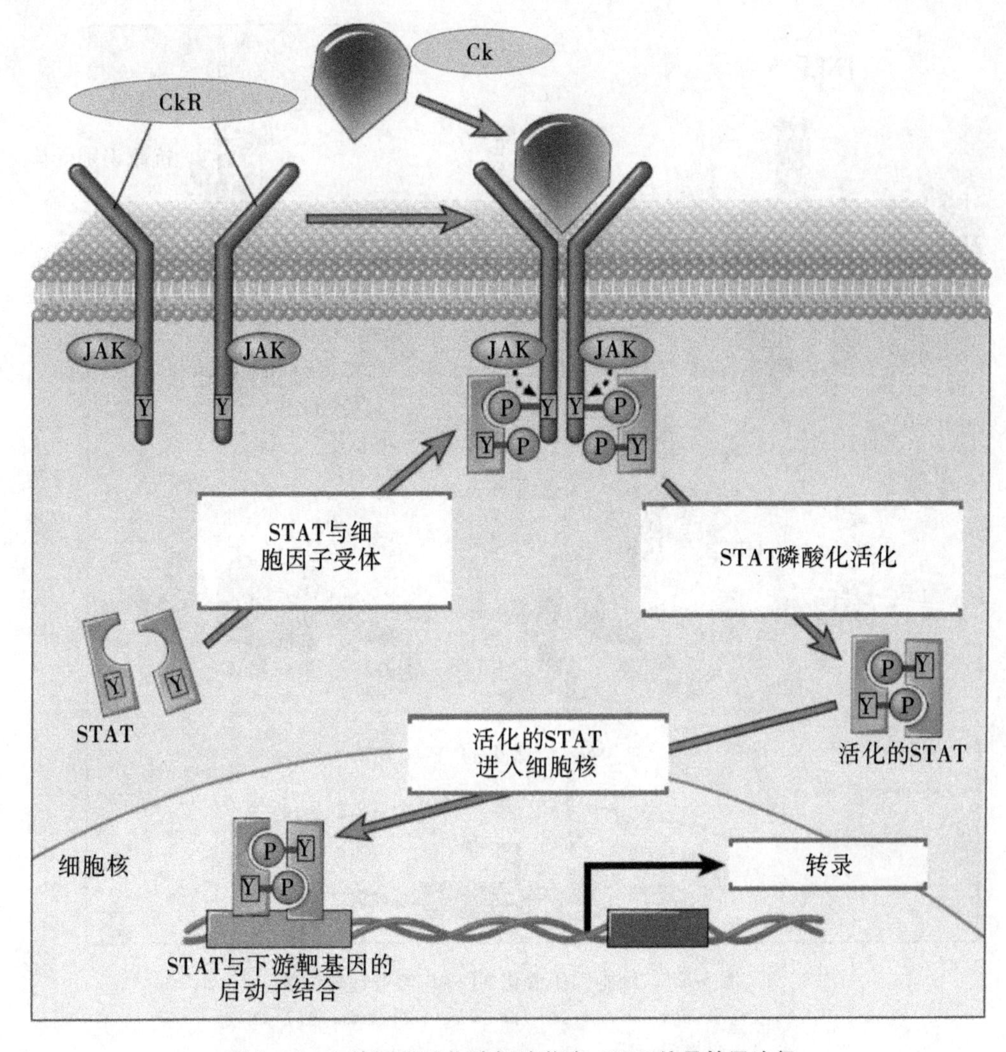

图 5-26 细胞因子活化酪氨酸激酶-STAT 信号转导途径

CkR:细胞因子受体,Ck:细胞因子,JAK:酪氨酸激酶;参考 *Cellular and Molecular Immunology*(*8th edition*)图 7-25

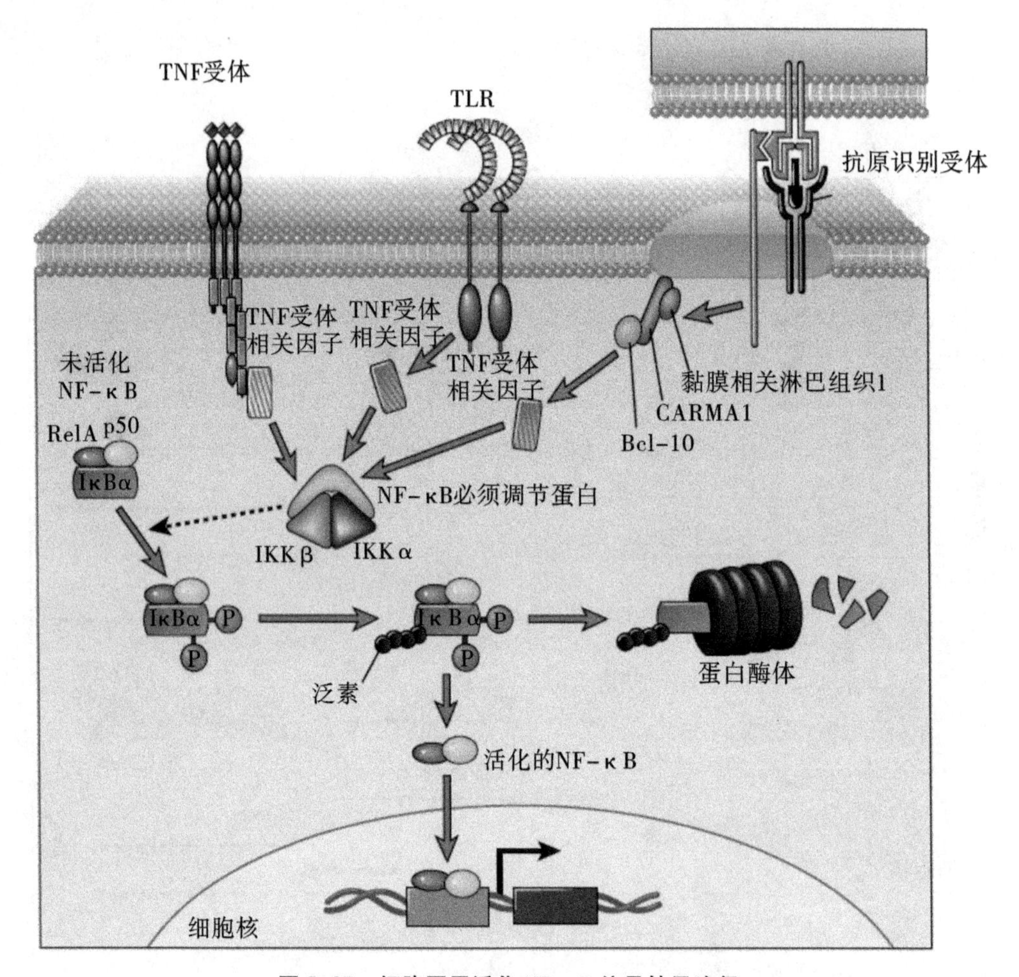

图 5-27　细胞因子活化 NF-κB 信号转导途径

参考 *Cellular and Molecular Immunology*(8*th edition*)图 7-26

(3)B 细胞的增殖和终末分化　双信号激活而完全活化的 B 细胞具备了增殖和继续分化的能力，其增殖分化通过两条途径：一部分 B 细胞增殖、分化成浆细胞而产生抗体，并在机体抗感染免疫中发挥重要作用；另一部分 B 细胞则迁移至附近的非胸腺依赖区的初级淋巴滤泡，继续增殖而形成次级淋巴滤泡，此途径在慢性感染和再次感染中发挥有效作用。

1)B 细胞增殖形成生发中心，并在生发中心中成熟：血循环中的 B 细胞穿过高内皮微静脉进入外周免疫器官，在 T 细胞、B 细胞交界区，经 T 细胞激活的部分 B 细胞进入初级淋巴滤泡，分裂、增殖，形成生发中心。生发中心是一个动态的微环境，涉及 B 细胞发育和成熟的诸多环节：抗原激活的 B 细胞克隆性扩增，Ig 可变区基因的体细胞高突变，Ig 类型转换，高亲和力 B 细胞克隆的阳性选择，无关或自身反应性 B 细胞克隆的阴性选择，最终生成记忆 B 细胞和浆细胞。

生发中心一般在抗原刺激后 1 周左右形成，主要由增殖的 B 细胞组成，但其中有

10% 的细胞为抗原特异性 T 细胞。成熟的生发中心由内向外依次为暗区(dark zone)、明区(light zone)和边缘区(marginal zone)3 个部分。暗区由迅速增殖的 B 细胞又称为中心母细胞组成,其特点为分裂能力极强,但不表达 mIg;明区由增速较慢的 B 细胞又称为中心细胞组成,是由生发中心母细胞经过体细胞突变、Ig 类别转换、受体编辑过程分化而成,中心细胞体积较小,再度表达 mIg,细胞分裂速度减慢,乃至终止。在明区,生发中心细胞在滤泡树突状细胞和 Th2 细胞的协同作用下继续分化,经过阳性选择完成亲和力成熟的过程,只有表达高亲和力 mIg 的细胞才能继续分化发育,其余绝大多数生发中心细胞发生凋亡。在这里,B 细胞最终分化成浆细胞产生抗体,或分化成记忆 B 细胞。少数经历阳性选择的生发中心母细胞可返回暗区,再次进行一轮增殖、分化的过程;边缘区则是静止 B 细胞被加压至边缘所形成(图 5-28)。

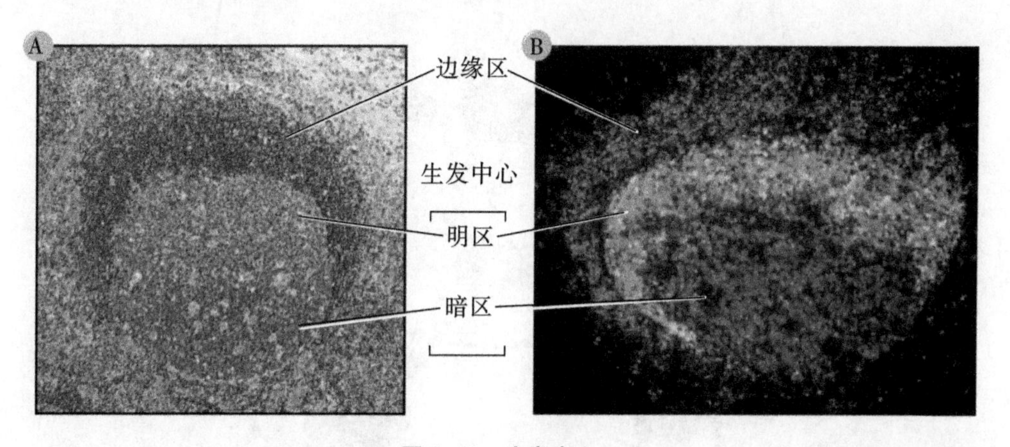

图 5-28　生发中心

A. 生发中心位于滤泡内,包括明区和暗区;B. 明区有大量滤泡树突状细胞,暗区有大量增殖的 B 细胞;参考 *Cellular and Molecular Immunology*(*8th edition*)图 12-11

生发中心中有两种与 B 细胞分化密切相关的特殊细胞:一种是滤泡树突状细胞,滤泡树突状细胞是生发中心的间质细胞,大约占生发中心细胞的 1%,组成生发中心网络系统。滤泡树突状细胞不诱导中心母细胞分化,但为暗区快速增生的 B 细胞提供生长因子,使其凋亡受抑制。体外实验发现,当 B 细胞与滤泡树突状细胞分离时,中心细胞和中心母细胞都会凋亡。滤泡树突状细胞通过抗原-抗体复合物与中心细胞 BCR 适当交联,可以通过维持 B 细胞胞质中 Fas 相关死亡域蛋白样 IL-1 转换酶抑制蛋白稳定,阻止 B 细胞凋亡,从而使 B 细胞被阳性选择。另一种特殊性细胞滤泡辅助性 T 细胞为 $CD4^+$T 细胞,由 Th0 与 B 细胞相互作用后分化而来,产生 IL-21 和少量 IL-4、IFN-γ,在 B 细胞分化为浆细胞、产生抗体和 Ig 类别转换中发挥重要作用,是辅助 B 细胞应答的关键细胞(图 5-29)。

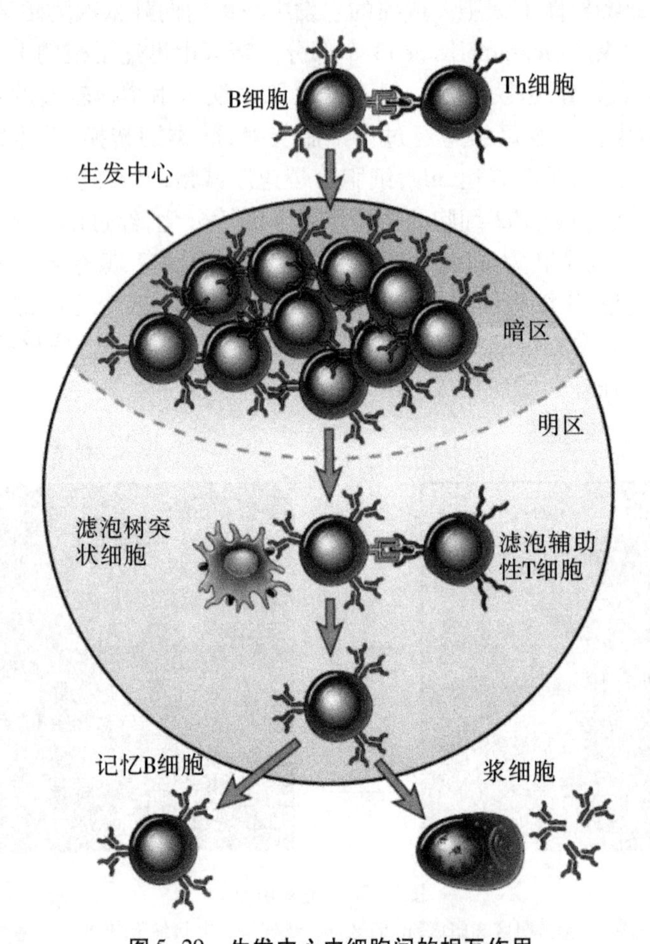

图 5-29 生发中心中细胞间的相互作用

参考 *Cellular and Molecular Immunology*(*8th edition*)图 12-12

2)体细胞高频突变和 Ig 亲和力成熟:Ig 体细胞高频突变发生于分裂中的生发中心母细胞,是形成抗体多样性的机制之一(图 5-30)。B 细胞发生体细胞高频突变仅出现于次级淋巴器官的生发中心,受到抗原刺激后,而且频率很高,平均每次细胞分裂,每对碱基发生突变的概率为 10^{-3},IgV 区基因中大约每 1 000 个碱基对中就有一对会发生突变,比其他主要细胞中正常基因突变频率高 10^5 倍。导致 B 细胞每次分裂所产生的子代细胞的抗原受体约有 50% 的概率出现一个氨基酸的突变。这种在重链和轻链 V 区基因的点突变,会导致 B 细胞产生突变的 Ig 分子,由此形成极为多样性的 B 细胞(图 5-31)。

这些 B 细胞中,凡是其 BCR 不能与附着于滤泡树突状细胞上的免疫复合物中的抗原高亲和力结合者,均发生凋亡而被清除;只有那些极少数表达高亲和力抗原受体的 B 细胞,才能有效结合抗原,并在抗原特异的 Th 细胞辅助下增殖、产生高亲和力的抗体,此即 Ig 亲和力成熟。

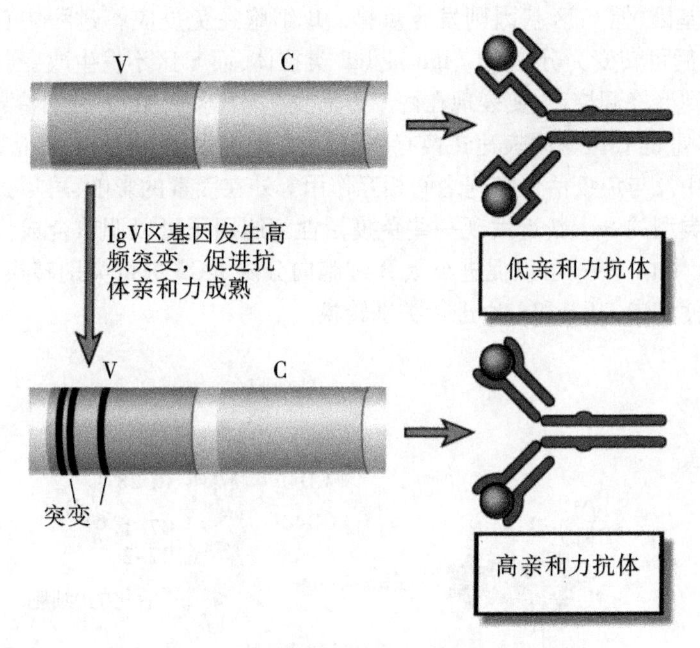

图 5-30　体细胞高频突变和抗体亲和力成熟

参考 *Cellular and Molecular Immunology*（*8th edition*）图 12-17

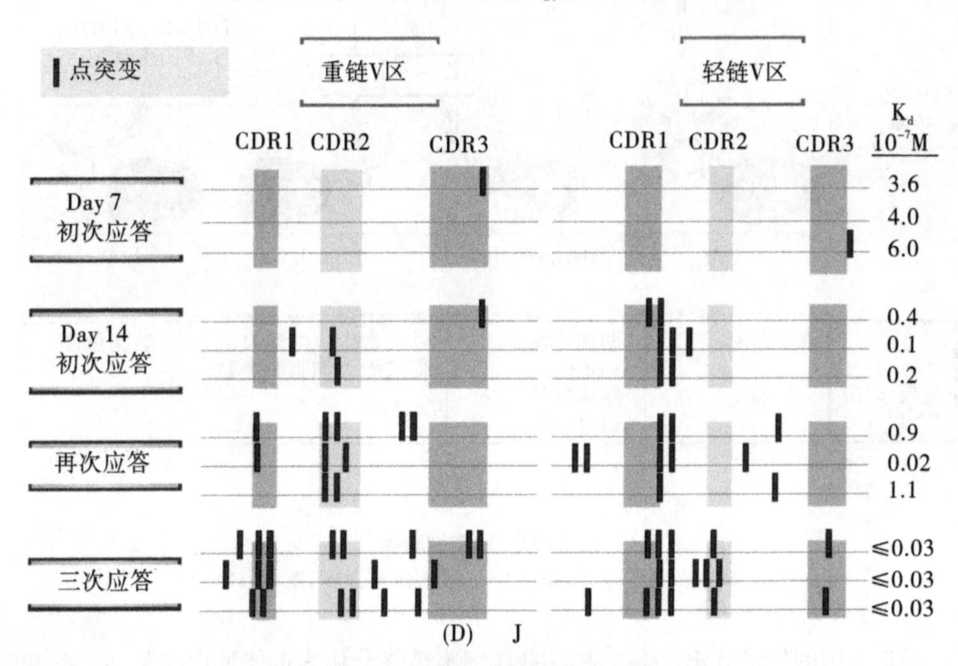

图 5-31　疫苗初次、再次和第三次免疫机体后体细胞高频突变率

参考 *Cellular and Molecular Immunology*（*8th edition*）图 12-18

3）Ig 类别转换：Ig 类别转换是指抗体可变区不变，即结合抗原的特异性相同，但其重链类型（恒定区）发生改变。B 细胞在 Ig 重链 V 区基因发生重排后，其子代细胞均表达

相同的重链 V 基因,但 C 区基因则发生重排。B 细胞在免疫应答过程中首先分泌的是 IgM 类抗体,随后可转变为分泌 IgG、IgA 或 IgE 类抗体,而 V 区不发生改变(图 5-32)。Ig 类别转换也受到严格调控,主要表现在两个方面:在分子水平,由于类别特异性重组因子的参与,使得各重链 C 区基因表达转换有序进行;在细胞水平,由于 B 细胞受各种 B 细胞刺激因子的作用及与免疫活性细胞之间相互作用等外在因素的影响,可以选择 B 细胞表达特定的同种类型的 Ig。新近发现一些免疫活性细胞因子可以调节合成抗体的 B 细胞进行类别转换。如 IFN-γ 可以促进小鼠 B 细胞向分泌 IgG2 进行类别转换,而 B 细胞活化因子则可以使其向 IgG1 和 IgE 进行类别转换。

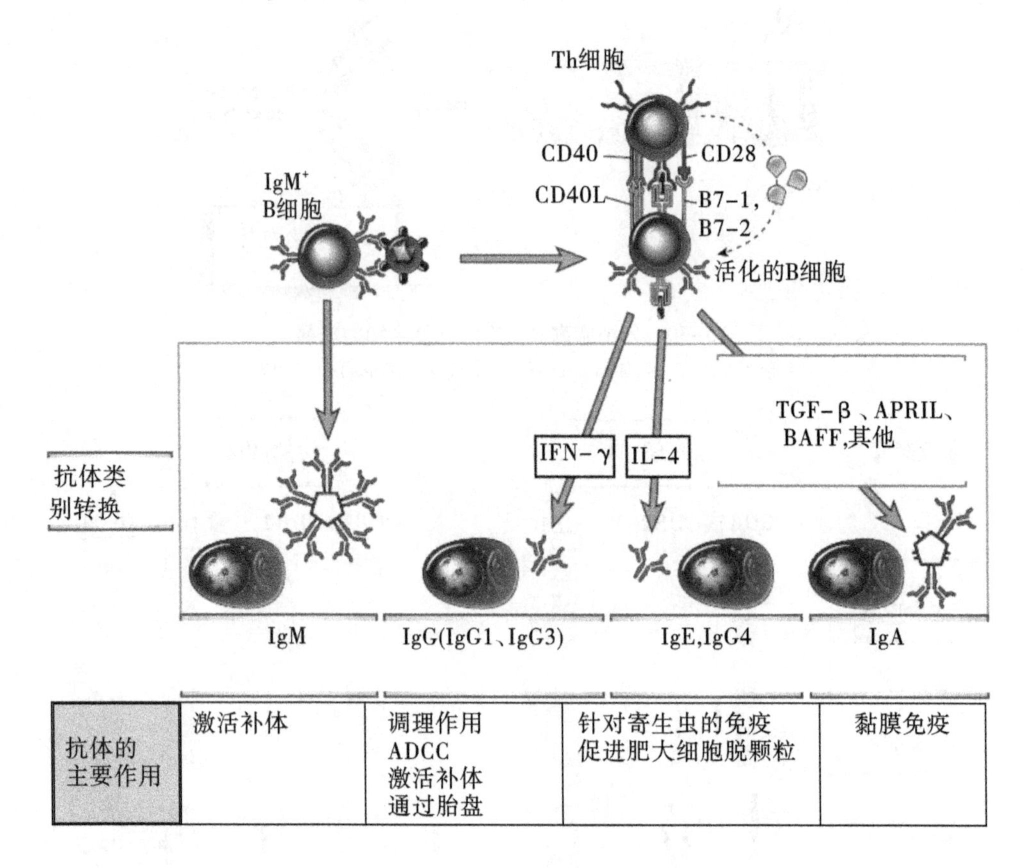

图 5-32 Ig 类别转换

参考 *Cellular and Molecular Immunology*(*8th edition*)图 12-14

(4)B 细胞的最终分化　生发中心的 B 细胞最终分化为抗体形成细胞:浆细胞和记忆 B 细胞。①浆细胞:部分 B 细胞分化为浆细胞,一部分迁移至骨髓,这部分细胞停止分裂,但可高效合成抗体,成为给机体长时间、持续提供高亲和力抗体的来源;一部分离开生发中心后进入脾索和淋巴结髓质。②记忆 B 细胞:记忆 B 细胞表达 CD27,并高表达 CD44,不产生 Ig。它们离开生发中心后分布在外周淋巴组织并参与淋巴细胞再循环,当再次与同一抗原相遇可迅速活化,产生大量抗原特异性抗体。

2. B 细胞对非胸腺依赖性抗原的应答　非胸腺依赖性抗原如某些细菌多糖、多聚蛋白质及脂多糖等，能刺激初始 B 细胞活化而无需 Th 细胞辅助。在正常个体，非胸腺依赖性抗原可诱导抗体分泌，而不引起 T 细胞应答。非胸腺依赖性抗原根据激活 B 细胞机制不同可分为非胸腺依赖性-1 抗原和非胸腺依赖性-2 抗原两类。

（1）B 细胞对非胸腺依赖性-1 抗原的应答　非胸腺依赖性-1 抗原主要是细胞壁成分，如革兰氏阴性菌的脂多糖，非胸腺依赖性-1 抗原可直接诱导 B 细胞增殖，因此非胸腺依赖性-1 抗原又被称为 B 细胞丝裂原。在高浓度时，非胸腺依赖性-1 抗原中的丝裂原能够与 B 细胞表面的丝裂原受体结合，多克隆地诱导 B 细胞增殖和分化。如脂多糖和 DNA 均可通过与 B 细胞 TLR 结合而激活 B 细胞；在低剂量时（比多克隆激活剂量低 10^3 ~ 10^5 倍），只激活与其特异性结合的 B 细胞，当 B 细胞特异性识别并浓缩足够量的非胸腺依赖性-1 抗原在 B 细胞表面，B 细胞才能被活化，产生针对该抗原的抗体（图 5-33）。此类应答在针对某些胞外病原体感染中发挥重要作用，因为此过程中 B 细胞针对低浓度抗原产生应答，无需 Th 细胞辅助，使机体在胸腺依赖性免疫应答发生前即感染初期，即可产生特异性抗体。但单独非胸腺依赖性-1 抗原不足以诱导 Ig 类别转换、抗体亲和力成熟及记忆 B 细胞形成。

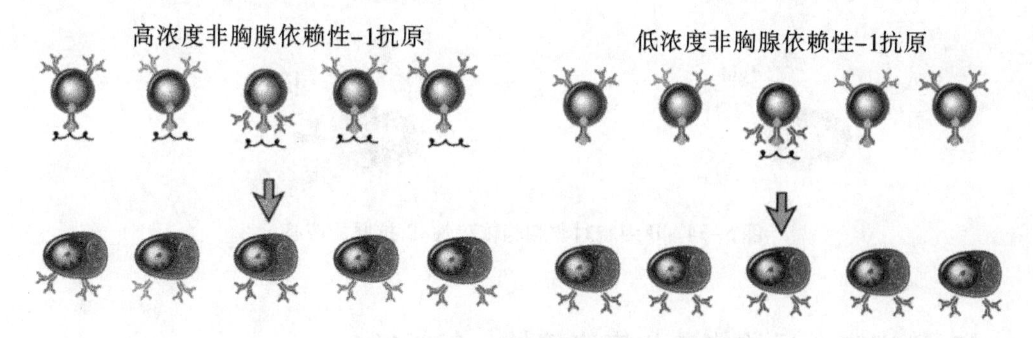

图 5-33　B 细胞对非胸腺依赖性-1 抗原的应答

参考龚非力主编的《医学免疫学》

（2）B 细胞对非胸腺依赖性-2 抗原的应答　非胸腺依赖性-2 抗原为细胞胞壁与荚膜多糖，它们有高度重复的结构，可与特异性 B 细胞 BCR 发生广泛交联而使 B 细胞活化；但过度的交联会使成熟 B 细胞产生耐受，因此非胸腺依赖性-2 抗原表位的密度在激活 B 细胞过程中起决定作用。非胸腺依赖性-2 抗原只能激活成熟 B 细胞，对非胸腺依赖性-2 抗原发生应答的主要是 B1 细胞，婴儿至 5 岁的儿童体内多数 B1 细胞尚未成熟，故对非胸腺依赖性-2 抗原不产生有效的抗体应答，因此，婴幼儿容易感染含非胸腺依赖性-2 抗原的病原体（图 5-34）。

B1 细胞对非胸腺依赖性-2 抗原的应答具有重要的生理意义。某些细菌的荚膜多糖是细菌抵御吞噬细胞吞噬的保护层，B1 细胞针对此类抗原产生的抗体，发挥调理作用，可促进吞噬细胞吞噬和进行有效抗原提呈。

虽然在非胸腺依赖性-2 抗原免疫裸鼠也会有反应，但敲除编码 TCR β 链和 δ 链的基因并清除所有 T 细胞，则裸鼠对非胸腺依赖性-2 抗原的应答消失。若给上述基因敲除小鼠输入少量 T 细胞,则能使裸鼠上述应答增强。但 T 细胞在此过程中的作用尚不清楚。此类应答为机体清除这类抗原提供了一条快速而特殊的途径。

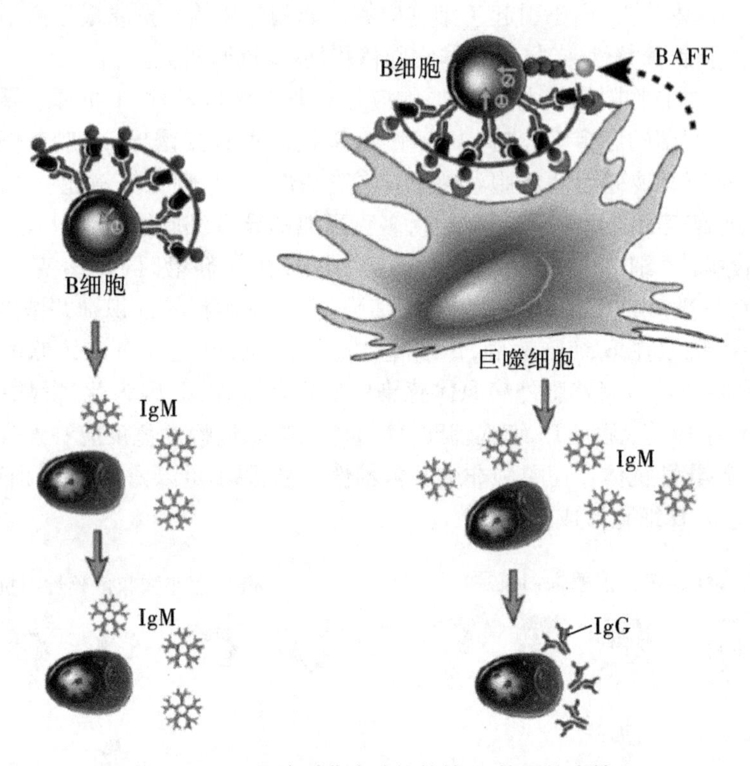

图 5-34 B 细胞对非胸腺依赖性-2 抗原的应答

三、B 细胞介导的体液免疫应答的一般规律

病原体初次侵入机体所引发的应答称为初次免疫应答;当机体再次接触相同抗原刺激发生免疫应答,即为再次免疫应答,亦称回忆应答。

1. 初次免疫应答　机体从受到抗原的刺激到在血清中能检测到相应抗体存在需要一定的时间,可短至 3 h,也可长至几周,称为潜伏期。潜伏期长短与抗原的性质、进入机体的途径,是否使用佐剂、佐剂类型及受体情况密切相关。潜伏期后抗体产生呈指数增长,称为对数期,抗体量增高变化曲线的坡度取决于“倍增时间”,即抗体浓度增加一倍所需时间,取决于抗原剂量和抗原性质等因素。之后进入平台期,血清中抗体水平保持相对稳定,到达平台期所需时间及平台期的抗体水平、持续时间因抗体不同而异。有的可长至数周。最后是下降期,由于抗体与抗原结合或被降解而致血清中抗体水平不断下降,此期可持续几天或数周,长短取决于前面提到的各种因素。抗体初次应答产生的主要是 IgM 类抗体,后期可产生 IgG 类抗体,所产生的抗体总量和亲和力均较低,抗体在体内维持时间短。

2. 再次免疫应答　在初次免疫应答的晚期，随着抗原被清除，多数效应T细胞和浆细胞均发生死亡，同时抗体浓度逐渐下降。但是，应答过程中所形成的记忆T细胞和记忆B细胞因寿命长而得以保存，一旦再次遭遇相同抗原刺激，记忆性淋巴细胞可迅速、高效、特异地产生应答，

它与初次免疫应答的不同之处：①潜伏期短，大约为初次免疫应答潜伏期的一半；②抗体浓度增加快；③到达平台期快，平台高，时间长；④下降期持久，因为机体会长时间合成抗体；⑤用较少量抗原刺激即可诱发二次应答；⑥二次应答产生的抗体主要为IgG，而初次免疫应答主要产生IgM；⑦抗体的亲和力高，且较均一（图5-35和表5-4）。

再次免疫应答的强弱取决于抗原的强弱及两次抗原注射的间隔长短。间隔短则应答弱，因为初次免疫应答后存留的抗体可与注入的抗原结合，形成抗原-抗体复合物而被迅速清除。间隔太长，反应也弱，因为记忆细胞尽管"长命"，但并非"永生"。再次免疫应答的能力可持续存在数个月或数年，故机体一旦被感染后，可持续相当长时间不再感染相同病原体。

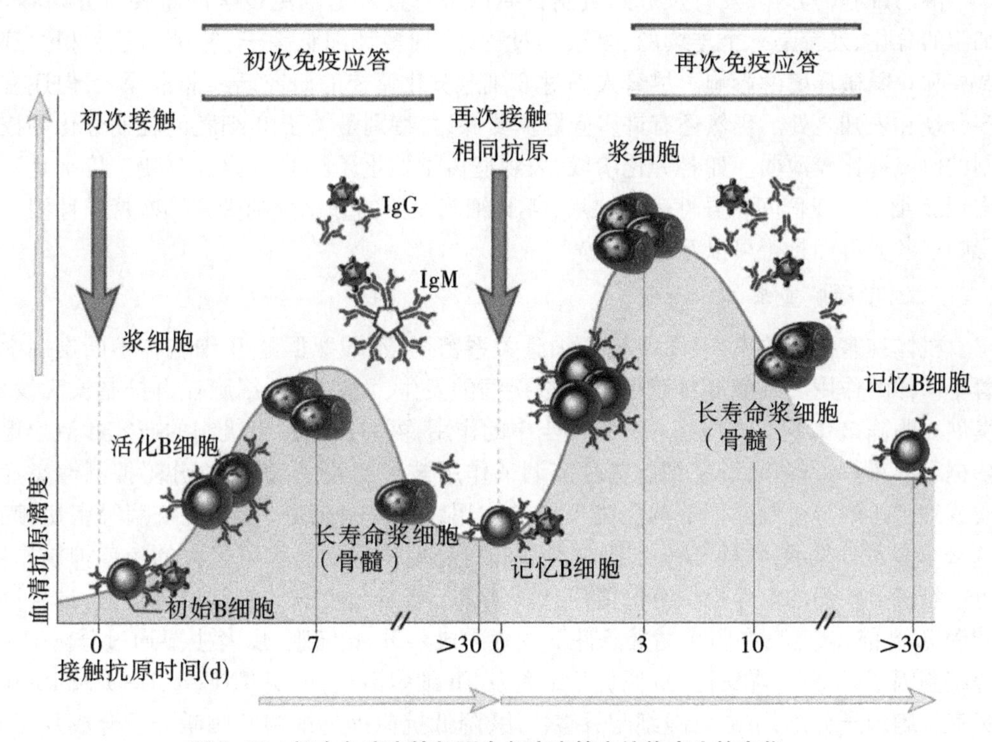

图5-35　初次免疫应答与再次免疫应答中抗体产生的变化

参考 *Cellular and Molecular Immunology*（*8th edition*）图12-2

表 5-4　初次免疫应答与再次免疫应答的比较

	抗体产生量	抗体产生类型	抗体亲和力	抗原反应类型
初次免疫应答	高	主要为 IgM	低	所有种类抗原
再次免疫应答	低	主要为 IgG	高	主要为蛋白质抗原

第四节　B 细胞研究现状和发展趋势

近十年来,免疫学的发展日新月异,基础免疫学理论研究出现了新的突破,B 细胞的研究也取得了重大突破。

(一)B 细胞分化、发育

淋巴细胞的分化、发育及成熟机制长期以来一直是基础免疫学的重要研究内容。B 细胞的分化、发育是一个连续的、复杂的过程,受到多种细胞因子、转录因子和相关酶的调控和骨髓微环境的影响。尽管人们对 B 细胞分化调控的研究已经非常深入,但还有很多分歧和未知之处。仍然还有许多问题需要探讨,特别是关于 B 细胞的晚期分化调控机制的研究还比较薄弱。如各分化阶段,表观遗传学发生了哪些特异性改变? 特别是开始出现 B 细胞各亚群间特异性表型之后,各 B 细胞亚群的分化分别受到哪些特异性因子的影响? 各亚群间是否可以互相转换?

(二)B 细胞亚群

机体许多疾病的发生、发展与 B 细胞关系密切,不同亚群的 B 细胞在不同疾病中有着不一样的作用。有些 B 细胞亚群促进疾病的发生,而有些 B 细胞亚群抑制疾病发生、发展。明确 B 细胞亚群在某一种疾病当中的作用,可为疾病发生机制的研究和治疗提供依据和参考。近些年,Breg 细胞的免疫调节作用被高度关注,其通过分泌抑制性炎症介质或细胞接触等机制发挥下调免疫反应的作用,与肿瘤、感染、自身免疫病等密切相关。越来越多文献显示,各种 Breg 细胞在炎症和自身免疫病中发挥了极大的免疫抑制作用,可能给该类疾病的治疗提供有价值信息。其调节自身免疫病的机制可概括为:自身抗原刺激 Breg 前体细胞,在脂多糖等条件下发育为成熟 Breg 细胞,后者主要通过分泌 IL-10 等细胞因子,抑制巨噬细胞、抗原提呈细胞及 Th 细胞活化,减少 TNF-α、IL-1 及 IL-6 等炎症细胞因子分泌,下调巨噬细胞吞噬作用,降低抗原提呈细胞共刺激分子合成及释放,同时抑制 Th1 细胞活化,从而发挥在自身免疫病中的负向调节作用。Breg 细胞缺失导致多种自身免疫病发生增多及病情恶化。Breg 的发现和研究为临床治疗自身免疫病提供了理论基础。然而目前对于 Breg 细胞的研究大多处于实验动物阶段,另外,Breg 细胞表型及具体作用机制,以及与其他免疫细胞相互作用等尚未阐明,期待将来更多 Breg 细胞临床研究能为自身免疫病患者带来治疗希望。

最近的研究发现,原发性干燥综合征患者外周血 B 细胞亚群与健康人存在明显差异,$CD19^+IgD^+$ B 细胞比例明显增多,并且明显高于类风湿关节炎、系统性红斑狼疮及系统性硬化症患者，而 $CD19^+CD38^+$B 细胞比例明显减少。

此外，B 细胞及其介导的体液免疫应答与肿瘤免疫是临床免疫学的一个研究热点，B 细胞在肿瘤中的作用各不相同，既有正性调节作用，也有负性调节作用。B 细胞在肿瘤免疫中的研究还很少。1998 年国内外的合作研究发现 B 细胞对于 CLT 抗肿瘤免疫起到抑制作用，由此，B 细胞对肿瘤的负向免疫调节功能逐渐为研究者所重视。目前，多种具有免疫抑制功能的 B 细胞亚群陆续被发现，尤其是 Breg 细胞。大量研究及临床数据显示，这些具有负向免疫调控功能的 B 细胞在肿瘤的发生、发展及转移中发挥了重要作用。因此，肿瘤驯化的 B 细胞及其所分泌的病理性抗体在肿瘤转移前微环境形成和肿瘤转移中的作用，已成为肿瘤免疫学研究的热点之一。

记忆 B 细胞是机体适应性免疫应答的主要参与者，在多数情况下可以保护机体免受同种抗原的再次入侵和伤害。虽然免疫记忆现象的发现已经历了几个世纪，但对其生成及维持中涉及的细胞及分子过程的认识才刚刚拉开帷幕。人们在基因工程改造小鼠、自发地诱导机体免疫缺陷或使用微阵列筛选系统对异常环境进行分析等层面上已经取得了显著进展，阐述了重要的分子及细胞间相互作用。但如何长期维持 B 细胞的免疫记忆？记忆 B 细胞形成的确切机制是什么？记忆 B 细胞有哪些表观遗传学改变？这些问题仍需进一步研究。疫苗研发的主要原理就是诱发机体产生长寿命而有效的免疫记忆，记忆 B 细胞是疫苗作用后主要诱导的功能细胞。关于何时且如何向特定的记忆细胞亚群分化是免疫学的一个非常有吸引力的领域，同时是预防性与治疗性疫苗的研制中如何确保抗原特异性记忆细胞的质与量问题的重要环节。总之，疫苗的特异性免疫应答产生是个复杂的、动态的网络调控过程，在我们能够给出记忆细胞的确切分子定义之前尚需要大量的研究工作。

（三）B 细胞对抗原的识别

以往人们对于体液免疫应答的研究主要集中于免疫识别的细胞与分子机制，包括对抗原结构、表位抗原、多肽抗原、表位抗原结构对免疫识别的影响。对抗原结构的研究目前多集中于研究抗原表位的结构特点，同一抗原分子中存在着多种不同的抗原表位，不同抗原表位的组合可直接决定所诱发的免疫应答性质及其持续时间。该方面的研究为新一代分子疫苗的设计和开发提供了理论基础。

（四）B 细胞的免疫治疗

医学免疫学基础理论研究的根本目的是为人类健康服务，是希望能够研制出重大疾病（恶性肿瘤、传染性疾病等）的有效治疗方法，也为自身免疫病等难治性疾病的治疗带来曙光。通过增强或者抑制免疫功能的免疫治疗方法很多，其中单克隆抗体、疫苗、基因工程细胞因子等的临床应用已经显示出良好疗效。可以预见，随着多种免疫治疗技术（如新型免疫基因治疗技术）的提高与改良，免疫治疗将在疾病治疗中发挥越来越大的作用。活化的 B 细胞作为一种有效的抗原提呈细胞，已开始被用于肿瘤疫苗的研究，$CD40^-$ B 细胞被用来代替树突状细胞或与树突状细胞联合运用，已经开始进入Ⅰ期临床试验。在动物模型中，皮下注射的过继性转移 B 细胞在 24 h 内可出现在注射点引流淋巴结及对侧淋巴结，说明过继性转移的 B 细胞可以到达肿瘤引流淋巴结，在体内激活抗肿瘤的 T

细胞反应。

虽然活化的 B 细胞作为有效的抗原提呈细胞已日渐被重视，但还有许多问题有待解决。除了研究较多的黑色素瘤，活化的 B 细胞对其他肿瘤（如肝癌等）是否具有同样的免疫效应；除 CD40L、共刺激分子等外，还有没有其他活化信号能促进 B 细胞的激活、扩增及对 T 细胞的诱导；负载抗原的方式如何选择；经过长期培养能否保持其抗原提呈功能，能持续多久；是否会诱导 $CD4^{+}$T 细胞耐受；临床应用时提取并培养活化 B 细胞的具体方案；除了 B 细胞，还有没有其他抗原提呈细胞可用于肿瘤免疫治疗等，这都需要通过更多更深入的研究来回答。

（五）免疫系统与免疫应答过程的可视化研究

近年来实时动态成像技术在免疫学研究中应用越来越广泛，也为免疫学家进一步深入认识免疫系统和免疫应答过程中参与的细胞与分子提供了新手段。该方面技术大大促进了人们确切地认识免疫细胞在淋巴器官中的迁移与不同细胞间的相互作用和定位，可以利用基因缺失小鼠进一步分析某些免疫分子在免疫细胞迁移与相互接触、结合中的作用，从而使免疫学家更贴切地了解免疫微环境中免疫应答的细胞与分子机制。

思考题

1. 试述 B 细胞在生发中心的分化成熟、体细胞高频突变、Ig 亲和力成熟及类别转换过程。
2. 试述 B 细胞在外周免疫器官与对应抗原相遇后的活化、增殖、分化过程及最终应答效应。
3. 试述 B 细胞对胸腺依赖性抗原应答的一般规律。
4. 试述非胸腺依赖性抗原对 B 细胞的活化过程。
5. 试述 B 细胞活化的信号传导过程。

参考文献

[1] COOPER M D. The early history of B cells[J]. Nature Reviews Immunology, 2015, 15(3): 191-197.

[2] HAN J, SUN L, FAN X, et al. Role of regulatory b cells in neuroimmunologic disorders[J]. J Neurosci Res, 2016, 94(8): 693-701.

[3] SCHOLZEN A, SAUERWEIN R W. Immune activation and induction of memory: lessons learned from controlled human malaria infection with Plasmodium falciparum[J]. Parasitology, 2016, 143(2): 224-235.

[4] RECALDIN T, FEAR D J. Transcription factors regulating B cell fate in the germinal centre[J]. Clin Exp Immunol, 2016, 183(1): 65-75.

[5] ABBAS A K, LICHTMAN A H, PLLAI S. Cellular and molecular immunology[M]. 8th edition. Philadelphia: Elsevier Saunders, 2014.

[6] 曹雪涛. 医学免疫学[M]. 北京:人民卫生出版社,2015.
[7] 龚非力. 医学免疫学[M]. 4版. 北京:科学出版社,2014.

(郑州大学基础医学院　轩小燕)

第六章
抗体与补体

抗体与补体是非常重要的两类免疫分子，在机体的免疫应答过程中发挥不可替代的作用。抗体作为介导体液免疫应答的重要效应分子，是在抗原激活免疫系统后由B细胞和(或)记忆B细胞增殖分化成浆细胞，浆细胞产生的能特异性结合相应抗原的免疫球蛋白。抗体主要存在于血清当中，在组织液、外分泌液和某些细胞表面也有分布。

补体系统由30余种成分组成，广泛存在于血清、组织液和细胞表面，一般补体成分必须在激活后才具备生物学功能，且机体对补体的激活有精密的调控机制。活化的补体产物可介导调理吞噬、炎症、溶解细胞、调节免疫应答、清除免疫复合物等作用。补体功能障碍或过度活化与机体的多种疾病的发生发展密切相关。

第一节　抗体概述

抗体(antibody，Ab)是免疫系统在抗原刺激下，由B细胞增殖分化成为浆细胞所产生的、可与相应抗原发生特异性结合的一组活性或化学结构相似的糖蛋白，是介导体液免疫的重要效应分子，在机体抵御异物入侵中发挥作用，主要分布在血清中，也分布于组织液、外分泌液及某些细胞膜表面。

抗体的化学性质属球蛋白，1968年和1972年世界卫生组织和国际免疫学会联合会的专业委员会先后决定，将具有抗体活性或化学结构与抗体相似的球蛋白统一命名为免疫球蛋白(immunoglobuin，Ig)。依据其分布形式，Ig分为两种：①分泌型免疫球蛋白(secreted Ig，sIg)，即上述存在于血液、组织液及外分泌液中的抗体；②膜型免疫球蛋白(membrane Ig，mIg)，表达于B细胞膜表面，即B细胞的抗原识别受体。

一、抗体的结构

抗体的基本结构是由两条完全相同的重链(heavy chain，H链)和两条完全相同的轻链(light chain，L链)通过二硫键连接而成的“Y”字形四肽链结构(图6-1)。IgG、IgD、IgE和血清IgA常为上述四肽链的单体形式，分泌型IgA由J链连接2个单体形成二聚体，而IgM常形成五聚体。

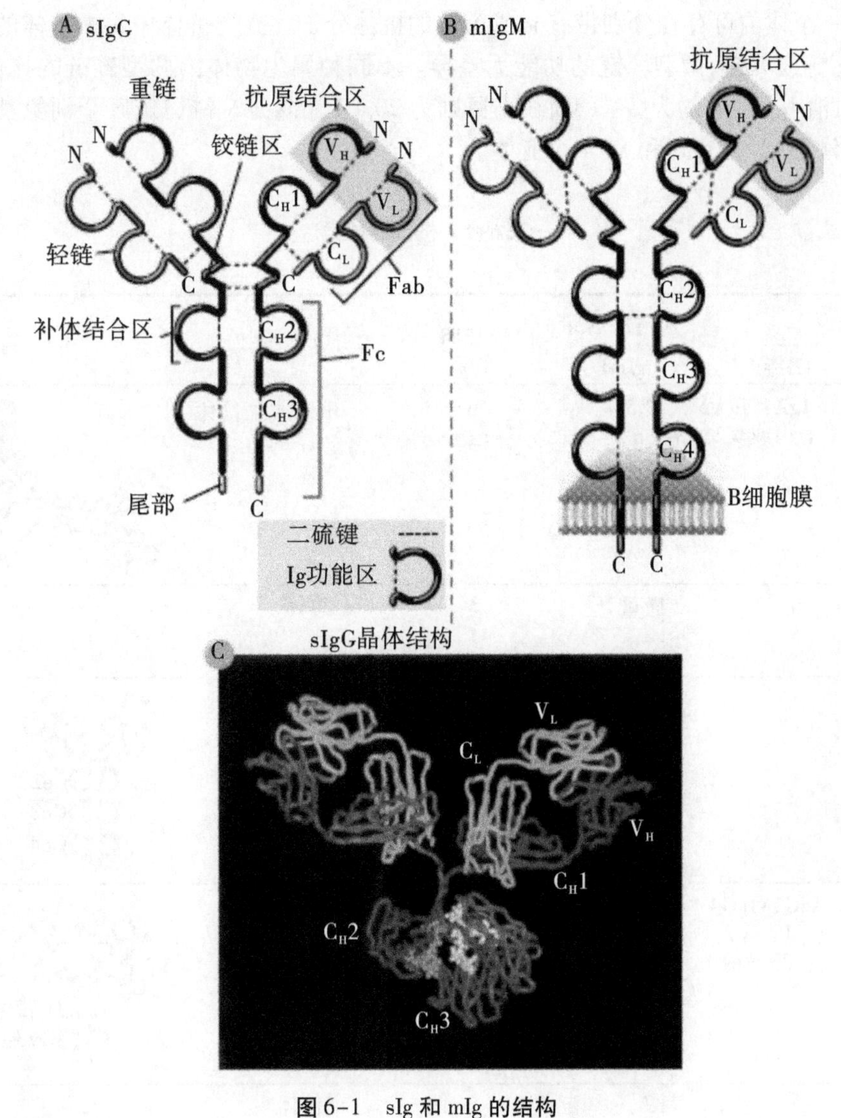

图 6-1 sIg 和 mIg 的结构

参考 *Cellular and Molecular Immunology*(*8th edition*)图 5-1

(一)重链与轻链

1. 重链 重链由 450 ~ 550 个氨基酸组成。根据重链恒定区抗原性的不同,可将其分为五类,即 μ、γ、α、δ 和 ε 链,不同的重链与轻链组成的完整抗体分子分别称为 IgM、IgG、IgA、IgD、IgE。不同类的抗体分子的链内二硫键的数目和位置、连接寡糖的数量、结构域的数目及铰链区的长度等均不完全相同,甚至对于同一类抗体,其铰链区氨基酸组成和重链二硫键的数目、位置等也不同,据此可将其分为不同的亚类,如人 IgG 可分为 IgG1 ~ IgG4;IgA 可分为 IgA1 和 IgA2,IgM、IgD、IgE 尚未发现有亚类(表 6-1)。

2. 轻链 轻链约含 214 个氨基酸,根据其结构和恒定区抗原性的差异分为 κ 和 λ 两型，一个 Ig 分子的两条轻链型别相同。一个天然抗体分子上两条轻链的型别总是相同的，但同一个体内可存在分别带有 κ 或 λ 链的抗体分子。五类抗体中每类抗体的轻链都可以有 κ 链或 λ 链，两型轻链的功能无差异。不同种属生物体内两型轻链的比例不同，正常人血清 Ig κ∶λ 约为 2∶1，而在小鼠则为 20∶1。根据 λ 链恒定区个别氨基酸的差异，又可分为 λ1、λ2、λ3 和 λ4 4 个亚型。

表 6-1　抗体的种类

抗体类别	亚类(H链)	血清中含量(mg/mL)	半衰期(d)	存在形式
IgA	IgA1、IgA2(α1或α2)	3.5	6	单体或二倍体 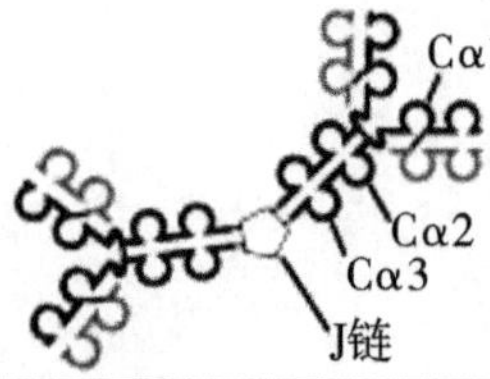
IgD	无(δ)	微量	3	单体
IgE	无(ε)	0.05	2	单体 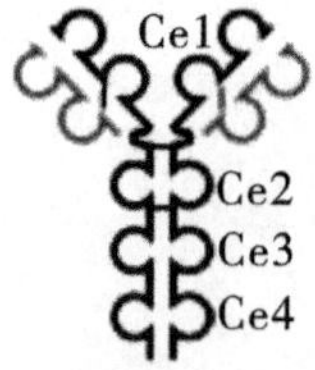
IgG	IgG1~IgG4(γ1、γ2、γ3或γ4)	13.5	23	单体 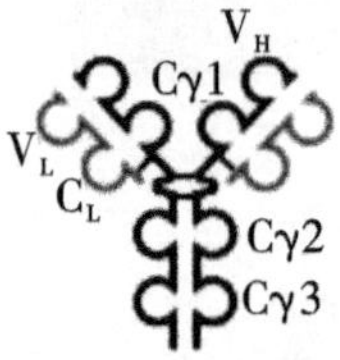
IgM	无(μ)	1.5	5	5倍体 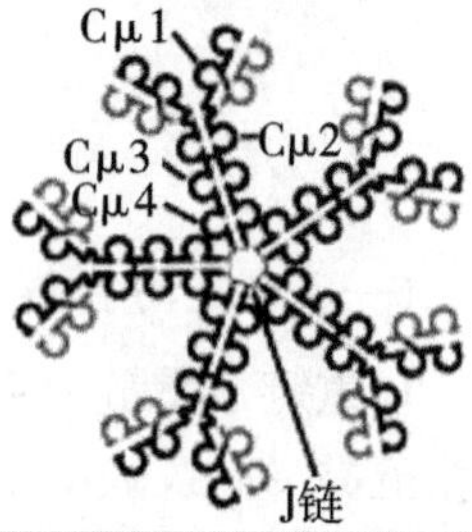

注：参考 *Cellular and Molecular Immunology*(*8th edition*)表 6-1

（二）可变区与恒定区

对不同抗体的轻、重链氨基酸序列进行比对分析，发现近 N 端的约 110 个氨基酸（约占轻链的 1/2、重链的 1/4）的序列变化较大，而其他氨基酸序列相对保守。因此，将近 N

端氨基酸序列变异较大的结构域称作可变区(variable region),而氨基酸序列相对保守的区域称作恒定区(constant region)。

重链与轻链的可变区分别记作VH和VL,它们各有3个区域的氨基酸组成和排列顺序高度可变,称为高变区(hypervariable region,HVR),该区域与抗原表位的空间构象互补,又称为互补决定区(complementarity determining region,CDR),分别用CDR1(HVR1)、CDR2(HVR2)和CDR3(HVR3)表示,一般CDR3变化程度更高。可变区中CDR之外的区域氨基酸组成和排列顺序相对变化不大,称为框架区(framework region,FR),VH、VL各有4个FR,分别为FR1、FR2、FR3和FR4。

重链与轻链的恒定区分别记作CH和CL。同一种属的个体,所产生针对不同抗原的同一类别抗体,尽管其可变区各异,但其恒定区氨基酸组成和排列顺序比较恒定,其免疫原性相同。如针对不同抗原的人IgG抗体的可变区不同,只能与相应的抗原发生特异性结合,但恒定区是相同的,均含γ链,因此抗人IgG抗体(第二抗体)均能与之结合。

(三)功能域

抗体的多肽链分子可折叠成若干由链内二硫键连接而成的球形结构。每个球形结构由约110个氨基酸残基组成,并代表1个功能域。轻链则有VL和CL 2个功能区。IgG、IgA、IgD的重链有4个功能域,分别为VH、CH1、CH2、CH3;IgM和IgE有5个功能域,多一个CH5。各功能区的功能:VH和VL是结合抗原的部位;CH1为遗传标志所在;CH2是补体结合点所在,参与活化补体;CH3与细胞表面的Fc受体(Fc recepter,FcR)结合。

晶体结构分析显示,各结构域是由多肽链折叠形成的球状结构,即Ig折叠,反向平行的2个β片层由1个链内二硫键垂直连接,呈现β桶状或β三明治状结构(图6-2)。该结构内有许多保守的氨基酸序列,对结构的稳定性起关键作用。目前人们已发现许多膜型和分泌型分子(T细胞抗原受体、CD4、CD8、大部分FcR、一些细胞因子及其受体等)也存在着结构同源的保守序列,并形成Ig折叠,因此将它们归于Ig超家族。

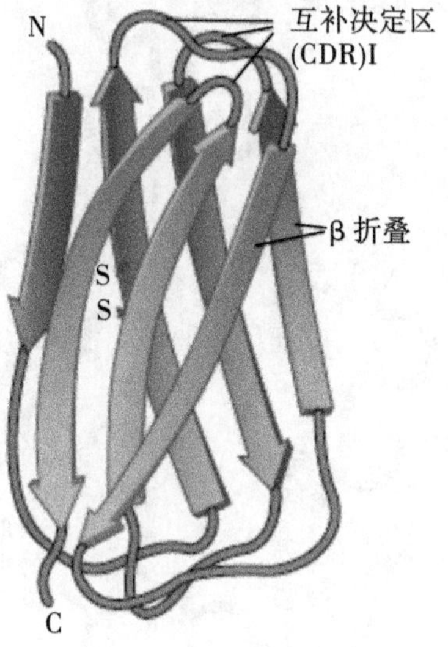

图6-2　抗体的功能域

参考 *Cellular and Molecular Immunology*(8th edition)图5-2

(四)铰链区

在CH1和CH2之间,即重链的链间二硫键连接处附近,有1个可转动的铰链区,约含30个氨基酸残基。该区含有较多的脯氨酸残基,不易构成氢键,二硫键的存在也妨碍螺旋结构的形成,使抗体呈伸展状态,保持相当的柔曲性。通过该区的调节,有利于抗体可变区的2个抗原结合部位同时与不同距离的2个抗原表位结合;而且经抗体分子变构,可暴露补体结合点。铰链区对各种蛋白酶敏感,易被水解。木瓜蛋白酶和胃蛋白酶是最常用的两种蛋白水解酶。木瓜蛋白酶可从铰链区的近 N 端将抗体水解为 2 个完全相同的抗原结合片段(fragment of antigen binding,Fab)和 1 个可结晶片段(crystallizable fragment,Fc),Fab 由 VL、CL、VH 和 CH1 结构域组成,可与单个抗原表位结合(单价);Fc 由 1 对 CH2 和 CH3 结构域组成,无抗原结合活性,是抗体与细胞表面 FcR 相互作用的部位。胃蛋白酶在铰链区的近 C 端将抗体水解为 1 个 F(ab′)2 片段和一些小片段 pFc′,F(ab′)2 由 2 个 Fab 及铰链区组成,可同时结合 2 个抗原表位(图 6-3),F(ab′)2 片段保留了结合相应抗原的生物学活性,又避免了 Fc 段抗原性可能引起的副作用和超敏反应,因而被广泛用作生物制品,如白喉抗毒素、破伤风抗毒素经胃蛋白酶水解后精制提纯的制品。pFc′最终被降解,不发挥生物学作用。

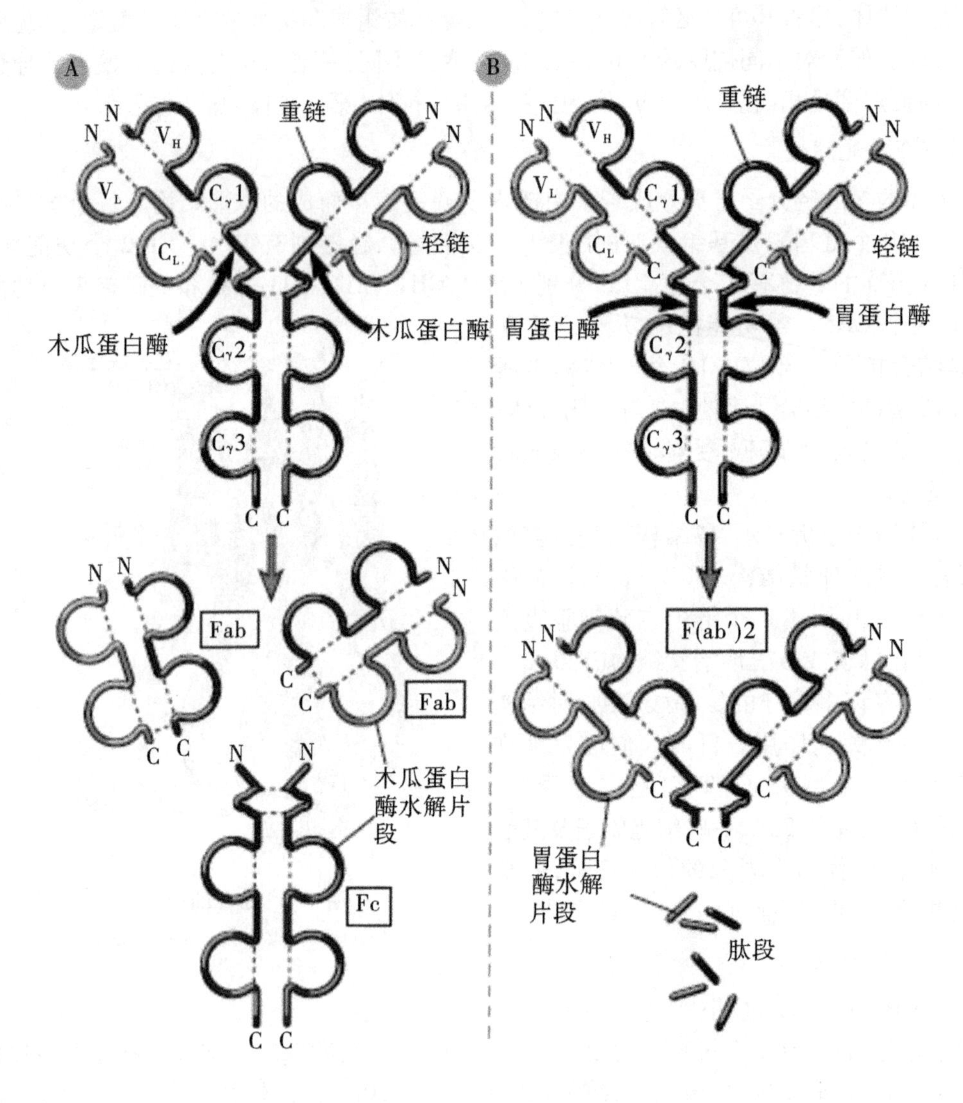

图 6-3 抗体的酶解片段

参考 *Cellular and Molecular Immunology*(*8th edition*)图 5-3

二、抗体的生物合成、装配及遗传控制

(一)抗体的生物合成及装配过程

抗体主要由脾、淋巴结和其他淋巴组织内的细胞所产生。浆细胞中控制 Ig 合成的基因通过转录和翻译,在核糖体形成多肽链。轻链和重链分别在小核糖体和大核糖体上合成,然后在粗面内质网装配为四肽链即被转到光面内质网,到达高尔基体经浓缩向细胞膜移动,在移动过程中进行加工修饰,依次加入糖基,形成完整的 Ig 分子后分泌到细胞外成为游离抗体。正常情况下,轻链、重链合成处于平衡状态,以保证两者按比例结合为完整 Ig 分子。恶性转化的浆细胞,其重链、轻链合成可出现比例失衡,最常见为轻链合成过量,如浆细胞瘤患者尿中出现大量均一的同型轻链(本周蛋白)。

(二)抗体的遗传控制

人类 B 细胞的 Ig 基因库包括重链(V、J 和 D)及轻链 κ、λ(V 和 J)基因库,分别位于第 14、2、22 号染色体上,它们均由数以百计的基因片段组成,在这些基因片段间均插入无编码功能的、长短不等的碱基序列。编码一条 Ig 多肽链的基因由各个分隔开的 DNA 片段经剪接重排而形成。当 B 细胞的前体细胞在骨髓内发育时,先是重链基因经过 V-D-J重组,之后轻链基因经过 V-J 重组(κ 基因先重排,若重排失败,则由 λ 基因重排替补,故 Ig 的 κ 型轻链多于 λ 型),连接成编码可变区的外显子,才成为能表达 Ig 重链及轻链的基因,并分化为成熟的 B 细胞,离开骨髓进入血流及次级淋巴器官。B 细胞接受抗原刺激后,在次级淋巴组织生发中心内,其 Ig 基因经历受体突变及类别转换,继而 B 细胞分化为记忆 B 细胞及浆细胞,后者的 Ig 基因转录为信使 RNA,并在转录水平及翻译后水平进行加工,合成并释放分泌性抗体。

Ig 类型转换又称为同种型转换或 S/S 转换,即 B 细胞接受抗原刺激后首先合成 IgM,在多种因素影响下可转变为合成 IgG、IgA、IgD 或 IgE 的 B 细胞。在分化过程中,B 细胞的 CH 基因首先重排,B 细胞变为产生 IgM 的 B 细胞,之后经第二次重排,编码基因产物的可变区不变,只是重链恒定区由 γ 转换为其他基因,使 Ig 的类型和亚类改变,而识别抗原的特异性不变。这种类型转换在无明显诱因下即可自发产生。Ig 类型转换乃 Ig 重链所特有,可能是通过缺失模式或 RNA 剪接而实现。

三、抗体的多样性与免疫原性

B 细胞产生的抗体具有多样性,即高度不均一性。自然界中抗原种类繁多,每种抗原分子结构复杂,常含有多种不同的抗原表位。这些抗原刺激机体产生的抗体总数是巨大的,包括针对各抗原表位的特异性抗体(可变区有差异),以及针对同一抗原表位的不同类型的抗体(重链和轻链类别有差异)。抗体的多样性是由其基因重排决定并经抗原选择表现出来的,反映了机体对抗原精细结构的识别和应答。

抗体可通过可变区与相应的抗原发生特异性结合,同时其本身又具有免疫原性,可激发机体产生特异性免疫应答。其结构和功能的基础在于抗体分子中包含抗原表位。这些抗原表位呈现 3 种不同的血清型:同种型、同种异型和独特型。

（1）同种型　不同种属来源的抗体分子对异种动物来说具有免疫原性，可刺激异种动物（或人）产生针对该抗体的免疫应答。这种存在于同种抗体分子中的抗原表位即同种型，是同一种属所有个体抗体分子共有的抗原特异性标志，为种属型标志，存在于抗体的恒定区。

（2）同种异型　同一种属不同个体来源的抗体分子也具有免疫原性，也可刺激不同个体产生特异性免疫应答。这种存在于同种不同个体抗体中的抗原表位称为同种异型，是同一种属不同个体间抗体分子所具有的不同抗原特异性标志，为个体型标志，存在于抗体的恒定区。

（3）独特型　即使是同一种属、同一个体来源的抗体分子，其免疫原性亦不尽相同，称为独特型。独特型是每个抗体分子所特有的抗原特异性标志，其表位被称为独特位。抗体分子每一 Fab 有 5～6 个独特位，它们存在于可变区。独特型在异种、同种异体甚至同一个体内均可刺激产生相应抗体，即抗独特型抗体。

四、抗体的生物学功能

（一）与抗原特异性结合

特异性识别、结合抗原是抗体可变区最重要的功能，从而触发体内多种生理和病理效应。Ig Fab 段的可变区与相应抗原决定簇的立体构型必须吻合，二者所带电荷也必须互相对应才能结合。Fab 段与抗原结合的能力，重链大于轻链（约为 2∶1），并与 Fab 段的完整性有关。如果将 Fab 段的轻链、重链拆开，重链尚可保留部分与抗原结合的能力，而轻链则几乎完全不能结合抗原。由于 Ig 可为单体、二聚体和五聚体，故其结合抗原表位的数目不同，单体抗体可结合 2 个抗原表位，为双价；分泌型 IgA 为 4 价；五聚体 IgM 理论上为 10 价，但由于立体构型的空间位阻，可结合 5 个抗原表位，故为 5 价。抗体结合抗原表位的个数称为抗原结合价。抗体的可变区在体内可结合病原微生物及其产物，具有中和毒素、阻断病原入侵等免疫防御功能，但抗体本身并不能清除病原微生物，需要 Ig V 区与抗原结合后，引发 Fc 段变构，从而发挥其他生物学活性，如调理作用、ADCC、激活补体等。

（二）激活补体

抗体与相应抗原结合后，发生变构，其重链恒定区的补体结合点暴露，补体 C1q 与之结合，从而使补体各成分激活，此为补体激活的经典途径。IgG1、IgG3 和 IgM 通过经典途径激活补体的能力最强，IgG2 的补体激活作用较弱。IgG4、IgA 及其他类别 Ig 不能通过经典途径激活补体，但其 Ig 凝聚物可通过旁路途径激活补体。完整的 IgE 分子不能通过旁路激活补体，而从 IgE 分离出的 Fc 段的凝聚物却能激活补体。IgD 能否激活补体尚未确定。

（三）结合 FcR

IgG、IgA 和 IgE 可通过其 Fc 段与表面具有相应 FcR 的细胞结合，产生不同的生物学作用。IgG、IgA 和 IgE 的 FcR 分别称为 FcγR、FcαR 和 FcεR。

1. 调理作用　细菌特异性的 IgG 特别是 IgG1 和 IgG3，以其 Fab 段与相应细菌的抗原表位结合,以其 Fc 段与巨噬细胞或中性粒细胞表面的 FcγR 结合,通过 IgG 的“桥联”作用,促进吞噬细胞对细菌的吞噬。

2. ADCC　抗体的 Fab 段结合病毒感染的细胞或肿瘤细胞表面的抗原表位,其 Fc 段与杀伤细胞(NK 细胞、巨噬细胞等)表面的 FcR 结合,介导杀伤细胞直接杀伤靶细胞。

NK 细胞是介导 ADCC 的主要细胞。抗体与靶细胞的抗原结合是特异性的,而表达 FcR 细胞的杀伤作用是非特异性的。

3. 介导Ⅰ型超敏反应　IgE 为亲细胞抗体,可通过其 Fc 段与肥大细胞和嗜碱性粒细胞表面的高亲和力 FcεR 结合,并使其致敏。若相同变应原再次进入机体,并与致敏靶细胞表面特异性 IgE 结合,即可促使这些细胞合成和释放生物活性物质,引起Ⅰ型超敏反应。

4. 通过胎盘　在人类,IgG 是唯一能从母体通过胎盘转移到胎儿体内的 Ig。正常胎儿仅合成微量 IgG,其抗感染免疫主要依赖由母体转移来的 IgG。已证实,胎盘母体一侧滋养层细胞能摄取各类血浆 Ig,但其吞饮泡内仅含 FcγR。与 FcγR 结合的 IgG 得以避免被酶分解,进而通过细胞外排作用,分泌至胎盘的胎儿一侧,进入胎儿循环。

第二节　抗体研究进展

一、抗体的人工制备

抗体在疾病的诊断、免疫防治及其基础研究中被广泛应用,人们对抗体的需求也随之增大。人工制备抗体是大量获得抗体的有效途径。以特异性抗原免疫动物制备相应的抗血清,是早年人工制备多克隆抗体的主要方法。1975 年 Kohler 和 Milstein 建立的单克隆抗体技术,使得规模化制备高特异性、均一性抗体成为可能。但鼠源性单克隆抗体在人体反复使用后出现的人抗鼠抗体(human anti-mouse antibody,HAMA)反应,很大程度上限制了单克隆抗体的临床应用。近年,随着分子生物学的发展,人们已可通过抗体工程技术制备基因工程抗体,包括人-鼠嵌合抗体、人源化抗体或人抗体等;用于制备抗血清的动物也由早期的小鼠、大鼠、兔、羊等小动物发展到马等大动物。

(一)多克隆抗体

天然抗原分子中常含多种特异性的抗原表位,以该抗原物质刺激机体免疫系统,体内多个 B 细胞克隆被激活,产生的抗体中实际上是针对多种不同抗原表位的抗体的混合物,称为多克隆抗体。获得多克隆抗体的途径主要有动物免疫血清、恢复期患者血清或免疫接种人群。多克隆抗体的优点:作用全面,具有中和抗原、免疫调理、介导补体依赖的细胞毒性作用、ADCC 等重要作用,来源广泛、制备容易;其缺点:特异性不高,易发生交叉反应,不易大量制备,故应用受限。

受者接受这种动物免疫血清即会对该抗原获得短期的免疫力,这种方式称为被动免疫,在临床上可快速中和患者体内的毒素,如破伤风白喉毒素、蛇毒等,发挥急救作用。

但动物抗血清在临床治疗应用上受到一些限制，如在使用动物血清时患者常常会产生强烈的免疫应答，即血清病。如果能够使用人血清进行被动免疫当然很理想，但是人血清的来源十分有限，并且十分昂贵，而且人血清的过继应用还有传播肝炎和获得性免疫缺陷综合征（艾滋病）的危险。

（二）单克隆抗体

1975年，Kohler和Milstein将可产生特异性抗体但短寿的B细胞与无抗原特异性但长寿的骨髓瘤细胞融合，建立了可产生单克隆抗体的B细胞杂交瘤细胞和单克隆抗体技术。通过该技术融合形成的杂交细胞系即杂交瘤，既有骨髓瘤细胞大量扩增和永生的特性，又具有B细胞合成和分泌特异性抗体的能力。每个杂交瘤细胞由一个B细胞与一个骨髓瘤细胞融合而成，而每个B细胞克隆仅识别一种抗原表位，故经筛选和克隆化的杂交瘤细胞仅能合成及分泌抗单一抗原表位的特异性抗体。这种由单一杂交瘤细胞产生的针对单一抗原表位的特异性抗体，称为单克隆抗体（monoclcnal antibody，mAb）。其优点是结构均一、纯度高、特异性强、少或无血清交叉反应、制备成本低。迄今，mAb已被广泛应用于医学、生物学各领域。①作为检验试剂，用于检测各种抗原和活性物质，包括肿瘤抗原、细胞表面抗原及受体、激素、神经递质及细胞因子等；②mAb与抗癌药物、毒素或放射性物质偶联，用于肿瘤的体内定位诊断和导向治疗；③将抗体固定于层析柱，通过亲和层析，可用于蛋白质的分离和纯化；④与标记物偶联作为探针，用于检测相应分子在细胞中定位和分布。但是，由于人-人杂交瘤技术尚无重大突破，故目前用于临床的均为鼠源性mAb。体内应用鼠源性mAb可能产生人抗鼠抗体并引发超敏反应，从而严重限制mAb在人体内的应用。

mAb制备过程见图6-4。

（三）基因工程抗体

基因工程抗体亦称重组抗体，是指借助DNA重组和蛋白质工程技术，按人们意愿在基因水平上对Ig分子进行切割、拼接或修饰，重新组装成的新型抗体分子。基因工程抗体保留了天然抗体的特异性和主要生物学活性，但去除或减少了无关结构，并赋予抗体分子新的生物学活性，故比天然抗体具有更广泛的应用前景。迄今人们已成功构建多种基因工程抗体。

1. 改造鼠源性抗体

（1）人-鼠嵌合抗体　此类抗体保留了鼠源性mAb的特异性、亲和力，又显著减少其对人体的免疫原性，同时还可对抗体进行不同亚类转换，从而产生特异性相同但可介导不同效应的抗体分子。如将细胞毒性较弱的IgG2b转换成细胞毒性较强的IgG1和IgG3，从而增强抗体免疫治疗的效应。

（2）改型抗体或人源化抗体　为了进一步减少嵌合抗体的鼠源性成分，减弱人抗鼠抗体产生，可进一步改造嵌合抗体中的鼠源性可变区结构。人们现已建立CDR移植技术，即将鼠mAb可变区中CDR序列取代人源抗体相应CDR序列，重构成既具有鼠源性mAb特异性，又保持人抗体亲和力的CDR移植抗体，即改型抗体或人源化抗体。

改型抗体分子中异源性蛋白质的含量较低，且在将鼠源性CDR或抗原结合位点移植至人 FR 的过程中丢失了某些独特型结构，后者可能就是诱导人抗鼠抗体产生的抗原表位，故改型抗体的免疫原性比嵌合抗体显著减弱。

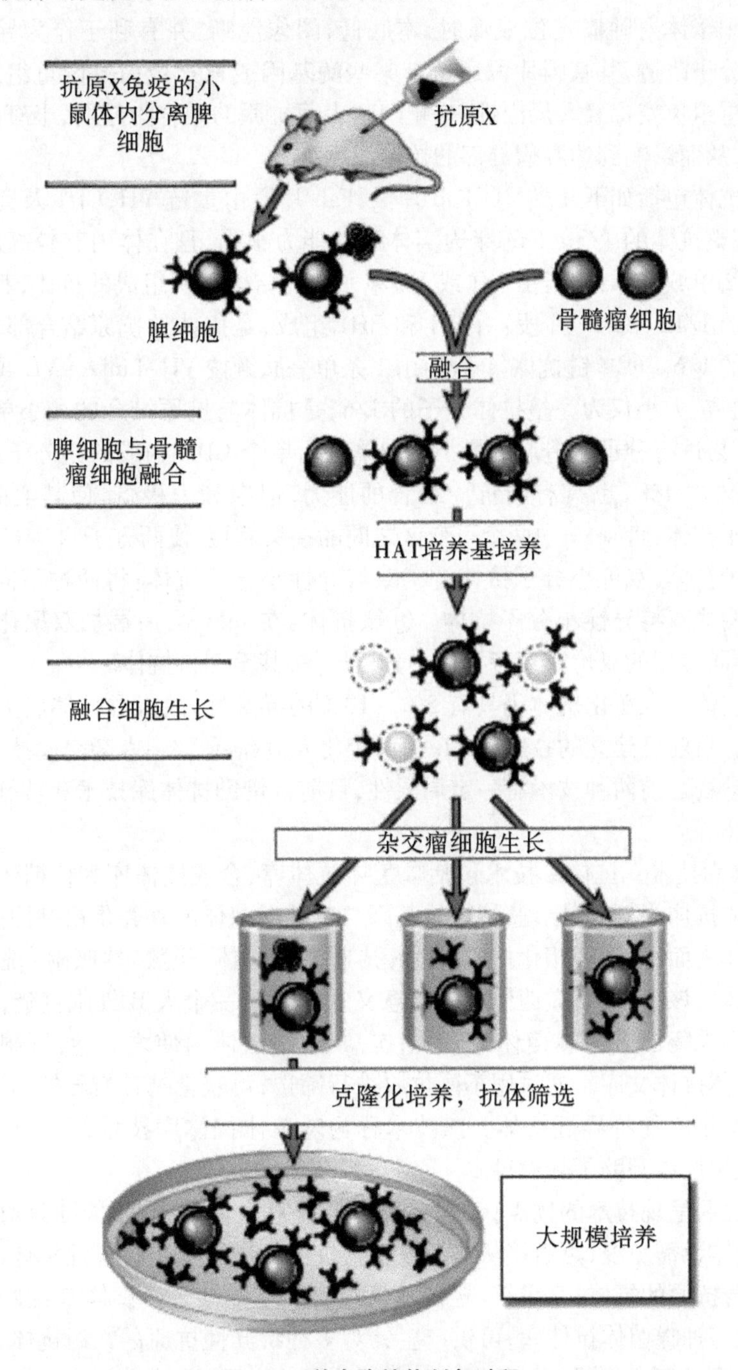

图 6-4　单克隆抗体制备过程

参考 *Cellular and Molecular Immunology*（*8th edition*）图 5-9

（3）小分子抗体　小分子抗体是指由 Fab 和可变区片段（fragrnent of variable region,

Fv)组成的抗体片段,优点:仅含可变区结构,免疫原性较弱;分子量小,易通过血管壁,可有效克服肿瘤灶组织对抗体的生理阻抗;无 Fc 段,不与非靶细胞的 FcR 结合,易渗透至病灶局部。用于体内肿瘤定位成像时,本底低、图像清晰,并有利于作为导向药物的载体。易进行分子改造,其基因片段还可与某些酶基因或毒素蛋白基因重组,据此可制备酶联抗体或重组免疫毒素。局限性:与靶细胞表面抗原的结合力较弱,半衰期短,易从血液中被清除,从而影响到达肿瘤局部的抗体浓度。

小分子抗体包括如下几类。①Fab 片段:Fab 片段由重链 VH、CH1 及完整的轻链构成,大小为完整抗体的 1/3。Fab 穿透实体瘤的能力很强,且在体内有较高的肿瘤灶/血液浓度比。②单域抗体:是指由 VH 或 VL 单一功能结构域所组成的抗体,其分子大小仅为完整抗体的 1/12。③Fv 片段:由 VH 和 CH1 组成,是抗体的抗原结合部位,分子量仅为完整分子的 1/6。④单链抗体(scFv):由 1 条单一肽链按 VH-Linker-VL 或 VL-Linker-VH 的顺序组成,大小仅为完整抗体分子的 1/6,是抗体与抗原结合的最小单位。其制备流程较简单,易进行分子改造。⑤最小识别单位为单个 CDR 构成的小分子抗体,分子量约为完整抗体的 1%,也具有与抗原结合的能力,但亲和力极低,使其实际应用受限。⑥双价小分子抗体:将 scFv 中两个可变区之间的接头缩短,使两分子间 VH 和 VL 配对形成双价小分子抗体,双价小分子抗体。⑦双特异性小分子抗体:将两种不同特异性的 V 基因配对而构成双特异性小分子抗体。⑧微抗体:在 scFv 的一端加双聚化或多聚化结构,可构建不同类型的双价或双特异性小分子抗体,甚至四价抗体。

2. 人源抗体　人源化抗体仍具有 5% ~10% 的异源性,故人源抗体成为研制治疗性抗体的热点。目前已建立的技术有 EB 病毒转化人 B 细胞、人-人杂交瘤技术、抗体库技术和转基因动物。前两种技术有一定局限性,目前常借助抗体库技术和转基因小鼠技术制备人源抗体。

(1)抗体库技术　抗体库技术包括噬菌体抗体库、合成抗体库和核糖体展示抗体库等。以噬菌体抗体为例,其原理:将抗体基因与单链噬菌体的外壳蛋白基因融合,使抗体表达于噬菌体表面,借助固相化抗原吸附相应噬菌体抗体,经数轮“吸附-洗脱-扩增”而获得所需抗体。该技术中,噬菌体在一定意义上相当于一个人 B 细胞克隆,将 B 细胞全套可变区基因克隆出来与噬菌体 DNA 相连,导入细菌体内使之表达,可制备人全套抗体,称为噬菌体抗体文库。通过用不同抗原进行筛选,可获得携带特异抗体基因的克隆,从而制备大量相应的特异性抗体。该技术称为噬菌体抗体库技术,可不经免疫制备抗体,为制备人源抗体开辟了新途径。

噬菌体表面呈现技术的优点:①多数外源抗原对人体有害,不能随意对人体进行免疫,噬菌体抗体无需免疫,可直接从非免疫动物抗体库中筛选出特异性抗体,并能筛选针对该种属自身抗原的抗体;②重链、轻链随机组合的多样性多于供体 B 细胞产生抗体的多样性,构建一种噬菌体抗体库,可供产生针对多种特异性抗原的人源抗体,从而克服建立人-人杂交瘤的困难;③细菌增殖快,培养成本低,适合工业化大规模生产,为临床上大量应用抗体提供了可能性。

此外,抗体库技术还有助于在基因水平研究免疫应答过程及自身免疫病的机制。

(2)转基因小鼠技术其原理　①培养小鼠 ES 细胞;②敲除灭活小鼠内源性 Ig 基因

重链 IgH 和轻链 Igκ;③构建 Ig-酵母人工染色体(yeast artificial chromosome,YAC)文库,筛选获得人 IgH 和 IgK 基因,获得含完整人 Ig-YAC 克隆;④将人 Ig-YAC 克隆导入 ES 细胞;⑤含人 Ig-YAC 克隆的 ES 细胞移入小鼠胚胎;⑥含人 Ig-YAC ES 细胞的小鼠胚胎重植入小鼠体内进行嵌合,产生纯合小鼠并进行鉴定;⑦借助纯合小鼠制备特异性的全人源化抗体。

3. 抗体的改造　治疗用药物必须满足生物制剂的要求,如亲和力、特异性、稳定性、溶解度、聚合度、表达水平和功能等方面的要求。

抗体作为治疗性药物存在如下缺点:分子量大;结构复杂;组织摄入率低;需在真核细胞系统表达;制备及优化耗时长、耗费大。因此,必须对人工制备的抗体进行改造,其主要策略:①改变抗体分子大小,使之易于穿透血管进入实体瘤灶;②提高抗体 Fab 段与特异性抗原的亲和力,以降低用量和减缓毒性作用;③增强抗体 Fc 段与 FcγR 亲和力,增强抗体的抗体依赖性细胞介导的细胞毒作用、调理作用或补体依赖的细胞毒性作用;④改善抗体药动学,提高稳定性,延长抗体在体内的半衰期,改变抗体分布(如从血浆进入间质);⑤将抗体与细胞毒性物质(放射性同位素、药物、毒素、细胞因子等)交联或融合,抗体作为导向分子而增强毒性药物的疗效。

(1)双特异性抗体　双特异性抗体亦称双功能抗体,即同一抗体分子的两个抗原结合部位可分别结合两种不同抗原表位。其功能:双特异性抗体一个臂可与靶细胞(如肿瘤细胞)表面抗原结合,而另一个臂可与效应物(药物、效应细胞等)结合,从而将效应物直接导向靶组织细胞,并在局部聚集和发挥作用。如抗 CDI9X 抗 CD3,抗 EPCAMX 抗 CD3 双特异性抗体治疗肿瘤;抗 HER2X 抗 FcγR Ⅰ 双特异性抗体治疗乳腺癌。另外,免疫学实验中,双特异性抗体可用于进行免疫组化、抗原定位分析等。

(2)抗体的抗原化技术　天然抗原结构复杂且纯化困难,而人工制备的肽段存在免疫原性弱、结合力弱和结构稳定性差等诸多缺陷,从而限制抗原的研究和应用。借助构建人源化抗体的技术,以抗体可变区作为分子载体而表达多肽或外源性抗原表位,即抗原化抗体(antigenized antibody,AgAb)。

AgAb 制备原理:将编码抗原表位的核苷酸片段插入重链 CDR3 序列中进行表达,产生具有天然抗原表位构象和免疫原性的新型抗体。AgAb 的优点:①能在 IgV 区的三维折叠结构内表达寡肽,使肽获得与相应天然蛋白相似的稳定构象,从而增强其诱导机体对天然蛋白抗原产生应答的能力;②使免疫应答局限于抗原或受体所选定的部位,此种聚焦效应可排除对抗原功能无关部分的不良应答,并可防止产生针对相邻区域的抗体,从而避免后者对空间构象的阻碍。

通过表达外源性蛋白肽(精氨酸-甘氨酸-天冬氨酸等)和自身蛋白分子(CD4 等),AgAb 可在免疫应答的不同阶段发挥作用,故在疾病的免疫防治上具有广阔的应用前景。目前研究者已尝试将 AgAb 基因转染 B 细胞系,以获得可特异性诱导 CTL 活化的新型疫苗。AgAb 还可发展成提供两个以上肽段的表位表达系统。作为一种理想的疫苗,AgAb 可诱导构象依赖性抗体以攻击病原体、中和毒素,或阻断异常的免疫应答。

(3)抗体融合蛋白和免疫毒素　CTL 将编码抗原结合部位的基因片段(如 Fab 或 Fv 段)与毒素或酶的基因融合,可将特定的生物活性物质导向特定组织部位。①重组抗体融合蛋白:基因工程抗体分子不仅局限于改造抗原结合位点,还可改造抗体恒定区。如Fc融合蛋白可增强效应蛋白的稳定性和体内半衰期。②重组免疫毒素:借助DNA重组技术连接编码抗体和毒素的基因,可构建重组免疫毒素,其组合类型包括scFv/毒素、scFv/细胞因子或细胞因子/毒素等。其优点:导向性能高;体内稳定性较好;易穿透肿瘤;体内使用安全。

(4)催化抗体　催化抗体亦称抗体酶,其原理:以酶促反应过渡态中间体的结构类似物为抗原,通过免疫应答而获得的抗体具有催化活性。抗体酶的本质是Ig,其可变区具有酶的属性,故也称为催化抗体。催化抗体被视为一种模拟酶,与天然酶相比,它更能按照人们意愿和目的发挥对底物的催化功能,甚至能“创造”出生物体内天然不存在的催化功能。

催化抗体的特点在于将酶的催化特性与抗体本身特性有机结合,优点:①可特异性、立体选择性、高亲和性地与底物可逆性结合,加速催化特定反应,其反应速度比非催化反应快$10^4 \sim 10^8$倍,某些反应已接近天然酶促反应速度,抗体酶还具有与天然酶相近的米氏方程动力学及pH依赖性等;②鉴于理论上可获得针对任一抗原的高特异性抗体,使催化抗体具有酶所难以比拟的高度多样性;③该技术对抗体特异性的选择仅需数周,而酶的天然选择需经历几百万年,从而使人工构建的催化抗体具有天然酶所难以比拟的可操作性。催化抗体的出现,为开发新型生物催化剂提供了新的可能,临床上可用于某些代谢性疾病(尿酸症等)的替代疗法、肿瘤的前体药物治疗等。

(5)胞内抗体　胞内抗体是指借助基因工程手段,获得仅在细胞内表达并仅作用于胞内靶分子的抗体或其片段,多为scFv。其原理:通过在其N端连接定位信号肽,引导scFv进入特定细胞部位;通过在C端连接滞留信号肤,使scFv滞留在该细胞内。胞内抗体可特异性作用于胞内靶分子,从而发挥特定的生物学效应。如在胞内表达针对人类免疫缺陷病毒gp120的胞内抗体,使gp120滞留于胞内,前体蛋白被水解,阻止其向细胞表面转移,从而减弱gp120介导的细胞感染效应。

(6)重组多克隆抗体　多克隆抗体的优点:与特异性抗原的亲和力及疗效较强,且可能对表位发生改变的抗原同样有效。近年,借助全人抗体库构建、筛选和位点特异性整合技术,研究者已成功制备出重组多克隆抗体,其类似于机体产生的天然多抗,具有多样性、安全性、可重复性、基因可操作性;可针对特定病原体多个抗原或同一抗原的多个表位,从而具有很好的临床应用前景。

(7)嵌合抗原受体　嵌合抗原受体(chimeric antigen receptor,CAR)是将识别肿瘤相关抗原的scFv和T细胞的活化序列(共刺激分子-免疫受体酪氨酸激活模体)在体外进行基因重组,形成重组质粒,转染至经纯化和大规模扩增的T细胞,产生所谓的CAR-T细胞。CAR-T细胞较其他基于T细胞的治疗策略具有如下优势:①使用患者自体细胞,降低排斥反应的风险;②鉴于很多肿瘤细胞可表达相同肿瘤抗原,CAR-T细胞具有较广泛的抗瘤谱;③CAR-T细胞既可针对肿瘤蛋白质抗原,也可针对糖脂类非蛋白质抗原,从而扩大了肿瘤抗原靶点的范围;④CAR-T细胞作用不受MHC限制,且具有免疫记忆功能,可在体内长期存活。

目前,抗体药物(尤其是人源抗体)发展极为迅速,已占据整个生物制药销售额的

1/3。今后的研发趋势:探寻新的抗体靶点;设计更为有效的新型抗体分子;扩大抗体药物的临床适应证;发现新的分子生物标记,指导抗体的个体化治疗。

二、抗体研究的关键科学问题

从抗体药物发展的历程来看,抗体的免疫原性、抗体的功能等问题一直困扰着研究人员,随着生物信息学和分子生物学技术的普及,上述问题有可能得到解决。

(一)抗体的人源化程度

从应用角度看,抗体人源化程度达到多少合适?全人源抗体一定优于人源化抗体或嵌合抗体吗?抗体的免疫原性一直是困扰抗体研究者的重要问题。

抗体药物作为外源性蛋白,不可避免地会激活机体自身的免疫反应,诱导产生抗药物抗体,从而严重影响其安全性和有效性。抗体药物免疫原性的发生机制尚无定论,可能与多种因素有关,包括患者的遗传背景、年龄、疾病类型,抗体药物的氨基酸序列、结构、翻译后修饰、多聚体的形成,联合用药、给药途径、给药频率、疗程长短及药物的生产和贮存等。

抗体药物的氨基酸序列和空间构象与人源抗体的差异是引起机体免疫反应的主要因素。抗体药物蛋白在非人细胞系中翻译后,糖基化和脱酰胺基化等修饰与人源抗体的差异是引起免疫反应的又一原因。

在抗体药物开发与生产的各个环节,均易形成蛋白多聚体,这也是引起免疫反应不容忽视的原因。另外,药物的剂型是否能够维持抗体的天然构象,佐剂是否会导致多聚体的产生,对天然蛋白的化学修饰(如放射性核素标记)是否对表位结构产生影响,这些均为影响药物免疫原性的因素。

对鼠源 mAb 的人源化改造已在很大程度改善了其机体耐受性,但一些人源化甚至是全人源 mAb 仍然存在免疫原性的危险,这可能与它们本身携带的 T 细胞表位有关。生物药物的糖基化对其结构和功能均有很大影响,进而影响药物的免疫原性。研究发现,mAb Fc 段 CH2 结构域含有一个保守的糖基化位点,即 Asn297。Asn297 糖链由核心七糖与一些末端糖基组成,末端糖基是高度可变的多糖。Asn297 的糖基化对于抗体结构的稳定和抗体能否达到最佳疗效具有重要的作用。当人源抗体 IgG1 的 Asn297 位点突变为 Gln297 后,抗体在温度升高时结构不稳定,比较容易形成蛋白多聚体。西妥昔 mAb Fab 片段的糖链中 α-1,3 半乳糖的存在与否与其过敏反应的产生有密切的关系,当利用无 α-1,3 半乳糖糖基化修饰的细胞系生产西妥昔 mAb 时,得到的产物免疫原性较低。

(二)抗体的合理改造

如何合理改造抗体是困扰研究人员的另一个问题,如抗体亲和力改造。抗体亲和力是抗体的特性参数,亲合力在很大程度上与靶组织上抗原的性质、密度有关,也与抗体治疗作用的机制有关,因此,对抗体亲和力的要求,要根据抗体的作用机制和药代动力学等具体情况而定,不是亲和力越高越好。抗体除了可变区外,是一个非常保守的分子,因此,对它的任何改造都有可能增加免疫原性,降低亲和力,丧失生物功能。所以,对改造后的抗体必须在体内外进行功能验证,以确保其原有的治疗作用。

（三）与疾病相关的新靶抗原的发现

药物靶标是药物作用而实现疗效的目标分子。靶标发现是创新药物的前提，也是药物筛选的基础。目前全球治疗药物的作用生物靶标约为500个，新靶标的发现对于更优良的创新型药物的开发具有巨大的促进作用。

随着基因组计划的完成和蛋白组学的发展，越来越多的新基因、新蛋白被发现。而生物信息学、蛋白组学、功能基因组学和计算机科学的快速发展，还有高通量、自动化、微量化DNA测序技术，基因组数据库及其分析软件、生物芯片技术，高通量基因或药物筛选技术的出现，为新抗体的研发及抗体药物研究体系的创建提供了条件。抗体研发以高通量、整体化、信息化和系统化为特点，大大提高了抗体药物的研发速度，缩短了药物的研发周期；由于抗体的筛选利用了基因芯片、蛋白芯片和组织芯片等高通量技术，因此减少了研发成本和风险，同时既可获得广谱的抗体药物，又可获得个性化的抗体药物。新抗体的研发有着重要的社会意义和经济意义，为肿瘤、传染性疾病、自身免疫病等的诊断与治疗提供了新手段。

三、抗体研究的趋势和展望

目前抗体药物开发的最新趋势：①利用“抗体工程”技术，提高mAb药物的疗效，如抗体-药物偶联物（antibody-drug conjugate，ADC）、双特异性抗体或新型结构的抗体药物；②重组多克隆抗体；③抗体类似物。

1. ADC　目前ADC药物的研究正在成为抗体药物研究领域的新热点。抗体作为递送载体，将细胞毒药物选择性地送到靶部位，提高对靶细胞的杀伤能力，显示出良好的应用前景。ADC药物与20余年前相比，在抗体的特异性、细胞毒药物的毒性、交联使用的交联剂等方面都有明显进展，特别是交联剂提供了条件稳定性，只有抗体与靶细胞结合后才能释放出药物，而在血循环中不释放药物。交联方法也很重要，主要有3类常用的方法：还原链间二硫键进行交联；利用抗体上的赖氨酸进行交联；利用分子生物学技术在抗体特定部位引入半胱氨酸进行交联。目前，通过二硫键对抗体与药物进行偶联是比较常用的方法。

2013年，美国食品药品管理局批准了一种美登素的衍生物DM1，它通过二硫键与抗人衰老生长因子受体2抗体偶联的ADC药。BaAb是利用抗体上两个抗原结合位点，使其结合不同的靶抗原，即同时阻断几个靶抗原，治疗效果较单一靶更好。2009年，欧洲批准了第一个抗上皮细胞黏附分子和CD3的双功能抗体，它可选择性募集效应细胞到靶细胞周围，介导特异性杀伤作用。

2. 重组多克隆抗体　当外来抗原进入机体，使机体内B细胞激活和克隆性扩增，产生针对不同抗原或同一抗原不同抗原表位的一组抗体，这组抗体统称为多克隆抗体。这种多克隆抗体的效应往往比抗单一抗原表位的mAb强，即使抗原表面有些表位发生变异，也不会逃逸抗体的作用。1994年，Sarautopoulos首次提出了重组多克隆抗体的概念。作为第三代抗体制剂，重组多克隆抗体模拟了天然多克隆抗体的产生过程，能够克服抗血清和mAb的缺点，成为治疗复杂疾病，如感染性疾病、肿瘤和自身免疫病的安全有效制剂。

重组多克隆抗体发展取决于两个主要技术:全人源抗体库的构建、筛选和位点特异性整合技术。目前有许多方法可以克隆和分离抗原特异的人源抗体,如在噬菌体、酵母或核糖体上展示抗体,然后用抗原进行筛选,获得特异性抗体。这些方法依靠的都是抗体重链可变区与轻链可变区的随机组合,获得高亲和力抗体需要筛选大量克隆,而目前筛选过程中可能出现偏向性。至2002年,研究者已经发明了一种从人Ig产生细胞中获取抗原特异性抗体库的方法,称为Symplex™技术,该技术可以通过高通量方式在单细胞水平进行多重重叠延伸聚合酶链反应(polymerase chain reaction,PCR),获得的抗体轻链、重链是天然配对的,而且它们的库容和抗体多样性高于常规的噬菌体展示抗体库技术。目前该技术已用于分离针对病毒,如流感病毒、天花病毒、呼吸道合胞病毒及肿瘤抗原的抗体库。

位点特异的整合技术使每次转染后抗体基因整合在同一染色体的同一位置,大大降低了随机整合的位置效应。位点特异整合使抗体基因表达水平和细胞生长速率稳定,避免了表达某些抗体的细胞在生产过程中生长过度,每个抗体基因的遗传稳定性也保证了批间一致性。因此,有可能使重组多克隆抗体符合"一批"制备的要求。位点特异性整合是通过重组酶识别基因组中特异性位点的特殊DNA序列,催化具有同源DNA序列的基因插入这一特异位点,常用的有FRT/FLP重组酶系统,也可用Cre/lox重组酶系统等。

重组多克隆抗体类似于机体产生的天然多克隆抗体,集多样性、安全性、可重复性、基因可操作性等优点于一体,使针对特定病原体多个抗原或抗原多个决定簇的抗体药物成为可能。

3.新支架抗体(抗体类似物)　抗体是一类主要的生物技术药物,它能以高亲和力特异性地与靶抗原结合,中和或破坏靶抗原的功能,副作用较小。抗体作为治疗性药物的缺点:分子量大,结构复杂,组织摄入率低,需要在真核细胞系统中表达,制备过程优化费时费钱。实际上有一些非Ig蛋白家族可以通过基因工程方法使它具有像抗体那样的特异性结合位点,换言之,能特异性结合抗原的不是只有抗体。在过去的10~15年,有50个以上不同的蛋白骨架被提出来替代Ig框架,其中研究较多的有人纤维连接蛋白3、设计的锚蛋白重复序列蛋白(designed ankyrin repeat protein,DARPin)等,它们都是人体内存在的天然蛋白,亲水性好,没有免疫原性,以它们作为支架构建的结合蛋白具有分子量小、组织穿透力强、稳定性好、易于制备等优点。以DARPin为支架结合血管内皮生长因子-A的MP0112已进入临床试验,用于治疗糖尿病引起的黄斑水肿,结果证明其安全性好,在眼内注射后,可降低房水中血管内皮生长因子-A的水平,随着视敏度的稳定和改善,以及视网膜水肿减退,药效可维持12~16周。

2000年以来,mAb药物的发展十分迅速,2011年单克隆抗体药物以480亿美元的销售额领跑全球药品市场,占整个生物制药市场的34.4%。

随着人们对疾病发生分子机制的深入认识及抗体工程技术的进一步发展,开发新的抗体靶点、设计更加有效的新型抗体分子、扩大现有抗体的适应证,以及寻找分子生物标记指导抗体的个体化治疗等,均涉及不同学科和不同专业,反映了从基础研究向临床研究转化的过程,也将是我们面临的巨大挑战。

第三节　补体概述

补体(complement,C)是免疫学研究中最古老的领域之一。19世纪末,Bordet就发现人和动物新鲜免疫血清中存在一种不耐热成分,可辅助特异性抗体所介导的溶菌作用。Ehrilich认为,该因子是抗体发挥溶细胞作用的必要补充条件,故称之为补体。

补体包括30余种组分,是广泛存在于人和动物血清、组织液和细胞膜表面的一组不耐热、活化后具有酶活性、可介导免疫应答和炎症反应的蛋白质。补体系统是一个高度复杂的生物反应系统,广泛参与机体抗微生物防御反应及免疫调节,也可介导免疫病理的损伤性反应,是体内具有重要生物学意义的效应系统和效应放大系统。

在生物进化过程中,补体作为相对独立的固有免疫防御机制,其出现远早于适应性免疫。生物进化的种系发生学研究已证实,无脊椎动物和低等脊椎动物体内已能检出补体活性。补体不仅是机体固有免疫防御的重要组成部分,也是固有免疫与适应性免疫之间的重要桥梁。补体缺陷、功能障碍或活化异常等与多种疾病的发生和发展过程密切相关。

一、补体系统的组成及命名

(一)补体系统的组成

按其生物学功能,补体分为三类。

1. 补体固有成分　补体固有成分是指存在于血浆及体液中、参与补体激活的蛋白质,包括:①经典途径的C1q、C1r、C1s、C2和C4;②旁路途径的B因子、D因子和备解素(properdin,P因子,fP);③甘露糖结合凝集素(mannosebinding lectin,MBL)途径的MBL、MBL相关丝氨酸蛋白酶(MBL-associated serine protease,MASP);④补体活化的共同组分C3、C5、C6、C7、C8和C9。

2. 补体调节蛋白　补体调节蛋白是指存在于血浆中和细胞膜表面、通过调节补体激活途径中关键酶而控制补体活化强度和范围的蛋白分子,包括:①血浆可溶性因子,如备解素、H因子、I因子、CI抑制因子、C4结合蛋白、S蛋白(Sp/Vn)、Sp40/40等;②细胞膜结合蛋白,如衰变加速因子(decay accelerating factor,DAF)、膜辅因子蛋白(membrane cofactor protein,MCP,即CD46)、同源限制因子、膜反应性溶解抑制因子(membrane inhibitor of reactive lysis,MIRL,即CD59)等。

3. 补体受体　补体受体(complement receptor,CR)是指表达于不同细胞膜表面、能与补体激活后所形成的活性片段相结合、介导多种生物效应的受体分子,如CR1、CR2、CR3、CR4、CR5、C3aR、C4aR、C5aR、C1qR、C3eR、fHR等。

(二)补体系统成员命名原则

1. 参与补体激活经典途径的固有成分按其被发现的先后分别命名为C1(q、r、s)、C2……C9。

2. 补体系统的其他成分以英文大写字母表示，如 B 因子、D 因子、P 因子、H 因子；补体调节蛋白多以其功能命名，如 C1 抑制物、C4 结合蛋白、衰变加速因子等。

3. 补体活化后的裂解片段以该成分的符号后面附加小写英文字母表示，其中小的裂解片段一般为 a，大片段一般为 b，如 C3a、C3b 等（C2 例外，大片段为 C2a，小片段为 C2b）；灭活的补体片段在其符号前加小写英文字母 i，如 iC3b。

二、补体的理化性质及合成细胞

补体为糖蛋白，多数补体分子属于 β 球蛋白，少数属于 α 球蛋白（C1s 和 D 因子）及 γ 球蛋白（C1q 和 C8）。各组分分子量变化范围很大，最低者仅 25 kDa（D 因子），高者血清补体蛋白占血清总蛋白的 5% ~6%，含量相对稳定，某些疾病情况下可有波动。某些补体固有成分对热不稳定，经 56 ℃温育 30 min 即灭活，在室温下很快失活，0 ~10 ℃中活性仅能保持 3 ~4 d。紫外线照射、机械振荡或某些添加剂均可能使补体破坏。

机体不同组织细胞均能合成补体蛋白，包括肝细胞、单核巨噬细胞、角质细胞、内皮细胞、肠道上皮细胞和肾小球细胞等。肝细胞和巨噬细胞是产生补体的主要细胞，大部分血浆补体组分由肝细胞分泌，不同组织（尤其炎症灶）中，巨噬细胞是补体的主要来源。不同补体组分的主要合成部位各异。

三、补体的激活途径

补体系统是一个高度复杂的生物反应系统。生理情况下，血浆中多数补体成分呈无活性状态，亦无生物学功能。受到某些激活因子作用后，补体各成分依次被激活，进而发挥生物学作用。补体活化过程属于酶促级联反应：前一组分被激活，即具备裂解后续组分的活性，继发产生大量活化的酶分子，由此形成扩大的连锁反应。多种外源性或内源性物质可通过不同途径激活补体系统。补体活化过程中，不断组成新的中间复合物，它们具有不同的酶活性，可将相应补体分子裂解为大小不等的片段，并表现出不同的生物学活性。

抗原-抗体复合物结合 C1q 所启动的激活途径是最先被人们发现的，称为经典途径。但在进化过程中，最先出现并发挥效应的是不依赖抗体的旁路途径和 MBL 途径（此途径将原始的、凝集素介导的防御功能与补体相联系）；二者主要参与固有免疫效应机制；最后才是依赖抗体的经典途径，将非特异的补体与特异的适应性免疫相联系，在适应性体液免疫的效应阶段发挥作用。

补体不同激活途径的早期步骤不同，启动机制各异，包括级联反应的启动、裂解补体 C3，直至 C5 转化酶形成，但都具有相同的末端通路，即裂解 C5，最终形成攻膜复合物，产生溶细胞效应。根据起始物及激活顺序的不同，前端反应可分为 3 条既独立又交叉的途径，即经典途径、旁路途径和 MBL 途径（图 6-5）。

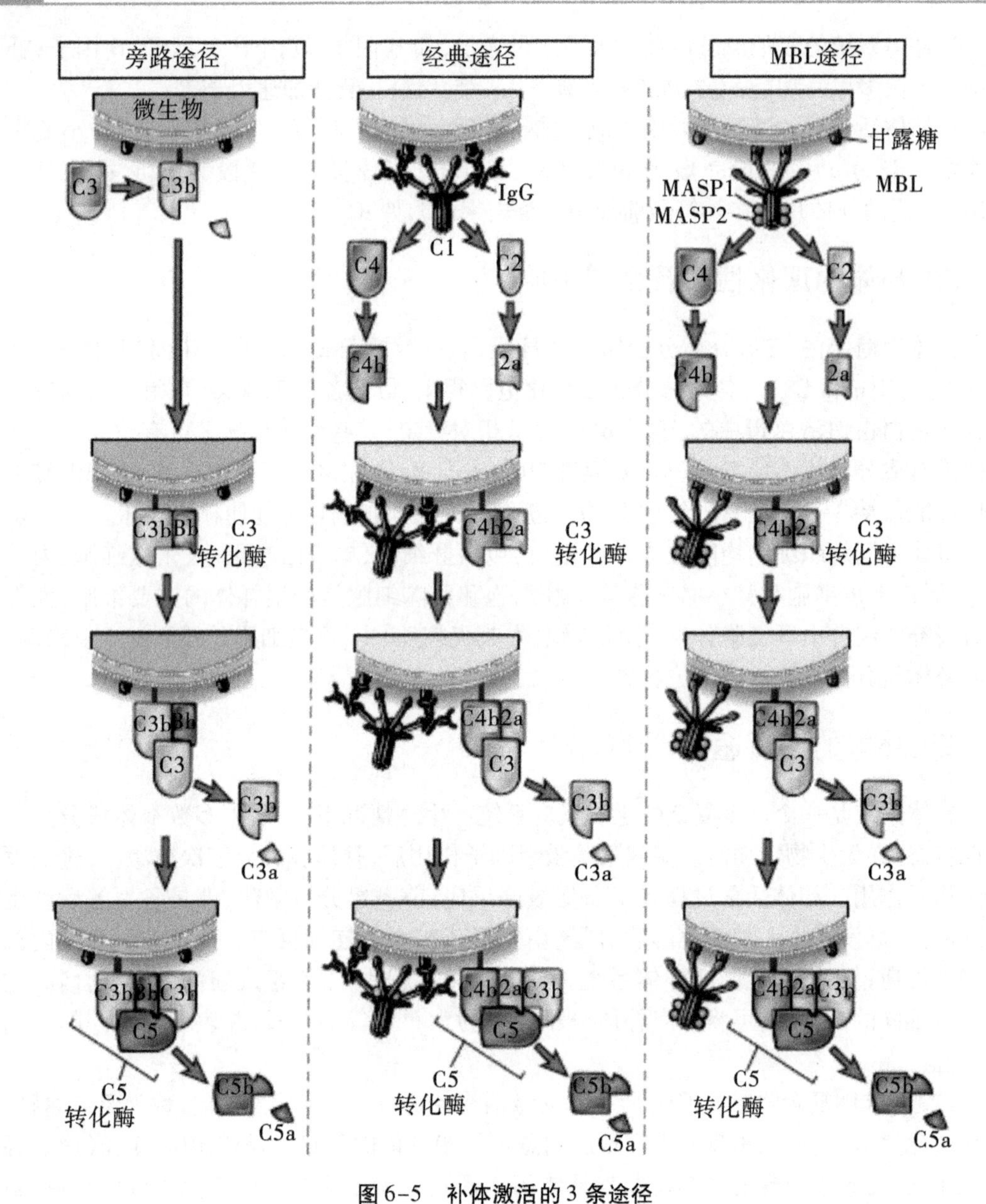

图 6-5　补体激活的 3 条途径

参考 *Cellular and Molecular Immunology*（*8th edition*）图 13-6

（一）经典途径

经典途径（classical pathway，CP）是机体体液免疫应答的主要效应机制之一。其级联酶促反应过程为：C1q 与激活物结合，依次活化 C1r、C1s、C4、C2、C3，形成 C3 转化酶（C4b2a）和 C5 转化酶（C4b2a3b）。免疫复合物为经典途径的主要激活物。另外，某些多聚分子（如肝素、多核苷酸）、糖类（如硫酸葡聚糖）、蛋白质（如 C 反应蛋白、鱼精蛋白复合物）、脂质体及含胆固醇的微脂粒、心肌线粒体等也可激活经典途径。

生理情况下，体内存在低水平 C1 的自发性激活，但效能很低。C1q 与免疫复合物中抗体分子恒定区的补体结合位点结合,此乃经典途径的始动环节。C1q 仅能与 IgM 或某些 IgG 亚类(IgG1 ~ IgG3)所形成的免疫复合物结合,且 C1q 分子必须同时与 2 个或 2 个以上结合位点结合才能被激活。由于 IgG 是单体,故仅当 2 个或 2 个以上 IgG 分子与多价抗原结合(形成免疫复合物),才能提供近距离的结合位点供 C1q 结合。IgM 分子为五聚体,含 5 个 Fc 段,故单个 IgM 分子即可结合 C1q 并有效启动经典途径。所以 IgM 比 IgG 更能有效地活化补体。游离或可溶性抗体不能激活补体,只有当抗体与游离抗原或细胞表面抗原结合后,其 Fc 段发生构象改变,使 C1q 才得以与抗体的补体结合点接近,从而触发补体激活。

C1q 是分子量最大的补体组分,为六聚体蛋白,包括 1 个 C1q、2 个 C1r 和 2 个 C1s 分子。当 2 个以上 C1q 头部被免疫复合物中 IgM 或 IgG Fc 段固定,C1q 6 个亚单位构象即发生改变,导致 C1r 激活并裂解为 2 个片段,小片段为激活的 C1r,依次可裂解 C1s 为 2 个片段,其中小分子片段(C1s)具有蛋白酶活性。活化的 C1s 依次裂解 C4、C2,所产生的 C2a 可与 C4b 形成 C4b2a 复合物,即经典途径 C3 转化酶,C4b2a 复合物中的 C4b 可与 C3 结合,C2a 可水解 C3,并形成 C5 转化酶(C4b2a3b)。

(二)旁路途径

不经 C1、C4、C2 途径,而由 C3、B 因子、D 因子参与的活化过程称为补体活化的旁路途径,亦称备解素途径或替代途径。旁路途径“激活”与免疫复合物无关。某些细菌、革兰氏阴性菌的内毒素、酵母多糖、葡聚糖及其他哺乳动物细胞均可不通过 C1q 活化而直接“活化”旁路途径,这些成分实际上提供了使补体激活级联反应得以进行的接触表面。此激活方式不依赖于抗体,从而在感染早期参与机体防御机制。

旁路途径级联酶促反应过程:B 因子与固相(如微生物或外源性异物)表面的 Cab 结合为 C3bB,在 D 因子和备解素参与下,形成 C3 转化酶(C3bBb 或 C3bBbP),并通过 C3 正反馈放大环路,产生更多 C3 转化酶和 C5 转化酶(C3bBb3b)。

(三)MBL 途径

MBL 途径又称凝集素途径,其不依赖于抗体参与,级联酶促反应过程:MBL 或纤维胶原素直接识别病原体表面的糖结构,通过活化 MASP、C4、C2、C3 而形成 C3 转化酶(C4b2a 和 C3bBb)与 C5 转化酶(C4b2a3b 和 C3bBb3b)。

病原微生物表面的糖结构(甘露糖、岩藻糖及 N-乙酰葡糖胺等)是 MBL 途径主要激活物,其通过被 MBL 识别和结合而激活补体。脊椎动物细胞表面的相应糖结构均被其他成分覆盖,故不能启动 MBL 途径。借此,MBL 途径得以识别“自身细胞”和“异己病原微生物”。

正常人血清中 MBL 水平极低,在急性期反应时其水平明显升高。血清 MBL 通过糖识别区识别并结合病原微生物表面相应糖结构,继而发生构象改变,激活与之相连的 MASP。MASP 主要有两类:①活化的 MASP-2 能以类似于 C1s 的方式依次裂解 C4 和 C2,形成经典途径 C3 转化酶(C4b2a);②MASP-1 可直接裂解 C3,形成旁路途径 C3 转化酶(C3bBb),参与并加强旁路途径正反馈环。因此,MBL 途径可交叉促进经典途径和旁路途径。

3 条补体激活途径汇集于 C3b 产生，其后是 C5 转化酶（C4b2a3b 或 C3bBb3b）形成及共同的末端通路，其过程：将 C5 裂解为 C5a 和 C5b，C5b 结合于细胞表面，依次与 C6、C7 结合为 C5b67 复合物并插入脂质双层膜中，然后与 C8 结合为 C5b678，继而与 12～15 个 C9 分子结合为 C5b6789n 巨分子复合体，即攻膜复合物（图 6-6）。补体激活的共同终末效应为细胞溶解。

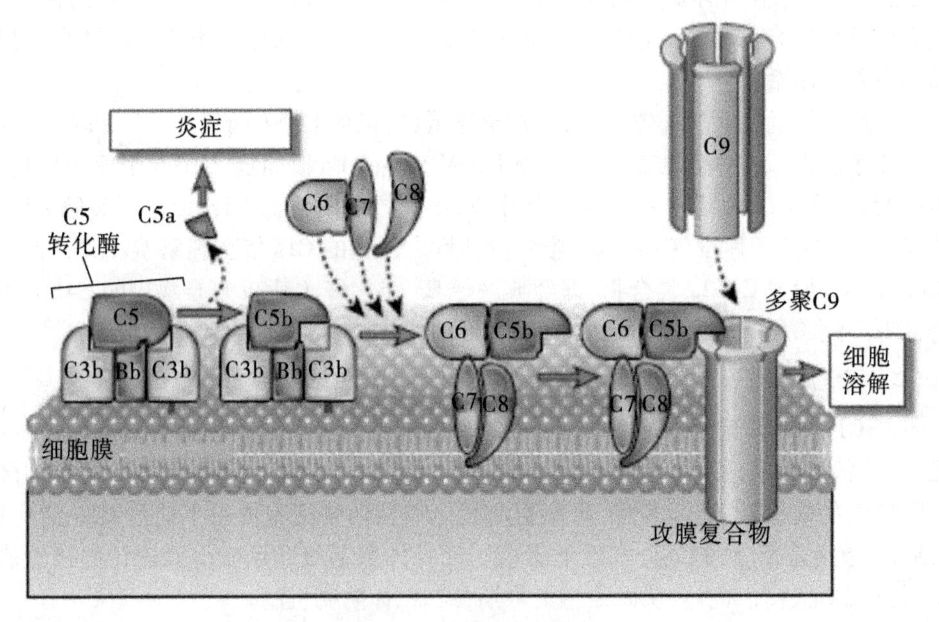

图 6-6　攻膜复合物形成

参考 *Cellular and Molecular Immunology*（*8th edition*）图 13-12

病原微生物侵入机体后，在特异性抗体出现前数天内，机体有赖于固有免疫机制发挥抗感染效应。补体旁路途径或 MBL 途径通过识别微生物表面或其糖链组分而触发级联反应，所产生的裂解片段和复合物通过调理吞噬、炎症反应和溶解细菌而发挥抗感染作用。在特异性抗体产生后，可通过经典途径触发 C3 活化，与旁路途径中 C3 正反馈环路协同作用，形成更为有效的抗感染防御机制。

四、补体的生物学活性

补体在机体防御机制中起重要作用。首先补体活化的共同终末效应是在细胞膜上组装攻膜复合物，介导细胞溶解效应。经典途径由免疫复合物激活，是抗体介导免疫的主要效应机制；MBL 途径和旁路途径由病原体直接激活，在固有免疫防御机制中发挥重要作用。其次，补体活化过程中产生多种活性片段，可介导多种生物学效应。

（一）细胞毒作用

补体系统激活后，最终由 C5～C9 在靶细胞表面形成攻膜复合物，从而使细胞内外渗透压失衡，导致细胞溶解，此即补体依赖的细胞毒性作用，是机体抵抗微生物感染的重要防御机制(图 6-7)。该效应的意义:参与宿主抗细菌(主要是革兰氏阴性菌)、抗病毒及抗寄生虫等防御机制(某些微生物在无抗体存在的情况下可"激活"补体旁路途径和 MBL 途径,成为机体在病原体感染早期的主要防御机制);参与机体抗肿瘤免疫效应机制;某些病理情况下引起机体自身细胞破坏,导致组织损伤与疾病(如血型不符输血后的溶血反应及自身免疫病)。

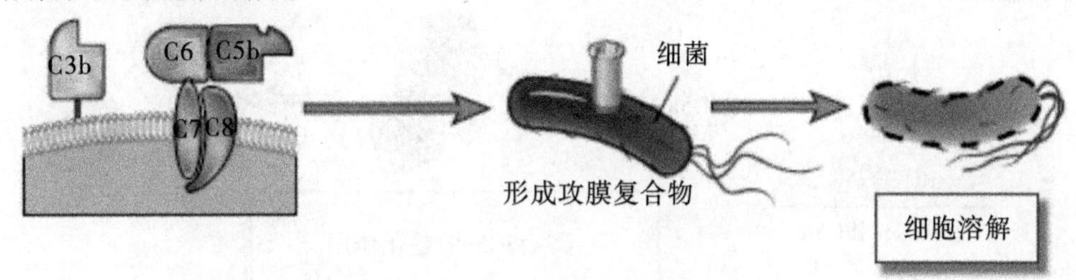

图 6-7　补体介导的细胞毒作用

参考 *Cellular and Molecular Immunology*(*8th edition*)图 13-17

(二)调理作用

血清内含有的促进吞噬的物质称为调理素。补体激活产生的 C3b、C4b、iC3b 等片段均是重要的调理素,可直接结合于细菌或其他颗粒物质表面,并通过与中性粒细胞或巨噬细胞表面 CR1(C3b/C4bR)、CR3(iC3bR,CD11b/CD18)或 CR4(iC3bR,CD11c/CD18)结合而促进吞噬细胞对微生物的吞噬杀伤作用。补体的这种调理吞噬的作用可能是机体抵御全身性细菌感染和真菌感染的重要机制之一(图 6-8)。

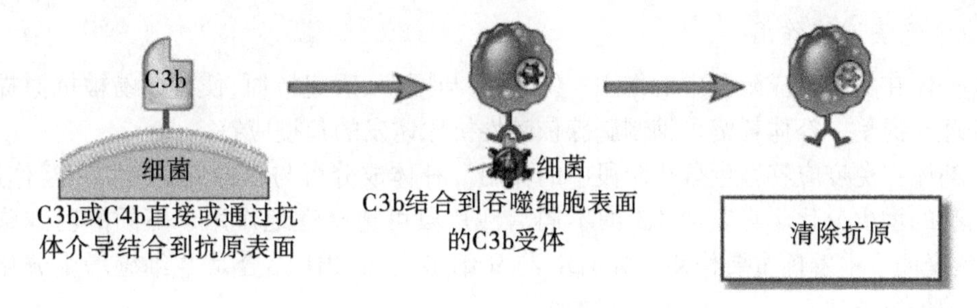

图 6-8　补体介导的调理作用

参考 *Cellular and Molecular Immunology*(*8th edition*)图 13-17

(三)炎症介质作用

补体活化过程中产生多种具有炎症介质作用的片段,如 C5a、C3a 和 C4a 等。C3a/C4a 受体表达于肥大细胞、嗜碱性粒细胞、平滑肌细胞和淋巴细胞表面。C5a 受体则表达于肥大细胞、嗜碱性粒细胞、中性粒细胞、单核巨噬细胞和内皮细胞表面。C3a、C4a 和 C5a 又称为过敏毒素,它们作为配体可与肥大细胞或嗜碱性粒细胞表面相应受体结合,触发靶细胞脱颗粒,释放组胺和其他生物活性物质,引起血管扩张、毛细血管通透性增高、平滑肌收缩等,从而介导局部炎症反应。3 种过敏毒素中,C5a 的作用最强,C5a 还对中性粒细胞有很强的趋化活性,可刺激中性粒细胞循 C5a 的浓度变化进行定向移动(图 6-9),并可刺激中性粒细胞产生氧自由基、前列腺素和花生四烯酸等。

正常情况下,机体仅在外来抗原侵入的局部产生急性炎症反应,在某些情况下,补体介导的炎症反应也可能对自身组织成分造成损害,如Ⅲ型超敏反应。

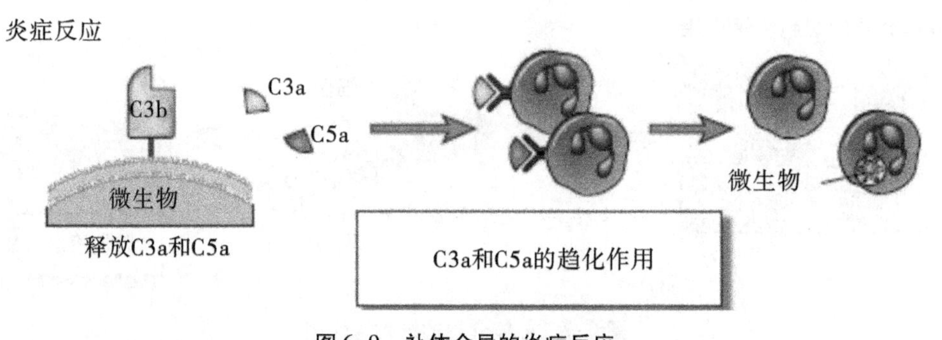

图 6-9 补体介导的炎症反应

参考 *Cellular and Molecular Immunology*(*8th edition*)图 13-17

(四)清除免疫复合物

机体血循环中持续形成少量免疫复合物,补体成分可参与清除循环免疫复合物,其机制:循环免疫复合物可激活补体,所产生的 C3b 通过抗体与免疫复合物结合,同时通过与 CR1/CR3 结合而黏附于血细胞(红细胞、血小板、中性粒细胞、单核细胞),从而将免疫复合物运送至肝和脾被巨噬细胞吞噬、清除,此作用被称为免疫黏附。由于红细胞数量巨大,因此是清除免疫复合物的主要参与者。

(五)免疫调节作用

1. 补体在免疫感应阶段中的作用　C3 可参与网罗、固定抗原,使抗原易被抗原提呈细胞处理与提呈。补体耗竭可抑制胸腺依赖性抗原诱发的免疫应答。

2. 补体在免疫应答增生分化阶段中的作用　补体成分可与多种免疫细胞相互作用,调节细胞的增生分化。尤其是 C3 的不同活性片段可选择性地作用于不同淋巴细胞亚群,在免疫调节中发挥重要作用。如 C3b 与 B 细胞表面 CR1 结合是 B 细胞增生分化为浆细胞的先决条件。

3. 补体在免疫效应阶段的作用　补体可通过细胞毒作用、调理作用及清除免疫复合物等作用在免疫效应阶段发挥作用。补体还参与调节多种免疫细胞效应功能,如杀伤细胞结合 C3b 后可增强对靶细胞的 ADCC。

(六)补体系统与血液中其他酶系统的相互作用

血浆中存在其他酶系统,如凝血系统、激肽系统及纤溶系统等,它们与补体系统一样,只进行有限蛋白酶解作用,即在酶解级联反应中,蛋白质底物并不降解至氨基酸,而是形成某些活性片段,发挥各自效应,成为具有重要生物学意义的放大系统。上述各系统间具有许多共同特征,并互相影响、互相激活,如补体激活可触发凝血机制/纤溶过程,血浆纤维蛋白溶酶、缓激肽等成分也可激活补体系统，从而产生一系列生理与病理效应，如炎症、超敏反应、休克、弥散性血管内凝血等。

第四节　补体研究进展与趋势

20世纪90年代以来，一系列分子模式及模式识别受体的陆续发现，以及模式识别理论的提出，使固有免疫成为现代免疫学关注的热点。补体作为固有免疫系统的重要组分，相关的基础和应用研究也取得了长足进展。

一、补体的识别功能及其激活途径

（一）补体组分作为模式识别分子

最新研究表明，补体不仅可识别外源性病原体相关分子模式，也可识别内源性损伤相关分子模式。如C1q是经典途径的模式识别分子，MBL和纤胶凝蛋白是MBL途径的模式识别分子，可识别多种损伤相关分子模式，包括正五聚蛋白（pentraxin，PTX）家族成员、p淀粉样蛋白、多聚阴离子（如DNA和RNA）、线粒体碎片、坏死或凋亡细胞组分等。PTX家族成员包括C反应蛋白、血清淀粉样P成分（serum amyloid P component，SAP），正五聚蛋白-3（pentraxin-3，PTX3）等，本身也是模式识别受体，可识别多种微生物结构成分和改变的自身分子（如凋亡细胞表面暴露的磷酸胆碱），又通过与C1q、MBL或纤胶凝蛋白结合而激活经典途径和MBL途径，或通过C3b正反馈环路放大补体活化效应。若上述相互作用发生于液相，则可抑制补体激活，如PTX与C4bp相互作用，可抑制补体活化；PTX与fH相互作用，可抑制旁路途径的C3b正反馈环路。

FP于20世纪50年代被发现，现证实其是重要的模式识别受体，可识别病原体、凋亡/坏死/受损细胞及某些肿瘤细胞。FP所识别的分子模式是多聚阴离子，如脂多糖、宿主细胞的硫酸化糖胺聚糖和DNA等。重要的是，FP可独立介导补体激活。

（二）新的补体激活途径

1. 备解素途径　备解素途径被视为新的补体激活途径，依据：①在体外，旁路途径可在无FP的条件下被激活；②FP结合于靶表面无需C3b存在，且能直接激活补体。旁路途径与备解素途径的C3转化酶均为C3bBbP，但二者装配过程不同，旁路途径无识别分子，初生C3b非特异性共价结合于靶表面（起始步骤）；FP是备解素途径的识别分子，在激活过程中其特异性识别并非共价结合靶表面。血浆FP的作用是稳定旁路途径的C3转化酶，而组织局部FP（由巨噬细胞、多形核粒细胞、肥大细胞等合成）则启动备解素途径，参与局部防御、炎症和自身免疫。

2. 蛋白酶解途径　血液中其他级联反应系统（凝血、纤溶、激肽系统）与补体系统间存在广泛而复杂的相互作用。某些蛋白酶或因子可直接激活补体，如凝血酶能直接裂解C3和C5，产生C3a和C5a，并刺激不能形成C5转化酶的C3缺陷小鼠体内局部产生C5a；FXa、FXIa、FXIIa、纤溶酶及激肽释放酶可裂解C3和C5。上述效应在全身炎症性疾病发生发展中起关键作用。激活蛋白酶解途径的另一方式是巨噬细胞(诱导性)和多形核粒细胞(组成性)表达膜型丝氨酸蛋白酶,可裂解 C3 和 C5,在补体介导的 T 细胞免疫调节中起重要作用。

5 条补体激活途径汇集于 C3b 产生,其后是 C5 转化酶形成及共同的末端通路。

(三)补体激活及调节机制

补体激活与调节机制的细节尚未清楚,但近年人们已取得进展,尤其是对补体激活的两个关键环节(C3 激活和调节、末端通路装配和调节)获得了较深的认识。

1. C3 激活与调节　C3 是补体系统最重要的分子之一,其表面沉积和结合受体的功能依赖于分子构象改变,可能机制:①C3 通过其 TED 区硫醇酯与靶表面羟基或氨基形成共价键而结合于表面,但硫醇酯可与水活跃反应,故 C3 激活前需要保护硫醇酯,使之避免接触水环境;②从 α 链 N 端切下 C3a 后,C3b 片段 TED 区暴露其硫醇酯,使之与表面活性基团结合;③FI 进一步裂解 C3b 为 iC3b,后者结构远比前者松散,从而暴露其 CR3 和 CR4 结合位点; FI 的有限水解作用导致 iC3b 局部解折叠,使之可优先与 CR4 结合。

近年研究者已解析了一系列新的、参与补体激活/调节的大复合体结构,基本阐明其在细胞表面的装配过程。①C3bB、C3bBD *(D * 无活性)、FB 及 FB-CVF 的晶体结构信息表明,C3bB 中 FB 是一种"开放"构象,而 C3bBD * 中 FD 是结合于 FB 的 VWA-SP 连接,可介导 FB 构象改变,产生活性催化三元体以裂解 FB。②C3bBb 中 C3b 分子对称性定向,C5-CVF 结构亦如此,证明补体系统中这种转化酶-底物结合模式的普遍性。③借助(FH19-20)-C3d 和 FH18-20 晶体结构与 fH 的荧光共振能量转移和小角 X 射线散射研究,对 FH 与 C3b 相互作用及调节方式获得更深入认识。④解析 FI 的晶体结构并将突变体映射至该结构上,表明重链紧靠轻链(丝氨酸蛋白酶)底部发挥别构效应,以维持其液相的失活状态;通过将该 FI 结构对接 C3b-FHI9-20 结构,初步阐明 FI 裂解 C3b 及辅因子的作用。⑤CD46(1-4)晶体结构中,CCP3 表面环的 5 个疏水残基参与结合 C3b 或 C4b,阐明 CD46 与生理性配体相互作用而发挥辅因子效应的机制。

2. 末端通路装配与调节　近年,研究者已对 C8 的电镜和 X 射线晶体结构、C6 和 C5b6 复合体的 X 射线晶体结构及 sC5b-9 复合体电镜结构进行解析,较清晰地阐明了末端通路及其调节的主要环节。①C6 围绕 C5b 而高度延伸,将 C5b 俘获于 C5b 与 C3b 结合部位间 TED 结构域的构象中,从而介导 C5b6 的短暂组装。②后续成分依次装配仅涉及膜插入而不发生构象改变,形成由 C6 ~ C9 组成的弧形结构。③S 蛋白和玻璃连接蛋白结合于 C6 ~ C9 圆弧下,调节可溶性复合体装配,且能遮蔽攻膜复合物前体暴露的亲脂部分并覆盖圆弧末端,从而阻碍 C9 进一步装配。

二、补体的免疫调节作用

补体对适应性免疫应答各个环节均发挥调节作用。

(一)补体对体液免疫应答的调节作用

CR2 及结合抗原的 C3d 是参与调控 B 细胞应答的关键组分。

1. CR2-C3d 调控 B 细胞激活与应答　C3b 在 FI 及其他蛋白酶作用下被依次降解为

iC3b、C3dg 和 C3d，这些片段仍共价连接于抗原。CR2 主要表达于 B 细胞和滤泡树突状细胞表面，C3d 是其主要配体。CR2 胞外区由 15 或 16 个 CCP 结构域组成，但 C3d 结合位点全部位于 N 端 2 个 CCP 结构域中。已获得 CR2(CCP1-2)-C3d 复合物共结晶 X 射线衍射图，发现"V"形排列的 CR2(CCP1-2)结构域与 C3d 凹面负电荷的酸性坑相互作用，CR2(CCP1-2)Lys 和 Arg 残基的数个碱性侧链以电荷互补方式向下伸入 C3d 的酸性坑中，形成完美的互补。

目前已有 3 种模式解释 CR2-C3d 参与启动体液免疫应答的机制。①B 细胞表面细胞受体与 CR2 各自启动相应信号转导，C3d-抗原可使细胞受体及 CR2 在膜脂筏中重新分布而发生交联，并增强相关信号。在抗原有限（如少量病原体感染）的情况下，细胞受体与 CR2 交联可有效降低 B 细胞克隆激活/扩增所需的抗原剂量阈值，从而放大抗原信号。②生发中心滤泡树突状细胞表面 CR2 可捕获 C3d-抗原，将其提呈给 B 细胞，上述作用被称为补体的分子佐剂效应，可使激活 B 细胞所需抗原阈值降低 2～4 个数量级。③淋巴结输入淋巴管内 C3d-免疫复合物被淋巴窦巨噬细胞中表面 CR3 和 FcγR 捕获，继而转运至淋巴滤泡，表达 CR2 的滤泡树突状细胞结合 C3d-免疫复合物后被激活并诱导性表达 FcγRⅡ，使 C3d-免疫复合物长期滞留于滤泡树突状细胞表面，成为触发 B 细胞应答的最主要抗原来源。

2. CR2-C3d 参与 B 细胞记忆的产生和维持　目前认为，免疫复合物长期滞留于滤泡树突状细胞表面是维持 B 细胞免疫记忆的重要机制。上述巨噬细胞、B 细胞、滤泡树突状细胞间 CR2-C3d 依赖性的抗原转运和提呈，使记忆 B 细胞有可能在外周淋巴组织中直接、长期接触抗原，从而产生和维持 B 细胞记忆。

3. CR2-C3d 参与维持生发中心　其机制：①滤泡树突状细胞长期滞留抗原，乃维持生发中心所必需，用可溶性 CR2 阻断 B 细胞共受体可使生发中心消失；②滤泡树突状细胞是 B 细胞趋化因子 CXCL13 的主要来源，后者为 B 细胞迁入滤泡所必需。

（二）补体对细胞免疫应答的调节作用

近 10 余年来，有关补体与 T 细胞间相互作用的研究逐步深入。补体可直接或通过影响抗原提呈细胞而调节 T 细胞应答的各个阶段（诱导期、效应期、衰退期）。需要强调的是，组织局部活化的巨噬细胞、树突状细胞、上皮细胞甚至静止 T 细胞均可产生 C3 等补体组分，这些局部补体是调控细胞免疫应答的关键因素。

1. 补体参与诱导 T 细胞应答　补体诱导 T 细胞应答的依据为：C3-/-小鼠对多种病毒易感；C5aR/C3aR 缺陷小鼠特异性 T 细胞应答降低；衰变加速因子-/-小鼠对病原体易感性比 WT 鼠低，可产生更强 T 细胞应答。补体调节作用的可能机制如下。①T 细胞与抗原提呈细胞相互作用中，启动 CD28-CD80/CD86 和 CD154-CD40 共刺激信号，从而上调补体分泌及细胞表面 C3aR 和 C5aR 表达，并短暂下调衰变加速因子表达。②局部补体激活可产生 C3a 和 C5a，与局部 T 细胞和抗原提呈细胞表面 C3aR 和 C5aR 结合，启动 C3a-C3aR 和 C5a-C5aR 信号途径，上调 bcl-2 表达并下调 Fas 表达，从而促进 T 细胞增殖、效应 T 细胞库扩增并减少 T 细胞凋亡。③ C3a-C3aR 和 C5a-C5aR 信号途径可诱导 Th1 细胞应答极化。④树突状细胞产生的 C1q 可与其表面 C1qR 结合，通过整合 CD40 信号，上调 IL-12 产生和 CD80/86 表达，从而促进 T 细胞活化和分化。⑤ C3b 与 CD46 结合使之激活，可上调 T 细胞 Notch1、Notch2 及 Jagged-1（Notch 配体）表达，促进 T 细胞活化。

2. 补体参与 T 细胞应答的消退　适时中止 T 细胞应答对维持免疫自稳具有重要意义。补体可参与 T 细胞（主要是 Th1 细胞）应答消退，其机制如下。①CD35、CD55 及 CD46 可结合并灭活 C3b 和 C4b，抑制细胞表面补体激活并阻断 C3a 及 C5a 产生，从而限制抗原提呈细胞和 T 细胞活化。②CD59 以补体非依赖方式抑制 $CD4^+$T 细胞活化。③激活的 T 细胞可诱生 C3b 或 C4b，提供 T 细胞活化早期激活 CD46 的信号，在低水平 IL-2 环境中，诱导 IFN-γ^+Th1 应答；一旦产生高水平 IL-2，CD46-C3b/C4b 通路则诱导 Th1 细胞分化为 IL-10^+调节性 T 细胞，进入应答消退期。此模式为阐明 Th1 应答诱导与转归、IL-2 协同局部补体（CD46-C3b/C4b）调控 Th1 应答从而维持免疫自稳的机制等提供了重要理论依据。

三、补体相关疾病及干预策略

正常情况下，机体内补体系统各成分含量相对稳定，适时、适度地被激活而发挥生物学功能，并受到精密调控。某些情况下，补体异常参与某些疾病的发生。

（一）遗传性补体缺陷

人群中遗传性补体缺陷的总体发病率约万分之一，以 C2、C1q 和 C1INH 缺陷较常见。男女发病率相近，但 C2 缺陷多见于女性，而备解素缺陷仅见于男性。几乎所有补体成分可发生遗传性缺陷，多属于常染色体隐性遗传。

1. 补体固有成分遗传性缺陷　参与前端反应的固有成分（包括 C1q、C1r、C1s、MBL、C4、C2、C3、备解素、D 因子等）均可能出现遗传性缺陷。MBL 及 C3 缺乏可导致严重的反复感染，其机制：患者吞噬细胞的吞噬、杀菌作用明显减弱。C1q、MBL、C2 和 C4 缺乏参与自身免疫病发生，其机制可能是由于补体激活受阻，导致循环免疫复合物不能被有效清除。在 MHC 中，编码某些补体成分（fB、C2 和 C4）的等位基因缺陷，可与某些疾病易感基因存在连锁。此外，组成攻膜复合物的补体固有成分也可出现遗传性缺陷，如 C5、C6、C7、C8 和 C9 成分缺乏的患者不能形成攻膜复合物，故不能有效溶解外来微生物。

2. 补体调节蛋白缺陷　①C1INH 缺陷，可引起遗传性血管性水肿，属于常染色体显性遗传病；C1INH 缺陷导致 C1 活化失控，C4 和 C2 裂解增多，C2b 具有激肽样活性，使血管扩张、毛细血管通透性增高，出现皮肤黏膜水肿。C1INH 缺乏时，凝血系统、激肽系统和纤溶系统亦失控，凝血因子Ⅻ和纤溶系统异常激活，激肽系统活化，产生激肽，使小血管扩张，毛细血管和微静脉通透性增高，导致水肿。临床特征为反复发作的局限性皮肤和黏膜水肿，可累及全身各部位，常见皮下水肿和胃肠道水肿所致消化道症状，若喉头水肿可引起窒息死亡。②I 因子或 H 因子缺陷，导致液相 C3 转化酶生成失控，血浆 C3 被完全耗竭，循环免疫复合物清除障碍，常伴有肾小球肾炎。③膜结合补体调节蛋白（衰变加速因子、同源限制因子和 CD59 等）缺乏，可致患者红细胞和其他细胞表面 C3 转化酶及攻膜复合物形成失控，细胞溶解加剧，而红细胞对膜结合调节蛋白的缺乏特别敏感，故患者出现反复发作的血管内溶血，表现为反复发作的血红蛋白尿和持久性贫血，即阵发性睡眠性血红蛋白尿(paroxysmal nocturnal hemoglobinuria,PNH)。

3. 补体受体(CR1 和 CR3)缺陷　红细胞表面 CR1 表达减少可导致循环免疫复合物清除障碍,从而导致某些自身免疫病(如系统性红斑狼疮)的发生;白细胞黏附缺陷症患者的 CR3、CR4 β 链基因突变,导致 CR3 与 CR4 缺失,表现为反复的化脓性感染。

补体成分缺陷使补体系统不能激活,导致患者对病原体易感,并因体内免疫复合物清除障碍而出现免疫复合物相关的自身免疫病。遗传性经典途径和旁路途径成分缺陷所致免疫缺陷病约占原发性免疫缺陷病的 2%,以经典途径成分缺陷较常见。经典途径成分缺陷者易患自身免疫病,风险依次是 C1q>C4>C2>C3,尤其易感化脓性细菌及脑膜炎球菌;旁路途径和末端共同通路成分缺陷者易患奈瑟球菌感染;凝集素途径成分缺陷者对各种病原体易感,其自身免疫病发病率增高。

(1)感染性疾病　①少数 C1q 缺陷患者可表现为严重细菌感染,C1r 和 C1s 缺陷者临床表现与 C1q 缺陷相似,有易感染倾向。②C2 缺陷患者常反复发生由肺炎球菌、金黄色葡萄球菌、奈瑟球菌和流感杆菌所致的肺炎、脑膜炎或菌血症。③ C4 缺陷者可表现为反复发作的严重全身性化脓性细菌感染。④备解素(P 因子)和 D 因子缺陷者易患感染性疾病。⑤MBL 识别谱广泛,故 MBL 缺陷者可出现各种病原体反复急、慢性感染,全身各器官系统均可受累,化疗、手术或移植后感染也与 MBL 缺陷有关。⑥MASP2 缺陷者临床表现与 MBL 缺陷相似,但后果更为严重,因其还介导纤胶凝蛋白激活的凝集素途径。⑦ C3 遗传性缺陷者对化脓性有荚膜细菌(如金黄色葡萄球菌、肺炎球菌及奈瑟球菌)易感,常反复发生肺炎、菌血症或脑膜炎。⑧末端成分 C5 ~ C9 缺陷者常反复发生严重的全身感染,表现为球菌性脑膜炎和菌血症,有时可发生淋球菌菌血症,造成全身淋球菌感染。⑨ fI、fH 遗传性缺陷使 C3 过度消耗,导致继发性 C3 缺陷,其表现与遗传性 C3 缺陷一样。⑩ CR1 缺陷可致调理吞噬障碍,表现为化脓性细菌感染;CR3 缺陷者由于 β2 链基因突变而致白细胞 CR3 表达缺陷,使白细胞不能与血管内皮细胞表面细胞间黏附分子-1结合,不能趋化至炎症部位,从而引起白细胞黏附缺陷症,其临床特征为反复发生难以治愈的感染,尤其是严重的化脓性细菌和真菌感染,表现为皮肤感染经久不愈并形成溃疡。

(2)免疫性疾病　①几乎所有 C1q 缺陷者会患免疫复合物相关疾病,常见系统性红斑狼疮、盘状狼疮、肾小球肾炎或血管炎。②C1r 和 C1s 缺陷者易患系统性红斑狼疮样疾病。③约 50% C2 缺陷者患系统性红斑狼疮或其他自身免疫病,尤以皮损及关节表现明显。④ C4 纯合缺陷者常早发严重的系统性红斑狼疮症状和进行性免疫复合物性肾病,C4A 阻止免疫复合物沉积的功能比 C4B 强,故 C4AQ0 患者更易患免疫复合物病(如系统性红斑狼疮),并参与其他自身免疫病发生。⑤ MBL 缺陷者对系统性红斑狼疮、类风湿关节炎易感性增高,MASP2 缺陷者有系统性红斑狼疮样症状,伴溃疡性结肠炎。⑥ C3 缺陷和 CR1 缺陷均可能影响循环免疫复合物的清除,患者常出现自身免疫病的临床表现。⑦部分末端成分(如 C6、C7)缺陷者可出现关节症状。

(二)补体功能异常相关的主要临床疾病

1. 补体与炎症性疾病　补体异常激活(包括激活程度和发生部位异常)参与炎症性疾病的发生和发展。C3a、C5a 是重要的炎症介质,可促进细胞活化并释放炎症介质(包括促炎细胞因子),使炎症反应进一步放大,从而直接、间接导致组织损伤。

补体异常活化相关的炎症性疾病包括肾病(如肾炎)、呼吸系统疾病(如急性呼吸窘迫综合征)、神经系统疾病(如老年性痴呆)、局部缺血再灌注损伤(如心肌梗死)、某些自身免疫病、全身炎症反应、严重创伤和烧伤、血液暴露于异物(如心肺旁路术、血液透析后反应)等。

2. 补体与自身免疫病　补体活性异常可致免疫复合物和凋亡/死亡细胞清除障碍及适应性免疫失调,从而引发自身免疫病(如系统性红斑狼疮、类风湿关节炎、抗磷脂抗体综合征等),其机制各异:①补体与FcγR相互作用,影响体液免疫应答格局;②抗C1q自身抗体或经典途径组分缺陷,可影响自身免疫复合物介导的经典途径激活和补体消耗,参与系统性红斑狼疮发病;③实验性自身免疫性脑脊髓炎模型中,Dafl-/-小鼠比WT鼠发生更严重的麻痹,此效应为C5aR和C3aR依赖性;④自身免疫性局灶节段性肾小球硬化、IL-17依赖自身免疫性关节炎及链脲佐菌素诱导糖尿病等动物模型中,局部C5a/C3a及C5aR/C3aR通路发挥关键作用。

3. 补体与异种器官移植

(1)同种移植排斥　补体参与发病的机制:①移植物局部补体激活可直接损伤组织或影响同种反应性T细胞应答;②缺血再灌注损伤导致移植物损伤(尤其是供者循环停止后的器官移植);③C5a的趋化和致炎效应;④亚溶破型攻膜复合物沉积直接激活炎症细胞,伴炎症介质IL-6或TNF释放;⑤参与体液免疫所致急性和超急性排斥反应;⑥快速补体激活参与"即时血液介导炎症反应"所致凝血性炎症,损伤胰岛移植物;⑦生物医药装置和植入物、药物赋形剂、体外循环、血液透析及其他人造材料等均可触发补体和凝血炎症应答,如体外循环术中,循环材料、氧合器中血/气界面、鱼精蛋白复合物均能激活补体,并可引发全身炎症反应综合征。

(2)异种移植排斥　猪的解剖形态和生理功能等与人相似,成为异种移植物的首选来源。研究已发现,猪血管内皮细胞表面表达Galα1-3Gal糖基表位,可与人体内相应天然抗体IgM结合而激活补体,导致超急性排斥反应。

4. 补体与某些传染病　经长期进化,病原体(尤其是病毒)可通过多种机制逃避补体系统攻击,其机制:①病毒表达CCP模拟蛋白,如某些病毒编码和表达与RCA家族分子或其他CCP功能相似的蛋白,可保护病毒包膜或病毒感染细胞膜免遭补体系统攻击;②病原体整合、上调或结合补体调节蛋白,如某些病原体能将宿主细胞的CCP整合至其细胞膜,或上调其感染细胞上CCP表达,或结合CCP,从而逃避补体系统攻击;③病原体干扰补体与免疫复合物结合,如某些病毒可表达FcR及其类似蛋白或其他蛋白,通过干扰补体与免疫复合物结合而抑制经典途径启动,使病毒得以逃避抗体依赖的补体裂解作用;④病原体利用补体受体或补体调节蛋白作为受体,如多种病原体(病毒、细菌、寄生虫)可利用补体受体、补体调节蛋白作为受体或辅受体而感染靶细胞,即病原体通过相应补体分子而易化其感染过程。

5. 补体与肿瘤免疫逃逸　补体依赖的细胞毒作用在机体抗肿瘤免疫机制中起重要作用,但肿瘤细胞可通过各种机制逃避补体攻击。近年研究发现,多种肿瘤细胞表面高表达一种或多种CCP,而肿瘤细胞高表达CCP的患者比低表达者预后更差,这可能是肿瘤逃避补体攻击和抵抗抗体治疗的重要机制。如①各系统肿瘤细胞表面均高表达膜辅因子蛋白、衰变加速因子或CD59,还可释放可溶性CCP至微环境及血液中。②肿瘤细胞高表达衰变加速因子,可通过抑制补体依赖的细胞毒作用而使肿瘤细胞免遭补体介导的溶破,还能抑制C3b在细胞表面沉积而阻止吞噬作用,并赋予肿瘤细胞抵抗NK细胞杀瘤效应的能力。

6. 补体系统与母胎免疫　生殖系统细胞和体液高表达CCP,表明补体系统参与母胎免疫,可能与精子和胎儿不被母体排斥有关。如①精子和精浆高表达CD59及衰变加速因子,可保护精子免遭女性生殖道中抗精子抗体和补体的攻击。②胎盘滋养层上皮细胞高表达CD59、衰变加速因子和膜辅因子蛋白,可保护胎儿免受来自母体或胎血的补体的攻击。

(三)基于补体的干预策略

随着补体研究的不断深入(如发现补体系统新功能;证明补体与免疫—炎症反应存在密切联系并阐明其机制;不断发现新的补体相关疾病),使补体成为免疫调节和抗炎治疗的重要靶点。基于补体的治疗主要涉及抑制或阻断补体的异常激活,基本策略:①用CCP(如C1INH、CR1、衰变加速因子、膜辅因子蛋白、CD59)控制补体系统激活;②用阻断性抗体(如抗C5、C5a抗体)抑制补体活化或中和相应补体片段的活性;③用补体受体拮抗剂(如C5aR拮抗剂)阻断相应受体活化;④用补体阻断性多肽抑制某些补体成分的功能。

1. 补体激活途径特异性抑制剂

(1)针对经典途径和凝集素途径的干预策略　①C1s抑制剂。②抗C1q抗体,如单链抗体片段QuVHVL9,可阻断C1q识别IgG和C反应蛋白而抑制经典途径。③针对凝集素途径相关靶点的抑制剂,如抗MASP-2抗体OMS721,对非典型溶血性尿毒症综合征、缺血性疾病、年龄相关性黄斑变性疾病等有潜在治疗价值。④针对MASP-1和MASP-2的短肽,可高效抑制凝集素途径。⑤内源性凝集素途径调节因子MBL/Ficolin结合蛋白1,可从MBL-MASP复合体中置换MASP,用于治疗心肌梗死。

(2)针对旁路途径的干预策略　①短肽Compstatin及其类似物,可抑制转化酶激活C3,从而阻断C3b的调理作用,抑制放大环路及C3a/C5a产生,已用于年龄相关性黄斑变性疾病临床试验和脓毒症、血液透析诱导血栓性炎症、哮喘、慢性阻塞性肺疾病等模型。②抗C3b、B因子及D因子的抗体,如抗C3b mAb S77可阻断B因子与C3b结合而抑制转化酶形成,对阵发性睡眠性血红蛋白尿模型有疗效,而抗D因子mAb FCFD4514S用于治疗干性年龄相关性黄斑变性疾病。③抗备解素(P因子)抗体,用于治疗关节炎和腹主动脉瘤模型;CVF及其人源化产物HC3-1496,可持续形成C3转化酶而快速耗竭C3,用于年龄相关性黄斑变性疾病、移植等模型。

2. C3转化酶抑制剂　①sCR1用于治疗冠状动脉旁路移植术并发症及其他多种疾病模型。②TT30是fH的5个CCP与CR2分子N端4个结构域的复合物,可抑制年龄相关性黄斑变性疾病、阵发性睡眠性血红蛋白尿模型的旁路途径。③嵌合蛋白TT32是将CR1与CR2 N端区连接而制成,可抑制经典途径、凝集素途径和旁路途径,用于关节炎模型。④将fH分子的调节域与靶向域连接制成fH衍生物mini-fH,用于治疗阵发性睡眠性血红蛋白尿模型；将 fH 结合肽 5C6 或 AMY-301 包被表面，通过结合宿主 fH 而阻断旁路途径的放大环路，用于抗血栓性炎症。

3. C5 及攻膜复合物抑制剂　①抗 C5 抗体 Eculizumab 用于治疗心肌梗死、体外循环术后并发症及其他疾病模型。②全人源化 C5 mAb FG316 用于年龄相关性黄斑变性疾病、多灶性脉络膜炎及全葡萄膜炎临床试验。③抗 C5 中和抗体 Mubodina 用于治疗非典型溶血性尿毒症综合征和致密沉积物病。④抗 C5 抗体 ARC 1905 用于治疗年龄相关性黄斑变性疾病。⑤金黄色葡萄球菌 SSL7 和蜱来源 OmCI 可阻断末端通路激活，用于治疗或缓解脓毒症模型及预防大鼠实验性重症肌无力。⑥抗 C5a 中和抗体治疗实验性脓毒症（mAb IFX-1 已用于临床试验）。⑦反义肽 C5aIP 用于胰岛移植和脓毒症模型。⑧C5aR小分子拮抗剂（如 C5aR）模拟肽拮抗剂 PMX53 和 CCX168，用于治疗脓毒症、癌症、缺血再灌注损伤、炎性肠病、关节炎及妊娠相关并发症等模型。⑨抗 C5aR 抗体治疗类风湿关节炎。⑩靶向攻膜复合物治疗尚无明显进展，仅见靶向 CD59 用于治疗阵发性睡眠性血红蛋白尿和年龄相关性黄斑变性疾病模型。

4. 组织特异性抑制剂　①路易斯糖（sLex）的受体是选凝素，糖化 sCR1 制备 sCR1-sLex（命名为 TP-20）可将 sCR1 导向炎症部位的内皮细胞表面，作用于 C3 转化酶，C4b 和 C3b，已用于干预肺损伤、脑卒中、心脏病等动物模型。②Mubodina 为抗 C5 小抗体，Ergidina 是将 RGD 尾加至 Mubodina 的衍生物，可将小抗体靶向内皮细胞，用于治疗移植相关缺血再灌注损伤。

5. 其他制剂　如人血浆来源 MBL 或重组人 MBL，用于辅助治疗 MBL 缺陷。

6. 目前已获准用于临床治疗的补体靶向药物

（1）纯化或重组 C1INH　主要适应证是遗传性血管性水肿，也可治疗其他补体相关疾病，如心肌梗死、移植排斥、1 型糖尿病等，并可减轻创伤和肾移植后血栓炎症。其药效学机制：①抑制 C1 复合体活性；②作用于 MASP 而抑制经典途径和凝集素途径激活；③抑制激肽、凝血和纤溶系统的丝氨酸蛋白酶；④抗炎效应。

（2）抗 C5 抗体 Eculizumab　可阻断 C5 激活产生 C5a 和形成攻膜复合物，最初获准用于治疗阵发性睡眠性血红蛋白尿，可高效防止血管内溶血，目前适应证扩展到非典型沉积血性尿毒症综合征，也适用于治疗产志贺毒素大肠埃希菌感染相关性溶血性尿毒症综合征、年龄相关性黄斑变性疾病、移植排斥等。

（四）补体研究的趋势和展望

着眼于转化医学，现代补体研究逐渐形成以疾病为中心的模式，即以临床疾病为出发点，探讨补体结构与功能、激活与调节机制、与固有免疫/适应性免疫系统及其他蛋白级联反应系统的相互作用及机制、参与疾病的确切作用及其机制，以实现借助补体靶向策略治疗相关疾病的目的。

1. 补体相关疾病谱不断扩展　全基因组相关性研究进展、各种疾病模型的建立及改良以及深入阐明体液免疫和细胞免疫应答分子机制，促使人们重新认识补体在健康和疾病中的作用。迄今为止人们仍主要以割裂、孤立的方式审视补体介导的病理过程，但正在呈现一个涵盖广谱疾病的共同模式：补体处于炎症的上游位置，与其他生理系统间存在密切联系，从而调节病原体感染、免疫、炎症间相互作用及相关疾病的发生和发展。可以预见,补体相关疾病谱将继续扩展,在诸多疾病中,补体可能并非主要驱动因素,但可能是打破炎症诱导与消退之间平衡的关键环节。

2. 探索新型特异性补体抑制剂具有重要的理论和临床意义　补体相关疾病呈多样化,其发病机制各异,并不存在可治疗所有补体相关疾病的通用药物,针对每一病种甚至同一病种的不同患者,均应实现个体化治疗。如 sCR1(TP10 对男性冠状动脉旁路移植术患者具有一定保护作用,但对女性患者则否,其原因不明。另一方面,许多补体相关疾病具有共性,提示针对特定疾病的新型靶向补体药物,也可能适用于其他疾病。目前,两个补体相关药物已在临床应用中取得良好效果,多样化的候选制剂层出不穷。可以预见,这样一个丰富的特异性补体抑制剂库,不仅为补体靶向治疗展示了令人鼓舞的前景,而且可用于解析补体相关疾病的分子途径与机制,并有助于揭示补体与免疫系统及其他蛋白级联反应系统间复杂相互联系的机制。

3. 深入阐明补体相关疾病发病机制　为了推进补体靶向治疗向临床转化,研究者需要深入探讨相关疾病所涉及的触发因素和分子途径、相关炎症和免疫的整体背景,以及病原体/肿瘤的补体逃逸机制。迄今,补体靶向治疗仍存在诸多问题,如前文所提及的感染及肿瘤逃避补体攻击效应;坎普他汀可阻断 C3 转化酶,但全身给药可能降低 C3b 和 iC3b 的调理作用;抗 C5a 阻断性抗体治疗脓毒症小鼠具有良好效果,但消除 C6 以防止攻膜复合物形成则可致模型鼠血液中细菌负荷增高。

此外,补体蛋白表达的时空改变与其功能相关,局部补体活化可调节免疫细胞生存、增殖与功能,并介导免疫病理过程和炎症反应。因此,深入阐明补体激活/调节的机制、补体致病作用和防御作用的平衡,有助于预测补体靶向治疗(尤其是全身给药)的后果。如阻断 C3a/CSa 或刺激 CD46 可抑制效应 T 细胞和诱导免疫耐受,干预异常的自身和同种免疫应答,而促进补体激活可能增强疫苗效果。

思考题

1. 简述 IgG 分子的结构域组成及各结构域分别有何功能。
2. 试述抗体的功能。
3. 试述单克隆抗体的制备过程及作用。
4. 试述补体活化的三条途径。
5. 试述补体的生物学作用。

参考文献

[1] 曹雪涛. 医学免疫学[M]. 北京:人民卫生出版社,2015.
[2] 龚非力. 医学免疫学[M]. 4 版. 北京:科学出版社,2014.
[3]曹雪涛,何维. 医学免疫学[M]. 3 版. 北京:人民卫生出版社,2015.
[4]ZHU G D,FU Y X. Design of next generation antibody drug conjugates[J]. Yao Xue

Xue Bao,2013,48(7):1053-1070.

[5] NING C, CHEN W W, LI Y, et al. Complement system and tumor: research progress[J]. J Int Pharm Res,2014,41(5):516-521.

(郑州大学基础医学院 李 敏)

第七章
微生态与感染免疫

微生态学是生态学中一门新的分支学科，发展迅猛，已成为一门从细胞水平或分子水平上研究微生物与其宿主、环境、相互关系的综合性学科。感染免疫主要研究免疫系统对感染因子即病原微生物的识别与应答，认识免疫系统与病原生物及其产物的相互作用机制、规律及影响因素，了解感染免疫的研究热点。

第一节　正常微生物群

一、概念及分布

1. 概念　正常微生物群是寄生在正常人的体表和与外界相通的开放性部位，经过长期的进化而形成的微生物群。一般情况下正常微生物群对机体有益无害，由于其中以细菌为主，并且人们对细菌研究得较多而深入，故又称为正常菌群。正常微生物群包括细菌、真菌、病毒等微生物，是一个极为复杂的微生物群落复合体。

2. 分布　不同种属宿主的正常微生物群各不一样，其种类和数量在人体各部位的分布也有差异，机体许多组织器官在正常情况下都是无微生物的，即使偶尔有少量微生物侵入血流和组织器官，亦可由非特异性免疫因素（如吞噬细胞）清除掉。人体各部位常见的正常微生物群见表7-1。

表7-1　人体各部位的正常微生物群

部位	微生物种类
皮肤	葡萄球菌、类白喉棒状杆菌、丙酸杆菌、铜绿假单胞菌等
外耳道	葡萄球菌、类白喉棒状杆菌、铜绿假单胞菌等
眼结膜	葡萄球菌、结膜干燥杆菌等
鼻咽腔	葡萄球菌、甲型溶血性链球菌、卡他莫拉菌、流感嗜血杆菌、大肠埃希菌、铜绿假单胞菌等

续表 7-1

部位	微生物种类
口腔	葡萄球菌、甲型溶血性链球菌、卡他莫拉菌、大肠埃希菌、类白喉棒状杆菌、乳杆菌、梭菌、消化球菌、消化链球菌等
肠道	大肠埃希菌、产气荚膜杆菌、变形杆菌、铜绿假单胞菌、肠球菌、葡萄球菌、破伤风梭菌、拟杆菌、双歧杆菌、消化球菌、消化链球菌等
尿道	表皮葡萄球菌、类白喉棒状杆菌、耻垢分枝杆菌等
阴道	乳杆菌、大肠埃希菌、类白喉棒状杆菌等

二、生理作用

正常微生物群、免疫和营养是相互制约、相互影响的统一体，是宿主的一个新发现的生理功能系统。

1. 生物拮抗作用　致病菌侵袭机体，首先需要突破皮肤黏膜的生理屏障。正常微生物群中存在生物拮抗与互助共生，这不仅是微生物群的重要自稳机制，同时也为宿主提供了保护作用，即生物拮抗可以阻止外来致病菌突破皮肤黏膜生理屏障而侵入机体，使之免受感染。

2. 营养作用　正常微生物群影响人体物质代谢、营养转化与合成。除参与蛋白质、碳水化合物及脂肪的代谢及维生素的合成外，还参与胆汁代谢、胆固醇代谢及激素转化等过程。

3. 免疫作用　正常微生物群作为外来抗原，能促进机体免疫器官的发育和刺激其产生免疫应答，产生的免疫效应物质如分泌型免疫球蛋白 A（secretory immunoglobulin A, sIgA），效应 T 细胞既能限制正常微生物群本身的危害作用，又对与正常微生物群有共同抗原的致病菌有一定的抑制或杀灭作用。如乳酸菌和双歧杆菌对胃肠道抗感染免疫的激活具有重要作用，双歧杆菌能诱导产生 sIgA，此 sIgA 能与大肠埃希菌等含有双歧杆菌共同抗原的肠道寄生菌发生反应，从而阻断这些肠道寄生菌对肠道黏膜上皮细胞的穿透作用。

4. 抗衰老作用　正常微生物群中双歧杆菌、乳酸菌及肠球菌等具有抗衰老作用。机制之一可能与其产生超氧化物歧化酶有关，超氧化物歧化酶是一种抗氧化损伤的生物膜，能催化氧自由基（O_2^-）歧化，以清除 O_2^- 的毒性，保护组织细胞免受损失。

5. 抗肿瘤作用　正常微生物群有一定的抗肿瘤作用。有研究者将等量亚硝氨基胍分别滴入无菌大鼠和普通大鼠结肠内，前者肿瘤的诱发率比后者高 2 倍，提示肠道内正常微生物群有抑制肿瘤的作用，但其作用机制尚未完全阐明。

第二节　感染免疫

感染是指病原体突破机体防御屏障,通过与免疫系统相互作用,造成组织器官不同程度损伤的病理过程。感染引发疾病的共同特点:①病原体侵入并定植于某一组织;②通过适应宿主环境而增殖;③抵抗或逃避机体防御机制,并向其他部位扩散;④释放毒性物质(毒素、毒性酶)或诱发免疫病理应答;⑤最终导致组织损伤。

抗感染免疫是指机体通过固有免疫及感染所诱发的适应性免疫,与入侵的病原体进行斗争的全过程。感染与免疫是矛盾的统一体,是同一事件的两个方面。①病原体攻克机体防御屏障,得以在宿主体内生存繁衍并产生毒性物质,从而对机体造成损害。②宿主机体动员全部防御机制(包括固有免疫及适应性免疫)与病原体进行斗争,以尽可能降低病原体对宿主机体造成的不利影响,直至清除病原体,使机体恢复至正常状态,并获得对同类病原体再次入侵不同程度的抵抗力。

虽然疫苗与抗生素的应用极大地降低了感染性疾病的发病率与严重程度,但许多病原体感染尚无有效的疫苗,一些现有的疫苗效果尚不理想;抗病毒药物的缺乏及新出现的病原体及病原体变异等严峻事实无不提醒人们感染免疫的重要性。而人类与微生物共生共存的事实也决定了感染免疫研究的不可或缺。

尽管百余年来疫苗与抗生素的应用使感染性疾病的发生率与发病格局发生了明显变化,但是感染免疫的研究仍集中在对机体参与抗感染免疫的结构基础与运行机制的认识;机体与病原体相互作用的规律、特点及产生的结果,与感染性及感染相关疾病的关系。研究的热点领域包括固有免疫结构与功能,适应性免疫对病原体识别与应答的影响因素等。其中,最被重视的当属抗病毒免疫。

一、常见的致病微生物及致病机制

(一)胞外菌感染的特点及其致病机制

某些病原菌感染宿主机体后,主要寄生于细胞外的血液、淋巴液和组织液中,并在宿主细胞外组织间隙中繁殖,称为胞外菌。其占病原菌的大多数,主要致病特点:引起局部化脓性炎症,并通过产生内外毒素及侵袭性胞外酶,直接或间接导致细胞损害或坏死。

胞外菌致病主要取决于其侵袭力、所产生的毒素等,不同致病菌致病机制不尽相同。

1. 侵袭力　侵袭力是指致病菌抵抗和逃避机体免疫防御功能的能力,如突破宿主皮肤、黏膜生理屏障;定植于特定组织;适应体内外环境并进行繁殖;向机体其他部位扩散等。

(1)黏附与定植　大多数细菌致病开始于细菌对呼吸道、消化道、泌尿生殖道和皮肤等处上皮细胞的黏附,使其得以在局部定居,进而繁殖、扩散并聚积毒性因子,直至感染形成。因此,细菌黏附作用是其引起感染的首要条件,涉及细菌表面黏附因子与宿主上皮细胞表面相应受体相互作用,如革兰氏阳性菌(G^+菌)主要通过磷壁酸黏附于黏膜细胞表面；革兰氏阴性菌（G^-菌）主要通过菌毛黏附，某些 G^-菌也可通过外膜蛋白黏附于黏膜细胞表面。主要的细菌黏附因子如下。

菌毛：其具有黏附于组织细胞的能力。如肠道杆菌和弧菌的菌毛能使细菌吸附于肠上皮细胞；引起尿路感染的病原性大肠埃希菌具有特殊的 P 菌毛，使细菌黏附于尿路上皮细胞，避免被尿液冲洗。菌毛的黏附作用具有组织选择性，这可能与宿主细胞表面所表达的相应受体有关。G^-菌的受体是糖类，G^+菌的受体一般是类蛋白或糖蛋白。

细胞壁成分：A 族链球菌的黏附由脂磷壁酸介导，后者的活性部位为疏水性脂肪酸。人类很多细胞（口腔黏膜细胞、皮肤表皮细胞、各类血细胞等）表面均表达脂磷壁酸的受体，即纤维结合素或纤连蛋白。

其他因素：细菌可通过理化反应使细菌黏附于人体组织，从而有助于细菌定植。如①变形链球菌可产生葡萄糖转移酶，通过合成葡聚糖，促使细菌彼此粘连并黏附于牙齿表面形成“菌斑”；②乳杆菌可在菌斑中促进糖类发酵而产酸，导致牙釉质损害及牙质脱钙，造成龋损。

（2）繁殖和扩散　细菌牢固黏附于组织表面后，其转归各异：①某些细菌（如霍乱弧菌）仅在组织表面生长繁殖并引起疾病；②某些细菌（如志贺菌）黏附后即进入细胞内生长繁殖，产生毒素使细胞死亡，造成浅表组织损伤，但不再进一步侵入和扩散；③某些细菌（如化脓性链球菌）通过黏附上皮细胞或细胞间质进入深层组织或血液中，进一步扩散致病。

某些细菌产生的毒素和侵袭性酶也有助于细菌及其产物的扩散，其机制：①化脓性链球菌产生透明质酸酶，可分解结缔组织中的透明质酸；②链激酶可激活溶纤维蛋白酶原成为溶纤维蛋白酶，使纤维蛋白凝块溶解；③产气荚膜梭菌产生的胶原酶能分解结缔组织的胶原成分。

2. 毒素　胞外致病菌引起疾病的主要机制之一是产生结构性毒素和外毒素。

（1）结构性毒素　结构性毒素包括 G^-菌产生的内毒素及 G^+菌的肽聚糖－磷壁酸。由于青霉素的应用，多数 G^+菌已可被有效控制，故 G^-菌产生的内毒素成为研究热点。

内毒素是 G^-菌细胞壁的脂多糖，其在菌体崩解时被释放。内毒素可激活单核巨噬细胞、中性粒细胞并产生多种炎性细胞因子，继而刺激细胞产生前列腺素和白三烯，并激活补体和凝血系统。

肽聚糖－磷壁酸是 G^+菌细胞壁组分，其大分子片段可触发炎症反应和休克，所引起的链式激活反应与内毒素相似。

（2）外毒素　外毒素是 G^+细菌及某些 G^-细菌的代谢产物，其在细菌胞质内被合成后释放至细胞外，或在细菌死亡溶解后被释放。外毒素化学成分是蛋白质，多数含 2 个亚单位：①B 亚单位为结合蛋白，可与易感细胞膜表面相应受体结合；②A 亚单位为活性蛋白，可进入易感细胞并作用于靶部位，从而发挥毒性作用。

外毒素毒性极强，不同种细菌外毒素能选择性作用于不同组织，据此可分为如下类别：①神经毒素，能选择性作用于神经引起功能紊乱；②细胞毒素，可作用于细胞代谢的特定环节，导致细胞代谢障碍以致细胞死亡；③肠毒素，一般在肠道产生并仅作用于局部；④超抗原性外毒素，是指某些具有超抗原特性的细菌外毒素［如葡萄球菌肠毒素（A、

B、C、D、E)、毒性休克综合征毒素-1、化脓性链球菌致热外毒素(A、B、C)等],能使多数T细胞克隆激活并产生大量细胞因子,从而发挥毒性效应。

(二)胞内菌感染的特点及致病机制

某些病原菌侵入机体后,大部分时间在宿主细胞内生长繁殖,称为胞内菌。根据其寄居特征,胞内菌可分为两类:①兼性胞内菌,其进入机体后主要在胞内寄居、繁殖,而在体外也能在适宜的无生命培养基中生长繁殖;②专性胞内菌,其不论在体内或体外均只能在细胞内生存和繁殖,喜居于内皮细胞、上皮细胞等。胞内菌是一个异质性群体,包括多种性质不同的细菌,其与胞外菌有诸多不同特性,不同的胞内菌致病性也各异。

1. 胞内菌感染的特点　①细胞内寄生:此为胞内菌突出特征,由此决定其致病性及免疫原性。另外,某些胞外菌在致病过程中,亦可穿越黏膜屏障而入侵,并短暂留存于上皮细胞内。②低毒性:多数胞内菌自身毒性不强,有利于细菌与宿主细胞长期共存。胞内菌感染所致病变,主要由宿主对胞内菌感染产生免疫应答的病理性免疫损伤所致,而胞外菌感染引起的组织损伤主要由细菌所产生毒素的强毒性所致。③慢性疾病过程:胞内菌可与宿主细胞长期共存,持续性感染与保护性免疫间形成动态平衡,导致胞内菌感染潜伏期长、病程进展缓慢。④主要诱导细胞免疫应答:T细胞是抗胞内菌感染的主要效应细胞,其并不直接对胞内菌发挥效应,而是作用于感染胞内菌的宿主细胞。仅当细胞免疫效应导致感染的靶细胞裂解后,胞内菌释出胞外,抗体才能直接接触而发挥辅助抗菌作用。⑤肉芽肿组织反应:胞内菌感染常引起组织肉芽肿形成,阻挡细菌向四周扩散,发挥保护效应;在局部造成一定病理损害;肉芽肿溃破后病菌播散,可致远处组织新病灶形成。⑥迟发型超敏反应:胞内菌感染常伴迟发型超敏反应。若在患者局部注射相应可溶性抗原(如结核患者注射旧结核菌素),可呈现由T细胞介导、巨噬细胞参与的迟发型超敏反应。

并非每种胞内菌感染均具有上述全部特征,如结核分枝杆菌是最典型的胞内菌,但其也可在宿主体内崩解细胞的碎屑中进行胞外繁殖;小鼠实验性李斯特菌感染具有大部分胞内菌特征,但过程却表现为急性。

2. 胞内菌的致病机制　胞内菌感染的过程涉及对宿主细胞的黏附、入侵及在宿主细胞内生存。

(1)黏附与入侵　对哺乳动物细胞的黏附是病原菌的共同特征。胞内菌与靶细胞的黏附与胞外菌相似,均通过配体与受体结合。单核吞噬细胞膜表面表达两类受体:①调理性受体,包括CR1、CR3、CR4、FcR或纤维连接蛋白受体;②非调理性受体,为植物血凝素样受体,包括甘露糖型、半乳糖型和单糖型,可分别与不同细菌表面N-乙酸葡糖胺、甘露糖、葡萄糖和L单糖、N-乙酰半乳糖和半乳糖等配体直接结合而发生黏附。

黏附是细菌侵入宿主细胞的前提。胞内菌入侵机制十分复杂,主要包括两种机制。①"拉链式"入侵机制:多数胞内菌可产生侵袭素,后者与靶细胞表面整合素或生长因子受体(如表皮生长因子受体)结合,在启动吞噬过程的同时介导胞内菌入侵。②"触发式"入侵机制:某些胞内菌(如肠沙门菌)与宿主细胞相互作用,在接触部位形成"膜内陷",细菌借此进入宿主细胞。

(2)胞内菌在宿主细胞内的生存机制　胞内菌进入宿主体内,吞噬细胞可将其吞噬,但不能有效杀灭和消化之,使其得以在胞内存活。其机制如下。

1)逃避吞噬溶酶体的杀伤效应:吞噬体形成过程中,pH 先碱后酸。防御素在碱性环境发挥作用,而溶酶体酶在酸性环境发挥作用。吞噬体和溶酶体融合后,吞噬体内的酸性环境有利于溶酶体酶降解、杀死细菌。胞内菌可通过下述机制逃避吞噬溶酶体的杀伤作用:①某些胞内菌具有抗防御素功能(如鼠伤寒杆菌 phoP 基因编码产物);②某些胞内菌感染可阻止吞噬体酸化和吞噬体与溶酶体融合,如分枝杆菌产生的 NH_4^+ 能中和吞噬体酸化,所产生的硫酸脑苷脂和某些糖脂能干扰吞噬体与溶酶体融合;③某些胞内菌(如单核细胞李斯特菌)可产生 SH 活化的细胞溶素,即李斯特菌溶素,使该菌能逃离吞噬体至细胞质中,从而躲避吞噬溶酶体的杀伤。

2)逃避吞噬细胞呼吸爆发所致杀伤效应:吞噬细胞的吞噬过程常引发呼吸爆发,通过产生活性氧而杀伤细菌。胞内菌逃避氧爆发所致杀伤效应的机制:①某些胞内菌被吞噬的方式(如肺炎军团菌通过与靶细胞表面补体受体 CR1/CR3 结合而介导吞噬)并不激发呼吸爆发,从而有利于维持胞内菌存活;②某些胞内菌能产生超氧化物歧化酶和过氧化氢酶,通过降解超氧离子和过氧化氢而避免吞噬细胞的杀伤作用。

3)其他:①某些入侵巨噬细胞的胞内菌(分枝杆菌等)可抑制巨噬细胞活化,在抑制吞噬杀菌的同时,还下调 MHC Ⅱ类分子表达和细胞因子产生,从而减弱其作为抗原提呈细胞的功能;②某些胞内菌受到吞噬细胞所分泌毒性效应分子攻击时,可产生热休克蛋白,后者可减轻细胞内毒性分子阻抑细菌蛋白质折叠与合成的作用,从而有利于胞内菌生存;③某些胞内菌为逃避细胞外环境中影响自身生存的不利因素,采取细胞至细胞间的直接扩散;④某些胞内菌可寄居于内皮细胞、上皮细胞内,以避免被专职吞噬细胞内多种杀菌物质杀伤。

(三)病毒感染的特点及致病机制

由于病毒结构特点及严格的胞内寄生性,其感染过程和所激发的免疫应答有显著特点,阐明其规律及相关机制对病毒性疾病的诊断、预防和治疗具有重要理论和实践意义。

1.病毒感染对宿主细胞的损伤作用

(1)病毒进入细胞　病毒致病的前提是侵入宿主细胞,继而借助宿主细胞的能量和代谢系统进行复制、增殖,直接导致细胞结构受损和功能障碍。病毒入侵过程和机制:①病毒表面蛋白与宿主细胞膜表面相应受体结合,通常不同病毒均有其特异性受体,某些病毒(如人类免疫缺陷病毒)可结合一个以上受体;②病毒与细胞表面受体结合后,通过不同方式进入细胞,有包膜病毒多通过包膜与宿主细胞膜融合而进入细胞,然后将核衣壳释入胞质内,无包膜病毒一般通过细胞膜以胞饮方式进入细胞。

(2)病毒直接损伤感染的宿主细胞　宿主细胞被病毒感染后,其转归取决于病毒和宿主细胞的相互作用:病毒进入非容纳细胞,产生顿挫感染而终止感染过程;病毒进入容纳细胞,可通过不同机制损伤宿主细胞。

病毒导致宿主细胞病理改变的机制:①病毒在宿主细胞内复制、成熟,以细胞裂解方式短时间内一次性释放大量子代病毒,此即溶细胞型感染(杀细胞效应);②有包膜病毒(流感病毒、疱疹病毒等)以出芽方式释放子代病毒,因其过程相对缓慢,所致病变也相对较轻,但经病毒长期增殖而多次释放子代病毒后,受感染细胞最终仍会死亡,此即稳定状态感染;③某些病毒感染宿主细胞后,可编码致凋亡蛋白或抗凋亡蛋白,介导或抑制宿主细胞凋亡;④病毒通过其编码产物促进宿主细胞增殖、转化;⑤病毒基因整合入宿主细胞染色体部位,或附近存在抑癌基因、癌基因,可诱导细胞恶变;⑥病毒颗粒或未装配的病毒成分组成包涵体,从而破坏细胞正常结构和功能,也可致细胞死亡。

2. 病毒感染对机体的致病作用

(1)病毒对组织器官的亲嗜性与损伤作用　病毒通过宿主细胞膜表面相应受体感染宿主细胞,由于不同组织器官所表达病毒受体各异,故病毒感染具有对特定组织的亲嗜性。病毒感染宿主细胞导致细胞结构和功能损伤,可发展为特定组织器官损伤和功能障碍。

(2)免疫病理损伤　病毒感染可激发适应性免疫应答而导致免疫病理损伤。除免疫细胞清除病毒过程中对宿主细胞的杀伤作用外,其他机制如下。①抗体依赖的"增强"作用:抗病毒抗体可介导病毒感染 FcR 阳性细胞,此为"增强"作用。在判断新疫苗效果及进行抗体治疗时,应注意这一特殊现象的负面效应。②免疫复合物所致损伤:病毒与相应抗体结合为中分子复合物,易沉积于机体某些部位,通过激活补体而致相应组织损伤,如慢性乙型肝炎病毒感染所致肝外损伤。③诱发自身免疫应答:急性或慢性病毒感染均可诱导、促进或加剧自身免疫应答,其机制可能包括病毒感染修饰自身抗原、隐蔽的自身抗原被暴露、分子模拟、免疫调节功能紊乱。④病毒感染导致机体免疫抑制状态:许多病毒感染可导致机体免疫应答能力下降或暂时性免疫抑制。

病毒致病作用及其机制十分复杂。不同病毒及同一病毒感染的不同阶段,其致病作用均存在差异。总体而言,病毒的致病作用是病毒与宿主细胞间相互作用的结果,其表现为阻止宿主细胞大分子合成并导致宿主细胞死亡;引起宿主细胞膜结构及功能改变;病毒直接或病毒产物间接诱导感染细胞凋亡;病毒感染免疫细胞导致机体免疫抑制状态;某些情况下,抗病毒免疫应答可损伤宿主组织。

(四)寄生虫感染特点及致病机制

寄生现象是宿主与寄生虫在长期进化过程中相互适应而建立的一种生物学平衡关系,其表现为既能维持寄生,又不危及大多数宿主的生命。这种平衡很大程度上有赖于寄生虫和宿主相互作用的免疫学平衡,即适应宿主环境是寄生虫成功寄生的前提,逃避宿主免疫效应则是维持寄生的关键因素。

寄生虫结构复杂、种类多样、寄生部位各异,可在宿主体内移行并具有复杂的生活史,故寄生虫感染免疫具有如下特点:①蠕虫感染常见嗜酸性粒细胞增多,且 IgE 类抗体参与应答;②多数寄生虫感染可伴带虫免疫或"伴随免疫"现象;③部分寄生虫感染能诱导特异性和非特异性抗体产生;④病理性免疫应答对宿主的损伤超过寄生虫本身的致病作用等。

1. 寄生虫与宿主的相互作用　寄生虫与宿主相互作用的主要表现:①寄生虫在宿主体内移行、定居、发育和繁殖,可对宿主组织造成损害;②寄生虫抗原诱导宿主产生免疫应答,可限制、杀伤寄生虫,减少其对宿主的损害,但也可产生不利于宿主的免疫病理损伤。寄生虫对宿主损害作用的主要表现:①夺取营养,寄生虫在宿主体内生长、发育、繁殖,其所需营养物质主要来源于宿主;②机械性损伤,细胞、组织或腔道内的寄生虫可机械性损伤宿主细胞和组织,这不仅见于胞内寄生的原虫,也可见于移行中的蠕虫幼虫及成虫;③毒性及免疫损伤,寄生虫的分泌物、排泄物和死亡虫体的分解物不仅对宿主有毒性作用,也可作为异种抗原具有免疫原性,可诱导宿主产生病理性免疫应答。

2. 寄生虫感染的特点及表现

(1)寄生虫感染及带虫者　寄生虫侵入人体并长期或暂时在人体内的生存,此为寄生虫感染,一旦出现明显临床症状与体征,则称为寄生虫病。受感染寄生虫数量、宿主营养状况、机体免疫功能等因素影响,寄生虫感染与寄生虫病可相互转化。大多数情况下,人体感染寄生虫后并无明显临床症状,但可传播病原体,这些感染者称为带虫者。

(2)慢性感染　寄生虫感染较轻,或少量多次感染,临床出现某些症状而未经规范治疗,则逐渐转入慢性持续感染。由于宿主对大多数寄生虫不能完全免疫,故寄生虫病常表现为发病较慢、持续时间较长、免疫力低下。慢性感染过程中,人体往往同时伴有组织损伤和修复过程。

(3)隐性感染　隐性感染是指人体感染寄生虫后既无临床表现,又难以用常规方法检获病原体的现象。如机体抵抗力正常时,肺胞子虫、弓形虫、隐孢子虫等常处于隐性感染阶段。当机体抵抗力下降或免疫功能异常时[如获得性免疫缺陷综合征(艾滋病)患者、长期应用激素或抗肿瘤药物者],这些寄生虫增殖力和致病力显著增强,出现明显临床症状和体征,严重者可致死。此类寄生虫又称为机会致病寄生虫。

(4)多寄生现象　此现象是指人体内同时感染两种或两种以上寄生虫,且寄生虫间相互制约或促进,从而增强或减弱它们的致病作用。如蛔虫与钩虫同时存在,可对蓝氏贾第鞭毛虫起抑制作用。

(5)幼虫移行症和异位寄生　幼虫移行症是指某些寄生幼虫侵入非正常宿主(人或动物)后,不能发育为成虫,这些幼虫在体内长期移行而造成局部或全身性病变。幼虫移行症在损伤组织器官的同时,可出现血嗜酸性粒细胞增多、丙种球蛋白及 IgE 水平升高。

(五)真菌感染的特点及致病机制

真菌感染亦称霉菌病,包括两类:①地方性感染,是环境中真菌抱子进入人体所致;②机会性感染,此类真菌并不导致健康人体发病,但可对免疫缺陷者导致严重疾病。感染人体的真菌可在胞外组织或吞噬细胞内生存,故机体可产生抗胞外菌和抗胞内菌的免疫应答。目前人们对对真菌免疫的了解远少于其他病原体,因为缺乏适用的动物模型,而且患者对真菌感染往往不能产生有效免疫应答。

二、对感染免疫的基本认识

机体免疫系统以固有免疫和适应性免疫两种机制发挥抗感染作用,针对不同的病原体表现出不同的应答方式与特点,并产生多种表现与结局。

(一)机体免疫系统对感染的抵御

1. 固有免疫在抵御感染中的作用　固有免疫是机体抵御感染的第一道防线,许多固有免疫成分,如巨噬细胞及细胞因子等也在适应性免疫应答中发挥重要作用。固有免疫的结构基础(如屏障结构)、吞噬细胞及效应因子针对病原体的杀伤主要依赖杀菌/抑菌物质与吞噬细胞。

(1)抗胞外菌作用　①皮肤黏膜的屏障作用:皮肤黏膜是机体抗感染的第一道防线,主要通过机械阻挡、分泌杀菌物质、正常菌群拮抗作用及黏膜局部 sIgA 等发挥抗感染作用。②吞噬细胞的作用:吞噬细胞吞噬细菌后可在细胞内形成吞噬体,含有细菌的吞噬体继而与胞质中的溶酶体融合,成为吞噬溶酶体,在吞噬溶酶体内细菌被杀伤。③补体的作用:补体抗胞外菌感染的机制:补体三条激活途径最终均形成膜攻复合物,直接发挥溶菌作用;补体激活过程产生 C3b 和 C4b,可发挥调理作用,增强吞噬细胞的吞噬杀菌效应;补体活性片段(C3a、C5a 等)介导炎症反应,促进病原菌的清除。

补体三条激活途径在胞外菌感染不同时段发挥作用:旁路途径发挥作用最早;甘露糖结合凝集素途径在适应性免疫应答产生之前发挥作用;经典途径在适应性免疫应答产生后与抗体协同发挥作用。

(2)抗胞内菌作用　①吞噬细胞:胞内菌入侵机体,首先被中性粒细胞吞噬和杀伤,尤其在感染早期能减少细菌负荷。但中性粒细胞对胞内菌所致慢性感染作用有限。静止状态的单核吞噬细胞杀菌能力微弱,其一旦识别、吞噬细菌后被活化,则可对胞内菌发挥强杀菌作用。②NK 细胞:NK 细胞是抗胞内菌感染的早期防线。胞内菌可刺激被感染的细胞表达 NK 细胞激活性受体的配体,从而激活 NK 细胞;胞内菌可刺激 DC 和巨噬细胞释放 IL-12 和 IL-15,从而激活 NK 细胞;激活的 NK 细胞可通过产生 IFN-γ 等细胞因子而进一步激活巨噬细胞,形成正反馈激活环路,增强对胞内菌的应答。③γδT 细胞:γδT 细胞通过释放细胞毒物质直接杀伤胞内菌,并通过释放细胞因子激活巨噬细胞,杀伤胞内菌感染细胞。未经激活的单核细胞可吞噬胞内菌,但不能将其有效杀死。因此,固有免疫可减缓或限制胞内菌感染,彻底清除胞内寄生菌需要特异性细胞免疫的参与。

(3)抗病毒作用　固有免疫在病毒感染早期发挥干扰病毒复制、限制病毒扩散的作用;多种固有免疫效应机制参与抗病毒感染,其中 IFN 和 NK 细胞的作用尤为重要。IFN 具有广谱抗病毒活性,主要通过阻断病毒复制而发挥效应。各型 IFN 均有抗病毒作用,IFN-α 及 IFN-β 的抗病毒作用强于 IFN-γ。IFN 不能直接抗病毒必须经宿主细胞介导。IFN-α、IFN-β 可抑制或改变病毒蛋白合成,抑制病毒复制;IL-12、IFN-γ 等细胞因子的表达可激活 NK 细胞;TNF-α、IL-1、IL-6 及 IFN-γ 等炎症细胞因子可促进炎症反应并促进抗原提呈。活化的 NK 细胞可杀伤并清除病毒感染的细胞;γδT 细胞可识别并杀伤某些病毒感染的细胞;而病毒特异性细胞毒性 T 细胞(cytotoxic T lymphocyte,CTL)则在 10 d 左右达到较高水平。巨噬细胞具有直接或间接抗病毒作用,机制:①激活的巨噬细胞可产生 TNF-α 或通过诱导型一氧化氮合酶依赖途径介导抗病毒作用;②激活的巨噬细胞可产生 IL-12、TNF-α、IL-1α 等细胞因子,发挥免疫调节作用;③巨噬细胞可加工、提呈病毒抗原给 T 细胞,启动适应性免疫应答。某些情况下,巨噬细胞在感染早期可引起病毒播散。

(4)抗寄生虫作用　寄生虫分别激活补体旁路途径和甘露糖结合凝集素途径,通过形成攻膜复合物而裂解寄生虫,补体活化片段可发挥调理吞噬和趋化作用。IL-12 可通过激活 NK 细胞产生 IFN-γ 而控制多种寄生虫感染,TNF-α、IL-10、TGF-β 可拮抗寄生虫感染,巨噬细胞、肥大细胞、中性粒细胞、嗜酸性粒细胞、树突状细胞和 NK 细胞等可直接与补体联合而发挥杀伤抗寄生虫效应。

(5)抗真菌作用　机体抗真菌的主要固有免疫细胞是吞噬细胞:巨噬细胞借助 TLR 和凝集素样受体 Dectin 识别真菌,如同清除胞内菌一样清除真菌;某些真菌可抑制 TNF 和 IL-12 产生,并促进 IL-10 产生,从而抑制巨噬细胞激活;中性粒细胞可产生抗真菌物质,如活性氧类和溶菌体酶等。

2. 适应性免疫在抵御感染中的作用　若固有免疫防御机制难以彻底清除入侵的病原菌,则机体启动适应性免疫应答。①抗体介导的体液免疫。B 细胞产生的特异性抗体主要包括循环 IgM、IgG 类抗体及黏膜局部的 sIgA,这此抗体可特异性结合抗原,进而发挥如下作用:中和毒素;封闭病原体表面参与感染的关键表位,甚至改变病原体的某些特殊结构,可阻止病毒进入宿主细饱;激活补体经典途径而发挥溶解或杀伤作用;调理吞噬与抗体依赖性细胞介导的细胞毒作用(ADCC);IgG 可通过胎盘,使新生儿获得抗感染免疫力。②T 细胞介导的细胞免疫。$CD4^+T$ 细胞介导的迟发型超敏反应,释放 Th1 型与 Th17 型细胞因子,局部单核细胞浸润可有效清除致病菌,尤其是胞内菌;Th2 型细胞因子则可活化嗜酸性粒细胞及肥大细胞,从而控制多种肠道线虫感染;$CD8^+$细胞主要通过分泌细胞毒物质颗粒酶、穿孔素及细胞因子,如 IFN-γ 等杀伤靶细胞。适应性免疫针对不同的病原体的免疫应答特点如下。

(1)抗胞外菌免疫　抗体是清除胞外菌的主要效应分子,其作用机制如下。①阻挡致病菌黏附、定植:病原菌吸附至黏膜上皮细胞是导致感染的先决条件。存在于黏膜表面的 sIgA 与相应病原体结合,可阻断病原菌在黏膜上皮细胞表面黏附和定植。②激活补体:机体产生针对胞外菌的 IgM 和 IgG,可与相应细菌结合而激活补体经典途径,从而发挥杀菌作用。③调理吞噬作用:无荚膜细菌易被吞噬细胞吞噬杀灭,而清除有荚膜细菌有赖于 IgG 的调理作用,以促进吞噬细胞的吞噬作用。④中和作用:抗毒素抗体与外毒素结合,可封闭外毒素毒性部位或阻止其吸附于敏感细胞,所形成的免疫复合物最终被吞噬细胞吞噬、清除。

特异性抗体是抗胞外菌感染的主要效应机制,但某些细菌诱生的抗体对机体无保护作用,反而能促进细菌生长。如某些淋球菌感染时,机体可产生无效的封闭抗体,其与淋球菌特异受体结合,可抑制有效抗体与相应抗原表位结合,从而抵抗机体的杀菌作用。Th17 细胞在清除胞外菌中亦发挥促进杀伤与诱发炎症的作用。

(2)抗胞内菌免疫　胞内菌进入宿主机体而寄生于细胞内,抗体和补体难以发挥作用,未激活的吞噬细胞虽能吞噬胞内菌,但难以将其杀灭。宿主抗胞内菌感染的适应性免疫的效应机制主要以适应性细胞免疫为主。

①$CD4^+T$ 细胞:胞内菌被单核吞噬细胞吞噬,细菌抗原循 MHC Ⅱ类分子途径被加工、处理和提呈给 $CD4^+T$ 细胞,由此激发 T 细胞应答。Th1 细胞是抗胞内菌的主要效应细胞,其表达 CD40 配体和分泌 IFN-γ,通过激活巨噬细胞产生多种抗菌成分(活性氧类、一氧化氮和溶酶体酶等),促进胞内菌的清除;释放 IFN-γ,激活 NK 细胞,促进其杀伤感染胞内菌的靶细胞;促进 $CD8^+T$ 细胞增殖和活性。②$CD8^+T$ 细胞:寄居于宿主细胞内的胞内菌,其可溶性抗原可从内体漏逸至胞质,与 MHC Ⅰ类分子结合为复合物而被提呈给 $CD8^+T$ 细胞。激活的 $CD8^+CTL$ 可杀伤胞内菌寄生的靶细胞,使胞内菌失去寄居场所。

③细胞因子:细胞因子在针对胞内菌免疫应答的不同阶段均发挥重要作用。病原菌进入机体并与吞噬细胞接触,可刺激吞噬细胞分泌多种促炎细胞因子,促进白细胞募集。IFN-γ和 TNF-α 在结核病肉芽肿形成中起重要作用。IFN-γ 激活的巨噬细胞在抗胞内菌感染中发挥重要作用,可迅速杀死易感胞内菌(如李斯特菌),并显著抑制结核分枝杆菌在胞内生长。抗胞内菌感染的主要效应细胞是 Th1 细胞。感染胞内菌的巨噬细胞能迅速产生 IL-12,促进 Th0 向 Th1 细胞分化。Th1 细胞释放 IFN-γ 和 TNF,可进一步活化巨噬细胞及 NK 细胞,并辅助 $CD8^+$CTL 活化,共同参与抗胞内菌感染。

(3)抗病毒免疫 病毒抗原一般具有较强的免疫原性,诱导机体产生有效的免疫应答,从而发挥抗病毒感染的作用并预防再次感染。

1)抗病毒的体液免疫:机体在感染病毒或接种病毒疫苗后,能产生针对病毒多种抗原成分的各类特异性抗体。在抗病毒免疫中起重要作用的是 IgG、IgM 和 IgA(包括分泌型和血清型),其抗病毒机制主要是中和病毒和调理作用。

①中和抗体:由某些病毒表面抗原成分诱生的抗体与病毒结合后,能使病毒失去感染性,此为抗体对病毒的中和作用。介导中和作用的抗体称为中和抗体,体内已具有高水平中和抗体的个体不会感染再次侵入的同种病毒。大多数的疫苗效应为诱导高滴度的中和抗体产生。抗病毒的非中和性抗体可发挥调理作用。黏膜抗体主要是 sIgA,如流感病毒血凝素抗体能阻止流感病毒吸附于宿主细胞膜表面的特异受体;IgG 和 IgM 是主要的循环抗体,它们能结合胞外的病毒,阻止病毒吸附和穿入易感细胞并减少有感染性的病毒颗粒,从而限制病毒血症的发生及阻止病毒侵犯靶组织。IgG 是主要的抗病毒抗体,病毒感染的不同阶段可诱生不同的 IgG 亚类,如人类免疫缺陷病毒感染静止期以 IgG1 为主,疾病进展时 IgG1 比例下降;乙型肝炎病毒感染急性阶段以 IgG1 和 IgG2 为主,慢性阶段以 IgG4 为主;IgM 体外实验能有效中和病毒,使病毒颗粒凝聚,减少感染性病毒颗粒并阻断病毒与相应细胞受体结合。②限制病毒在组织细胞间及经血流播散,促进病毒被吞噬或裂解。③通过激活补体、调理作用、ADCC 等机制破坏病毒感染细胞。

基于循环抗体在抗病毒感染中的重要作用,人们常对麻疹、甲型肝炎病毒的易感人群接种人丙种球蛋白,以获紧急预防之效。此外,循环抗体对延长脊髓灰质炎的潜伏期及防止中枢神经系统感染也起重要作用。

2)抗病毒的细胞免疫:①$CD8^+$T 细胞的作用,$CD8^+$T 可特异性杀伤病毒感染细胞;乙型肝炎病毒感染患者 $CD8^+$T 细胞可通过产生 TNF、IFN-γ,在无明显肝损伤的情况下彻底清除乙型肝炎病毒;人类免疫缺陷病毒感染者 $CD8^+$CTL 可产生 $CD8^+$T 细胞抗病毒因子,发挥非杀伤性抗人类免疫缺陷病毒效应;用 DNA 免疫乙型肝炎病毒转基因鼠,可诱导非杀伤性细胞免疫应答;CTL 释放的效应分子可激活靶细胞内核酸酶,通过破坏靶细胞 DNA 而杀死靶细胞,并阻止病毒复制。②$CD4^+$T 细胞的作用,活化的 Th1 细胞可通过释放 TNF、IFN-γ 而参与巨噬细胞的募集和活化,并可促进 CTL 增殖、分化,从而发挥抗病毒作用。另外,病毒特异性 $CD4^+$CTL 也参与对病毒感染的杀伤作用。

病毒、病毒感染的靶细胞和机体的抗病毒免疫之间的相互作用决定了疾病的进展和预后,其中宿主的抗病毒免疫在控制病毒中发挥重要作用,并最终影响疾病的进展。病毒必须进入宿主靶细胞才能完成复制、传播等一系列生命活动。研究表明,尽管天然免疫系统对控制病毒的早期复制很重要，但并不能完全清除病毒，病毒的最终清除依赖于后续的获得性免疫反应。成熟树突状细胞是连接天然免疫和获得性免疫的桥梁。激活的成熟树突状细胞吞噬病毒后可向淋巴组织迁移，与此同时，开始表达共刺激分子，加工和提呈病毒抗原并分泌一些促炎细胞因子，进入淋巴组织后，成熟树突状细胞将诱导病毒特异性 T 细胞激活、增殖和分化，最终形成效应性 $CD4^+$ 和 $CD8^+T$ 细胞；而在淋巴结的生发中心，在抗原和 $CD4^+T$ 细胞的作用下，B 细胞被激活并分泌抗体。效应性 T 细胞和抗体可通过血循环运送到感染部位，$CD4^+T$ 细胞可通过分泌细胞因子进一步发挥免疫调节效应，而 $CD8^+T$ 细胞则通过诱导病毒感染的靶细胞凋亡发挥效应功能，它们在感染部位与天然免疫细胞和分子共同发挥免疫效应。最终在清除病毒后，机体还会建立针对该病毒的特异的免疫记忆细胞库，包括病毒特异的记忆 T 细胞和 B 细胞。可见，机体对病毒成功的免疫防御需要天然免疫和特异性免疫应答中多种免疫细胞的参与，这些具有不同功能的免疫细胞相互配合不仅清除了病毒，而且建立了长期的免疫保护。

（4）抗寄生虫免疫　Th1 型细胞因子 IFN-γ 和 TNF-α 可激活巨噬细胞，从而控制利什曼原虫、弓形虫及疟原虫感染；Th2 型细胞因子 IL-4、IL-5 和 IL-13 可活化嗜酸性粒细胞及肥大细胞，从控制多种肠道线虫感染；$CD8^+T$ 细胞可释放 IFN-γ 和穿孔素而杀伤感染细胞以控制克氏锥虫和弓形虫感染。抗体在机体清除锥虫及卡氏肺胞子菌中也发挥一定作用。

（5）抗真菌免疫　清除真菌主要依赖 $CD4^+T$ 细胞和 Th1 型与 Th17 型细胞因子的作用。对胞内真菌如组织胞浆菌的清除主要依赖 Th1 型反应，$CD8^+T$ 细胞可发挥辅助作用；而对隐球菌与白假丝酵母菌的清除则依赖 Th17 型细胞因子。抗体对清除真菌的作用因不确切而长期被忽视。近年通过临床观察与动物模型研究证实，针对源自白假丝酵母菌、新型隐球菌、烟曲毒菌及荚膜组织胞质菌的 β-1,3 葡聚糖、甘露糖蛋白、热休克蛋白 90、葡糖醛甘露聚糖等成分的抗体对机体有明确的保护作用，并且已有相应特异性单克隆抗体与疫苗在研发中。

综上所述，病原体与宿主免疫系统的相互作用贯穿感染过程始终，并决定感染的发生、发展及结局。由于感染病原体种类繁多，不同类型的病原体，甚至不同的血清型或变异株所引起免疫应答的类型与成分均表现出一定的差异和特点。

（二）病原体的逃逸机制

虽然机体已进化出堪称严密的防御机制，但在许多情况下并不能彻底清除病原体，从而发生持续感染、慢性感染或重复感染。这不但与机体的免疫状态有关，病原体的免疫逃逸机制也参与其中。感染性病原体可通过藏匿、免疫抑制效应和改变免疫原性逃避免疫系统的识别与清除，某些病原体甚至可以攻击免疫系统，其主要表现如下。

1. 病原体抗原不能诱导有效应答　主要见于某些病原体保护性表位的抗原弱，抗原被屏蔽或改变，因而不能被免疫系统准确地识别并诱导免疫应答。

（1）病原体藏匿与抗原屏蔽　某些病毒可在免疫豁免部位复制，如单纯疱疹病毒-1 可潜伏在感觉神经元；伤寒杆菌可存在于胆囊内，结核分枝杆菌可被包裹于慢性非活动性结核灶内，数百种细菌可存在于牙斑中；弓形虫可经非吞噬方式躲藏于巨噬细胞内，曼氏血吸虫可以宿主红细胞血型抗原和 MHC 抗原作为伪装以逃避宿主识别，疟原虫则挟持肝细胞逃避免疫细胞等。

(2)抗原表达水平和免疫原性改变　具有高侵袭力的梅毒螺旋体,其表面成分的免疫原性低,使免疫系统难以被有效刺激。较常见的是多种因素导致的抗原结构改变,其中程度较低的表位突变称为抗原漂移;病毒的 RNA 重新组合可导致新亚型出现,称为抗原转换或变异。典型代表是流感病毒与人类免疫缺陷病毒的高变异,患者已建立的免疫保护力不能应对变异的病毒,也给疫苗研制造成严重困难。寄生虫生命周期的复杂性与产物的多样性可形成大量抗原表位,典型代表为疟原虫。寄生虫与宿主相互作用可修饰或改变抗原结构,如阿米巴原虫的抗原脱落。

(3)病原体抗原的化学属性　已知许多细菌和病毒诱导机体产生保护性免疫应答的抗原成分并非蛋白质,而是多糖或糖脂。一般而言,多糖、糖脂或脂多糖多为胸腺非依赖抗原,不能诱导形成免疫记忆细胞与再次免疫应答,故无法单独作为疫苗候选应用。

2. 病原体及其产物的免疫抑制效应

(1)病原体及其代谢产物直接损伤免疫细胞　人类免疫缺陷病毒、麻疹病毒及人 T 细胞病毒可感染并损伤 T 细胞,Epstein-Barr 病毒(EB 病毒)可感染并损伤 B 细胞,麻疹病毒与巨细胞病毒可持久抑制固有免疫;结核分枝杆菌可诱导巨噬细胞凋亡,利什曼原虫可感染巨噬细胞,并改变其细胞膜对钙离子的通透性等。上述损伤作用可削弱免疫系统识别、清除病原体的功能,并增加机体对病原体的易感性。

(2)病原体产生免疫抑制性物质　奈瑟淋球菌分泌的蛋白 porin 可抑制中性粒细胞的吞噬作用,并干扰补体激活;疱疹病毒等可通过表达 FcR 及补体调控蛋白同源物,从而抑制抗体的中和活性及 ADCC 效应;乙型肝炎病毒、轮状病毒、流感病毒等可产生抑制 IFN-α、IFN-β 的物质;EB 病毒等可产生抑制性细胞因子(如 IL-10 等);某些病毒可产生 MHC Ⅰ类分子的类似物,从而干扰抗原提呈并抑制 $CD8^+$T 细胞功能。卡波西肉瘤相关的疱疹病毒(Kaposi sarcoma-associated herpesvirus,KSHV)可编码产生近 30 种蛋白,分别抑制补体激活及 IFN、p53、白细胞抗原、BCR 的表达。

(3)干扰免疫细胞活性　疱疹病毒及巨细胞病毒可通过激活 NK 细胞的抑制性受体,下调或抑制激活性受体进而抑制 NK 细胞杀伤病毒的活性。2013 年有研究揭示了 RNA 病毒——水疱性口炎病毒作用于视黄酸诱导基因 1 样受体(retinoic-acid-inducible gene 1-like receptor,RLR)家族成员的视黄酸诱导基因 1(retinoic-acid-inducible gene 1,RIG-1),经 NF-κB 途径特异性上调巨噬细胞 Siglec G(sialic-acide-binding immunoglobulin-like lectins-G)的表达,促进 RIG-1 的降解进而导致病毒逃逸的现象,而编码 Siglec G 的基因缺陷则可显著提高 IFN-β 水平,延长病毒感染小鼠的生存时间。

(三)感染因子与宿主相互作用的后果

病原体进入机体与宿主免疫系统相互作用产生的不同结局可归纳如下。

1. 病原体的完全清除、持续存在或隐性感染　在机体免疫系统的作用下,病原体可以被完全清除,少数病原体甚至可诱导终身免疫,如天花、麻疹、腮腺炎病毒及百日咳、白喉杆菌等引发的感染。更多的病原体感染则仅诱发短时记忆效应,临床表现为反复或慢性感染、隐性感染(存在于体内的病原体不增殖且无明显的临床表现,多见于 DNA 病毒及胞内菌感染,可诱导产生不同程度的免疫记忆)。

2. 宿主免疫压力致病原体基因突变或缺失　具体机制尚不十分清楚，但其突变的效果往往导致病原体抗原性改变并影响保护性免疫应答的诱导。典型代表是接种流感疫苗的人与动物：群体免疫导致的流感病毒血凝素与神经氨酸酶抗原表位变异，成为疫苗设计与改进必须面对与解决的问题。结核分枝杆菌临床分离株出现的脂蛋白基因 I*pq*S 132、134、166、196 及 246 位缺失均与编码抗原性蛋白有关。新近发现某些患者感染人类免疫缺陷病毒后第 14～160 周人类免疫缺陷病毒 Env 蛋白可与抗体产生过程中的体细胞高频突变共同进化，并由此导致广谱中和性抗体的产生。

3. 炎症反应——急、慢性炎症及过度炎症反应　病原体感染机体可通过多种途径与方式引起炎症反应，而适度炎症反应对清除病原体是必要的。实际上，在感染过程中经常会发生对机体不利的炎症反应。如乙型肝炎病毒诱发免疫应答后所产生的急性肝损伤，SARS 病毒诱发免疫反应所造成的急性肺损伤等。更严重的是某些情况下发生的过度炎症反应甚至可导致凶险的病理反应与后果，临床可表现为脓毒血症、全身炎症反应综合征及器官特异性过度炎症反应等。此外，感染导致的自身免疫病和癌变也主要与炎症反应相关。

4. 感染引起的免疫细胞凋亡与耗竭　急性感染过程中，脂多糖、磷壁酸、肽聚糖、细菌超抗原与疟原虫某些成分等可诱导大量促炎细胞因子，如 TNF、IL-1、IL-6、IL-8、IFN-γ的产生与分泌，严重时称为细胞因子风暴。针对于此产生的抗细胞因子的治疗策略已经付诸临床实践。然而，人们发现抗细胞治疗在某些情况下并不能有效改善患者生存状况，有时甚至会加重病情。

5. 感染与自身免疫病　某些病原体感染可致自身免疫应答，甚至成为自身免疫病的重要诱因。其机制：①分子模拟，即病原体与机体自身抗原结构相似或与机体成分有交叉表位；②存在于免疫隔离部位并与免疫细胞隔绝的自身(隐蔽)抗原被释放；③感染导致正常细胞抗原被修饰，使宿主免疫系统将其视为“异己”；④某些病原体或其产物(脂多糖、超抗原等)可刺激多克隆免疫细胞(包括自身反应性细胞克隆)的激活，从而诱发自身免疫应答。

6. 感染与过敏症　这里用过敏症而不是超敏反应以区分一些感染相关的自身免疫病。某些病原体感染可引起或加重过敏症，如尘螨、真菌、蠕虫及尾蚴均可诱发局部或系统性过敏症即Ⅰ型超敏反应，一些细菌或病毒感染可加重哮喘；疟原虫可诱导Ⅱ型超敏反应。然而，20 世纪末人们开始注意到过分清洁与过敏性疾病易感性的关系，并提出了卫生学假说，其主要观点：幼年时期感染机会减少可导致过度 Th2 型免疫应答，表现为易患超敏反应性疾病，而 Th1 型免疫应答的感染则可降低过敏症的发生率。但在非洲的流行病学调查发现，某些属于 Th2 型免疫应答的蠕虫感染，如钩虫及血吸虫感染，对哮喘的发生也具有保护作用。

7. 感染与恶性肿瘤　大量的研究数据表明，多种病原体感染与肿瘤的发生、发展相关。

(1) 某些感染与肿瘤的发生、发展及转归　表 7-2 列出了与恶性肿瘤相关的感染因子。流行病学调查表明 17.8% 的肿瘤发生与感染相关，其中幽门螺杆菌与人乳头瘤病毒感染均略超过 5%，乙型肝炎/丙型肝炎病毒感染接近 5%，EB 病毒约 1%，还有人类免疫缺陷病毒、人类单纯疱疹病毒、血吸虫、人类T细胞白血病病毒及肝吸虫等。其可能机制如下。①某些DNA致癌病毒所含双链DNA可与宿主细胞基因组DNA整合,通过病毒基因转化诱导宿主细胞恶变;某些RNA致癌病毒在宿主细胞内持续复制、繁殖,诱导宿主细胞转化与恶变。②长期慢性炎症倾向可增加恶性肿瘤风险,如乙型肝炎病毒感染所致的慢性迁延性肝炎可引起肝硬化,进而发展为肝癌;幽门螺杆菌则诱发胃癌等。

表7-2　与恶性肿瘤相关的感染因子

病原体	感染因子	恶性肿瘤
细菌	幽门螺杆菌	胃癌、黏膜相关组织淋巴瘤
	沙门菌	肝胆管癌
病毒	EB病毒	淋巴瘤、鼻咽癌
	人类免疫缺陷病毒	卡波西肉瘤、非霍奇金淋巴瘤
	乙型肝炎病毒、丙型肝炎病毒	肝癌、非霍奇金淋巴瘤
	人类单纯疱疹病毒8	卡波西肉瘤
	人类嗜T细胞病毒	白血病、淋巴瘤
	人乳头瘤病毒	宫颈癌
寄生虫	埃及血吸虫	膀胱癌、肝癌
	日本血吸虫	结直肠癌
	肝吸虫	胆管癌

(2)急性感染可降低某些恶性肿瘤风险　某些感染因子制剂(卡介苗、短棒杆菌等)早已用于肿瘤辅助治疗。近来的研究则进一步提示,儿童伴有发热的急性感染可能会降低日后发生黑色素瘤、卵巢癌及多种肿瘤的风险;成年人急性感染可能会降低日后发生脑膜瘤、胶质瘤、黑色素瘤及多种复合肿瘤的风险。其机制研究的结果提示,快速、足量的固有免疫细胞(尤其是NK细胞)浸润及有效活化,有利于杀伤肿瘤细胞。此外,鉴于慢性炎症可能增加肿瘤风险,长期应用非甾体抗炎药物如环氧合酶-2抑制剂,可能会降低患癌症的风险。

8.感染与抑制排斥反应　诱导免疫耐受是维持移植物存活的原则之一,而感染则不利于建立与维持耐受。有研究表明,移植前感染可通过分子模拟或交叉反应诱生同种反应记忆T细胞;抑制中或抑制后感染则导致抗原提呈细胞、T细胞及实质细胞经模式识别受体刺激引发细胞因子分泌,增强同种反应T细胞的分化与扩增;而发生在移植后的感染则更易于打破已建立的耐受,诱发急性或慢性排斥反应。临床TLR遗传多样性的研究结果显示,导致TLR2、TLR4、TLR9及CD14功能丧失的基因突变与延长移植物存活相关,尽管上述突变也会增加感染率;反之,TLR激动剂——病原体相关分子模式(pathogen associated molecular patern,PAMP)则促进排斥反应且不利于移植物在受者体内存活。

9.感染与动脉硬化　已知我国人的牙周病比较普遍,严重者亦不在少数,与牙周病密切相关的细菌包括齿龈卟啉单胞菌、伴放线杆菌、密螺旋体及链球菌等。已证明上述口腔细菌能进入血循环并通过附着与侵袭的方式作用于血管内皮细胞，诱发局部促炎细胞因子的产生。对临床心血管外科手术（颈动脉内膜切除术、主动脉瘤修复术、冠状动脉改道分流术等）的标本检测显示动脉粥样硬化的斑块中可检测出上述细菌。动物模型及体外细胞模型均证实了上述临床现象，而致病菌的突变株则不引起病变。

10.机体耐受　机体耐受是一种在不直接影响病原体载量的情况下以减少感染对机体损伤的保护自身的方式，这一现象在多年前就已被发现，现在才被重视，它是一种不同于抗原特异性免疫耐受的生理现象。目前已用不同的模型证明了诱导这种耐受的条件及影响因素，并揭示机体对病原体的耐受与抵抗的平衡表现出病原体特异性，即某些条件下可致机体对某一病原体耐受，却可促进对另一病原体的抵抗。这种耐受的出现与遗传因素相关，尤其是高水平的耐受无疑也会使机体成为携带病原体的载体。

三、感染免疫研究的若干热点

在感染免疫的诸多研究热点中，这里仅介绍近年备受重视的固有免疫、抗病毒免疫和感染免疫调控。

（一）固有免疫的结构基础及相应的功能研究

近年来，固有免疫领域研究进展迅速，主要表现在对一些新发现的细胞受体、细胞器结构、分子及作用机制的深入研究，尤其是对模式识别受体及后续事件的关注。免疫识别研究领域一个重要的热点是固有免疫的识别机制，主要研究抗原提呈细胞（包括树突状细胞、巨噬细胞）、NK细胞、粒细胞等如何识别病毒、细菌等病原体感染和随后触发的免疫与炎症过程及其调控。

1.模式识别受体及模式识别

（1）模式识别受体的5个检查点　这5个检查点包括PAMP性质是可溶性还是颗粒性？被识别微生物是死是活？是否具有致病性？是以侵袭方式还是种植方式进入机体？是否诱发炎性组织损伤？

（2）模式识别受体及其识别的主要PAMP　模式识别受体可识别TLR、核苷酸结合寡聚化结构域样受体（nucleotide-binding and oligomerization domain-like receptor，NLR）、RLR、C型凝集素受体等。

1）TLR信号通路活化及调控机制：TLR在识别PAMP中起重要作用，是一种重要的模式识别受体，主要表达在巨噬细胞和树突状细胞表面，构成机体抵御病原体入侵的第一道屏障。TLR是一种进化上高度保守的Ⅰ型跨膜糖蛋白，目前发现并克隆了10余种哺乳动物的TLR分子，它们选择性识别不同的PAMP分子如TLR2、TLR3、TLR4、TLR5、TLR9，分别识别病原微生物的磷壁酸、双链RNA（dsRNA）、脂多糖、鞭毛蛋白、CpG基序。目前已报道11种人TLR和13种小鼠TLR。根据不同的亚细胞定位，TLR可以分为细胞膜表面TLR（主要包括TLR1、TLR2、TLR4、TLR5、TLR6等）和细胞内TLR（目前发现的有TLR3、TLR7、TLR8和TLR9）两大类。TLR与各自配体结合后可通过大致相似的信号转导途径诱导目的基因的活化和表达，但不同TLR因其结构相对特异的接头蛋白而激发相应的生物学效应。目前公认的TLR信号通路根据接头蛋白的不同分为髓样分化因子88(myeloid differentiation factor 88,MyD88)依赖和TRIF依赖(或者称为MyD88非依赖)两条不同的信号转导途径。大部分TLR与特定的配体结合后,通过TLR胞内段的Toll/IL-1R同源性结构域(Toll-interleukin-1 receptor hemologous region,TIR)募集同样含有TIR的接头分子MyD88,随后通过MyD88的死亡结构域与IL-1R相关激酶家族蛋白分子结合成为信号转导复合物。该复合物继续募集并活化下游TNF受体相关因子6,最终通过激活MAPK和NF-κB等转录因子,激活促炎细胞因子和Ⅰ型IFN的表达。然而TLR3和TLR4还存在着另一种MyD88非依赖信号转导途径,即通过接头蛋白TRIF或者TRIF相关的接头分子募集TNF受体相关因子3和TNF受体相关因子6,然后分别通过TRK1和TGF-β激活激酶1(TAK1)诱导NF-κB的晚期活化和IFN调节因子-3的核转位,调控炎性细胞因子和Ⅰ型IFN的表达。TLR不仅启动天然免疫应答,控制炎症反应的性质、强度和持续时间,而且可以通过上调抗原提呈细胞表面的共刺激分子和MHCⅡ类分子的表达,促进树突状细胞成熟,调节获得性免疫应答的强度和类型,成为连接天然免疫和获得性免疫应答的枢纽。

正常情况下,TLR受到很多正向或者负向信号通路的调控,使之维持在适度的活化水平,TLR信号过度活化或活化不足都会导致机体功能异常和(或)疾病的发生。目前已经发现TLR信号通路的很多负向调控分子,如短片段的MyD88s可以和MyD88竞争性结合TIR,阻抑下游信号;信号转导及转录激活因子1活化后的细胞因子信号转导抑制因子3可同时抑制TLR4通路中MyD88依赖的TNF受体相关因子6活化和MyD88非依赖的TNF受体相关因子3活化;磷脂酶SHP2则抑制TLR4-TRIF通路中TBK1的活性;E3连接酶TRIAD3A通过促进TLR自身的泛素化抑制TLR信号。同时,作为TLR信号转导通路中的正向调控分子,布鲁顿酪氨酸激酶增强TLR4和TLR9信号通路中NF-κB p65亚基的磷酸化,促进下游基因的表达。

TLR和RLR信号通路在识别病原体感染、激活天然免疫及后续获得性免疫应答过程中都发挥重要作用,然而人们对不同的模式识别受体之间如何相互作用以调控获得性免疫应答的分子机制尚不了解。Negishi等最近报道,RLR活化选择性抑制IL-12b(编码IL-12p40)转录,而TLR活化则能促进IL-12b表达。深入研究发现,RLR信号促进转录因子IFN调节因子-3结合IL-12b启动子区域,从而干扰TLR信号触发的IL-12b转录活化,进而抑制TLR诱导的Th1型和Th17型免疫应答。该研究揭示了抗病毒天然免疫应答对细菌感染的抑制作用及机制,为临床感染性疾病发病机制及干扰策略的认识提供了新的视角。

2)NLR信号通路活化及调控机制:近期的研究表明,在天然免疫反应中除了TLR起重要的识别作用外,其他类似的模式识别受体还包括识别胞内细菌等感染的NLR,不同的NLR识别相应的病原体,激活下游胱天蛋白酶-1,通过胱天蛋白酶-1对IL-1β和IL-18的前体进行剪切,从而释放大量的IL-1β和IL-18。

NLR家族蛋白作为一类重要的模式识别受体,能识别病原体并激活天然免疫应答。NLR在控制TLR及RLR触发的炎性细胞因子产生和IFN产生过程中起着重要的调控作用。Xia等报道,脂多糖刺激能迅速诱导NLRX1蛋白泛素化,并与TNF受体相关因子6

解离,进而与IKK复合物相互作用,最终抑制TLR触发的NF-κB活化。Allen等报道进一步加深了人们对NLRX1调控效应的认识。他们发现,NLRX1不仅能够负向调控脂多糖诱导的TNF受体相关因子6-NF-κB信号通路,还能够调节流感病毒诱导的RIG-1-线粒体抗病毒信号蛋白通路,进而抑制Ⅰ型IFN介导的抗病毒免疫。这些研究对深入了解模式识别受体家族成员间的互相调节机制及NLR参与免疫应答调控、维持免疫耐受具有重要意义。

3)RLR信号通路活化及调控机制:另一类受到关注的模式识别受体则是细胞内的病毒RNA识别受体RIG-1和黑色素瘤分化相关基因5(melanoma-differentiation-associated gene 5,MDA5),最新的研究表明RIG-1和MDA5分别识别不同类型的病毒,RIG-1主要识别副黏液病毒,而MDA5主要识别小RNA病毒。当RIG-1/MDA5识别其相应配体后招募含半胱天冬氨酸酶激活与募集结构域的接头分子IFN-β启动子刺激因子-1,最终引起IFN调节因子-3/IFN调节因子-7及NF-κB的活化,诱导大量的Ⅰ型IFN的产生,激发机体抗病毒应答。

4)新型胞质DNA受体:以往人们对于RNA识别受体如膜结合型识别受体(位于内体的TLR3和TLR7)和胞质中的识别受体[RIG-1、MDA5、遗传学和生理学实验室蛋白(LGP2)]研究比较多,而对于DNA识别受体的研究不够深入。近年来,人们发现了能够识别病毒DNA的新型模式识别受体,如DNA依赖的IFN调节因子激活物(DNA dependent activator of IFN-regulatory factor,DAI)、黑色素瘤缺失因子2(absent in melanoma 2,AIM2)和DNA依赖性RNA聚合酶Ⅲ(DNA-dependent RNA polymerase Ⅲ,Pol Ⅲ)。DAI是第一个被发现的能够识别外源性双链DNA的胞质内DNA感应器,可诱导Ⅰ型IFN产生,触发天然免疫反应。但是,DAI基因缺失小鼠在DNA病毒感染之后仍然能够产生Ⅰ型IFN,因此,DAI在天然免疫反应中的确切作用有待于进一步研究。

随着越来越多DNA、RNA受体的发现,科学家继续研究体内是否存在某种机制能够整合这套核酸识别系统。近年来,Yanai等证明了高迁移率族蛋白(high-mobility group box,HMGB)能够广泛感知具有免疫原性的核酸,对启动下游的天然免疫应答起关键作用。

5)多糖类分子的免疫识别:体内蛋白质大多以糖基化的形式存在,多糖的免疫识别具有重要的免疫学意义,对于机体如何识别多糖分子的研究近年来也取得了重要进展。除了人们熟知的能够识别多糖分子的CR3和清道夫受体外,C型凝集素受体家族成员Dectin-1也能够识别β-葡聚糖,在介导吞噬和抗真菌感染中起重要作用;此外,Dectin-2也参与抗真菌天然免疫。虽然已经发现Syk依赖性的Dectin-1信号转导在天然免疫中起重要作用,但Dectin-1等非TLR所触发的下游信号转导机制还不是十分清楚,而且健康机体也存在一定水平的抗多糖抗体,其生理与病理意义还不是十分清楚。

天然免疫中上述模式识别受体的亚细胞定位,在不同细胞亚群中的表达,识别病原体的种类、方法及其效应机制,尤其是在宿主免疫防御、炎症和疾病中的作用尚需深入探讨,不同的天然免疫识别受体之间存在着交叉或者互补的信号转导通路,提示它们可以感受病原微生物的危险信号、参与识别自我与异我,并且能相互协同或互相调节以形成调控网络,在天然免疫中发挥独特的功能。

(3)(炎症)消退相关分子模式的结构特征 (炎症)消退相关分子模式是指存在于某种或多种病原生物中,而多数不存在于人和哺乳动物正常组织与细胞的具有相同或相似结构的分子。其化学性质包括脂多糖、磷壁酸、胞壁酰二肽、病毒 RNA 与 DNA、细菌非甲基化 DNA(CpG)及微生物表面的若干种寡糖。这些物质基本不能作用于 BCR 与 TCR,即不能触发适应性免疫应答,其主要生物学活性表现为诱发不同程度与性质的炎症反应,并促进抗原提呈过程。

(4)交叉识别及其意义 交叉识别、交叉干扰、以协同或拮抗的方式交叉调节,乃至交叉诱导耐受是模式识别的重要特点之一。这是由于同一模式分子可存在于不同病原的病原生物并可由不同模式识别受体识别所致,如 TLR3、TLR7、TLR8、RLR、NLRP1、NLRP7 及 RIR-1 等均可识别病毒 RNA,或识别相同病毒的不同结构。

(5)模式识别受体是免疫治疗新靶点 在对模式识别受体介导的生物学活性进行解析的过程中,其作为免疫治疗新靶点的探索与尝试也在进行中。其中若干 TLR 激动剂或抑制剂已被药厂列入研发项目,尤其是 TLR5 激动剂与 TLR4 拮抗剂分别已进入Ⅰ期及Ⅲ期临床试验。NLR、核苷酸结合寡聚化结构域 1 激动剂能够预防动物模型的感染,有望用于临床治疗对抗生素无反应的病例。

2. 与抗感染相关的细胞与细胞器 抗感染机制的决定性因素仍是结构决定功能,因而 NK 细胞、恒定 NKT(iNKT)细胞、中性粒细胞、单核巨噬细胞,肠道固有免疫淋巴样细胞及上皮细胞等均已受到足够的重视。这里仅介绍一些与固有免疫抗感染相关的细胞器。

(1)炎性复合体 炎性复合体亦称炎症小体,是细胞内固有免疫感受器,为一组多蛋白寡聚复合物,主要包括若干种 NLR,如 NLRP3、NLRC4、AIM2 及接头蛋白 ASC(adaptor apoptosis-associated speck-like protein containing a CARD)等。CARD 可识别(炎症)消退相关分子模式与内源性损伤相关分子模式,激活胱天蛋白酶-1,促使 IL-1β 与 IL-18 的成熟与分泌,可导致非程序性细胞死亡,其过表达或反应性过强可表现为急性或慢性炎性疾病。

炎性复合体是新近提出来的概念,它本质上是由 NLR、炎性胱天蛋白酶及接头蛋白组成的分子复合物。如在外来刺激的作用下,细胞内 NALP3、胱天蛋白酶 -1、Cardina 1 及 ASC 可以相互作用形成复合物,最终导致胱天蛋白酶-1 的活化,继而可以剪接、活化 pro-IL-1β 和 pro-IL-18。炎性复合体可被多个 NLR 成员触发(NLP3 炎性复合体、NLP1 炎性复合体、NLRC4 炎性复合体),通过胱天蛋白酶-1 促进 pro-IL-1β 剪切,生成成熟的 IL-1β。

近年来,人们陆续发现多种病原体相关分子模式、损伤相关分子模式、细菌毒素、病毒等都可以活化炎性复合体,促进 IL-1β 的剪接、成熟。尽管多种因素均可以导致炎性复合体活化,但是目前仍不清楚导致其活化的最直接因素。可以预见,对炎性复合体的活化、调控机制的研究将是有关炎症、固有免疫学领域研究的新生长点和突破点。

(2)自噬体 自噬体是双层膜包绕形成的细胞器结构,由内质网、高尔基复合体、核膜、溶酶体、过氧化物酶及质膜组成,其生物学活性为自噬。与异噬不同,自噬是消化细胞自身受损伤的细胞结构、衰老的内源性细胞器、细胞器碎片、细胞外降解产物及某些病原体的过程。自噬与发育、衰老、抗感染、肿瘤形成、神经退行性变及某些自身免疫病相关，可参与细胞、病毒、真菌及寄生虫的清除，并可通过降解病原体，识别及提呈抗原而参与固有免疫，亦可为微生物所利用引发免疫逃逸。

（3）线粒体　线粒体一直被视为细胞的动力站，是氧化磷酸化生成 ATP 的场所。近年来，人们发现线粒体通过涉及 RLR 信号的接头分子——线粒体抗病毒信号蛋白，在针对细菌、病毒及细胞损伤的固有免疫中发挥抗感染与维持自身稳定的作用，所以线粒体也是固有免疫的感受器。这一发现的主要意义还在于明确了线粒体是固有免疫与能量代谢的交汇点。

（二）病毒免疫

基于病毒感染的危害、研发抗病毒药物与治疗病毒感染的难度大、若干危害较大的病毒尚无有效疫苗等现实，抗病毒成为感染免疫研究中最受重视的领域。

1. 病毒免疫与病理损伤　病毒感染导致组织损伤的性质、程度及转归与不同病毒的感染途径和部位、感染病毒载量、病毒逃逸策略、宿主遗传敏感性、年龄等因素有关，亦与感染后免疫应答状态密切相关。而免疫应答中 Th 细胞的极化方向、亚群及多种细胞因子的相互作用、宿主促炎反应与抗炎反应平衡等规律则有待揭示。

2. Ⅰ型 IFN 的抗病毒研究　Ⅰ型 IFN 被认为是局部病毒感染引起系统性反应的警钟。除Ⅰ型 IFN 的直接抗病毒作用外，人们对病毒特定结构的感受器、诱导条件、负调节因子及感染不同时相的产生Ⅰ型 IFN 的规律等均有系统性的研究。新近发现，IFN-α 可通过刺激细胞分泌含多种抗病毒成分的外体调节炎症小体的激活。此外，IFN-α 亦可影响 $CD8^+$T 细胞抗病毒活性。值得注意的是，高水平的Ⅰ型 IFN 并非对所有的病毒感染有抑制作用，已发现阻断Ⅰ型 IFN 可以控制淋巴细胞脉络丛脑炎病毒的慢性持续性感染，临床资料也证明抑制过度免疫活化可减轻人类免疫缺陷病毒感染导致的病理变化。

3. 基于 RNA 的抗病毒与病毒逃逸　近十年来，病毒微小 RNA（miRNA）、干扰小 RNA（siRNA）及 Piwi 相互作用 RNA（piRNA）的发现并由此衍生的技术迅速在生命科学研究中应用，且已走在基于 RNA 的抗病毒免疫理论研究的前面。目前受关注度较高的是对病毒病原体相关分子模式与胞内型模式识别受体相互作用的研究，如 TLR3、TLR7、TLR8、NLRP3、RLR 及部分 C 型凝集素受体，模式识别受体的病毒核酸感受器与病毒成分作用可引发不同的生物学效应，既可以是抗病毒效应，也可介导病毒逃逸。siRNA 介导抗病毒免疫的高度序列特异性被认为与抗原表位特异性为基础的适应性免疫相平行。

4. 关注 $CD4^+$不同亚群的作用　以往人们重点研究的是 $CD8^+$T 细胞的抗病毒作用，对 $CD4^+$T 细胞的抗病毒作用的评价主要是其分泌细胞因子的辅助活性，如辅助 B 细胞产生抗体，维持并增强 $CD8^+$T 细胞的活性，通过调节性 T 细胞调节应答强度等。近期研究揭示了记忆性 $CD4^+$T 细胞在再次感染中的重要作用，此外，$CD4^+$T 细胞也可通过分泌细胞因子及由 CD95-CD95L（Fas-FasL）介导的细胞毒作用发挥抗病毒效应，且已证明这种 $CD4^+$T 细胞是非 Th1 细胞依赖性的。

5. 病毒特异性抗体活性与产生规律　研究的重点是不同病毒诱发抗体产生的动态、亚类、中和抗体与非中和抗体的特性，病毒抗原及诱导保护性与非保护性抗体识别表位的分析，针对引起细胞病变与非细胞病变病毒的抗体特点，在病毒感染不同时期抗体的作用与影响因素。在登革病毒与人类免疫缺陷病毒感染者体内存在增强型抗体(增强病毒复制)的现象也不可忽视。

(三)感染免疫的调控机制

同一病原体感染不同个体所引发的病变的进程、严重程度乃至结局都可能会不尽相同,并且同一个体在感染的不同阶段亦会有不同的表现。在影响感染或感染性疾病发展进程与临床表现的诸多因素中免疫调节无疑是重要机制。发挥免疫调节的主要成分包括调节细胞(如调节性T细胞、调节性B细胞、调节性树突状细胞)、调节性细胞因子(如IL-10、TGF-β)及具双向作用的IFN、共抑制分子(如程序性死亡-1)及细胞毒性T细胞相关抗原-4等。上述成分在感染免疫中的负调节作用可导致机体抗感染免疫的能力下降,同时也减轻感染引发的炎症反应,避免或减轻过度炎症反应所致的病理损伤。

机体的免疫调节是一个以负调节为主的综合调节机制。以乙型病毒性肝炎为例,调节性T细胞过早进入肝脏可导致持续性病毒复制并加重感染,而过晚介入则可导致自身免疫性肝损伤;调节性T细胞也可影响分枝杆菌感染的病程,结核感染早期调节性T细胞即可出现于肺部,进展期出现在外周,调节性T细胞在活动性结核中抑制针对结核分枝杆菌的免疫反应,以此阻止结核分枝杆菌的清除。此外,在长期非进展型的人类免疫缺陷病毒感染者,其功能性人类免疫缺陷病毒特异性记忆$CD8^{+}$T细胞呈明显的低表达共抑制分子程序性死亡-1;与此相反,典型进展期患者$CD4^{+}$T细胞高表达程序性死亡-1与人类免疫缺陷病毒的病毒载量及人类免疫缺陷病毒特异性记忆$CD8^{+}$T细胞减少相关。

思考题

1. 简述正常微生物群的生理作用。
2. 简述胞外菌感染的特点及其致病机制。
3. 简述机体抗病毒免疫的机制。
4. 简述病原体免疫逃逸的主要表现。
5. 列举感染免疫研究的若干热点。

参考文献

[1] 曹雪涛.医学免疫学[M].北京:人民卫生出版社,2015.

[2] 龚非力.医学免疫学[M].4版.北京:科学出版社,2014.

[3]贾文祥.医学微生物学[M].2版.成都:四川大学出版社,2009.

[4]曹雪涛.免疫学前沿进展[M].3版.北京:人民卫生出版社,2014.

[5]CLOONAN S M,CHOI A M. Mitochondria:sensors and mediators of innate immune receptor signaling[J]. Curr Opin Microbiol,2013,16(3):327-338.

[6]BLANDER J M,SANDER L E. Beyond pattern recognition:five immune checkpoints for scaling the microbial threat[J]. Nat Rev Immunol,2012,12(3):215-225.

[7]O'NEILL L A. When signaling pathways collide:positive and negative regulation of

toll-like receptor signal transduction[J]. Immunity,2008,29(1):12-20.

[8]NEGISHI H,YANAI H,NAKAJIMA A,et al. Cross-interference of RLR and TLR signaling pathways modulates antibacterial T cell responses[J]. Nat Immunol,2012,13(7):659-666.

[9]ROSENSTIEL P,SCHREIBER S. NOD-like receptors--pivotal guardians of the immunological integrity of barrier organs[J]. Adv Exp Med Biol,2009,653:35-47.

[10]YOKOYAMA W M,COLONNA M. Innate immunity to pathogens[J]. Curr Opin Immunol,2008,20(1):1-2.

[11]XIA X,CUI J,WANG H Y,et al. NLRX1 negatively regulates TLR-induced NF-κB signaling by targeting TRAF6 and IKK[J]. Immunity,2011,34(6):843-853.

[12] ALLEN I C, MOORE C B, SCHNEIDER M, et al. NLRX1 protein attenuates inflammatory responses to infection by interfering with the RIG-I-MAVS and TRAF6-NF-κB signaling pathways[J]. Immunity,2011,34(6):854-865.

[13]TAKEUCHI O,AKIRA S. Recognition of viruses by innate immunity[J]. Immunol Rev,2007,220:214-224.

[14]KAWAI T,AKIRA S. Toll-like receptor and RIG-I-like receptor signaling[J]. Ann N Y Acad Sci,2008,1143:1-20.

[15]TAKAOKA A,WANG Z,CHOI M K,et al. DAI(DLM-1/ZBP1) is a cytosolic DNA sensor and an activator of innate immune response[J]. Nature,2007,448(7152):501-505.

[16]BROWN G D. Dectin-1:a signalling non-TLR pattern-recognition receptor[J]. Nat Rev Immunol,2006,6(1):33-43.

[17]GOODRIDGE H S,WOLF A J,UNDERHILL D M. Beta-glucan recognition by the innate immune system[J]. Immunol Rev,2009,230(1):38-50.

[18] MARTINON F, BURNS K, TSCHOPP J. The inflammasome: a molecular platform triggering activation of inflammatory caspases and processing of proIL-beta[J]. Mol Cell, 2002,10(2):417-426.

[19] MARTINON F,PÉTRILLI V,MAYOR A,et al. Gout-associated uric acid crystals activate the NALP3 inflammasome[J]. Nature,2006,440(7081):237-441.

(郑州大学基础医学院　臧文巧)

第八章
超敏反应与自身免疫

免疫系统具有重要的生物学功能：免疫防御、免疫自稳和免疫监视，其对机体的影响具有双重性。正常情况下，免疫功能维持机体内环境稳定，具有保护性作用。如果免疫功能异常，可能导致某些病理过程的发生和发展，如免疫应答过强或持续时间过长，则在清除致病微生物的同时，也可能导致组织损伤和功能异常（如发生超敏反应）；免疫自稳机制若发生异常，可能使机体对“自己”或“异己”抗原的识别和应答出现紊乱，从而破坏自身耐受，导致自身免疫病发生。

本章主要介绍超敏反应、自身免疫病的免疫病理过程、发生发展机制及相关临床疾病。

第一节　超敏反应

超敏反应是指机体受某些抗原持续刺激时所发生的以生理功能紊乱或组织细胞损伤为特征的病理性、适应性免疫应答。根据反应速度、发病机制和临床特点的不同，超敏反应分为四型。①Ⅰ型：是机体针对某些环境抗原（如花粉、食物和药物等）所产生的免疫应答，由 IgE 介导效应细胞释放活性介质所引发，也称为速发型超敏反应。②Ⅱ型：主要由 IgG 和 IgM 类抗体与靶细胞表面抗原结合后，通过募集和激活炎症细胞及补体系统所致的以细胞裂解和组织损伤为主的病理性免疫应答。③Ⅲ型：是 IgG 类抗体与相应可溶性抗原结合成抗原-抗体复合物，沉积于小血管壁而引发血管炎性反应。④Ⅳ型：由抗原特异性致敏效应 T 细胞介导，该型反应一般在接触抗原后 24 ~48 h 发生，故又称为迟发型超敏反应。鉴于Ⅰ型超敏反应性疾病发病率极高，相关研究较为深入，因此本章重点介绍Ⅰ型超敏反应。

一、Ⅰ型超敏反应

Ⅰ型超敏反应亦称变态反应或速发型超敏反应，是临床最常见的超敏反应，其特点：①由 IgE 介导、Th 细胞参与，肥大细胞和嗜碱性粒细胞等效应细胞通过释放生物活性介质而介导炎症反应；②快速发生和消退；③主要表现为生理功能紊乱，但无严重组织损伤;④有明显个体差异和遗传倾向。

(一)IgE 的产生

易患Ⅰ型超敏反应的倾向称为特应性,特应性个体暴露于某些环境变应原产生高水平的 IgE,而正常个体一般会产生其他类型 Ig 抗体,如 IgM、IgG,血清 IgE 含量极微。IgE 的大量产生依赖于个体产生变应原特异性分泌 IL-4、IL-5 和 IL-13 的 Th 细胞的倾向,因为这些细胞因子刺激 B 细胞抗体类别转换,产生 IgE。分泌 IL-4、IL-5 和 IL-13 的 T 细胞针对特定的抗原产生反应可能受到多种因素的影响,如基因遗传、抗原性质和抗原暴露史。

1. 变应原 引起Ⅰ型超敏反应的抗原称为变应原。变应原来源广泛,如某些食物(牛奶、鸡蛋、花生、豆子和海产品等)、屋尘、人与动物皮屑、螨虫、植物花粉、羽毛、昆虫、寄生虫、药物(如青霉素)及其他化学物质等。这些物质通过吸入、食入、注射或直接接触而使机体致敏。变应原有两个重要特征:①极低剂量重复接触机体;②不同于微生物,变应原通常不刺激固有免疫应答,不激活巨噬细胞和树突状细胞,使 $CD4^+$ T 细胞向 Th2 细胞分化。

变应原的变应原性也取决于其化学性质。虽然无法通过蛋白质的结构特性预测其是否是变应原,但变应原具有一些共同的特征:多为小分子可溶性糖蛋白(5 ~70 kD);化学性质稳定;糖基化;在体液中具有高溶解性。食物引起的超敏反应通常是由高度糖基化的小分子量蛋白质引起。这些结构特征可能保护抗原抵抗消化道内的变性和降解,使其能够被消化道吸收。

因为速发型超敏反应依赖 $CD4^+$ T 细胞,T 细胞非依赖的抗原则不能引起超敏反应,除非这些抗原与蛋白结合。一些非蛋白物质如青霉素,可以引起强烈的 IgE 反应。这些药物与自身抗原中的某些氨基酸残基结合,形成半抗原-载体偶联物,从而诱导产生 IL-4 的 Th 细胞应答并产生 IgE。

抗原接触史是特异性 IgE 产生的一个重要决定因素。反复暴露于特定的抗原对于发生超敏反应是必需的,因为 IgE 类别转换及肥大细胞的敏化必须发生在速发反应产生之前。

2. 产生 IL-4 的 Th 细胞的活化 树突状细胞捕获经上皮黏膜屏障进入的变应原,将其转运到引流淋巴结,提呈给初始 $CD4^+$T 细胞,初始 $CD4^+$T 细胞的命运由其所处环境中的细胞因子、抗原性质、抗原剂量及抗原的提呈方式决定。IL-4、IL-5、IL-9 和 IL-13 使初始 $CD4^+$T 细胞向 Th2 细胞分化。变应原进入机体的部位多位于皮下、呼吸道和肠道黏膜相关淋巴组织。这些部位的免疫细胞分泌促进初始 $CD4^+$T 细胞向 Th2 细胞分化的细胞因子。皮肤上皮细胞及肠道和肺中产生的胸腺基质淋巴细胞生成素可加强组织中树突状细胞和固有淋巴样细胞刺激的 Th2 细胞分化。在此微环境下,树突状细胞摄取、加工、处理抗原,并提呈给 Th0 细胞,使之分化为 Th2 细胞。其分子机制:①IL-4 和 IL-13 可激活蛋白酪氨酸激酶 JAK1 和 JAK3,导致 T 细胞内信号转导及转录因子 6(signal transduction and activator of transcription 6,STAT6)磷酸化,后者可启动转录因子 GATA-3 表达,从而促进 Th2 细胞分化;②STAT6 与 GATA-3、c-maf、活化 T 细胞核因子和激活蛋白-1 联合作用,可诱导 Th2 细胞产生 IL-4、IL-5 和 IL-13。

3. B 细胞的活化和 IgE 类别转换　有两种信号诱导 B 细胞产生 IgE 类别转换，这些信号均由活化的 Th2 细胞产生。第一种信号细胞因子主要是 IL-4，IL-13 也可能参与其中，它们作用于 B 细胞表面受体，激活 NF-κB 和 STAT6，进而转导信号。由于小鼠缺乏功能性 IL-4、IL-13 和 STAT6，故不能产生 Th2 细胞效应过程和 IgE。第二种信号为 IgE 类别转换信号，即 T 细胞表面的 CD40 配体与 B 细胞表面 CD40 相互作用而导致抗体类别转换。在性高联 IgM 症的患者中，由于缺乏 CD40 配体，因此不能产生 IgG、IgA 和 IgE。IgE 一旦产生，可以进一步通过肥大细胞、嗜碱性粒细胞和嗜酸性粒细胞进行结合。这三种细胞均可表达 IgE 的 Fc 受体Ⅰ（FcεRⅠ）。嗜酸性粒细胞仅在被激活后表达该受体。FcεRⅠ能与 IgE-抗原复合物结合，使细胞激活，而这些活化细胞进一步表达 CD40 配体，分泌与 Th2 相同的 IL-4，共同作用于 B 细胞，使 B 细胞产生 IgE 抗体。正常个体血清 IgE 含量极微（<1 μg/mL），而在重症过敏症患者体内，其含量可高于 1 000 μg/mL。变应原特异的 IgE 进入血循环，以其 Fc 段与肥大细胞、嗜碱性粒细胞表面的 FcεRⅠ结合，机体呈致敏状态。一旦机体再次接触相同的变应原，超敏反应一触即发。

（二）参与Ⅰ型超敏反应的效应细胞

1. Th2 细胞和 2 型固有淋巴样细胞　Th2 细胞分泌的细胞因子 IL-4、IL-5 和 IL-13 与肥大细胞、噬酸性粒细胞共同作用，促进组织中的炎症反应。Th2 细胞分泌的 IL-4 能诱导血管内皮细胞高表达血管细胞黏附分子-1，从而招募嗜酸性粒细胞和更多 Th2 细胞到达组织中，在哮喘发病中起重要作用。IL-5 除对 B 细胞分化发挥作用外，还参与嗜酸性粒细胞的活化、分化及募集过程。IL-13 刺激上皮细胞分泌大量的黏液，过量的黏液分泌也是超敏反应的一个共同特征。

2 型固有淋巴样细胞是新近发现的一类固有淋巴样细胞，起源于普通淋巴细胞，来源于骨髓。转录因子 Id2 和 RORa 对于 2 型固有淋巴样细胞的发育、功能和 Notch 信号转导非常重要。其膜表面表达 CD278（诱导性共刺激分子）、ST2（IL-33R）和 IL-17BR 等。上皮组织来源的 IL-7、IL-25 和 IL-33 可刺激 2 型固有淋巴样细胞分泌大量效应分子（双调蛋白、IL-4、IL-5、IL-9 和 IL-13 等），发挥如下功能。①促进 Th2 细胞和固有免疫细胞（如 M2 型巨噬细胞）分化。②促进嗜酸性粒细胞、肥大细胞和嗜碱性粒细胞活化和产生细胞因子。③表达 MHCⅡ类分子，具有抗原提呈功能。④表达诱导性共刺激分子，通过与 B 细胞表面诱导性共刺激分子配体结合，调节生发中心形成。

2. 肥大细胞和嗜碱性粒细胞

（1）肥大细胞　肥大细胞广泛分布于皮肤、黏膜下层结缔组织的微血管周围及内脏器官黏膜下，血循环中未见。正常人每个肥大细胞表面表达 3 万 ~ 20 万个 FcεRⅠ，IgE 通过其 Fc 段与肥大细胞表面 FcεRⅠ结合（交联），继而触发肥大细胞活化并脱颗粒。活化的肥大细胞可分泌多种活性介质，从而引发超敏反应。一些活性介质储存在细胞颗粒中，细胞一旦被活化，迅速引发脱颗粒而释放活性介质。而有些活性介质是在肥大细胞活化后新合成的。

根据肥大细胞分布、颗粒内容及生物活性，可将其分为两个亚类。①黏膜肥大细胞：主要分布于人胃肠道黏膜下和肺泡间隙中，其细胞内颗粒主要含硫酸软骨素、胰蛋白酶、少量组胺，其发育有赖于 T 细胞分泌的 IL-3。②结缔组织肥大细胞：主要分布于人皮肤和肠黏膜下，其细胞内颗粒含大量组胺、肝素和中性蛋白酶（类胰蛋白酶、胃促胰酶、组织蛋白酶、羟肽酶等），其存活较少依赖 T 细胞。这些肥大细胞的定位、颗粒内容物及其发育对 T 细胞的依赖与否表明不同的肥大细胞参与不同的疾病过程。

（2）嗜碱性粒细胞　嗜碱性粒细胞主要存在于血循环中，其结构和功能与肥大细胞非常相似。同其他粒细胞一样，嗜碱性粒细胞来源于骨髓祖细胞，并在骨髓中成熟，进而进入血循环。嗜碱性粒细胞在血循环中占白细胞总数的比例<1%。正常情况下，组织中不存在嗜碱性粒细胞，但其可被招募到一些炎症部位。嗜碱性粒细胞胞内颗粒和肥大细胞含有相同的内容物，并且也表达 FcεRⅠ，可结合 IgE Fc 段，因此，招募到组织炎症部位的嗜碱性粒细胞也参与速发型超敏反应。

（3）肥大细胞、嗜碱性粒细胞与 IgE 的结合　肥大细胞、嗜碱性粒细胞表面高表达 ε 重链特异的高亲和力受体——FcεRⅠ，可结合 IgE。FcεRⅠ是由 α 链、β 链和 2 条 γ 链组成的四聚体。α 链属于 Ig 超家族，其胞外区含 2 个 Ig 样功能区，参与识别和结合 IgE Fc 段。β 链为四次跨膜结构，其 N 端和 C 端均位于细胞内，且细胞质内 C 端含 1 个免疫受体酪氨酸活化基序（ITAM），后者可稳定 FcεRⅠ复合物，并可增强信号转导。2 条相同 γ 链的胞外 N 端以二硫键连接成二聚体，细胞质内 C 端各含 1 个 ITAM，在信号转导中起重要作用（图 8-1）。

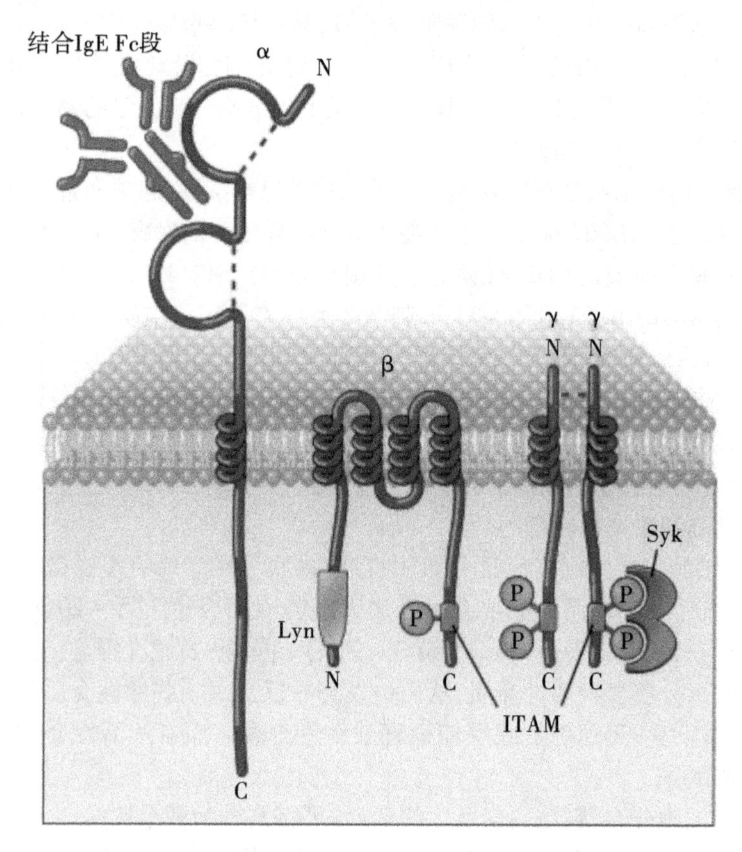

图 8-1　高亲和力 IgE Fc 受体（FcεRⅠ）分子结构

参考 *Cellular and Molecular Immunology*（*8th edition*）图 20-3

正常情况下,α 链糖基化程度较高,可阻止 FcεRⅠ间自发性聚合。多价变应原与 2 个 FcεRⅠ-IgE 分子交联,可使 α 链构象改变,β 链和 γ 链感知此改变后,通过一系列磷酸化和去磷酸化过程而启动细胞内信号转导,激发肥大细胞活化。

血清 IgE 水平可调节肥大细胞和嗜碱性粒细胞表面 FcεRⅠ表达。如 IgE 缺陷小鼠肥大细胞和嗜碱性粒细胞表面 FcεRⅠ表达水平较野生型小鼠降低 80%。IgE 调节 FcεRⅠ表达的机制:①IgE 结合 FcεRⅠ后,可阻止 FcεRⅠ内化和裂解,维持细胞表面 FcεRⅠ密度。②IgE 与 FcεRⅠ结合可促进 FcεRⅠ合成,从而进一步加重变应原与 IgE-FcεRⅠ复合物结合所引发的临床症状。

(4)肥大细胞的活化　变应原诱发机体产生 IgE,后者以其 Fc 段与靶细胞(肥大细胞、嗜碱性粒细胞)表面 FcεRⅠ结合,机体呈致敏状态。当机体再次接触相同抗原时,致敏的肥大细胞表面 2 个以上 IgE 分子结合同一双价或多价变应原分子后,FcεRⅠ发生构象改变而聚集,即桥联反应,进而启动肥大细胞的活化。

肥大细胞的活化引起 3 个生物学反应:细胞内颗粒内容物以胞吐的方式释放(脱颗粒);脂质介质的合成和分泌;细胞因子的合成和分泌。Lyn 酪氨酸激酶与 FcεRⅠ β 链的胞质区结合,变应原介导的 FcεRⅠ交联可导致 Lyn 酪氨酸激酶磷酸化 FcεRⅠ β 链和 γ 链的 ITAM,继而 Syk 酪氨酸激酶被招募至 ITAM 并被活化,磷酸化并激活信号级联通路中的其他蛋白。其后的信号转导途径与 B 细胞活化过程类似。

脱颗粒:肥大细胞激活后,细胞内颗粒靠近细胞膜,颗粒膜与细胞膜融合,此过程由 SNARE 蛋白家族成员介导。颗粒膜与细胞膜上出现的不同的 SNARE 蛋白相互作用形成多聚体催化融合。SNARE 复合体的形成受到多种辅助分子的调节,包括 Rab3 三磷酸尿苷、Rab 相关激酶和磷酸酶。在未活化的肥大细胞中,这些调节分子抑制肥大细胞颗粒膜与细胞膜融合,一旦 FcεRⅠ发生交联,则会引起细胞内 Ca^{2+} 浓度升高及蛋白激酶 C 活化,从而阻断调节分子的抑制作用。膜融合后,肥大细胞颗粒物质被释放至细胞外。这一过程发生于 FcεRⅠ发生交联后的几秒内。

脂质介质的合成:脂质介质的合成由细胞质酶磷脂酶 A(phospholipase A,PLA)控制。PLA 由两个信号活化:一是细胞内 Ca^{2+} 浓度升高,二是促分裂原活化蛋白质(mitogen-activated protein,MAP)激酶,如胞外受体活化激酶(extracellular receptor-activated kinase,ERK)的磷酸化作用。受体交联后启动的激酶级联反应活化 ERK。ERK 一旦活化,PLA2 催化膜磷脂释放底物,底物被一系列酶进一步催化而形成最终的活性介质。主要的底物是花生四烯酸,它能够被环氧合酶或脂氧合酶催化而形成不同的活性介质。

细胞因子的合成:FcεRⅠ交联引起多种适配分子和激酶的招募和活化,导致活化 T 细胞核因子及 NF-κB 的核转位,并且通过蛋白激酶如 JNK 活化激活蛋白-1。这些转录因子刺激一些细胞因子的表达,如 IL-4、IL-5、IL-6、IL-13 和 TNF。

(5)肥大细胞产生的介质　肥大细胞产生的介质有两类,即在细胞颗粒内预先储备的介质和受刺激后新合成的介质(图 8-2 和表 8-1)。

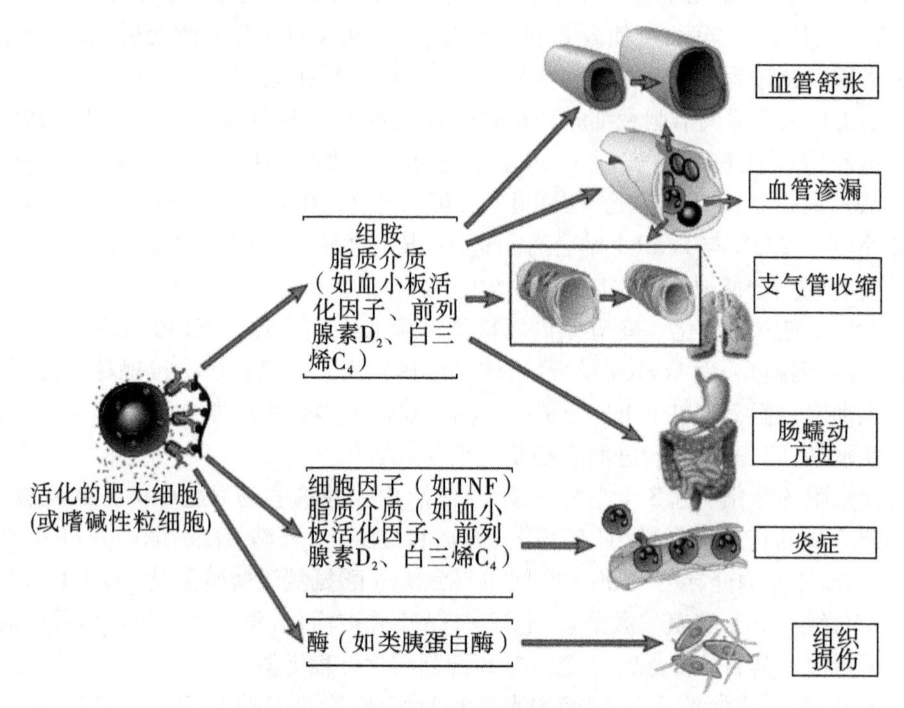

图 8-2　肥大细胞或嗜碱性粒细胞释放的活性介质的生物活性

参考 *Cellular and Molecular Immunology*（*8th edition*）图 20-6

表 8-1　肥大细胞释放的活性介质及其功能

活性介质种类	活性介质	功能/致病效应
细胞颗粒内预先储备的介质	组胺	增加血管通透性；刺激平滑肌收缩
	酶：中性蛋白酶（类胰蛋白酶、类糜蛋白酶）、酸性水解酶、组织蛋白酶 G 和羧肽酶	降解微生物结构；组织损伤/重塑
	前列腺素 D_2	血管舒张；支气管收缩；白细胞趋化
细胞活化后新合成的脂质介质	白三烯 C_4、白三烯 D_4、白三烯 E_4	持续的支气管收缩；黏液分泌；血管通透性增加
	血小板活化因子	血管舒张；血管通透性增加；白细胞黏附、趋化、脱颗粒、氧化暴发
细胞活化后新合成的细胞因子	IL-3	肥大细胞增殖
	TNF 和巨噬细胞炎症蛋白-1	炎症/迟发相反应
	IL-4 和 IL-13	产生 IgE；黏液分泌
	IL-5	嗜酸性粒细胞的产生和活化

1）颗粒内预先形成的储备介质：此类介质通常以复合物形式存在于颗粒内，当颗粒排至细胞外后，即可通过离子交换而被释放。

组胺：组胺通常与肝素、蛋白质结合而呈无活性状态，以呼吸道、消化道、皮肤组织含量较高。组胺通过和靶细胞上的受体结合而发挥作用，不同类型的细胞表达不同的组胺受体（如 H_1、H_2 和 H_3）。组胺在体内的作用非常短暂，因为组胺特异性转运系统可将其快速从细胞外清除。一旦结合靶细胞上的受体，组胺可以引起一系列细胞内事件的发生，如磷脂酰肌醇分解成肌醇三磷酸和二酰甘油，这些产物可引起不同的细胞类型发生不同的改变。组胺与内皮细胞结合而引起内皮细胞间隙增加，使小静脉、毛细血管扩张及通透性增高，血浆渗漏到组织中。组胺还可以刺激内皮细胞合成血管平滑肌松弛剂，如前列环素和一氧化氮，后者可引起血管舒张。

颗粒酶：中性丝氨酸蛋白酶包括类胰蛋白酶和类糜蛋白酶，是肥大细胞分泌颗粒中含量最为丰富的蛋白成分。这些酶在体内的功能还不是十分清楚，但是体外实验显示类胰蛋白酶可以裂解纤维蛋白酶原、激活胶原酶，进而引起组织损伤，而类糜蛋白酶可以将血管紧张素Ⅰ转变为血管紧张素Ⅱ，降解表皮基底膜，刺激黏液分泌。

蛋白聚糖：包括肝素和硫酸软骨素，在肥大细胞颗粒中，蛋白聚糖作为带正电荷的生物胺、蛋白酶和其他介质的储存基质，并阻止这些介质接近其他细胞。当肥大细胞活化后脱颗粒，这些活性介质以不同的速度被释放出来，其中，组胺比类胰蛋白酶和类糜蛋白酶以更快的速度从蛋白聚糖解离。

2）细胞内新合成的介质：此类介质主要是细胞膜磷脂代谢产物。

前列腺素 D_2：前列腺素 D_2 是花生四烯酸经环氧合酶途径代谢生成的介质，前列腺素 D_2 结合到平滑肌细胞上的受体，使血管扩张，支气管平滑肌收缩。而且前列腺素 D_2 能够促进中性粒细胞趋化并在炎症部位积聚。前列腺素 D_2 的合成可以被环氧合酶抑制剂抑制，如阿司匹林和其他非甾体抗炎药。但是这些药物可以加剧哮喘性支气管狭窄，因为这些药物可以促使花生四烯酸转而生成另外一种介质——白三烯。

白三烯：白三烯是花生四烯酸经脂氧合酶途径产生的介质，包括白三烯 C_4、白三烯 D_4、白三烯 E_4 等，能使支气管平滑肌强烈而持久地收缩，是引发支气管哮喘的主要活性介质。此外，白三烯还有增高毛细血管通透性和促进黏膜分泌等功能。

血小板活化因子：血小板活化因子是花生四烯酸衍生物，可凝聚和活化血小板，使之释放组胺、5-羟色胺等血管活性介质，引起毛细血管扩张和通透性增高。

细胞因子：肥大细胞可产生多种细胞因子而参与Ⅰ型超敏反应，包括 TNF、IL-1、IL-4、IL-5、IL-6、IL-13、CCL3、CCL4 及多种 GM-CSF。之前提到肥大细胞活化后可诱导细胞因子的转录和合成，但是肥大细胞颗粒中预先储备有 TNF，所以 TNF 能在 FcεRⅠ发生交联后迅速释放出来。Th2 细胞被招募到超敏反应部位，也可以产生多种细胞因子。活化的肥大细胞和 Th2 细胞产生的细胞因子主要参与迟发相反应。TNF 激活内皮细胞表达黏附分子和趋化因子，促进中性粒细胞和单核细胞细胞浸润。除了过敏性炎症，肥大细胞产生的细胞因子还参与感染引起的固有免疫应答。

3. 嗜酸性粒细胞　嗜酸性粒细胞主要分布于呼吸道、消化道和泌尿生殖道黏膜组织，血循环中嗜酸性粒细胞数量甚微，且在静息状态下不表达 FcεRⅠ，脱颗粒阈值很高。

Ⅰ型超敏反应中，肥大细胞和 Th2 细胞分泌的 IL-5 促进骨髓中嗜酸性粒细胞生成，并能激活其脱颗粒。Th2 细胞分泌的 IL-4 促进血管内皮细胞表达黏附分子(E 选择素和血管细胞黏附分子-1)及分泌 CCL11、CCL24、CCL26 等趋化因子，从而将嗜酸性粒细胞募集至迟发炎症反应部位。另外，补体 C5a 及肥大细胞释放的血小板活化因子、白三烯 B_4 等也可趋化嗜酸性粒细胞。

嗜酸性粒细胞主要通过释放大量致炎介质(白三烯、血小板活化因子等)并合成多种毒性物质(阳离子蛋白、神经毒素、嗜酸性粒细胞过氧化物酶等)而参与迟发相反应，也参与抵御寄生虫感染。

(三)Ⅰ型超敏反应发生过程

速发型超敏反应的发生包括两个阶段：①速发相反应，即活性介质作用于血管、平滑肌；②迟发相反应，即白细胞的募集及发生炎症。

1. 速发相反应　在速发相反应的致敏阶段，变应原进入机体，被抗原提呈细胞摄取，在细胞内被降解成肽段，再与 MHC Ⅱ类分子结合，一起提呈到细胞表面供 T 细胞识别。$CD4^+$ Th 细胞表面 TCR 可识别与 MHC 分子结合并表达于细胞表面的抗原肽而活化，活化后的 Th 细胞启动抗原特异性细胞和体液免疫应答，促进 B 细胞产生 IgE 类抗体。致敏个体产生的 IgE 分布于全身，在外周组织中通过高亲和力的 FcεRⅠ与肥大细胞和嗜碱性粒细胞结合。

在激发相阶段，相同变应原再次进入机体后，与已经致敏的肥大细胞或嗜碱性粒细胞表面 IgE 特异性结合，使得 IgE 分子发生交联，通过 FcεRⅠ触发致敏靶细胞释放多种介质。这些介质的生物活性主要包括促进血管扩张、增加血管通透性、增进平滑肌收缩，从而引发速发相反应。局部毛细胞血管内血浆的渗出引发水肿，这种轻微的水肿称为荨麻疹，在皮肤上可形成直径为数厘米的区域。随后，疹块边缘的血管扩张、充血形成特征性的红框，称为风团。5～10 min 内皮肤出现典型的风团，是临床上Ⅰ型速发型超敏反应的典型表现。这种反应可被血液中的多种生物活性物质扩大和增强，如血小板活化因子可促使血小板聚集，从而释放组胺、肝素和血管活性胺等。嗜酸性粒细胞趋化因子(如过敏性嗜酸性粒细胞趋化因子)和中性粒细胞趋化因子可分别使嗜酸性粒细胞和中性粒细胞向局部趋化。

2. 迟发相反应　迟发相反应是在速发相反应后一个比较长的反应过程，在抗原刺激后 2～4 h 发生，表现为炎性淋巴细胞的聚集，如中性粒细胞、嗜酸性粒细胞、嗜碱性粒细胞和 Th2 细胞。活化的肥大细胞可释放多种细胞因子，其中 TNF 能上调白细胞黏附分子(如 E-选择素和细胞间黏附分子-1)的表达，从而招募白细胞进一步浸润。参与迟发相反应的白细胞主要是嗜酸性粒细胞和 Th2 细胞，二者均表达 CCR4 和 CCR3，速发型超敏反应部位中的许多类型细胞都表达这两种趋化因子受体。

迟发相反应可能并不出现明显的速发型超敏反应。支气管哮喘是一种反复发作的炎症性疾病，以嗜酸性粒细胞和 Th2 细胞浸润为主，而没有速发相反应中典型的血管病变，因此，在这样的疾病中，可能只有少数的肥大细胞被激活，维持迟发相反应的细胞因子主要由 Th2 细胞产生。此处的迟发相反应不同于由巨噬细胞和 Th1 细胞主导的Ⅳ型迟发型超敏反应。

(四)决定Ⅰ型超敏反应易感性的因素

不同个体对变应原的易感性不同,提示Ⅰ型超敏反应有个体差异。易患Ⅰ型超敏反应的倾向称为特应性,其与遗传及环境因素相关。

1. 遗传因素　过敏症是一种有家族背景、受多基因影响的疾病,尤其是IgE应答与遗传密切相关。临床资料证实,过敏症患者体内IgE水平较高、嗜酸性粒细胞数量较多,易患变应性鼻炎和哮喘。目前人们已发现多个与过敏症发病相关的候选易感基因。其中最早发现的基因位于染色体5q,接近编码IL-4、IL-5、IL-9、IL-13和IL-4R基因群,此区域基因可促进IgE类型转换、嗜酸性粒细胞和肥大细胞增殖和分化;IL-13基因多态性似乎与哮喘紧密;另外,IL-4基因启动子遗传变异与过敏症患者IgE水平升高相关;IL-4Rα亚单位突变可增强下游信号转导,也与遗传性过敏症相关。

TIM(T cell immunoglobulin domain and mucin domain)基因家族编码T细胞表面蛋白。小鼠TIM-3选择性表达于Th1细胞表面,可负调节Th1应答;TIM-2优先表达于Th2细胞表面,可负调节Th2应答。携带不同TIM基因变异体的小鼠对气道高反应性和T细胞分泌IL-4和IL-13水平的敏感性各异。人类TIM基因遗传变异与气道高反应性相关。

人类白细胞抗原(human leucocyte antigen,HLA)Ⅱ类基因决定机体对特异性变应原的应答。如HLA-DR4和HLA-DR7阳性者易患遗传性过敏症;HLA-DRB1 * 1501阳性者易对豚草属花粉过敏;某些特定抗原肽-HLA复合物倾向于促进Th2细胞应答,并对某些变应原产生过敏反应。

虽然人们已经发现多个基因位点与哮喘等特应性疾病相关,但是这些基因编码产物的功能还不清楚,基因编码产物与特应性疾病发生之间的关系也有待进一步研究。

2. 环境因素　1989年,D. Strachan在对生活于不同环境下的特应性疾病进行调查的基础上指出,发达国家特应性疾病和哮喘发生率的快速升高不能单一用遗传背景解释,而是基因与环境相互作用的结果。环境因素包括环境中的变应原、感染性生物体及其他可能影响黏膜屏障功能的因素,如空气污染。另外,接触环境因素的时间,特别是生命早期,对于超敏反应的发生也有重要影响。

在儿童期接触微生物可减少其患过敏性疾病的概率。发达国家过敏性疾病发病率逐渐增高的一个原因可能是其感染性疾病的发生率相对较低。流行病学研究显示,儿童早期接触环境中的微生物与其发生过敏性疾病的概率呈负相关,D. Strachan据此提出"卫生假说"(hygiene hypothesis),以解释西方现代化生活方式呈现的逐年升高的哮喘发病趋势和传统家畜饲养的农村生活呈现的低哮喘发病率。该假说提出,如果生命早期经常暴露于病原体的环境中,可逐渐强化Th1细胞应答,最终形成有助于维持免疫自稳的Th1/Th2细胞平衡状态,日后不会产生强烈的Th2细胞应答,也不可能发生超敏反应。但在缺乏病原体感染的环境中(或由于使用抗生素、疫苗),幼童体内难以启动针对细胞内病原体感染的Th1细胞应答,从而持续存在Th2细胞偏移,并易患过敏性疾病。

卫生假说的某些新观点:①各种感染均可诱生IL-10、TGF-β等抑制性细胞因子,诱导调节性T细胞分化,从而下调Th1和Th2免疫应答,保护机体抵抗过敏症,而在卫生的环境中,儿童很少感染,导致抑制性细胞因子减少;②多种微生物产物如脂多糖(TLR4的配体)、胞嘧啶磷酸化鸟嘌呤(CpG)DNA(TLR9的配体)或炎症细胞因子IFN-γ等,可刺激树突状细胞产生 IDO,从而抑制 Th2 细胞所致炎症反应,并促进调节性 T 细胞分化。

(五)常见的Ⅰ型超敏反应性疾病

肥大细胞脱颗粒是许多过敏性疾病致病机制的核心组分。在不同个体中,肥大细胞释放的活性介质攻击的组织器官各异,引起的炎症过程也有差异,因此,特应性疾病的临床表现和病理特征在个体间差异很大。最常见的过敏性疾病包括变应性鼻炎、支气管哮喘、过敏性皮炎和食物过敏。机体接触变应原的部位决定了过敏性疾病的受累器官,如吸入变应原可引起鼻炎或哮喘;食入变应原可引起呕吐和腹泻(如果大量食入也可产生皮肤和呼吸道症状);注射变应原可引起全身型性过敏反应。在皮肤和呼吸道、消化道黏膜存在大量肥大细胞,这些组织在速发型超敏反应中最易受到攻击。

1. 全身性过敏性反应　变应原直接经注射进入已致敏者血液、昆虫蛰伤、经肠道黏膜等上皮组织进入,均可引起全身性过敏反应。组织中的肥大细胞迅速活化并释放活性介质,进而攻击遍布全身的血管床,引起血管张力的下降及血浆渗漏,导致血压急剧下降或休克,称为过敏性休克,属于最严重的Ⅰ型超敏反应性疾病。致敏患者通常在接触过敏原后数分钟即出现症状,若抢救不及时可致死亡。药物过敏性休克以青霉素引发者最为常见。青霉素分子量较小,通常无免疫原性,但其降解产物青霉噻唑醛酸或青霉烯酸与组织蛋白结合则具有免疫原性,可刺激机体产生特异性 IgE 抗体,使机体致敏,再次接触青霉素即可能发生过敏性休克。

2. 支气管哮喘　支气管哮喘简称哮喘,是一种发生在肺组织中的变态反应。在变应原诱导下,呼吸道黏膜下肥大细胞活化,可在数秒内引起支气管收缩、血管通透性增加、黏液分泌增多、呼吸困难,严重时危及生命。过敏性哮喘初始阶段是典型的速发型超敏反应,但随后的慢性炎症似乎与变应原存在与否无关。目前研究认为,Th2 细胞介导的慢性炎症反应是过敏性哮喘持续发作的重要病理特征。另外,临床上约 30% 的哮喘是由非变应原因素(如药物、寒冷甚至运动)引发。这些非特应性哮喘患者的气道病理改变与上述过敏性哮喘相似,提示可能是通过某些替代途径(神经递质等)激活肥大细胞脱颗粒。

3. 变应性鼻炎　变应性鼻炎亦称枯草热,是由过敏体质者吸入变应原引发、IgE 介导的变态反应。机制:变应原(如花粉等)释放的可溶性蛋白弥散至鼻腔黏膜下,激活黏膜肥大细胞,使之释放组胺等介质,引起鼻腔痒、打喷嚏、流鼻涕、鼻塞等症状。类似反应若出现于眼结膜,即为变态反应性结膜炎。变态反应性鼻炎和眼结膜炎多由环境抗原(如花粉等)引发,与季节有关,由动物皮毛、室内尘螨等引发时则无季节性。

4. 食物过敏反应　食物变应原可引发全身性变态反应和胃肠道反应,包括两型:①特异质体质,患者对特殊食物产生异常反应,其表现类似于过敏反应,但确切病因尚不清楚;②食物不良耐受,主要因缺少某种代谢食物的酶所致(非免疫应答),如缺乏分解乳糖的酶,导致人体对牛奶不耐受。

变应原食物的重要特征是可抵抗胃蛋白酶消化,从而以完整变应原形式进入小肠。溃疡、胃酸反流患者服用抗酸剂可能影响潜在变应原消化,导致食物过敏发生。IgE 介导的食物过敏表现各异:黏膜肥大细胞活化可致腹泻、呕吐等胃肠道局部症状;变应原进入血液可致荨麻疹或过敏性休克。

5. 皮肤过敏反应性疾病

(1)荨麻疹　荨麻疹是指变应原经血液到达皮肤,引起全身皮肤出现较大的红、肿、痒的风团。急性荨麻疹通常为 IgE 介导的抗变应原反应,慢性荨麻疹病因尚不清楚。1/3～1/2 的慢性荨麻疹是由抗 FcεR Ⅰ 的 α 链抗体和抗 IgE 抗体引发,这些自身抗体刺激肥大细胞脱颗粒导致荨麻疹。

(2)特应性皮炎　特应性皮炎亦称过敏性湿疹,通常是由变应原引起的皮肤迟发相超敏反应。在迟发相反应中,Th2 细胞和肥大细胞分泌 TNF、IL-4 等细胞因子,作用于内皮细胞,引起炎症反应。高水平分泌的 IL-4、IL-13 可抑制角质细胞产生抗菌肽,从而增强皮肤对变应原的敏感性及微生物的易感性。

(六)Ⅰ型超敏反应的免疫学防治原则

Ⅰ型超敏反应的防治:一方面尽可能确定过敏原,使过敏者避免与之接触;另一方面针对Ⅰ型超敏反应发生、发展过程,通过切断或干扰其中某些环节而达到防治目的。目前临床上通常采用的防治策略如下。

1. 检测过敏原　对于特应性机体来说,变应原致敏是其发生超敏反应性疾病的基本要素,因此在致敏前或致敏后避免变应原接触对于初发和继发超敏反应性疾病的预防是有益的。临床检测过敏原最常用方法是直接皮肤试验,也可用放射变应原吸附试验检测患者血清特异性 IgE。食品和药物等过敏原较易确定,也容易避免再次接触。花粉、尘螨等过敏原虽能被检出,但难以避免再次接触,可通过脱敏疗法进行防治。

2. 变应原特异性免疫治疗　变应原特异性治疗(allergen-specific immunotherapy, ASIT)是将变应原接种于机体,主动诱导机体特异性免疫耐受或对免疫应答进行负调节,达到减敏目的的一种治疗变应性疾病的方式。目前,人们已成功研制出花粉、尘螨、豚草、蛰虫毒液等特异性变应原,在变应性鼻炎、昆虫叮咬、哮喘等超敏反应性疾病中取得了较好疗效。

ASIT 的变应原制剂包括重组变应原、类变应原和肽。重组变应原是利用已知变应原分子的免疫学和生物学特性生产制备的纯变应原。重组野生型变应原是模拟天然变应原的性质制备的。重组变应原可减少超敏反应性,增强免疫原性,或两者兼有之。用戊二醛或甲醛处理变应原可使其变性后成为类变应原,理论上可减少 IgE 抗体结合的表位,保留 T 细胞表位。类变应原可诱导免疫调节,促使分泌 IL-4 的变应原特异性 Th2 细胞转化为 Th1 细胞,并减少 IgE 的产生。肽治疗主要使用的是人工合成的相当于已知变应原 T 细胞表位的肽片段,以减少变应原性、降低肥大细胞表面变应原特异性 IgE 交联能力并诱导免疫耐受,达到治疗Ⅰ型超敏反应性疾病的目的。

ASIT 发挥疗效的机制如下。

(1)促进 IgG4 的同种型转换并降低 IgE/IgG4 比例　IgG4 不能激活补体,可低亲和力结合 IgG Fc 受体(FcγR)Ⅱ和Ⅲ,但不能形成免疫复合物,IgG4 水平升高意味着免疫耐受机制被激活,随之过敏症状缓解。ASIT 反应早期,通过改变 IgE 抗体依赖性免疫反应起作用,通过促进免疫细胞产生 IL-4 和 IL-13,诱导 IgG4 类型转换,IgG4 可与 IgE 竞争性结合变应原,从而减少 IgE 同 FcεR Ⅰ 或 FcεR Ⅱ 形成复合物,影响 IgE 与肥大细胞、嗜碱性粒细胞及其他 IgE 受体表达细胞的结合而介导的脱颗粒和抗原提呈作用。此外,IgG4

通过与FcγRⅡα和FcγRⅡβ结合,可抑制嗜碱性粒细胞活化,并减少产生特异性IgE的记忆B细胞数目。

(2)诱导调节性T细胞产生　ASIT可诱导变应原特异性调节性T细胞分化,后者产生的IL-10可通过含SH2结构域的蛋白酪氨酸磷酸酶-1(Src homology region 2 domain-containing phosphatese-1,SHP-1)抑制T细胞的CD2和CD28表达,从而抑制T细胞活化。此外,IL-10可抑制单核细胞和巨噬细胞的活化,并抑制树突状细胞表面的共刺激分子表达,下调MHCⅡ类分子水平。

(3)负调节免疫细胞趋化和功能　ASIT可有效提高肥大细胞和嗜碱性粒细胞活化的阈值,从而抑制IgE介导的脱颗粒及组胺释放;ASIT诱生的调节性T细胞表面OX40与肥大细胞表面OX40L相互作用,可直接抑制FcεRⅠ依赖的肥大细胞脱颗粒,显著缓解过敏症状;ASIT还可以抑制变应原激活的嗜酸性粒细胞和$CD4^{+}$T细胞浸润靶组织,并降低循环嗜碱性粒细胞活性和数目;ASIT极早期脱敏治疗可引起严重超敏反应阈值下降,肥大细胞和嗜碱性粒细胞中的炎症介质可因多次释放而被耗竭,无法在极短时间内引起全身性超敏反应,从而发挥保护作用。

由于ASIT可能引发严重副作用,故其临床应用受到一定限制。为增强ASIT疗效并减少变态反应,近年来研究取得了如下进展。①研制新型变应原,如T细胞反应肽、低变应原性重组变应原、化学修饰的变应原等,并联合用单磷酰基脂质A等免疫调节剂或纳米化变应原以替代传统的免疫佐剂,已获得较好疗效。②采用口服变应原诱导耐受,该免疫途径所用变应原的量较大,但副作用小,适用于儿童。

3.佐剂和疫苗治疗　细菌等原核生物DNA含CpG基序(由胞嘧啶和磷酸化鸟嘌呤组成),可刺激机体产生较强Th1细胞应答。应用数个CpG基序充当佐剂与变应原共同免疫机体,可改变免疫应答格局,使Th2型应答转向Th1型应答,从而抑制由IgE介导的Ⅰ型超敏反应。亦可借助此原理设计DNA疫苗,在其中加入CpG基序,用于免疫机体,可成功诱导Th1型应答,并可控制已存在的IgE抗体应答。

4.变应原非特异性治疗

(1)人源化抗IgE单克隆抗体　针对IgE分子的FcεRⅠ结合部位构建人源IgE抗体,使之与细胞表面FcεRⅠ竞争结合循环中IgE,可降低肥大细胞或嗜碱性粒细胞对IgE的敏感性,并能下调B细胞合成IgE,防止变态反应发生。奥马珠单克隆抗体是一种重组的与IgE的Fc部分结合的人源化单克隆抗体,对中度至重度哮喘和变应性鼻炎的治疗有效,也可用于其他IgE相关的疾病治疗,如特应性皮炎、花生过敏、乳胶致敏、慢性荨麻疹及变应性支气管肺曲菌病。

(2)细胞因子或其拮抗剂　①IFN-γ:IFN-γ可抑制Th2细胞分泌IL-4,下调IgE合成;促进Ig类型转换,通过合成IgG2a而间接抑制IgE产生。②IL-4拮抗剂(IL-4突变体、抗IL-4抗体和重组可溶性IL-4受体等):IL-4拮抗剂可阻断IL-4的生物学活性,减少IgE产生。③CCR3拮抗剂:CCR3拮抗剂通过阻断嗜酸性粒细胞表面CCR3与相应趋化因子结合,抑制嗜酸性粒细胞趋化至炎症局部。④抗IL-5抗体:抗IL-5抗体可阻断炎症细胞IL-9、IL-13、IL-17、IL-25和IL-33的单克隆抗体,也已进入临床前期试验。

5. 药物治疗

(1)阻止生物活性介质释放　①色甘酸二钠、肾上腺糖皮质激素可稳定肥大细胞胞膜,阻止肥大细胞脱颗粒和生物活性介质的释放。②儿茶酚胺类药物和前列腺素、甲基黄嘌呤、氨茶碱等,可通过不同环节提高细胞内 cAMP 浓度,从而抑制组胺等活性介质释放。

(2)生物活性介质拮抗药　①竞争靶细胞受体的药物,如抗组胺药,可通过与组胺竞争靶细胞表面组胺受体而发挥抗组胺作用。②生物活性介质拮抗药,如乙酰水杨酸,为缓激肽拮抗药,苯噻啶可拮抗组胺和5-羟色胺,多根皮苷酊磷酸盐可拮抗白三烯。

(3)改变效应器官反应性　肾上腺素、麻黄素等可解除支气管平滑肌痉挛,并能减少腺体分泌;葡萄糖酸钙、氯化钙、维生素 C 等可解痉,还能降低毛细血管通透性并减轻皮肤与黏膜炎症反应。

二、Ⅱ型超敏反应

Ⅱ型超敏反应又称为溶细胞型或细胞毒型超敏反应。此型超敏反应是 IgG 或 IgM 类抗体与存在于组织细胞表面的抗原结合,激活补体或在巨噬细胞和 FcR^{+}NK 细胞的参与下溶解或杀伤细胞,造成以组织或细胞损伤为特征的超敏反应。

(一)发病机制

1. 参与Ⅱ型超敏反应致病的抗原、抗体和主要细胞

(1)诱发Ⅱ型超敏反应的抗原

1)同种异体抗原:除了同卵双胎外,同种动物不同个体之间均有不同的抗原性,此系遗传基因所决定。①ABO 血型抗原:ABO 血型抗原是引起血型不相符输血反应的关键成分。②Rh 抗原:Rh 抗原在 Rh 阴性妇女再次妊娠时可引起 Rh 阳性胎儿的溶血反应。

2)改变的自身细胞成分:感染和多种理化因素(辐射、热、化学制剂等)可能引起自身组织细胞抗原成分发生改变,从而被免疫系统识别为“异己”,导致自身抗体产生,引起自身组织细胞溶解。

3)吸附于组织细胞表面的外来抗原或半抗原:药物多为半抗原,其中有些能够吸附在血细胞表面构成完全抗原,获得免疫原性,从而刺激机体引发Ⅱ型超敏反应。

(2)抗体　参与Ⅱ型超敏反应的抗体主要是 IgG(IgG1、IgG2 或 IgG3)和 IgM,少数为 IgA。这些抗体的来源包括天然血型抗体(IgM)、免疫性抗体、被动转移性抗体(如误输入血型不符的血液)、自身抗体等,抗体与靶细胞膜表面抗原或半抗原特异性结合后激活补体,从而导致靶细胞溶解破坏,或发挥调理吞噬和抗体依赖性细胞介导的细胞毒作用(antibody dependent cell mediated cytotoxicity,ADCC)。

(3)效应细胞　单核巨噬细胞、中性粒细胞和 NK 细胞是Ⅱ型超敏反应中的效应细胞。这些细胞表面具有 FcγR,可通过调理吞噬、释放细胞外酶和 ADCC 等溶解破坏靶细胞。

2. 组织损伤机制　Ⅱ型超敏反应的发生是由体内存在的天然抗体或上述抗原刺激机体产生的抗体,与带有相应抗原或半抗原的细胞发生特异性结合,通过下列 3 条途径

造成细胞损伤。①补体激活介导的细胞溶解作用：IgG 或 IgM 与靶细胞表面相应抗原结合后，均可激活补体的经典途径，导致带有抗原或半抗原的靶细胞（多为血细胞）发生不可逆性破坏或溶解。②ADCC：凡具有 FcγR 的杀伤细胞均可通过这一途径杀伤已与 IgG 结合的细胞性抗原，从而使靶细胞溶解破坏。参与此作用的效应细胞主要是 NK 细胞，还有巨噬细胞及中性粒细胞。③调理吞噬作用：靶细胞表面的抗原与相应的抗体形成的复合物通过抗体的 Fc 段与吞噬细胞上的 FcR 结合，或激活补体产生 C3b，形成抗原、抗体和 C3b 复合物，并与吞噬细胞上的 C3b 受体结合，促进吞噬细胞的吞噬作用，从而使靶细胞溶解破坏（图 8-3）。

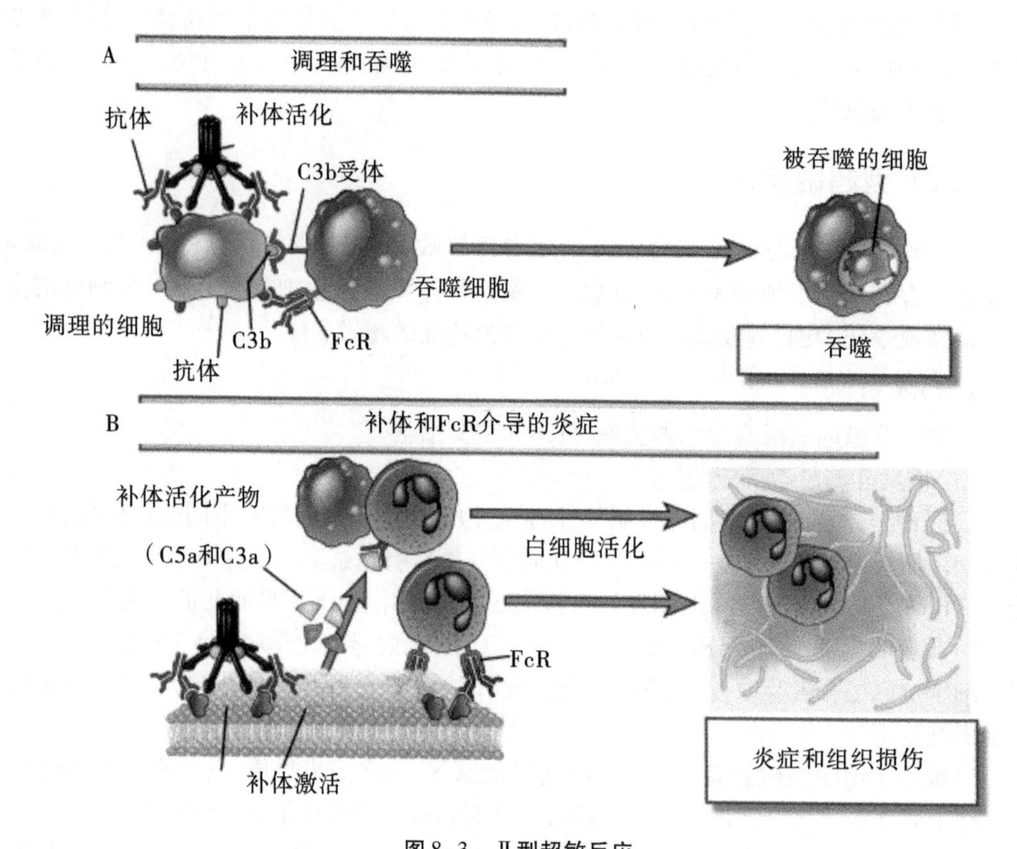

图 8-3　Ⅱ型超敏反应

参考 *Cellular and Molecular Immunology*（*8th edition*）图 19-2

（二）常见的Ⅱ型超敏反应性疾病

1. 输血反应　输血反应多发生于 ABO 血型不符的输血。受体含有对供体红细胞的天然抗体（常为 IgM），抗体与输入的红细胞结合，并通过激活补体等机制使红细胞溶解破坏。另外，母亲、胎儿之间也可出现 ABO 血型不符的情况，但所致新生儿溶血病并不常见，即使发生亦较轻，其原因：①母体天然血型抗体为 IgM 型，不能通过胎盘进入胎儿体内；②ABO 血型抗原除表达于红细胞表面，也可表达于其他组织细胞，且血清中存在游离血型抗原，进入胎儿体内的血型抗体首先与游离血型抗原结合，从而减少对胎儿红细胞的影响。

2. 新生儿溶血病　新生儿溶血病多见于母亲为 Rh^- 而胎儿为 Rh^+ 的情况，第一胎分娩过程中，胎儿 Rh^+ 红细胞可进入母体并刺激母体产生抗 Rh 抗体。若母体第二次妊娠而胎儿仍为 Rh^+，则母体内 IgG 类抗 Rh 抗体可通过胎盘进入胎儿体内，与胎儿 Rh^+ 红细胞结合，激活补体，导致胎儿红细胞溶解（图 8-4）。为了预防 Rh 抗原所致新生儿溶血症，可于初产后 72 h 内给母体注射抗 Rh 抗体，以免胎儿 Rh 抗原使母体致敏。

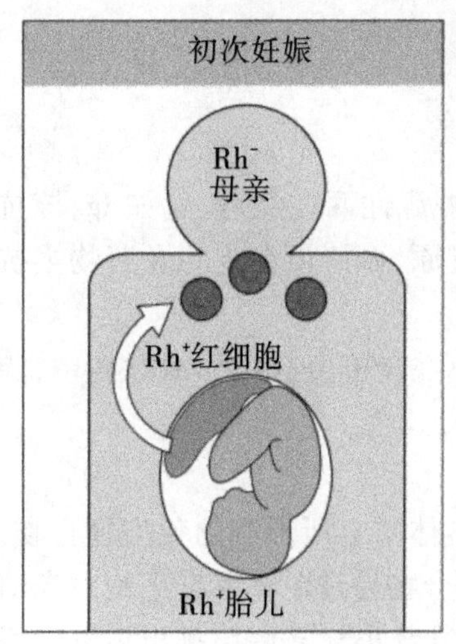

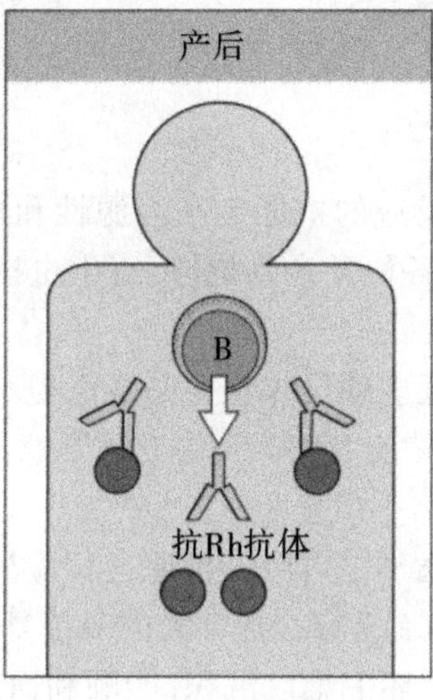

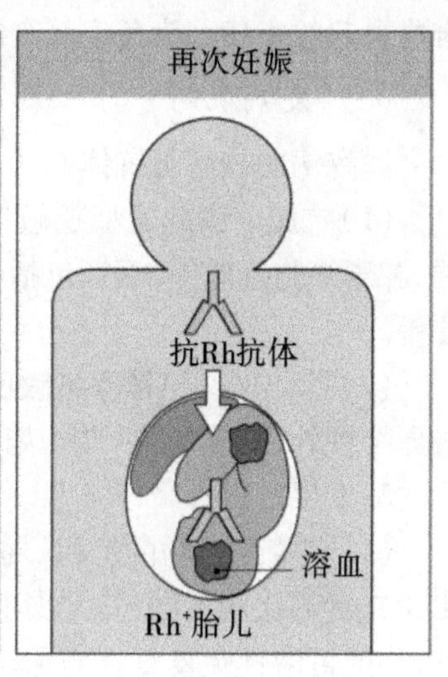

图 8-4　新生儿溶血病发生机制

参考 *Cellular and Molecular Immunology*（*8th edition*）图 24-7

3. 自身免疫性溶血性贫血　病毒、支原体感染或长期服用甲基多巴类药物等因素，能使红细胞表面抗原成分发生改变（构成新的抗原决定簇或暴露隐蔽抗原决定簇），由此刺激机体产生抗自身红细胞抗体，并诱发溶血性贫血。

4. 链球菌感染后肾小球肾炎　链球菌感染可改变肾小球基底膜抗原结构，刺激机体产生抗肾小球基底膜抗体。后者与肾小球基底膜结合可激活补体，产生具有趋化作用的活性片段，吸引白细胞聚集，释放溶酶体酶，导致肾小球基底膜损伤。

5. 肾小球肾炎　乙型溶血性链球菌（A 族 12 型）与肾小球基底膜含共同抗原成分，抗链球菌抗体可与肾小球基底膜发生交叉反应，激活补体，导致组织损伤。

6. 肾-肺综合征　肾-肺综合征的病因尚未确定，可能因病毒（如 A2 型流感病毒）感染或吸入有机溶剂造成肺损害而引起。肺组织（尤其是肺泡壁毛细血管基膜）和肾小球基底膜具有共同抗原，肺损伤导致肺组织免疫原性改变，所诱生的自身抗体可损伤肺和肾小球基底膜。

7. 抗体刺激型超敏反应　甲状腺功能亢进患者血清含有促甲状腺素受体的自身免疫性 IgG 抗体，称为长效甲状腺刺激素（long-acting thyroid stimulator，LATS）。它可与甲状腺细胞表面的促甲状腺素受体结合，刺激甲状腺素分泌。LATS 半衰期远比促甲状腺素长，可促使甲状腺细胞分泌过多甲状腺素，引起甲状腺功能亢进。

三、Ⅲ型超敏反应

Ⅲ型超敏反应亦称免疫复合物型或血管炎型超敏反应。其主要特点是游离抗原与相应抗体结合，形成中等大小可溶性免疫复合物，并大量沉积于全身或局部毛细血管基底膜，通过激活补体，在嗜碱性粒细胞、血小板和中性粒细胞参与下，引起以充血、水肿、局部坏死和中性粒细胞浸润为特征的血管及其周围组织的炎症性反应。由循环免疫复合物引起的疾病称为免疫复合物病。

（一）发病机制

1. 致病的抗原与抗体

（1）抗原　引起Ⅲ型超敏反应的抗原包括内源性和外源性两大类，前者如 Ig、核抗原、肿瘤细胞抗原等，后者包括各种微生物抗原、寄生虫抗原、血清蛋白抗原及药物半抗原等。

（2）抗体　参与Ⅲ型超敏反应的抗体主要是 IgG 类。在免疫复合物形成过程中，除抗原特性外，抗体的质与量（如浓度、亲和力）也有重要意义。

2. 发生过程

（1）免疫复合物的沉积　循环中可溶性抗原与相应抗体结合所形成的免疫复合物，由于二者的比例不同，其大小也有差异。通常大的免疫复合物易被单核巨噬细胞吞噬清除，小的可溶性免疫复合物在循环中难以沉积，能顺利通过肾小球基底膜排出体外。而中等大小的可溶性免疫复合物不易被单核巨噬细胞吞噬清除，随血流进入肾小球毛细血管后，也不能通过肾小球基底膜随尿液排出，因而可长期存在于血循环中，有可能沉积于血管基底膜上，造成组织损伤。一般而言，只有当抗原量略多于抗体量，中等大小的可溶性免疫复合物（分子量约 1 000 kD）在循环中形成并持续存在时，才有可能引起Ⅲ型超敏反应。目前，人们认为可溶性抗原在体内不断产生或出现，同时机体吞噬细胞功能低下或补体成分缺陷，可能是中等大小可溶性复合物在循环中持续存在的原因。

免疫复合物易沉积于如下部位：血流缓慢的血管分叉处；血流量大而易产生涡流处；血流静水压力较高处；毛细血管通透性增加处：血管内皮细胞表达特定受体（C3bR 或 FcγR）的部位。此外，若 FcγR 表达异常，吞噬细胞清除免疫复合物的功能下降，也可促进免疫复合物沉积。

（2）免疫复合物致病机制　免疫复合物并非是引起组织损伤的直接原因，但它是引起组织损伤的始动因素，其致病机制：中等大小的免疫复合物在局部沉积后通过激活补体系统，在周围组织细胞表面形成攻膜复合物（C5b6789），造成局部组织细胞损伤；产生过敏毒素（C3a 和 C5a），激发嗜碱性粒细胞和肥大细胞脱颗粒和释放组胺等炎性介质，使血管通透性增强，引起局部水肿；同时吸引中性粒细胞聚集在免疫复合物沉积部位，形成细胞浸润。局部聚集的中性粒细胞在吞噬沉积的免疫复合物过程中，可将溶酶体酶、蛋白水解酶、胶原酶、弹性纤维酶和碱性蛋白等物质释放于细胞外，其结果虽然可使局部沉积的免疫复合物溶解破坏，但同时也造成血管基底膜和周围组织损伤。免疫复合物中 IgG Fc 段与肥大细胞、嗜碱性粒细胞和血小板表面 FcγRⅢ结合，使之活化并释放产生

5-羟色胺等血管活性胺类物质，引起血管通透性增强，造成局部水肿。同时，也可使血小板聚集和破坏，并激活凝血机制，形成血栓，导致局部组织缺血和出血，加重局部组织损伤（图 8-5）。

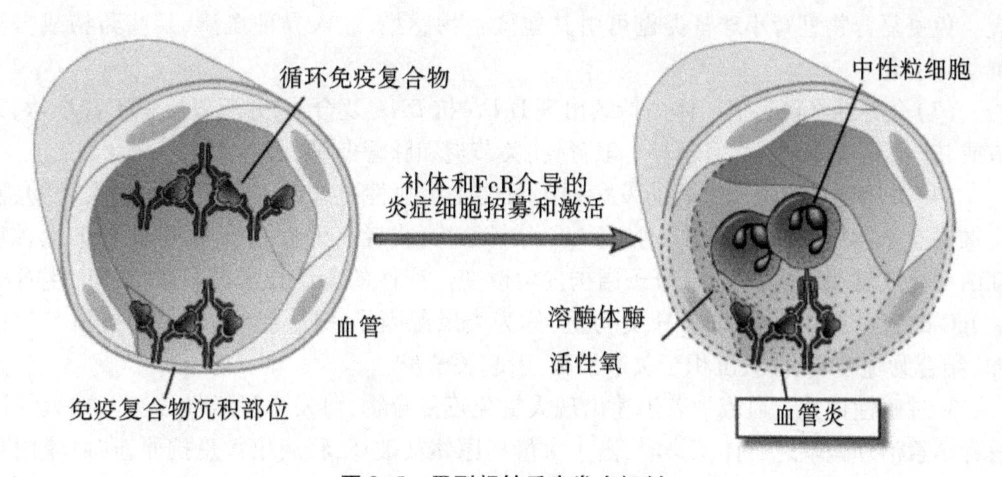

图 8-5　Ⅲ型超敏反应发生机制

参考 *Cellular and Molecular Immunology*（*8th edition*）图 19-1

（二）常见的免疫复合物病

1. 局部免疫复合物病

（1）实验性局部过敏反应（阿蒂斯反应）　给家兔皮下多次注射马血清，注射局部可出现红肿、出血和坏死等剧烈炎症反应，此现象即阿蒂斯反应（Arthus reaction）。其原理是多次皮下注射异种蛋白刺激机体产生 IgG 类抗体，循环 IgG 类抗体快速与注射的抗原结合而形成免疫复合物，随血循环沉积在注射部位的小血管基底膜，引起局部皮肤血管炎，形成血栓，导致组织坏死。

（2）类阿蒂斯反应　胰岛素依赖型糖尿病患者反复注射胰岛素，体内可产生抗胰岛素抗体，从而在局部出现类似阿蒂斯反应的临床表现；农民或其他劳动群众在作业环境中反复多次吸入植物性蛋白质或真菌孢子，诱导机体产生 IgG 类抗体，所形成的免疫复合物沉积于肺泡壁，可引起变态反应性肺泡炎或间质性肺泡炎，亦称“农民肺”。

2. 全身性免疫复合物病

（1）血清病　当人体大量注射了不易分解代谢的异源性抗原后即可出现血清病，该名称来源于使用治疗性马血清后发生的全身Ⅲ型超敏反应。在抗生素出现之前，利用马制备的抗血清常常用于治疗肺炎链球菌性肺炎，马血清中特异性抗肺炎链球菌抗体可帮助患者清除感染。血清病常发生于注射马血清后 7 ~ 10 d，即初次免疫应答产生少量 IgG 类抗体所需时间，患者出现寒战、发热、皮疹、关节肿胀等症状，此时循环中还残留大量尚未代谢的异种血清，导致可溶性免疫复合物形成并随血流运行至全身各处，沉积于组织而引起损伤。

免疫复合物形成有利于抗原清除，故血清病通常可自愈。该病可见于下列情况：①抗蛇毒治疗；②大量使用磺胺及青霉素等药物，可能引起类似的血清病样反应；③大量抗 TNF 抗体治疗类风湿关节炎也偶发血清病样反应，其发病机制与血清病相似。

（2）链球菌感染后引起的肾小球肾炎（免疫复合物型肾炎） 此病一般发生于某些 A 型溶血性链球菌（主要为 4、12、25、49 型）感染后 2～3 周，80% 以上肾炎属于Ⅲ型超敏反应。免疫复合物型肾小球肾炎也可由其他微生物感染、注入异种血清、某些药物或自身抗原等引起。

（3）全身性红斑狼疮 体内持续出现 DNA-抗 DNA 复合物，并反复沉积于肾小球、关节或其他部位血管内壁，引起肾小球肾炎、关节炎和脉管炎等。

（4）类风湿关节炎 本病的发病原因可能是溶血性链球菌或其他细菌代谢产物、慢病毒或支原体持续性感染，改变自身 IgG 分子结构；或者在感染过程中，中性粒细胞吞噬细菌后释放溶酶体酶，使 IgG 分子结构发生改变。变性的 IgG 分子可刺激机体产生各类抗 IgG 的自身抗体，其中以 IgM 类为主，称为类风湿因子。反复产生的自身抗体与变性 IgG 结合为免疫复合物，沉积于关节滑膜，引起关节炎。

3. 过敏性休克 血流中若迅速出现大量免疫复合物，可发生过敏性休克。如大量注射青霉素治疗钩端螺旋体感染时，由于大量病原体被破坏，释放出大量抗原，在血流内与相应抗体结合形成免疫复合物，激活补体，产生大量过敏毒素，从而引起过敏性休克。

四、Ⅳ型超敏反应

Ⅳ超敏反应又称为迟发型超敏反应，是由致敏的 T 细胞再次接触相同抗原引起的以单个核细胞（单核细胞、淋巴细胞）浸润和细胞变性坏死为主的炎性反应。该反应发生较迟缓，一般在接触抗原 18～24 h 后出现，48～72 h 达高峰。经典的Ⅳ型超敏反应属于细胞免疫应答，细胞免疫缺陷者不发生Ⅳ型超敏反应。此型超敏反应通常无明显的个体差异。

Ⅳ型超敏反应的发生机制与细胞免疫应答的机制完全相同，只是前者在免疫应答过程中给机体带来明显或严重损伤，而后者产生对机体有利的结果。事实上，两者往往交织在一起，难以截然分开。一般适当的细胞免疫反应既能局限、杀死并排除微生物等抗原物质，又不造成严重的组织损伤，若反应强烈超过正常，则造成组织损伤，成为超敏反应性疾病。

（一）发病机制

1. 参与Ⅳ型超敏反应的主要成分和细胞 引起Ⅳ型超敏反应的抗原包括病毒、细胞内寄生菌（如结核分枝杆菌、麻风杆菌）、寄生虫、真菌、细胞抗原（如肿瘤细胞、移植细胞）、某些小分子化学物质等。抗原刺激使 T 细胞活化、增殖，产生特异性淋巴细胞，机体形成致敏状态。

Ⅳ型超敏反应是 T 细胞介导的组织损伤。参与Ⅳ型超敏反应的 T 细胞主要有 $CD4^+$Th细胞和 $CD8^+$细胞毒性 T 细胞（cytotoxic T lymphocyte，CTL）。除 T 细胞起主导作用外，活化的巨噬细胞及中性粒细胞也参与介导Ⅳ型超敏反应中组织的免疫损伤。

2. 组织损伤机制

（1）$CD4^+$Th1 细胞介导的炎性反应 当致敏 Th1 细胞再次与抗原提呈细胞表面相应

抗原接触时，大量分裂增殖，同时合成并分泌多种细胞因子，可通过如下机制介导炎症损伤：①分泌 TNF-α 和淋巴毒素，导致局部组织坏死或凋亡。②分泌 IL-3 和 GM-CSF，促进骨髓产生更多的单核细胞。③TNF-α 诱导血管内皮细胞表达黏附分子，促进巨噬细胞黏附于血管内皮，继而穿越血管壁。④分泌趋化因子（如单核细胞趋化蛋白-1），趋化巨噬细胞，使之集聚至炎症区，在局部形成以单核细胞为主的浸润，导致局部血小管栓塞、血管变性坏死。⑤TNF-α、IFN-γ 直接激活巨噬细胞。⑥通过 FasL/Fas 途径清除慢性感染的巨噬细胞（此类巨噬细胞丧失活化能力，并成为细胞内病原体的庇护所）等。

（2）巨噬细胞介导的炎症反应　激活的巨噬细胞是参与迟发型超敏反应的重要效应细胞，其机制：①杀伤病原体；②高表达 B7 和 MHC Ⅱ类分子，具有较强的抗原提呈能力；③分泌 IL-12，促进 Th0 细胞向 Th1 细胞分化；④吞噬、清除抗原，并释放溶酶体酶而引起旁邻组织变性坏死。

（3）CTL 特异性识别靶细胞表面抗原　CTL 通过分泌穿孔素、颗粒酶等细胞毒性物质及迅速表达 FasL，使靶细胞溶解破坏或发生凋亡。

另外，若抗原持续存在，可致巨噬细胞呈慢性活化状态，局部组织出现纤维化和肉芽肿。

（二）常见的Ⅳ型超敏反应性疾病

1. 变应性接触性皮炎　变应性接触性皮炎（allergic contact dermatitis，ACD）是由致敏抗原长期与皮肤接触所致的迟发型超敏反应，亦称接触型超敏反应。致敏抗原通常为小分子半抗原，包括药物、油漆、染料、青霉素、磺胺药、某些农药和塑料等化学物质。这些小分子半抗原能与表皮细胞内的胶原蛋白和角质蛋白等结合形成完全抗原，并使 T 细胞致敏。皮肤树突状细胞（包括表皮朗格汉斯细胞和真皮中树突状细胞）摄取“半抗原-载体”复合物，迁移至局部淋巴结，激活 T 细胞（图 8-6）。活化的 Th1 细胞和 $CD8^+$CTL 等聚集至接触部位，杀伤结合有“半抗原”的靶细胞，并释放炎性细胞因子，介导皮肤炎症损伤。

近年研究发现丝聚蛋白缺失与接触性皮炎直接相关，丝聚蛋白结合于表皮细胞角质纤维上，构成皮肤表面的物理屏障，阻止外界变应原侵入。该基因突变可致皮肤屏障缺陷，易丢失水分，导致皮肤干燥，小分子化学物质易渗入皮肤，从而易感 ACD。

研究还发现化学致敏原可引发皮肤应激反应和固有免疫应答。Ni^{2+} 可直接结合 TLR4，三硝基氯苯和其他小分子化学物质可直接降解皮肤的透明质酸，均可通过 TLR2/TLR4 途径等激活角质细胞和皮肤树突状细胞，释放炎性细胞因子（TNF-α、IL-1β 和 IL-18）及趋化因子，启动炎症反应和适应性免疫应答。

Th17 细胞可分泌 IL-17，从而募集中性粒细胞参与炎症损伤。

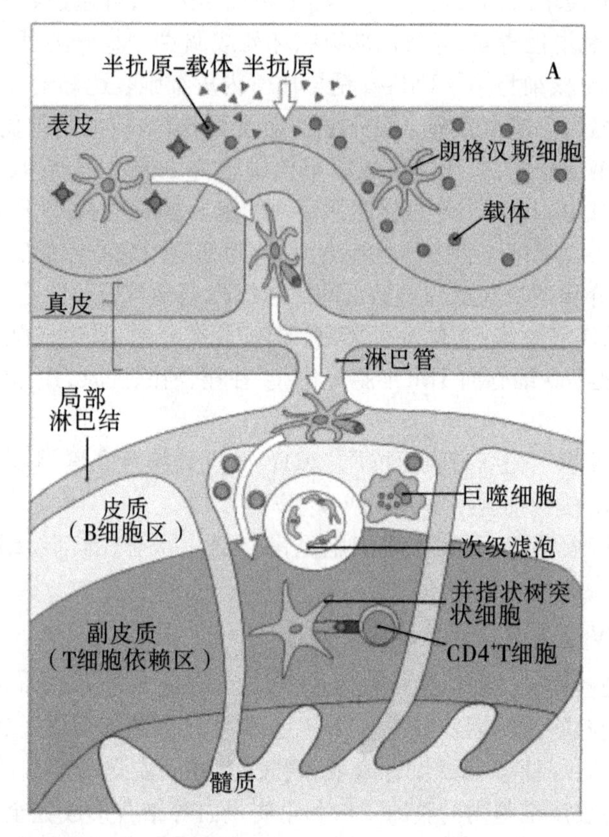

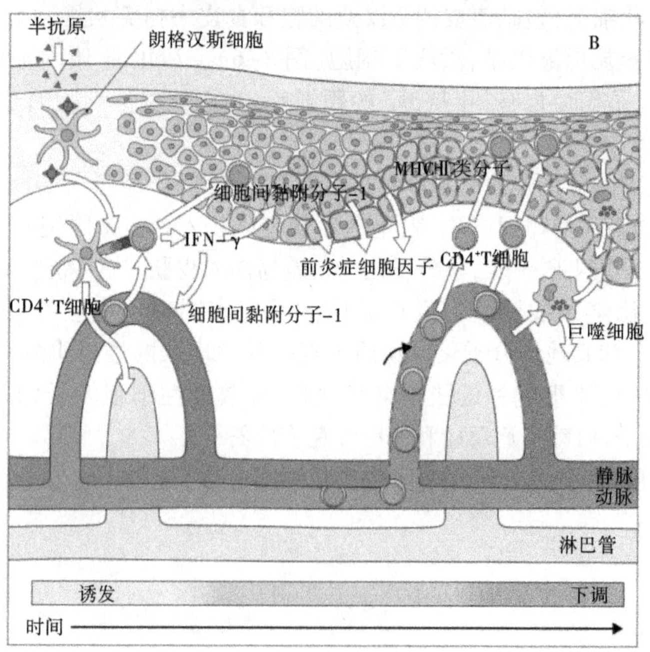

图 8-6　接触性Ⅳ型超敏反应性疾病致敏阶段（A）和诱发阶段（B）

参考 *Cellular and Molecular Immunology*（*8th edition*）图 26-4 和图 26-5

2. 结核菌素型超敏反应　将结核菌素经皮内注入致敏机体,12～18 h 肉眼可见局部硬结,48 h 达高峰,之后逐渐消退。结核菌素反应是迟发型超敏反应的典型局部表现。硬结形成机制:致敏的 Th1 细胞再次遭遇结核菌素刺激而被激活,产生 IFN-γ 而激活巨噬细胞,巨噬细胞分泌 TNF-α 和 IL-1,T 细胞和巨噬细胞分泌的这些前炎症因子和趋化因子促进血管内皮细胞表达黏附分子——E-选择素、细胞间黏附分子-1 和血管细胞黏附分子-1,从而招募白细胞到达反应部位,导致炎症反应和组织损伤(图 8-7)。另外,Th17 细胞和 $CD8^+$CTL 通过分泌 IL-17 和 IFN-γ 等,也参与结核菌素反应。结核菌素反应阳性提示受试者曾感染过结核分枝杆菌(或接种过卡介苗),从而对结核分枝杆菌具有细胞免疫力,反应阴性则提示受试者此前未感染过结核分枝杆菌(或未接种过卡介苗)或 T 细胞功能缺陷。

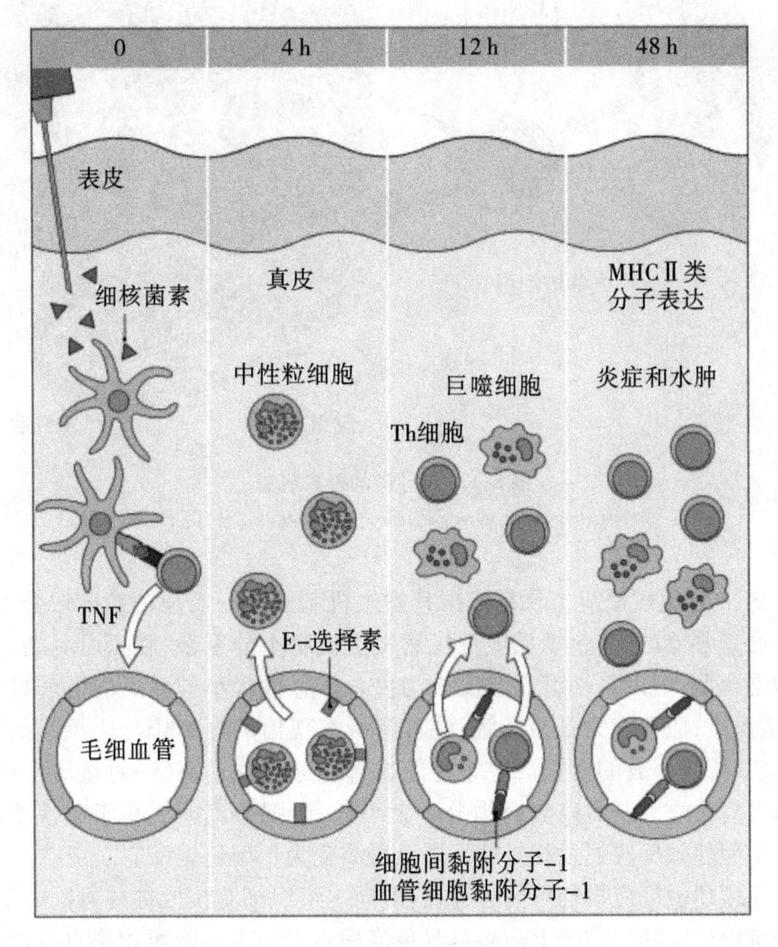

图 8-7　结核菌素型超敏反应

参考 *Cellular and Molecular Immunology*(*8th edition*)图 26-9

3. 肉芽肿型超敏反应　此型是临床上最为重要的超敏反应,引起多种病理作用,涉及 T 细胞介导的免疫反应。若细胞内寄生菌在体内长期存留,可持续刺激 Th1 细胞和巨噬细胞活化并释放大量细胞因子。此时活化的巨噬细胞并不能杀伤摄入的病原微生物，而是在 TNF-α 作用下分化为上皮样细胞和多核巨细胞。以这两类细胞为核心，淋巴细胞、巨噬细胞和胶原纤维包绕于周围，形成临床所见肉芽肿（图 8-8）。肉芽肿型超敏反应常见于结核分枝杆菌感染和麻风分枝杆菌感染。

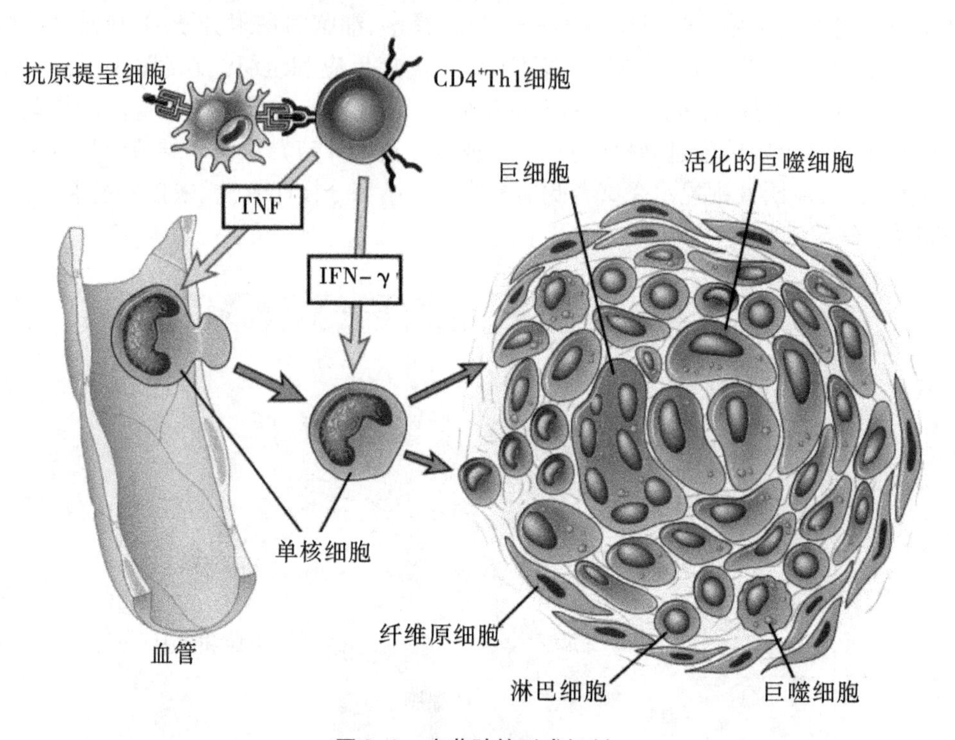

图 8-8　肉芽肿的形成机制

参考 *Cellular and Molecular Immunology*（*8th edition*）图 19-8

综上所述，4 型超敏反应主要是依据其发生机制及参与反应的效应成分不同而划分（表 8-2）。必须强调的是，超敏反应性疾病发生机制十分复杂，临床所见的超敏反应性疾病往往为混合型，但以某一型超敏反应为主。如急性肾小球肾炎的发病机制涉及Ⅱ、Ⅲ、Ⅳ型超敏反应；血清病为Ⅲ型超敏反应，但所表现出的荨麻疹与Ⅰ型超敏反应有关。Ⅰ型超敏反应时，所释放的血管活性胺可使血管壁通透性增高，同时血清中抗体和抗原也可形成免疫复合物。若免疫复合物分子大小适宜，则有可能沉积于血管壁，引发Ⅲ型超敏反应。Ⅰ型超敏反应迟发相持续发展也可演变为Ⅳ型超敏反应。

Ⅱ型和Ⅳ型超敏反应损伤可同时存在，即同一组织细胞抗原往往可同时引起体液免疫应答和细胞免疫应答。临床上许多自身免疫病患者血清中既可检出自身抗体，又可针对相应细胞抗原产生迟发型超敏反应。在此情况下，若抗原、抗体结合成免疫复合物，也可引起Ⅱ型或Ⅲ型超敏反应。

此外，同一种抗原由于接触方式、剂量和机体反应性的差异，亦可引起各种不同类型的超敏反应，这在药物引起超敏反应时表现得尤为明显。如青霉素所致的超敏反应常以过敏性休克、荨麻疹、哮喘等Ⅰ型超敏反应为主；亦可引起局部阿蒂斯反应和关节炎等Ⅲ

型超敏反应；而长期大剂量静脉注射时还可发生Ⅱ型超敏反应引起的溶血性贫血；如反复多次局部涂抹，则可造成由Ⅳ型超敏反应引起的接触性皮炎。

表 8-2　超敏反应类型及机制

超敏反应类型	免疫病理机制	组织损伤机制
速发型（Ⅰ型）	IgE 抗体、Th2 细胞	肥大细胞、嗜碱性粒细胞、嗜酸性粒细胞和其释放的活性介质（血管活性胺、脂质介质、细胞因子
抗体介导型（Ⅱ型）	针对细胞表面抗原或细胞外基质抗原的 IgM、IgG 抗体	①调理吞噬；②补体和 FcR 介导的白细胞招募和活化（中性粒细胞、巨噬细胞）；③细胞功能异常，如激素受体信号、神经递质受体封闭
免疫复合物型（Ⅲ型）	循环抗原和 IgM 或 IgG 抗体形成的免疫复合物	补体和 FcR 介导的白细胞招募和活化
T 细胞介导型（Ⅳ型）	①$CD4^+$T 细胞（Th1 细胞和 Th17 细胞）；②$CD8^+$CTL	①细胞因子介导的炎症；②直接杀伤靶细胞，细胞因子介导的炎症

第二节　免疫耐受和自身免疫

免疫耐受是指机体免疫系统接触某种抗原后，针对该抗原产生的特异性无应答状态。在生理条件下，机体免疫系统接触外来抗原，淋巴细胞活化，产生免疫应答，以清除外来抗原，对机体组织细胞表达的自身抗原，免疫系统则表现为免疫耐受。免疫耐受具有抗原特异性，即只对特定的抗原不应答，对不引起耐受的抗原仍可产生免疫应答。

针对自身抗原的耐受也称为自身耐受，是正常免疫系统的一个基本特征。淋巴细胞在中枢淋巴器官发育过程中的基因重排是随机的，因此，不可避免地会产生对自身抗原具有亲和力的淋巴细胞。正常情况下，这些识别自身抗原的细胞可以通过多种机制被清除、失活。因此，机体免疫系统不会攻击自身正常组织，即自身耐受。自身耐受状态被打破，或者自身耐受形成发生异常，机体可以产生针对自身抗原的免疫反应——自身免疫，引起的疾病称为自身免疫病（autoimmune diseases，AID）。阐明自身耐受的机制对于我们理解 AID 的发病机制非常关键。

一、免疫耐受

（一）免疫耐受的特征

免疫耐受按其形成时期的不同，分为中枢耐受及外周耐受。中枢耐受是指在胚胎期及出生后 T 细胞与 B 细胞发育的过程中，遇自身抗原所形成的耐受；外周耐受是指成熟的 T 细胞及 B 细胞遇内源性或外源性抗原形成的耐受(图 8-9)。免疫耐受具有以下重要特征。

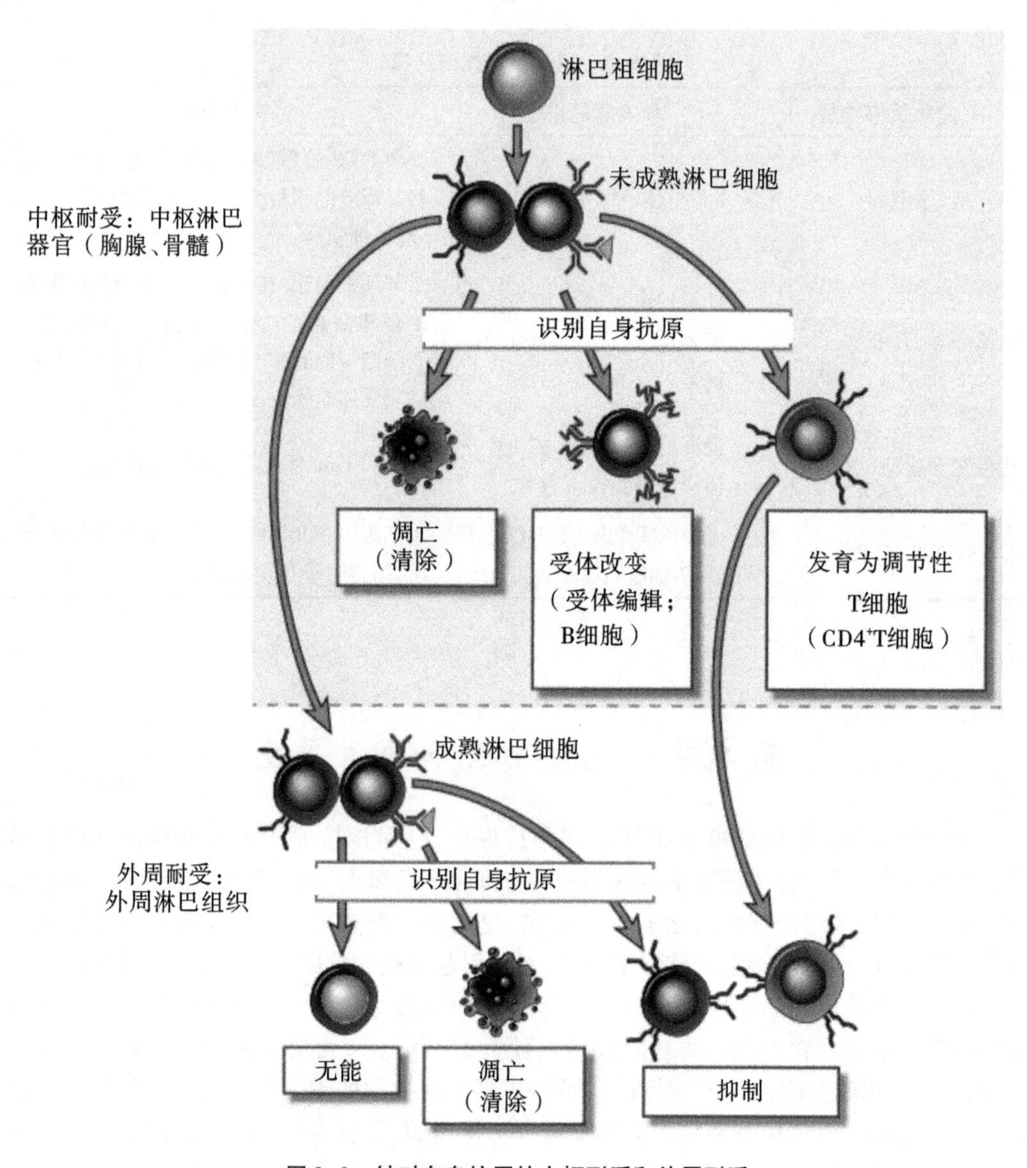

图 8-9 针对自身抗原的中枢耐受和外周耐受

参考 *Cellular and Molecular Immunology*(*8th edition*)图 15-1

①正常个体对自身抗原耐受是因为识别自身抗原的淋巴细胞被清除或失活,或者淋巴细胞的特异性发生改变。②免疫耐受是由特异性淋巴细胞识别抗原所诱导。③自身免疫可以通过诱导中枢淋巴器官中的未成熟自身反应性淋巴细胞产生,或者诱导外周淋巴器官中的成熟的淋巴细胞产生。④淋巴细胞成熟过程中如果接触抗原,可以引起细胞死亡;或者其自身反应性抗原受体改变为自身非反应性抗原受体,即形成中枢耐受。⑤成熟淋巴细胞识别自身抗原,可发生凋亡,或者处于无反应状态。⑥调节性 T 细胞通

过抑制自身抗原特异性淋巴细胞而维持外周耐受状态。⑦一些自身抗原与免疫系统隔绝,但有些自身抗原则被免疫系统忽视。⑧在缺乏共刺激分子的情况下,外源性抗原可诱导特异性免疫细胞耐受,从而抑制免疫反应。

(二)免疫耐受形成机制

1. 中枢T细胞耐受　T细胞在胸腺中发育成熟经历阴性选择。阴性选择使离开胸腺到达外周淋巴组织的成熟T细胞对胸腺微环境中表达的自身抗原无反应。一种自身抗原是否诱导自身反应性胸腺细胞发生阴性选择取决于两个重要因素:①抗原在胸腺中表达;②识别抗原的胸腺细胞TCR的亲合力。阴性选择的关键问题是胸腺中表达哪些自身抗原,识别这些抗原的未成熟T细胞是如何被清除的。

阴性选择发生于胸腺皮质中双阳性T细胞和胸腺髓质中新形成的单阳性T细胞阶段。在这两个区域,未成熟的胸腺细胞中凡是TCR与微环境基质细胞表面表达的自身抗原肽-MHC分子复合物呈高亲合力结合时,引发阴性选择,启动细胞程序性死亡,导致克隆消除。未成熟T细胞中的TCR信号激活凋亡的线粒体途径。

胸腺中表达的抗原不仅包括在很多组织中广泛分布的循环蛋白和细胞相关蛋白,并且通过特殊机制表达多种只在特定外周组织中表达的抗原,所以,针对这些抗原未成熟胸腺细胞可以通过阴性选择被排除。外周组织抗原在胸腺基质细胞中的表达受到自身免疫调节因子(autoimmune regulator,AIRE)的调控。AIRE基因突变可导致多器官自身免疫病——自身免疫性多内分泌腺病综合征1型(autoimmune polyendocrine syndrome type 1,APS1)。这类疾病的特征是抗体和淋巴细胞介导的多个内分泌器官损伤,包括甲状旁腺、肾上腺和胰岛。目前已经通过敲除AIRE基因成功建立APS1小鼠动物模型,该模型显示出多种人类疾病的临床特征。利用该动物模型,研究发现外周组织(如胰腺)表达的几种蛋白在胸腺髓质区上皮细胞中低水平表达,识别这些抗原的未成熟T细胞在胸腺中被排除。功能性AIRE缺失(APS1患者和基因敲除小鼠)时,这些抗原在胸腺中不表达,所以针对这些抗原特异性的T细胞逃避清除,继而成熟,进入外周组织,攻击表达这些抗原的组织(图8-10)。

胸腺中的一些自身反应性$CD4^+$T细胞并没有被清除,而是发育分化为特异性调节性T细胞。调节性T细胞离开胸腺到达外周,抑制针对自身抗原的免疫反应。但人们还不清楚是何种因素决定自身反应性$CD4^+$T细胞被清除还是发育为调节性T细胞,有可能是抗原识别的亲和力、抗原提呈细胞的类型及胸腺内的细胞因子。

2. 外周T细胞耐受　健康的成年个体内可存在具有潜在自身反应性的T细胞,这些细胞出现在外周的可能原因:①胸腺基质细胞未表达相应的自身抗原,如某些由特定组织细胞表达的而在胸腺中不表达的蛋白多肽;②自身反应性T细胞TCR与胸腺上皮细胞表面的MHC-多肽复合物亲合力过低,从而逃避了胸腺的阴性选择,进入外周血循环。

机体可能通过多种机制对这类进入外周的自身反应性T细胞发生作用,使其对组织特异性抗原耐受,特别是在胸腺中低表达的抗原(图8-11)。

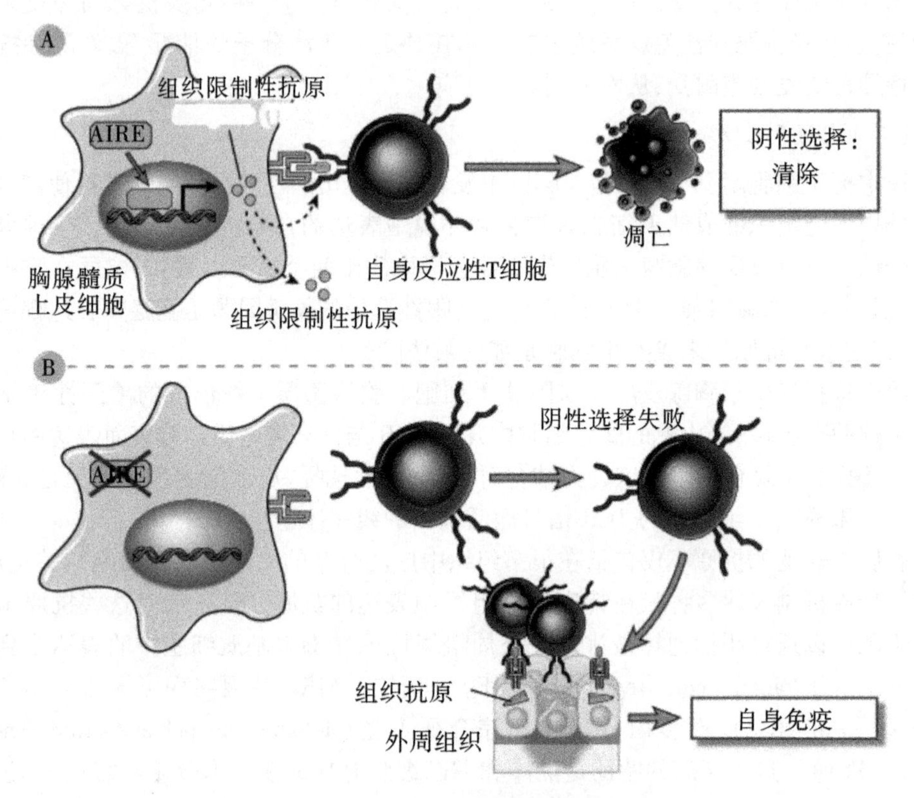

图 8-10 AIRE 在胸腺中 T 细胞清除中的作用

A. AIRE 调节组织限制性抗原在胸腺髓质上皮细胞表达。来源于这些抗原的抗原肽表达在胸腺髓质上皮细胞，被未成熟的抗原特异性 T 细胞识别，引起自身反应性 T 细胞的清除。B. AIRE 功能缺陷时，自身反应性 T 细胞不能被清除，进入外周组织，引起表达相应抗原的组织损伤。参考 *Cellular and Molecular Immunology*（*8th edition*）图 15-3

（1）克隆无能及不活化　在外周耐受中，自身反应性细胞常以克隆无能（clonal anergy）或不活化（inactivation）状态存在。T 细胞的活化需要 TCR 识别抗原（第一信号）及协同刺激分子的识别，尤其是 CD28 结合 B7-1 和 B7-2（第二信号）。只有第一信号可引起细胞克隆无能。自身抗原与克隆无能及不活化可能由多种原因所致，最常见的是由不成熟树突状细胞提呈的自身抗原，虽然经 TCR-CD3 活化，产生第一信号，但不成熟树突状细胞不充分表达 B7 及 MHC Ⅱ类分子，且不能产生 IL-12，也就不能产生第二信号。组织细胞虽然表达自身抗原，但不表达 B7 及 CD40 等协同刺激分子，因此也只有第一信号而无第二信号，细胞不能充分活化，呈克隆无能状态。部分无反应细胞易发生凋亡，被克隆清除；部分克隆无能淋巴细胞仍能长期存活，在 IL-2 作用下，可进行克隆扩增，进行免疫应答，导致 AID。

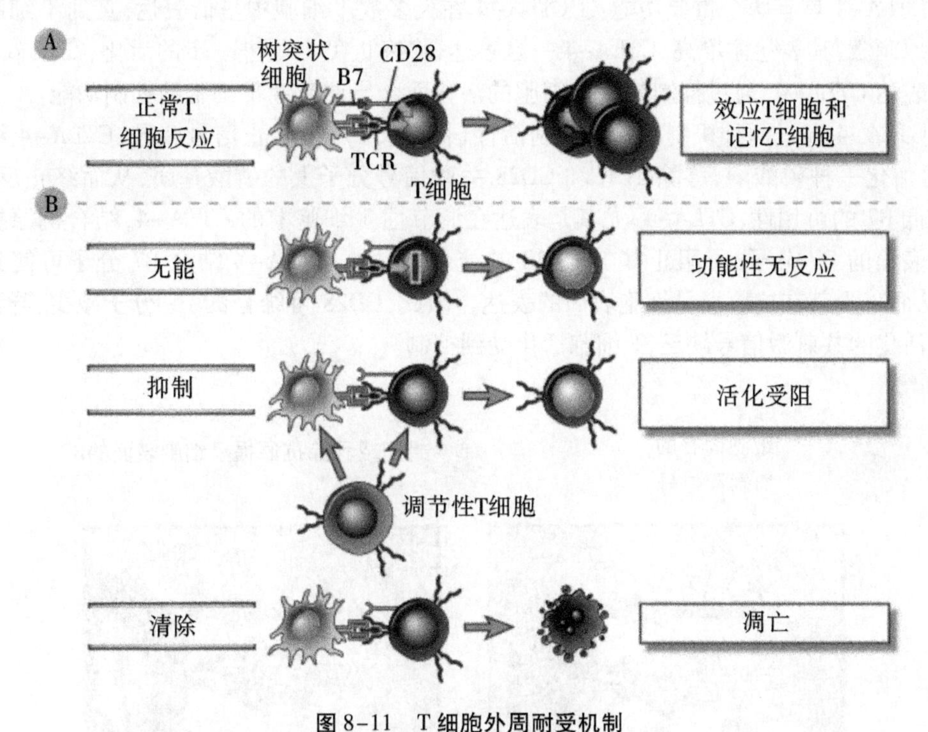

图 8-11　T 细胞外周耐受机制

A. 正常免疫应答信号；B. 外周 T 细胞耐受的三种机制：克隆无能、清除和抑制作用；参考 *Cellular and Molecular Immunology*(*8th edition*)图 15-4

TCR 诱导的信号转导在克隆无能细胞中被阻止。其机制还不十分清楚，但不同的实验动物模型显示这种信号阻滞是由于 TCR 表达降低及 TCR 复合物招募的抑制分子(如酪氨酸磷酸酶)减少。

自身抗原识别可以激活细胞泛素连接酶，使 TCR 关联蛋白发生泛素化，并且使这些蛋白在蛋白酶体或溶酶体中发生蛋白降解，从而使信号分子丢失，T 细胞不能活化。其中一个重要的泛素连接酶是 Cbl-b。Cbl-b 基因敲除小鼠表现出自发的 T 细胞增殖及自身免疫特征，提示 Cbl-b 参与维持 T 细胞对自身抗原的无反应。

(2)抑制性受体调节 T 细胞反应　T 细胞，尤其是 $CD4^{+}$T 细胞识别抗原的结局取决于活化性受体与抑制性受体之间的平衡。在自身耐受中发挥重要作用的抑制性受体是细胞毒性 T 细胞相关抗原 4(cytotoxic T lymphocyte-associated antigen 4，CTLA-4)和程序性死亡-1(programmed death-1，PD-1)。随着人们对这两种抑制性受体研究的不断深入，有关自身耐受的形成机制不断清晰，并且有助于寻找治疗 AID 新方法。

CTLA-4 是 CD28 受体家族成员，和活化性受体 CD28 一样，其结合 B7 分子。CTLA-4基因敲除小鼠出现淋巴细胞异常活化、淋巴结和脾高度肿大、多器官淋巴细胞浸润等一系列系统自身免疫反应现象。利用 CTLA-4 抗体可加剧实验动物的自身免疫病，如髓磷脂诱导的脑脊髓炎。CTLA-4 基因多态性与人类多种自身免疫病相关，包括 1 型糖尿病和格雷夫斯病。

CTLA-4 具有两个重要功能:①CTLA-4 在大多数 T 细胞中呈低表达,直到 T 细胞受到抗原刺激,其表达才增高,CTLA-4 一旦表达,将终止 T 细胞进一步的活化;②调节性 T 细胞表达 CTLA-4,通过抑制初始 T 细胞的活化而介导调节性 T 细胞的抑制功能。

CTLA-4 通过两种机制发挥其抑制活性(图 8-12):①阻止信号转导,CTLA-4 结合 B7 可活化一种磷酸酶,移除 TCR 和 CD28 关联信号分子上的磷酸基团,从而终止反应;②降低 B7 的可用性,CTLA-4,尤其是表达在调节性 T 细胞上的 CTLA-4,结合抗原提呈细胞表面的 B7 分子,可阻止其与 CD28 的结合。另外,CTLA-4 结合 B7 分子可使其内化,从而减少其在抗原提呈细胞表面的表达。因此,CD28 可结合的 B7 分子减少,导致 T 细胞活化的共刺激信号缺乏,T 细胞活化受到抑制。

A 细胞固有的
抑制性信号

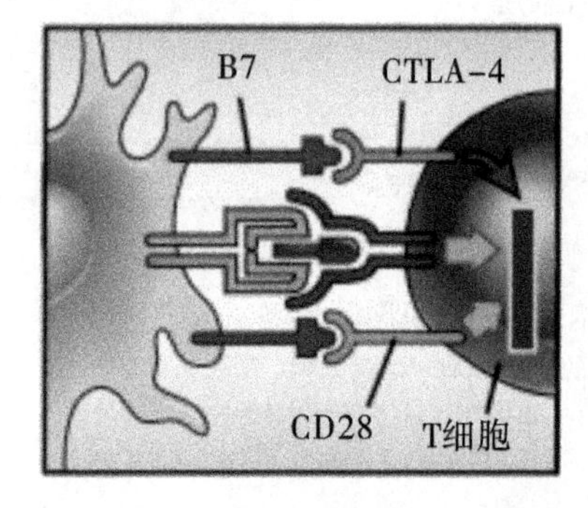

信号受阻 ⇒
T细胞活化受到抑制

B 封闭或移除抗原提呈细胞表面的B7

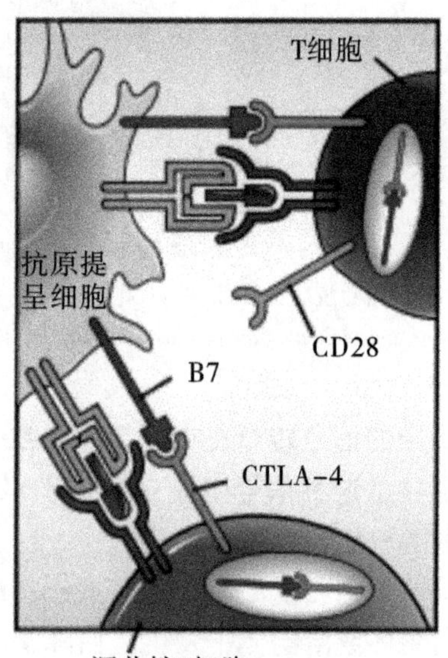

调节性T细胞

B7共刺激
信号减弱 ⇒
T细胞活化受到抑制

图 8-12 CTLA-4 发挥抑制活性的机制

A. CTLA-4 与 B7 分子结合后将终止 T 细胞进一步活化;B. 调节性 T 细胞结合抗原提呈细胞表面的 B7 分子或移除抗原提呈细胞表面的 B7 分子,可阻止其与 CD28 的结合,T 细胞活化受到抑制;参考 *Cellular and Molecular Immunology*(*8th edition*)图 15-6

PD-1 也属于 CD28 受体家族。PD-1 的配体包括 PD-L1 和 PD-L2,其中 PD-L1 表

达在抗原提呈细胞和许多其他组织细胞表面，而 PD-L2 主要表达在抗原提呈细胞表面。PD-1 无论和哪种配体结合，均可引起 T 细胞失活。PD-1 基因敲除小鼠可发生自身免疫病，如狼疮样肾病和关节炎。PD-1 抑制 T 细胞针对抗原刺激的反应，可能是因为其诱导抑制性信号。

（3）调节性 T 细胞的抑制作用　早在 20 世纪 70 年代初，人们已发现有免疫抑制功能的 T 细胞，并称其为抑制性 T 细胞，但由于长期鉴定不出此类细胞的特征性的标志而被冷落。20 世纪 90 年代，人们发现人与小鼠体内的 $CD4^+CD25^+$T 细胞具有调节作用，称其为调节性 T 细胞，这类细胞可以抑制 $CD4^+$T 细胞及 $CD8^+$T 细胞的免疫应答，并参与自身耐受（图 8-13）。

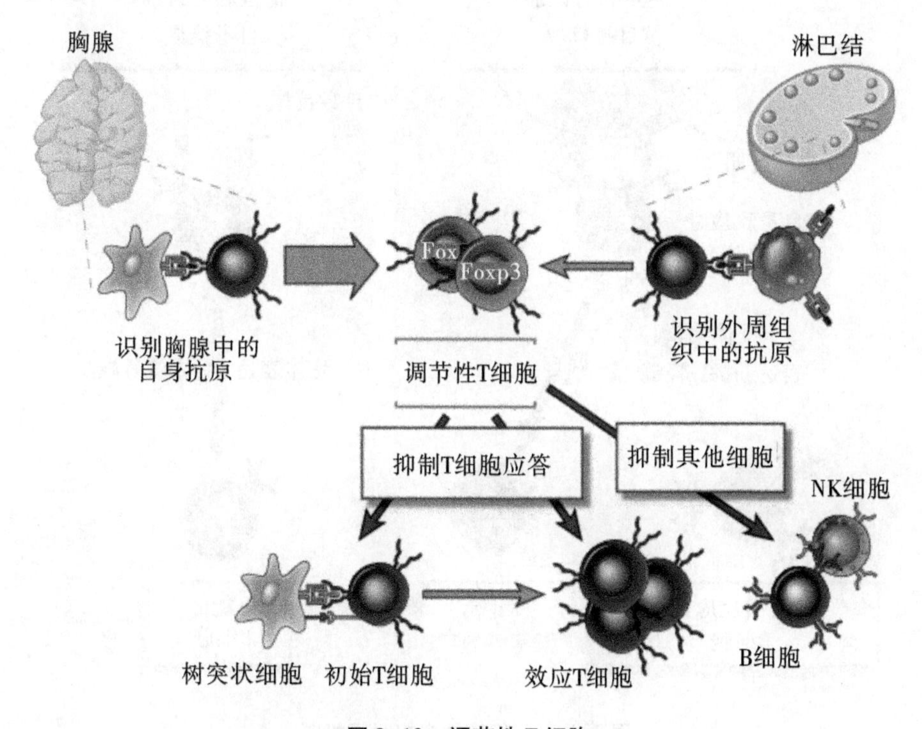

图 8-13　调节性 T 细胞

参考 *Cellular and Molecular Immunology*（*8th edition*）图 15-7

调节性 T 细胞可由胸腺中 T 细胞识别自身抗原发育而成（天然调节性 T 细胞），或由外周 T 细胞识别自身抗原（诱导的调节性 T 细胞）发育而成。调节性 T 细胞的发育和存活需要 IL-2 和转录因子 Foxp3。在外周组织中，调节性 T 细胞抑制其他自身反应性或有致病潜能的淋巴细胞的活化和效应功能。

调节性 T 细胞发挥抑制作用可通过以下机制：调节性 T 细胞产生免疫抑制细胞因子 IL-10 和 TGF-β，并且通过其表面的 CTLA-4 结合抗原提呈细胞表面 B7 分子，降低抗原提呈细胞刺激 T 细胞的能力，调节性 T 细胞高表达 IL-2 受体，因此，通过吸附 IL-2，剥夺其他细胞依赖 IL-2 刺激增殖和分化的机会。

X 连锁多内分泌腺病肠病伴免疫失调综合征的基因基础及小鼠中由 Foxp3 突变引起

相似症状，说明调节性T细胞在维持自身耐受及免疫系统稳态中具有重要作用。研究显示，调节性T细胞缺陷或效应细胞对调节性T细胞的抑制作用产生抵抗，可导致自身免疫病和过敏性疾病的发生。利用调节性T细胞转移治疗移植排斥反应、AID和其他炎症性疾病的临床试验正在进行。

3. 中枢B细胞耐受　B细胞发育到不成熟B细胞阶段，其细胞表达膜型IgM-Igα/Igβ BCR复合物，当它们在骨髓及末梢中与自身抗原呈高亲合力结合时，被克隆消除或改变其特异性(图8-14)。

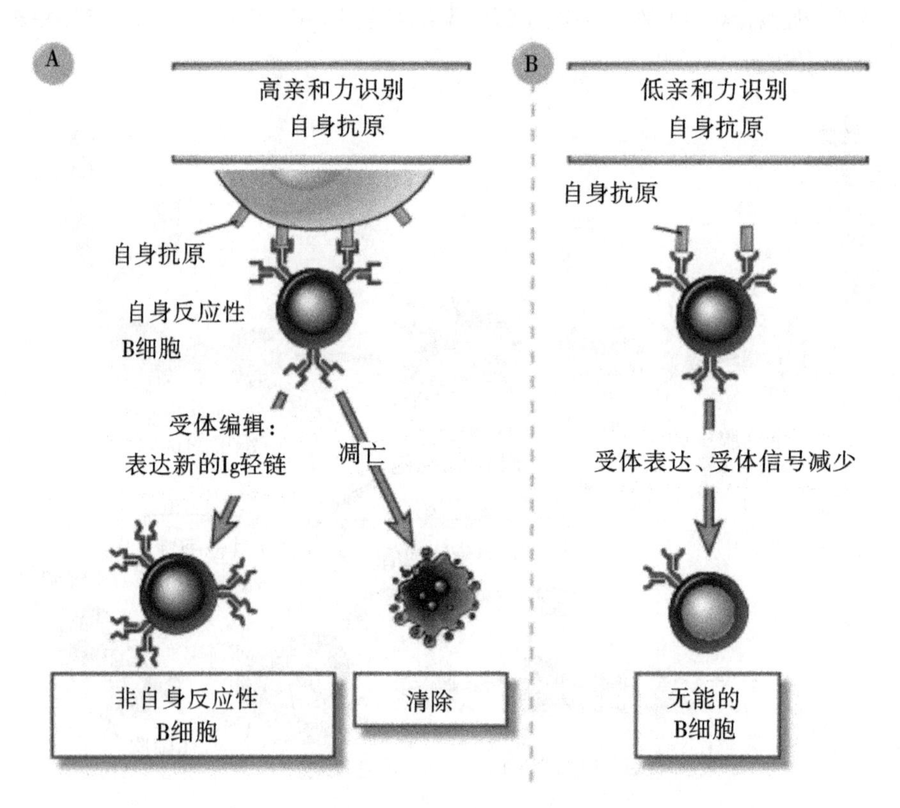

图8-14　B细胞的中枢耐受机制

A. 骨髓中高亲和力结合自身抗原的未成熟B细胞发生凋亡而被清除或者其细胞受体特异性发生改变；B. 低亲和力结合自身抗原的B细胞进入克隆无能或功能性失活状态；参考 *Cellular and Molecular Immunology*(*8th edition*)图15-9

(1)受体编辑　如果骨髓中未成熟B细胞识别高浓度的自身抗原，特别是多价抗原，B细胞抗原受体发生交联，产生强烈的信号激活基因——重组活化基因1和重组活化基因2，重新启动Ig κ链的VJ重排，改变其细胞受体特异性，从而得到进一步发育。此过程是清除自身反应性B细胞一个重要机制。

(2)克隆清除　如果受体编辑失败，未成熟的自身反应性B细胞则会发生凋亡，具体机制有待进一步阐明。

(3)克隆无能　如果发育中的B细胞识别自身抗原能力较弱(如可溶性抗原不能引

起多个细胞受体交联,或者细胞受体识别抗原亲和力较低),这些 B 细胞将以克隆无能状态离开骨髓。克隆无能归因于 B 细胞表面细胞受体表达下调,以及细胞受体信号传导受阻。

4. 外周 B 细胞耐受　如果缺少特异性辅助性 T 细胞,外周识别自身抗原的成熟 B 细胞处于无反应状态,或发生凋亡(图 8-15)。如果辅助性 T 细胞被清除或无能,或者自身抗原是非蛋白抗原,辅助性 T 细胞提供的信号缺失。由于自身抗原通常不能引起固有免疫应答,B 细胞不会通过补体受体或模式识别受体被活化。因此,同 T 细胞一样,如果抗原识别中缺乏共刺激信号,可导致 B 细胞耐受。

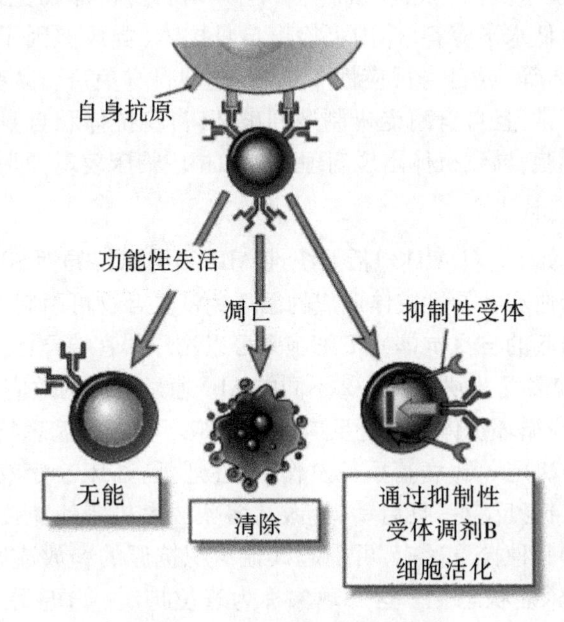

图 8-15　B 细胞外周耐受机制

参考 *Cellular and Molecular Immunology*(*8th edition*)图 15-10

外周组织中识别自身抗原的 B 细胞发生克隆无能或凋亡。此时,识别自身抗原可启动抑制性受体而阻止 B 细胞的活化。

(1)克隆无能和清除　一些自身反应性 B 细胞重复接受自身抗原刺激后处于无反应状态,不能进一步活化。在淋巴滤泡中这些细胞的存活需要高水平的生长因子——B 细胞活化因子/B 细胞刺激因子,并且不能和低水平 B 细胞活化因子依赖的正常初始 B 细胞有效竞争,因此,接触自身抗原的 B 细胞寿命很短暂,比正常细胞更快地被清除。外周组织中以高亲和力识别自身抗原的 B 细胞通过线粒体途径发生凋亡。

生发中心中 Ig 基因的体细胞高频突变可产生自身反应性 B 细胞克隆,这些 B 细胞可通过其表面的 Fas 结合辅助性 T 细胞表面的 FasL 而被清除。Fas 和 FasL 基因突变的小鼠及自身免疫性淋巴细胞增生综合征患者,由于该机制发生障碍而引起自身免疫。

(2)抑制性受体提供抑制信号　以低亲和力识别自身抗原的 B 细胞可通过多种抑制性受体产生的抑制性信号被抑制。这些抑制性受体的作用是设置 B 细胞活化的阈值,该阈值允许 B 细胞在 T 细胞的复制下对外源性抗原发生反应,而对自身抗原无反应。酪氨酸磷酸酶 SHP-1、酪氨酸激酶 Lyn 和 CD22 抑制性受体缺陷的小鼠可发生自身免疫。CD22 抑制性受体胞质段的免疫受体酪氨酸抑制基序(ITIM)被 Lyn 磷酸化,进而招募 SHP-1,减弱细胞受体信号。但 CD22 识别的配体还不清楚。

二、自身免疫与自身免疫病

免疫系统的生理功能是免疫防御、免疫自稳和免疫监视。免疫系统实现上述功能的前提是识别"自己"与"异己":对"异己"产生应答并清除之;对"自己"则不产生应答,维持耐受。理论上,免疫系统在生理状态下不产生针对自身抗原的免疫应答。实际上,机体可对自身抗原产生低水平应答,体内可检出自身抗体(类风湿因子、抗核抗体、抗线粒体抗体、抗独特型抗体等)或自身反应性 T 细胞,此即自身免疫。某些情况下,自身免疫应答的质和量发生异常,且自身耐受机制遭到破坏,自身抗体和自身反应性淋巴细胞攻击并破坏自身组织细胞,导致机体出现病理改变和相应临床表现,即 AID。

(一)AID 的共同特点

AID 的共同特点如下。①AID 包括系统性 AID 和组织特异性 AID,取决于自身抗原的分布。如自身核蛋白和特异性抗体形成的循环免疫复合物可引起系统性 AID。特定组织分布的自身抗原引起的自身抗体或 T 细胞则可以诱导器官特异性 AID 的发生,如重症肌无力、1 型糖尿病和多发性硬化症。②不同的 AID 通过不同的效应机制引起组织损伤,包括免疫复合物、自身循环抗体和自身反应性 T 细胞。临床和病理特征通常由占主导地位的自身反应的性质决定。③病情反复发作,慢性迁延,临床治疗效果不佳。这是因为自身抗原持续存在,自身反应一旦启动,会激活多条放大机制使免疫反应持续下去。并且一种自身抗原引起一种自身反应,可引起其他组织抗原的释放或改变,激活针对这些抗原的 T 细胞,使临床症状恶化。这一现象称为表位扩展。④应用患者或实验动物血清、淋巴细胞转移输注,可在实验动物模型中使疾病被动转移。⑤AID 女性易感性明显高于男性。绝大多数 AID(自身免疫性甲状腺炎、系统性红斑狼疮、干燥综合征、原发性胆汁性肝硬化、甲状腺功能亢进、混合性结缔组织病等),85%以上患者为女性;少数 AID(多发性硬化症、重症肌无力、炎性盆腔感染等),女性易感性略高;男性对 1 型糖尿病等易感性略高;个别 AID(如强直性脊柱炎)男性明显易感。⑥AID 有遗传倾向,属于多基因复杂性疾病,如同一家庭数个成员均可罹患银屑病(俗称牛皮癣)。更常见的情况是,同一家族多个成员可分别罹患不同的 AID,如斑秃属于 AID,患者家庭其他成员常罹患其他 AID。

(二)免疫系统异常与 AID

1. 免疫耐受或免疫调节缺陷　T 细胞或 B 细胞自身耐受机制发生障碍,可引起淋巴细胞激活和抑制之间的失衡,这是所有 AID 的基本病因。个体均存在发生自身免疫的可能性,这是因为淋巴细胞在发育过程中可以随机产生针对自身抗原的淋巴细胞克隆,并且淋巴细胞非常容易接近自身抗原。前述提到自身耐受通过选择机制抑制自身免疫性淋巴细胞的产生,通过克隆无能或克隆清除而除去成熟的自身免疫性淋巴细胞。因此,免疫耐受异常可使自身反应性淋巴细胞不能被清除或失活,实验动物模型和人类疾病研究揭示以下几种机制可引起自身耐受的异常。

(1)自身反应性淋巴细胞逃避克隆清除　自身反应性 T 细胞或 B 细胞在胸腺或骨髓内分化成熟过程中,通过识别基质细胞所提呈的自身抗原肽-MHC 分子而发生凋亡,此即阴性选择所致的克隆清除。由于胸腺或骨髓功能障碍或微环境发生改变,某些自身反应性淋巴细胞可能逃避阴性选择,免于被清除,该克隆进入外周可对相应自身抗原产生应答,引起 AID。如 AIRE 基因缺失导致外周组织抗原在胸腺上皮细胞表达受阻,使相应自身反应性淋巴细胞逃避阴性选择而进入外周,造成多个内分泌腺(如胰腺)受损,引起自身免疫性多内分泌腺病-假丝酵母菌病-外胚层营养不良。

(2)调节性 T 细胞数量或功能缺陷　调节性 T 细胞是体内最重要的免疫负调节细胞,在维持自身耐受中发挥关键作用,其分化或功能缺陷可导致 AID。如①X 连锁多内分泌腺病肠病伴免疫失调综合征患者 X 染色体 Foxp3 基因突变。②小鼠和人 Foxp3 功能缺失,可导致早发性、致命性 T 细胞依赖性淋巴增生,造成多脏器炎症损伤,出现糖尿病、甲状腺炎、溶血性贫血、剥脱性皮炎、脾大、淋巴结病和细胞因子风暴等。③AID(多发性硬化症、1 型糖尿病、银屑病和重症肌无力等)患者及 AID 动物模型,调节性 T 细胞数量和功能(产生 TGF-β 和 IL-10)下降。④过继输入同品系小鼠调节性 T 细胞,可抑制小鼠发生 1 型糖尿病。

另外,Foxp3 是调节性 T 细胞特征性转录因子,其表达直接影响调节性 T 细胞分化。研究已发现,Foxp3 基因上游启动子区保守区域的甲基化程度,与其表达水平呈负相关,从而可通过调控调节性 T 细胞分化而参与 AID 发生。

目前研究者认为,Th17 细胞与调节性 T 细胞偏移可能在 AID 发生中起重要作用。如原发性胆汁性肝硬化患者外周血 Th17 细胞数量、RORγτ 表达及微环境 IL-6 水平均升高,而调节性 T 细胞数量和 Foxp3 表达则下降。因此,调节微环境细胞因子及 T 细胞内转录因子(如 Foxp3 和 RORγτ)表达,可能成为干预 AID 发生的策略。

(3)成熟的自身反应性淋巴细胞凋亡障碍　正常情况下胸腺内少数自身反应性 T 细胞也可能逃避阴性选择而进入外周,但其识别自身抗原后,可通过激活诱导的细胞凋亡机制而被清除。该过程与 Fas/FasL 途径介导的细胞凋亡有关。若因 Fas/FasL 基因突变而使该途径受阻,外周血中大量自身反应性 T 细胞逃避凋亡,也可能破坏自身耐受,导致 AID 的发生。典型例子:①MRL/Lpr(Fas 基因突变)和 C3H/gld 小鼠(FasL 基因突变)易患 AID;②活化诱导的细胞死亡(activation-induced cell death,AICD)缺陷的个体易患自身免疫病,如 Fas 基因突变的个体可发生系统性自身免疫综合征,其临床表现类似于系统性红斑狼疮患者。

(4)共刺激分子表达异常　T 细胞对自身抗原产生外周耐受的机制之一是抗原提呈细胞表面共刺激分子表达下降或缺失,导致 T 细胞无能。多种病原微生物产物(脂多糖、细菌 DNA 和病毒核酸等)具有免疫佐剂效应,可直接刺激固有免疫细胞产生细胞因子,导致抗原提呈细胞表面黏附分子和共刺激分子(B7、CD40L、CTLA-4 等)表达异常,从而终止自身反应性 T 细胞的外周耐受,引发 AID。研究者已发现 CTLA-4 基因敲除或用抗 CTLA-4 抗体封闭抗原提呈细胞表面 CTLA-4,均可加重实验性自身免疫性脑脊髓炎小鼠的自身免疫性组织损伤。

(5)固有免疫与自身炎症性疾病　AID是机体针对自身抗原产生异常免疫应答而发病。在此过程中,多种固有免疫细胞也参与自身组织损伤。近年新定义的一类自身炎症性疾病,是指无抗原(如微生物)引发、不产生针对特定抗原的细胞免疫和体液免疫情况下,机体所发生的炎症反应。此类疾病与AID具有许多相似的病理特征,两者均由免疫系统攻击自身组织所致,并均引起炎症反应,但发病机制各异:自身炎症性疾病多属于遗传性疾病,伴有基因突变,其发病由固有免疫异常所致,而与适应性免疫应答无关,临床特征为原因不明(不伴有感染)、反复发作的炎症,但患者体内不能检测出高滴度自身抗体和(抗原特异性)自身反应性T细胞。换言之,固有免疫与适应性免疫异常分别介导自身炎症性疾病和AID的发生。

2. T细胞、B细胞旁路活化　在正常情况下,体内存在针对自身抗原的T细胞/B细胞克隆,因缺乏足够的活化信号而处于无应答状态。某些致病因素可能通过不同的旁路机制,直接或间接激活静止的效应T细胞/B细胞,导致AID的发生。

(1)Th细胞旁路激活途径　Th细胞可通过TCR识别B细胞所提呈的抗原肽-MHCⅡ类分子复合物。因此,相互帮助的T细胞、B细胞之间的纽带是它们共同识别的抗原(虽然所识别的表位不同)。对自身抗原特异的T细胞,或者已经在胸腺中被清除,或者已处于活性封闭状态,自身抗原特异性B细胞往往因为得不到Th细胞的帮助而无所作为。某些外来抗原具有与自身抗原相似或相同的B细胞表位,但具有不同的T细胞表位。此类外来抗原进入机体,可激活相应的Th细胞,从而绕过原已产生耐受的Th细胞,使由于缺乏Th细胞辅助信号而处于静止状态的自身反应性B细胞克隆激活,产生自身免疫应答,此机制称为Th细胞旁路。

临床上某些自身免疫病的发生与上述机制有关。如链球菌可能与心脏瓣膜组织具有相似的B细胞决定簇,但具有不同的T细胞决定簇,故链球菌感染可通过旁路途径产生针对心脏组织的自身抗体,导致风湿性心脏病。

(2)多克隆淋巴细胞激活　某些超抗原、免疫佐剂、病毒及细菌组分或产物、药物具有多克隆激活剂活性,可绕过耐受的特异性Th细胞,直接非特异性地激活多克隆T细胞、B细胞,其中包括某些自身反应性T细胞/B细胞克隆,从而导致AID的发生。如脂多糖可非特异性活化大量细胞(包括自身反应性B细胞),产生自身抗体;EB病毒感染后,患者体内多克隆B细胞激活,产生抗平滑肌、抗核蛋白、抗淋巴细胞和抗红细胞等自身抗体。

(3)独特型旁路激活途径　某些外源性致病因子(病毒、寄生虫等)本身或它们刺激机体产生的抗体,可与自身反应性T细胞/B细胞抗原受体具有“公有独特型”(public idiotype),从而激活特异性独特型Th细胞(绕过耐受的Th细胞),使之辅助携带相应“公有独特型”的自身反应性细胞产生自身免疫应答。此外,某些致病因子本身亦可与独特型发生交叉反应,从而可直接通过抗独特型Th细胞,激活带有相应独特型的自身反应性淋巴细胞。

(4)TLR激活途径　与自身抗原呈低亲和力结合的淋巴细胞,可逃避中枢免疫器官的阴性选择而进入外周。正常情况下,这些自身反应性淋巴细胞对自身抗原“忽视”而不产生应答,一旦这种“忽视”被足够强的刺激所打破,即可能产生自身免疫应答。

某些自身反应性 B 细胞表达 TLR，可通过识别相应的病原体相关分子模式（pathogen associated molecular pattern，PAMP）而被识别。如 TLR9 可识别存在于细胞内的非甲基化 CpG 序列。一般情况下，CpG 序列是细菌 DNA 的组分，哺乳动物细胞内 CpG 水平极低，难以有效激活 TLR9。当大量细胞发生凋亡且所形成的碎片未能被及时清除时，凋亡细胞的染色质成分可与特异性 B 细胞的细胞受体结合而被内化，其中的 CpG 序列可与 B 细胞内 TLR9 结合而启动信号转导，并打破原有的“免疫忽视”状态，从而产生抗 DNA 抗体，并引发系统性 AID。

（三）自身抗原的改变与 AID

某些环境因素（感染、创伤、药物、物理、化学物质等）可使自身抗原释放和（或）性质改变，从而引起自身免疫应答，导致 AID 的发生。

1. 隐蔽抗原释放和暴露　由于特殊的屏障结构，体内某些器官或组织（如脑、眼晶体、睾丸、精子等）成分在正常情况下处于特殊的解剖部位，自胚胎期从未与机体免疫系统接触，其相应的自身反应性淋巴细胞克隆也未被清除，称为隐蔽抗原。在手术、外伤或感染等情况下，若隔绝屏障被破坏，这些隐蔽抗原可与淋巴细胞接触，激活相应自身反应性淋巴细胞，导致 AID 的发生。如因输精管结扎术，精子可释放入血，从而刺激机体产生抗自身精子抗体，并引发自身免疫性睾丸炎；眼外伤导致伤侧眼球的晶状体释放，可激发机体产生抗晶状体抗体或激活特异性淋巴细胞，从而导致健侧眼球发生交感性眼炎。

2. 自身抗原改变　物理因素（冷、热、电离辐射等）、化学因素（药物等）或微生物（细菌、病毒、寄生虫等）可引起自身组织抗原发生构象改变，或暴露新的抗原表位，抗原被修饰或发生降解，外来半抗原、完全抗原与自身组织成分中的抗原相结合等。

由于自身抗原发生改变，机体免疫系统将其视为异己成分而予以产生免疫应答。如变性的自身 IgG 可刺激机体产生 IgM 或 IgG 类抗体，称为类风湿因子，自身变性 IgG 与类风湿因子形成免疫复合物，可引起关节炎等疾病；肺炎支原体感染可改变红细胞表面Ⅰ型血型抗原，刺激机体产生抗红细胞抗体，导致红细胞破坏。

3. 分子模拟　某些外来抗原（尤其是病原微生物）具有与宿主正常细胞共同的或相似的抗原表位，称为分子模拟。宿主针对外来抗原产生的抗体或效应 T 细胞能与具有相似表位的宿主自身成分发生交叉反应，由此引起炎症反应和自身组织损伤，导致 AID。如 A 型溶血性链球菌胞壁成分与人体心肌间质、心瓣膜、肾基底膜及其他结缔组织具有相似抗原表位，机体感染此型链球菌后所产生的抗体与心和肾等部位发生交叉反应，导致风湿性心脏病和急性肾小球肾炎；多种微生物的热休克蛋白与人热休克蛋白或其他组织抗原存在相似表位，可引起肾小球肾炎、慢性活动性肝炎、类风湿关节炎、系统性红斑狼疮和心肌炎等；某些 EB 病毒抗原与髓鞘碱性蛋白有较高同源性，感染 EB 病毒可引发多发性硬化症。

4. 抗原表位扩展　依据抗原表位刺激机体免疫应答的强弱，可将其分为两类：①优势表位，其具有强免疫原性，在抗原初始接触免疫细胞时，可首先激发免疫应答；②隐蔽表位，其隐藏于抗原大分子内部或密度较低，故免疫原性较弱，一般不能激发机体产生强应答，AID 组织受损过程中，可能不断暴露新的隐蔽表位，抗原提呈细胞通过摄取损伤或凋亡细胞的碎片，可能将隐蔽表位提呈给自身反应性淋巴细胞克隆，产生自身免疫应答。

换言之,随着 AID 的进展,免疫系统不断扩大所识别的自身抗原表位范围,即出现"表位扩展"。表位扩展机制参与多种 AID(如系统性红斑狼疮、类风湿关节炎、多发性硬化症和胰岛素依赖型糖尿病)的发生、发展,使更多自身抗原遭到免疫攻击,导致疾病迁延不愈并不断加重。

(四)遗传因素与 AID

目前,研究者普遍认为 AID 是由遗传和环境因素相互复杂作用的结果,AID 有家系发病倾向,其易感性与遗传因素密切相关。如单卵孪生子患同一 AID 的概率(12% ~ 60%)明显高于异卵孪生子(5%);同一家族不同成员可易感相同或不同的 AID;某些 AID 与性染色体相关;某些动物品系,如 NZB 小鼠、NZB/NZW F1 代杂交小鼠、NOD 小鼠等高发 AID。个体遗传背景与 AID 易感性相关的机制:①遗传因素可控制机体针对特定(自身)抗原产生应答及应答的强度,其中尤以 MHC 基因的作用最为重要;②免疫应答和免疫耐受的建立有赖于多种免疫分子参与,若相关分子编码基因异常,可影响免疫耐受的维持,表现为对 AID 易感。

1. HLA 与 AID 易感性关联

(1)HLA 与 AID 易感性关联的群体分析　在所有与 AID 相关的基因位点中,AID 易感性与 HLA 基因型关系最为密切。与 HLA 基因型关联的 AID 见表 8-3,尤以 HLA Ⅱ类基因与 AID 关联最为明显。表达人 HLA 抗原的转基因小鼠可发生实验性糖尿病或关节炎,说明特定的 HLA 等位基因可使小鼠获得 AID 易感性。

表 8-3　HLA 位点与 AID 易感性的关联性

疾病	HLA 等位基因	相对风险
强直性脊柱炎	B27	87.4
1 型糖尿病	DQ2、DQ8	25.0
肺出血-肾炎综合征	DR2	15.9
寻常天疱疮	DR4	14.4
自身免疫性葡萄膜炎	B27	10.0
寻常型银屑病	CW6	7.0
系统性红斑狼疮	DR3	5.8
阿狄森氏病	DR3	5.0
多发性硬化症	DR2	4.8
类风湿关节炎	DR4	4.2
格雷夫斯病	DR3	3.7
桥本氏甲状腺炎	DR5	3.2
重症肌无力	DR3	2.5

HLA 基因型与 AID 相关性的研究，最初是将患者群体与正常群体中不同等位基因的频率进行比较。通过该方法，研究者发现 1 型糖尿病与 HLA-DR3、HLA-DR4 关联，而 HLA-DR2 具有保护作用，即携带 HLA-DR2 的个体即使具有易感性等位基因，也很少发展为糖尿病。患同种 AID 的兄妹更有可能携带相同 HLA 单体型。由于 HLA 基因型分析比 DNA 测序更准确，疾病关联分析获得更精确的定义。如人们发现 1 型糖尿病与 HLA-DR3、HLA-DR4 的关联性归因于这两个等位基因与 DQβ 的紧密遗传连锁，后者使个体获得疾病易感性。

但是不同人群中 AID 与 HLA 关联的情况并不完全一致，如高加索人群中类风湿关节炎与 HLA-DRB1 * 04 紧密关联，而西班牙人群并非如此；不同种族中，硬皮病与不同 HLA 等位基因关联；重症肌无力仅在亚洲人中与 HLA-B46 关联；早年发病的重症肌无力与 HLA-B8 和 HLA-DR3 关联，而晚年发病的重症肌无力与 HLA-B7 和 HLA-DR2 关联。另外，HLA 还可能与对特定 AID 的抗性关联，如携带 HLA-DQ6、HLA-DR2 等位基因者不易患胰岛素依赖型糖尿病。

(2) HLA 与 AID 易感性关联的机制　HLA 与 AID 易感性关联并不奇怪，特定的 MHC 等位基因产物能否有效地提呈特定自身抗原肽，决定携带该 MHC 等位基因的个体是否易感某种 AID。如 1 型糖尿病与 HLA Ⅰ类、Ⅱ类分子关联，与该病是由 $CD8^+$、$CD4^+$T 细胞介导的 AID 相一致。目前，HLA 与 AID 易感性关联的机制尚未被阐明，研究者已提出若干假说。

其中一种假说强调 MHC 等位基因在机体 T 细胞库形成过程中的作用。胸腺中某些自身抗原肽表达水平极低或与自身 MHC 分子结合的亲和力极低，导致 T 细胞克隆在胸腺发育过程中难以识别和结合相应自身抗原肽-MHC 分子复合物，从而使某些自身反应性 T 细胞克隆逃避阴性选择而得以存活。简言之，特定 MHC 等位基因使某些自身反应性 T 细胞阴性选择受阻，中枢耐受机制发生障碍。对 NOD 小鼠的研究为该假说提供了某些佐证：同源小鼠 MHCⅡ类分子 $I-A^{g7}$ 的 57 位是天(门)冬氨酸，而 NOD 小鼠为丝氨酸，导致后者 $I-A^{g7}$ 与许多抗原肽的亲和力极弱，因此，不能有效启动胸腺中的阴性选择以清除自身反应性 T 细胞。人类 AID 研究也获得了若干支持该假说的数据。如 HLA-DQβ 编码产物 DQβ 链 57 位氨基酸残基具有多态性。正常人群 DQβ 链 57 位氨基酸残基为天(门)冬氨酸，有利于在 DQβ 抗原结合凹槽末端形成盐桥，而胰岛素依赖型糖尿病患者 DQβ 链 57 位氨基酸残基为缬氨酸、丝氨酸或丙氨酸，导致 DQβ 抗原结合凹槽末端缺乏盐桥。其结果是，HLA-DQβ 与自身抗原肽结合的亲和力极低，自身反应性 T 细胞的 TCR 难以识别相应自身抗原肽-HLA-DQβ 复合物，因而逃避阴性选择。

2. 非 HLA 基因与 AID 易感性关联　与 AID 易感性关联的非 HLA 基因包括参与抗原清除（如参与清除免疫复合物的补体组分）和抗原提呈的基因、参与信号转导的基因、共刺激分子基因、凋亡基因和细胞因子基因等。如①AIRE 单基因缺失者，其外周组织抗原在胸腺上皮细胞表达受阻，使相应自身反应性 T 细胞在胸腺发育时逃避阴性选择而进入外周，导致多个内分泌腺（如胰腺）受损，引起自身免疫性多内分泌腺病-假丝酵母菌病-外胚层营养不良；②补体 C1q、C3 或 C4 纯合子基因缺陷者，由于免疫复合物清除障碍并沉积于血管壁，易患系统性红斑狼疮；③控制细胞凋亡的基因（如 Fas/FasL）缺陷者（包括小鼠品系 1pr、1prcg、gld),其活化后的细胞死亡机制出现障碍,使自身反应性 T 细胞凋亡受阻,易发生自身免疫性淋巴细胞增殖综合征、系统性红斑狼疮等;④共抑制分子基因(如 CTLA-4)异常参与糖尿病、乳糜泻和自身免疫性甲状腺炎发生,如小鼠敲除 CTLA 基因可出现致死性 AID,用抗体阻断 CTLA-4 可明显增强小鼠脑膜炎和糖尿病模型的组织损伤;⑤IL-2 基因缺陷可导致自身免疫性肠炎或溶血性贫血;⑥DNA 酶基因缺陷的个体,由于清除凋亡颗粒的功能障碍,可能通过表位扩展等机制而易患系统性红斑狼疮;⑦某些类风湿关节炎和系统性红斑狼疮患者存在 IgVH 基因缺失等。

目前,全基因组关联研究成为探讨 AID 相关遗传背景的重要手段,已鉴定、确认与多种 AID(系统性红斑狼疮、类风湿关节炎、原发性胆汁性肝硬化等)密切相关的基因或染色体区域,为阐明 AID 发病机制提供了重要线索。

(五)AID 组织损伤机制

AID 组织损伤多由Ⅱ、Ⅲ、Ⅳ型超敏反应所致,抗体、补体、抗原-抗体复合物、T 细胞、巨噬细胞、NK 细胞等均参与其中。

1. 自身抗体介导组织损伤(Ⅱ型超敏反应)

(1)针对细胞表面或细胞外基质抗原的自身抗体介导的组织损伤　机体产生针对自身蛋白的 IgG 和 IgM 类自身抗体,直接与靶抗原结合,通过激活补体、趋化中性粒细胞和单核/巨噬细胞、促进吞噬(调理作用)、抗体依赖性细胞介导的细胞毒作用效应及局部释放炎症介质等机制,引起肥大细胞活化、血小板聚集、血管平滑肌扩张和凝血途径活化等,导致细胞和组织损伤。如在自身免疫性溶血性贫血、药物引起的溶血性贫血、自身免疫性血小板减少性紫癜、中性粒细胞减少症等疾病中,自身抗体与血细胞结合并激活补体系统,可直接导致细胞溶解;同时,与抗体或 C3b、C4b 片段结合的血细胞经过脾、肝和肺时,由 FcR 和补体受体(CR1、CR2)等介导调理作用,促进巨噬细胞吞噬和清除相应自身血细胞。

(2)抗细胞表面受体的自身抗体介导细胞和组织功能障碍　某些细胞表面的受体因为各种因素导致自身抗体产生,此类自身抗体与细胞表面特异性受体结合,可通过模拟配体、竞争性阻断效应、介导受体内化与降解等多种机制,导致该受体功能亢进或抑制,但不出现细胞损伤。

模拟配体作用:自身抗体与受体结合,可模拟相应配体的作用,刺激靶细胞功能亢进。如毒性弥漫性甲状腺肿患者血清中存在抗促甲状腺素受体(thyroid stimulating hormone receptor,TSHR)的自身 IgG 抗体,此 IgG 与 TSHR 结合,可模拟促甲状腺素的作用,持续刺激甲状腺细胞分泌过量甲状腺激素,导致甲状腺功能亢进。某些低血糖症患者体内产生抗胰岛素受体的自身抗体,此类抗体与胰岛 β 细胞表面胰岛素受体结合,可发挥类似于胰岛素样的效应,引起低血糖症。

竞争性阻断效应:自身抗体与受体结合,可阻断天然配体与受体结合,或改变受体结构,从而抑制受体功能。如某些胰岛素耐受性糖尿病患者体内产有抗胰岛素受体的自身抗体,此类抗体可竞争性抑制胰岛素与胰岛 β 细胞表面胰岛素受体结合,引发糖尿病。

介导受体内化与降解:自身抗体与受体结合,可介导受体内化并降解。如重症肌无力患者体内存在抗神经肌肉接头部位乙酰胆碱受体的自身抗体,该抗体可竞争性抑制乙酰胆碱与受体结合,并促使乙酰胆碱受体内化、降解,从而阻断或降低骨骼肌细胞对运动神经元所释放乙酰胆碱产生反应,出现以骨骼肌无力为特征的临床表现。

2. 自身抗原-抗体复合物介导组织损伤(Ⅲ型超敏反应)　若自身抗体所针对的是可溶性自身抗原,所形成循环免疫复合物可随血流沉积于某些组织部位,干扰相应器官的正常生理功能,并可激活补体,促进炎性细胞浸润,造成组织损伤。如系统性红斑狼疮患者体内持续产生针对自身细胞核抗原(如核体、剪接体和胞质小核糖蛋白复合体)的 IgG 类自身抗体,从而形成大量循环免疫复合物,沉积于肾小球、关节、皮肤及其他多种器官的毛细血管,引起肾小球肾炎、关节炎、皮肤红斑及多部位脉管炎。

3. T 细胞介导组织炎性损伤(Ⅳ型超敏反应)　T 细胞在多种 AID 的免疫损伤中也起重要作用,其效应机制属于Ⅳ型超敏反应。在某些内外因素的作用下,机体出现了针对自身细胞组分的自身反应性 T 细胞,包括 $CD8^+$ CTL 和 $CD4^+$ Th1 细胞。实验研究通过被动转移某种特异性 T 细胞克隆,可成功诱发 AID,造成相应组织严重损伤(如实验性自身免疫性脑脊髓炎)。$CD8^+$ CTL 可直接攻击相应靶组织,$CD4^+$ Th1 细胞可辅助 CTL,或通过释放大量细胞因子 IFN-γ、TNF-β、IL-2、IL-3、GM-CSF 和趋化因子等,引起以淋巴细胞和单核细胞浸润为主的炎性病变,直接或间接造成组织损害。如胰岛素依赖型糖尿病发病中,$CD8^+$ 和 $CD4^+$ T 细胞浸润胰岛组织,CTL 特异性杀伤胰岛 β 细胞,Th1 细胞产生细胞因子,引起炎症反应并损伤胰岛 β 细胞。自身反应性 T 细胞在慢性淋巴细胞性甲状腺炎、恶性贫血及自身免疫性心肌炎等 AID 发病中也起重要作用。

必须说明的是,一种 AID 可能由多个机制参与其免疫病理损伤。如系统性红斑狼疮的发生与Ⅱ、Ⅲ、Ⅳ型超敏反应机制均相关,表现为以某一型损伤机制为主的混合型。

4. 固有免疫细胞介导组织炎性损伤　多种固有免疫细胞参与自身组织炎性损伤,巨噬细胞被细胞因子激活或被嗜细胞抗体“武装”后,即具有胞毒作用。此外,巨噬细胞可通过释放溶酶体酶及细胞毒性细胞因子造成自身组织损伤。NK 细胞可通过抗体依赖性细胞介导的细胞毒作用损伤靶组织,如桥本甲状腺炎患者甲状腺内含大量抗甲状腺球蛋白抗体,后者与甲状腺球蛋白结合形成抗原-抗体复合物,并沉积于腺上皮细胞表面,其中抗体 Fc 段可与邻近 NK 细胞表面 FcR 结合,通过抗体依赖性细胞介导的细胞毒作用损伤甲状腺组织。

(六)AID 的治疗

AID 的治疗尚缺乏研究立项的方法。由于 AID 是免疫耐受异常所引起的对自身抗原的免疫应答,因此,AID 的免疫治疗策略是消除引起免疫耐受异常的因素,抑制对自身抗原的免疫应答,帮助机体恢复应有的自身免疫耐受状态。不同 AID 的临床表现千差万别,但由于其发病的免疫机制相似,治疗原则也有一些共性。目前常用的治疗方案除控制发病诱因外,主要采用免疫抑制剂和调节剂来阻止病理性自身免疫应答或重建免疫,也可通过调节免疫应答的各个环节阻断疾病进程来达到治疗的目的。

1. 消除引起免疫耐受异常的诱因　有些 AID 有明确的诱因,消除这些诱因可防止 AID 的发生。病原体感染是 AID 的主要诱因,应用抗生素等及时治疗各种感染,以消除引起交叉反应和自身抗原改变、修饰的各种因素。

2. 对症治疗

(1)抗炎药物　用糖皮质激素、水杨酸制剂、前列腺素等抗炎药物及补体拮抗剂，可有效抑制一些重症AID所致的炎症反应，减轻AID症状。糖皮质激素可阻断促炎因子TNF-α和IL-1的转录，因而对多数AID具有治疗效果，可改善类风湿关节炎和强直性脊柱炎的关节功能，降低多发性硬化症的复发，减轻系统性红斑狼疮的炎症，改善重症肌无力的肌肉无力症状，控制肺出血-肾炎综合征的出血等。但是，长期大剂量使用糖皮质激素会产生毒副作用，包括抗感染能力降低和骨质疏松等。

(2)替代治疗　对因自身免疫而致某些重要生理活性物质减少的AID，可通过补充添加某种激素或药物来缓解症状，改善患者的生活质量。如对重症自身免疫性贫血患者可进行输血治疗；对免疫性甲状腺炎患者可补充甲状腺激素；对1型糖尿病患者可注射胰岛素控制血糖。此类疗法仅针对AID受损器官的修复或功能补偿，并不能阻止AID进程。患者一般需要终生使用替代药物以补偿受损器官功能。

(3)胸腺切除和血浆置换　重症肌无力患者常伴胸腺病变（如胸腺功能异常或胸腺瘤），部分患者经胸腺切除可改善症状。

许多AID患者通过血浆置换可缓解病情，这是一种利用离心分离、膜分离或吸附分离等技术将患者血液中的所有抗体（包括自身抗体）清除后再回输给患者的方法。该方法主要适应证为经内科治疗无效及血液中有高滴度自身抗体的多种难治性AID，对于免疫复合物所致的血管炎、系统性红斑狼疮、肺出血-肾炎综合征等有一定的治疗效果。

3. 免疫抑制剂　免疫抑制剂是目前治疗各种AID的有效药物，如环孢素A是一种兼有抗有丝分裂和抗炎效应的免疫抑制剂，主要抑制IL-2基因的转录，阻止IL-2的合成和分泌，使T细胞增殖和分化受阻，抑制T细胞介导的细胞免疫反应，已证实对眼色素层炎、早期1型糖尿病、肾病综合征、银屑病（牛皮癣）等有较好疗效。他克莫司（FK506）是继环孢素A后发现的另一种真菌代谢物，其结构与环孢素A不同，但作用与环孢素A相似。他克莫司应用剂量较低，故其副作用较小。来氟米特是一种丙二腈酰胺，可有效改善类风湿关节炎患者的症状，而不会增加机会致病菌的感染。此外，吗替麦考酚酯可改善某些系统性红斑狼疮患者的症状。然而，这些药物的效应都是非特异性的，会使所有活化的淋巴细胞（包括非自身反应性T细胞、B细胞）受到抑制。因此，这些免疫抑制剂要慎用，以避免增加致命感染或肿瘤形成的风险。

4. 基于细胞因子的干预策略

(1)细胞因子阻断疗法　多种细胞因子与AID的发病及病程进展密切相关，采用某些针对细胞因子或细胞因子受体的单克隆抗体阻断相应细胞因子的作用，可针对性地抑制自身免疫应答，且比常规抗炎药物和非特异性免疫抑制剂的副作用更小，是治疗AID的有效策略。如用抗TNF-α抗体或TNF-α抗体阻断剂可有效改善类风湿关节炎患者的症状，减轻炎症反应，改善生活质量。在类风湿关节炎和多发性硬化症的模型小鼠中，使用阻断IL-17或GM-CSF的单克隆抗体，可以减轻症状。

(2)细胞因子治疗　体内存在促炎或抗炎的相互对抗的免疫细胞亚群及相关细胞因子，两种力量的平衡与AID的发生发展密切相关。如Th1细胞和Th17细胞被激活，产生相应细胞因子，构成促炎的细胞因子微环境；而调节性T细胞的激活可分泌具有抗炎作用的细胞因子,对控制炎症具有重要作用。促炎与抗炎细胞及其分泌的细胞因子功能失衡是 AID 的发病机制之一,故采用抗炎细胞因子纠正免疫失衡可治疗 AID。IFN-β可有效治疗大多数多发性硬化症患者,其机制可能是通过拮抗树突状细胞分泌的促炎细胞因子的释放,并下调树突状细胞表面 MHC Ⅱ类分子的表达,抑制树突状细胞对自身抗原的提呈;IFN-β还可抑制多发性硬化症患者淋巴细胞和巨噬细胞分泌 IL-12,限制 Th0 细胞向 Th1 细胞的分化,并减少 TNF-α等促炎细胞因子的分泌。IL-10 和 TGF-β能阻断树突状细胞的成熟和迁移,并抑制抗原提呈细胞表达促炎细胞因子,对一些 AID 患者有效。

5. 针对自身反应性 T 细胞的治疗　用单克隆抗体或可溶性融合蛋白阻断相应 T 细胞的功能,或清除自身反应性 T 细胞克隆,是控制 AID 的有效方法。如用抗 MHC Ⅱ类分子的单克隆抗体抑制抗原提呈细胞的功能;用抗 CD3 和抗 CD4 的单克隆抗体抑制自身反应性 T 细胞活化;用抗自身反应性 T 细胞 TCR 的单克隆抗体可特异性清除这些细胞,能有效抑制 AID。例如,采用修饰的抗 CD3 单克隆抗体,可使 1 型糖尿病患者 T 细胞失能,胰岛细胞可获得长期有效的保护。其他有潜力用于临床的单克隆抗体有抗 CD25 单克隆抗体,它可与 IL-2R α缩合,抑制 IL-2 效应。

针对自身反应性 T 细胞的另一种治疗策略是阻断其共刺激信号,如 CTLA-4-Ig 是 CTLA-4 与 IgG Fc 段重组的可溶性融合蛋白,可与 B7-1、B7-2 高亲和力结合,通过阻止 B7 与 T 细胞表面 CD28 分子相互作用,抑制 T 细胞的活化。实验研究证明,反复注射 CTLA-4-Ig 可抑制髓鞘碱性蛋白诱发的实验性自身免疫脑脊髓炎。此外,CTLA-4-Ig 及抗 CD40L 单克隆抗体可用于治疗多发性硬化症、银屑病、系统性红斑狼疮等。

针对 T 细胞的疗法除了会使自身反应性 T 细胞的活化及功能受阻外,也会对调节性 T 细胞产生同样的影响,因此这种疗法可能会使 AID 症状加重,应谨慎使用。

6. 针对自身反应性 B 细胞的治疗　自身反应性 B 细胞不仅可以分化为浆细胞而产生自身抗体,还可作为抗原提呈细胞而激活自身反应性 T 细胞。采用针对 B 细胞表面分子的单克隆抗体,通过抗体依赖性细胞介导的细胞毒作用或诱导凋亡而清除 B 细胞,可用于某些 AID 的治疗。如应用抗 CD20、抗 CD22 和抗 CD52 分子的单克隆抗体可治疗系统性红斑狼疮、类风湿关节炎、重症肌无力等;CD40/CD40L 在抗体产生中起关键作用,用抗 CD40L 单克隆抗体可抑制自身反应性 B 细胞激活,可使患者循环系统中的自身抗体滴度下降、肾小球肾炎症状减轻。

7. 重建对自身抗原的免疫耐受　诱导机体重新建立对引起 AID 的自身抗原的特异性免疫耐受是治疗 AID 的理想方法。尽管人们已在实验动物模型上已进行了多种尝试,但由于免疫耐受机制及免疫耐受异常的诱因尚未阐明,所以迄今仍未实现这一目标。

(1)通过口服自身抗原诱导免疫耐受　口服自身抗原可通过肠相关淋巴组织诱导免疫耐受,抑制 AID 的发生。如用口服Ⅱ型胶原的方法防治类风湿关节炎;口服重组胰岛素防治糖尿病;口服相应的自身抗原治疗多发性硬化症、眼葡萄膜炎等。但是,借助日服自身抗原治疗人类 AID,尚存在诸多理论和实践问题。

(2)通过模拟胸腺阴性选择诱导免疫耐受　胸腺基质细胞表达的自身组织特异性抗原是胸腺阴性选择中诱导自身反应性 T 细胞凋亡的关键分子。人们已经开始尝试通过树突状细胞表达自身组织特异性抗原,模拟阴性选择以清除自身反应性 T 细胞。如通过树突状细胞表达蛋白脂质蛋白或碱性少突神经胶质细胞糖蛋白,诱导大鼠对实验性自身免疫性脑脊髓炎的免疫耐受。

思考题

1. 机体如何被变应原致敏?哪些因素使机体易于产生 IgE 类抗体?
2. 食物性变应原如何引起皮肤过敏反应——荨麻疹?
3. 以结核分枝杆菌感染为例,试述Ⅳ型超敏反应的发生机制及其与其他三型超敏反应有何不同。
4. 机体通过哪些机制形成自身耐受?
5. 试述遗传因素在自身免疫病发病中的作用。
6. 自身免疫性糖尿病由什么引起?
7. 自身免疫与过敏之间的相同之处和不同之处有哪些?

参考文献

[1] GOODNOW C C. Multistep pathogenesis of autoimmune disease[J]. Cell, 2007, 130:25-35.

[2] NAGATA S, HANAYAMA R, KAWANE K. Autoimmunity and the clearance of dead cells[J]. Cell, 2010, 140(5):619-630.

[3] WU L C, ZARRIN A A. The production and regulation of IgE by the immune system[J]. Nat Rev Immunol, 2014, 14(4):247-259.

[4] VAN EERDEWEGH P, LITTLE R D, DUPUIS J, et al. Association of the ADAM33 gene with asthma and bronchial hyperresponsiveness[J]. Nature, 2002, 418(6896):426-430.

[5] SCHMIDT M, RAGHAVAN B, MÜLLER V, et al. Crucial role for human Toll-like receptor 4 in the development of contact allergy to nickel[J]. Nat Immunol, 2010, 11(9):814-819.

[6] GOODNOW C C, SPRENT J, FAZEKAS DE ST GROTH B, et al. Cellular and genetic mechanisms of self tolerance and autoimmunity[J]. Nature, 2005, 435(7042):590-597.

[7] HOGQUIST K A, BALDWIN T A, JAMESON S C. Central tolerance: learning self-control in the thymus[J]. Nat Rev Immunol, 2005, 5(10):772-782.

[8] KYEWSKI B, KLEIN L. A central role for central tolerance[J]. Annu Rev Immunol, 2006, 24(1):571-606.

[9] MARSHAK-ROTHSTEIN A. Toll-like receptors in systemic autoimmune disease[J]. Nat Rev Immunol, 2006, 6(11):823-835.

[10] LASSMANN H, VAN HORSSEN J, MAHAD D. Progressive multiple sclerosis: pathology and pathogenesis[J]. Nat Rev Neurol, 2012, 8(11):647-656.

[11] PARKES M, CORTES A, VAN HEEL D A, et al. Genetic insights into common pathways and complex relationships among immune-mediated diseases[J]. Nat Rev Genet, 2013,14(9):661-673.

[12] RIOUX J D, ABBAS A K. Paths to understanding the genetic basis of autoimmune disease[J]. Nature,2005,435(7042):584-589.

[13] FERNANDO M M, STEVENS C R, WALSH E C, et al. Defining the role of the MHC in autoimmunity: a review and pooled analysis[J]. PLoS Genet,2008,4(4):e1000024.

[14] TAKEUCHI O, AKIRA S. Pattern recognition receptors and inflammation[J]. Cell,2010,140(6):805-820.

[15] ABBAS A K, LICHTMAN A H, PLLAI S. Cellular and molecular immunology[M]. 8th edition. Philadelphia: Elsevier Saunders,2014.

[16] 曹雪涛,何雄. 医学免疫学[M]. 3 版. 北京:人民卫生出版社,2015.

[17] 龚非力. 医学免疫学[M]. 4 版. 北京:科学出版社,2014.

(郑州大学基础医学院 刘萍萍)

第九章
肿瘤免疫

第一节　免疫监视与肿瘤发生

世界卫生组织将癌症定义为一组可影响身体任何部位的多种疾病的通称。癌症是全球发病和死亡的主要原因,2012 年约有 1 400 万新发癌症病例和 820 万例癌症相关死亡病例。预计今后 20 年新发病例数将增加约 70% 。癌症源自一个单细胞。从一个正常细胞转变为一个肿瘤细胞要经过一个多阶段过程,通常从癌前病变发展为恶性肿瘤。这些变化是一个人的基因因素和外部因素之间相互作用的结果。机体的免疫系统在清除肿瘤细胞、保护宿主免遭肿瘤方面发挥着非常关键的作用。然而,有些肿瘤细胞可以逃脱免疫系统的监视而不被清除,从而造成肿瘤细胞的生长和疾病的发生。对其中的肿瘤免疫学机制的认识是科学家研发相关治疗方案的关键。经过近百年的努力,人类在肿瘤免疫研究和应用方面取得了很多进展。目前,肿瘤免疫研究主要包括四大科学问题,即免疫监视与肿瘤发生机制、肿瘤抗原的发现和确认、抗肿瘤效应机制的研究、肿瘤免疫的诊断和免疫防治。随着科研人员不断深入探索肿瘤免疫学理论与免疫治疗新原理、新方法,全面认识肿瘤免疫学机制将为人类克服肿瘤、提高生命质量做出巨大贡献。

一、免疫监视理论的提出

在经典免疫学时期,人们认识到免疫系统可以清除侵入人体的微生物。正常人体每天约有 10^{11} 细胞处于分裂中,其中发生突变的细胞概率为 $10^{-9} \sim 10^{-7}$,免疫系统能否像清除外来微生物一样及时识别和清除突变的细胞呢? 1909 年 Paul Ehrlich 就提出了这样的想法:thanks to the immune system,tumor development was usually suppressed。这使人们开始将肿瘤的发生发展与机体的免疫功能结合起来。50 年后 Thomas 通过对机体细胞免疫进化机制的研究,提出了肿瘤细胞抗原表达低下或机体细胞免疫功能受损是发生肿瘤的重要因素。随后,1967 年 Burnet 在总结机体免疫系统的抗肿瘤作用基础上,提出了免疫监视学说,认为机体的免疫系统可以发挥监视作用,识别并消灭任何表达新抗原的“异己”成分或突变细胞,以保持机体内环境的稳定。当机体免疫监视功能低下,无法有效清除“异己”成分或突变细胞时,就可能发生肿瘤。当时的一些动物实验,如切除新生动物的胸腺,或切除成年动物的胸腺加全身 X 射线照射,均能破坏宿主对肿瘤生长的免疫监视作用。许多事实也支持肿瘤发生的免疫监视学说。临床研究也发现因器官移植而长期接受免疫抑制疗法者,恶性肿瘤的发病率可达 1.5% ~2.0% 。一项对 6 000 例肾移植患者的调查显示,患者的大肠癌、肺癌、膀胱癌和肾癌的发病率高于普通人群。在这些肾移植患者中,原本对正常人无威胁的 Epstein-Barr(EB)病毒会引起感染并恶性化。

然而 1974 年 Stutman 进行的一项大规模裸鼠实验发现,与同窝对照鼠相比,裸鼠在化学致癌物引起的肿瘤发生率方面并没有增加的趋势,潜伏期也无明显差异。这使原本认为免疫监视可提供避免肿瘤发生的免疫力之观念受到了质疑和冷落。更难以解释的是,免疫监视作用并不能完全地避免恶性肿瘤的发生,而且肿瘤一旦产生,其恶性程度逐渐增加,并最终发生广泛转移。所以,免疫系统与肿瘤的关系不能简单地看成是免疫系统单向排斥肿瘤细胞的关系。

1982 年一个突破性的发现重新引起了科学家对肿瘤免疫的关注。Aline van Pel 和 Thierry Boon 发现用化学致癌剂甲基胆蒽诱发小鼠皮肤发生肉瘤,当肉瘤生长至一定大小时,予以手术切除。将此切除的肿瘤移植给正常同系小鼠后可生长出肿瘤。但是,将此肿瘤移植回原来经手术切除肿瘤的小鼠,则不发生肿瘤(图 9-1)。这首次明确表明了该肿瘤具有可诱导机体产生免疫排斥反应的功能。

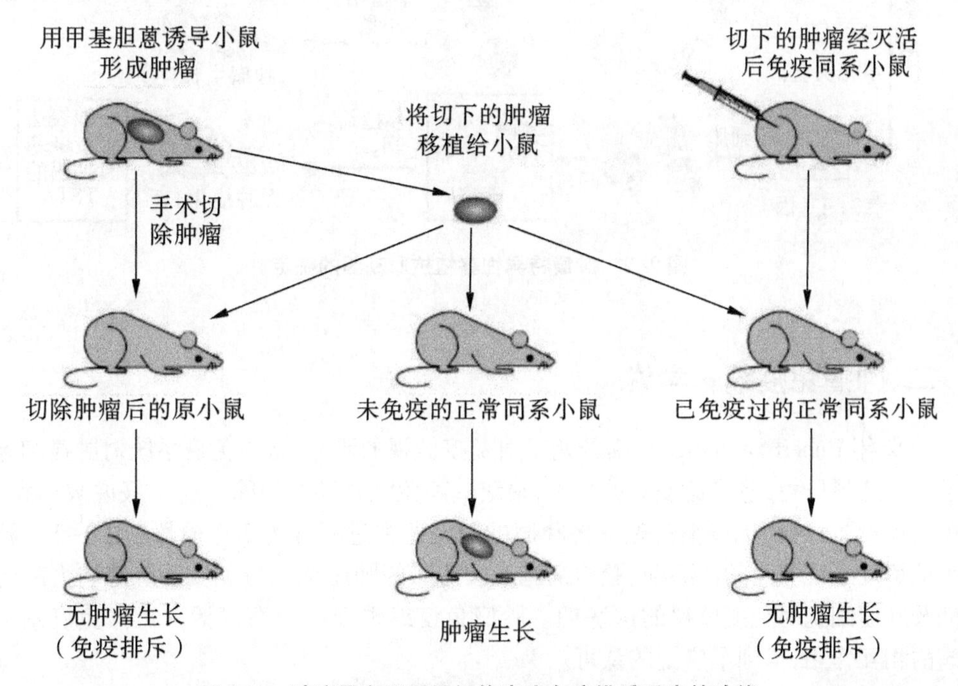

图 9-1　肿瘤具有可诱导机体产生免疫排斥反应的功能

随后,Pierre van der Bruggen 从技术上得到了突破,并证实肿瘤抗原能激发肿瘤特异性免疫反应。该实验(图 9-2)将一株小鼠肿瘤细胞注射入同系小鼠后,可在小鼠体内形成肿瘤并呈进行性生长。这株缺乏免疫原性、能在小鼠体内形成肿瘤的细胞被命名为 tum⁺。用化学诱变剂在体外处理 tum⁺细胞株并进行细胞株的亚克隆,其中部分细胞克隆株注射入同系小鼠后不能形成肿瘤,这些不能形成肿瘤的变异细胞株称为 tum⁻。这种病毒或化学物质诱发肿瘤表达的肿瘤特异性抗原被称为肿瘤特异性移植抗原(tumor specific transplantation antigen,TSTA)。该研究指出自体发生的肿瘤并非天生缺乏肿瘤抗原,而是因为这些肿瘤具有无法有效引发免疫反应的缺陷。而这个缺陷是可以经由疫苗接种恢复原本应有的免疫力,这个策略至今仍一直应用在许多临床试验上。

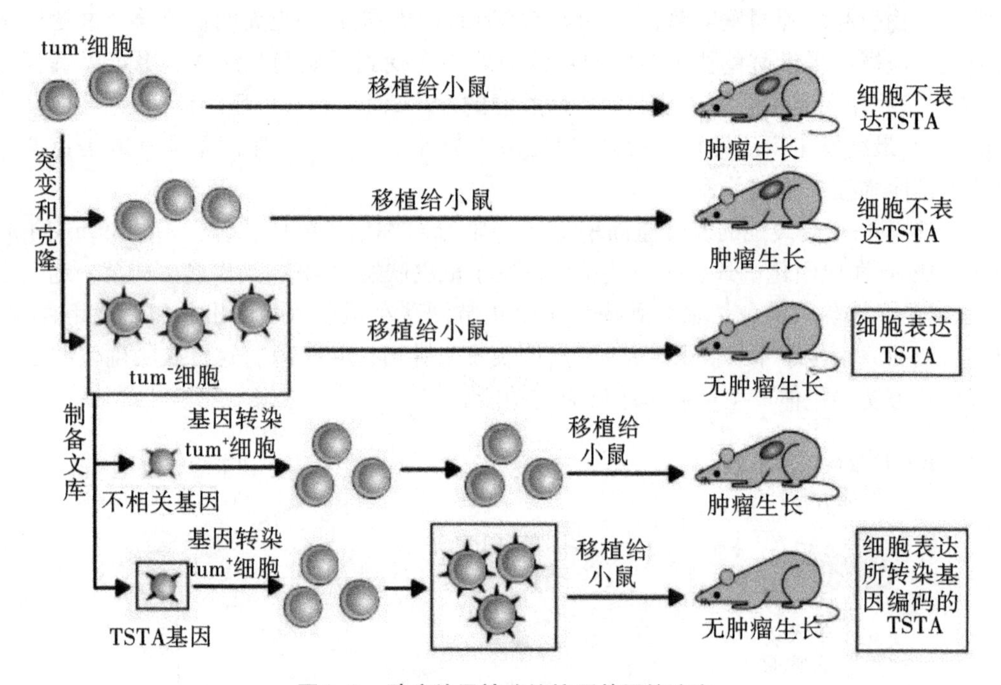

图 9-2 肿瘤特异性移植抗原基因的确定

二、肿瘤免疫编辑学说

2002 年 Robert Schreiber 重新开始了对免疫监视的研究,认为免疫系统对肿瘤细胞产生了一个选择压力,造成免疫原的减少,最终逃离免疫介导的根除。这个假说被称为"肿瘤免疫编辑"。肿瘤免疫编辑理论将肿瘤的免疫监视过程分为 3 个阶段(图 9-3):肿瘤细胞被免疫系统清除的清除期、肿瘤细胞未被清除的肿瘤系统与免疫系统势均力敌的均衡期及肿瘤细胞对免疫监视的逃逸期。肿瘤免疫编辑理论全面概括了机体免疫系统和肿瘤的相互作用,得到了广泛的认可。

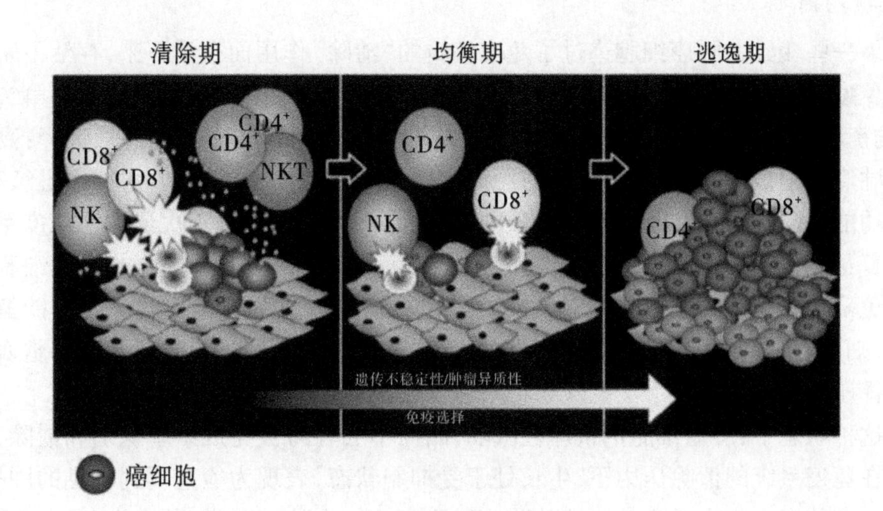

图 9-3 肿瘤免疫编辑理论

参考 Cancer immunoediting:from immunosurveillance to tumor escape

（一）清除期

肿瘤的免疫编辑理论认为，在清除期由于新生的肿瘤具有较强的抗原性，较易被免疫系统识别并清除，期间 IFN-γ、穿孔素和淋巴细胞主要参与这个肿瘤细胞的清除过程。IFN-γ 和穿孔素分子的缺陷将使宿主对化学致瘤剂的敏感性增高，自发肿瘤的发生率也同样增高，该实验首次强有力地证实了肿瘤免疫监视的存在。免疫系统清除肿瘤细胞的这个过程具有经典免疫监视理论的特点。如果清除过程彻底，肿瘤免疫编辑至此结束，而不涉及免疫均衡和免疫逃逸。虽然参与免疫清除阶段的免疫细胞和分子已基本清楚，但部分机制仍不明确，如免疫细胞如何区分已经转化的细胞和其前体细胞。

清除期固有免疫和获得性免疫系统共同参与、相互配合。固有免疫系统中的细胞和分子识别到新生的肿瘤组织后，NKT 细胞、γδT 细胞、NK 细胞及巨噬细胞被募集到肿瘤区后识别 NKG2D 的配体分子。这些识别过程最终产生了抗肿瘤反应的关键性分子即 IFN-γ。随后在肿瘤部位被释放的 IFN-γ 诱导局部产生趋化性细胞因子，从而募集更多固有免疫系统的细胞至肿瘤区。在固有免疫系统杀伤肿瘤细胞的同时，适应性免疫系统也可被肿瘤细胞激活，参与杀伤肿瘤组织的过程。在固有免疫系统杀伤肿瘤组织的过程中，浸润肿瘤组织的 NK 细胞与肿瘤细胞的相互作用产生的细胞因子，可激活趋化到肿瘤组织的未成熟的树突状细胞，使其成熟。成熟的树突状细胞可直接摄取抗原，也可以通过热休克蛋白/肿瘤抗原复合物间接摄取抗原，结合抗原的树突状细胞迁移到淋巴结，在淋巴结中激活肿瘤特异性 $CD4^+$Th1 细胞，活化的 $CD4^+$Th1 细胞通过协助交叉提呈树突状细胞 MHC Ⅰ类分子提呈的抗原肽，活化 $CD8^+$T 细胞。最后的阶段中，获得性免疫给宿主提供了清除肿瘤的能力。肿瘤特异性的 $CD4^+$T 细胞和 $CD8^+$T 细胞归巢到肿瘤区，并参与杀死抗原阳性的肿瘤细胞。

（二）均衡期

如果一些变异的肿瘤细胞逃过了免疫编辑的“清除”作用而存活下来，存活下来肿瘤细胞和免疫系统之间以动态平衡的状态共处，它们与免疫系统的关系就进入了第二种状态，即均衡状态。华盛顿大学肿瘤研究中心认为这类似于达尔文式的自然选择：高免疫原性的肿瘤细胞被清除，低免疫原性的肿瘤细胞很难被免疫系统识别，故得以继续存活。在免疫功能正常的小鼠和基因修饰的鼠中进行的肿瘤移植实验，首次证实了免疫系统对肿瘤起着这种重塑作用。将生长于免疫无能和免疫功能健全宿主体内的肿瘤细胞分别移植到免疫功能健全的小鼠体内时，前者更容易被排斥；将肿瘤传代给免疫功能健全的宿主时，则会产生弱免疫原性的肿瘤突变体。这些实验都证实了机体对肿瘤细胞实施了免疫选择压力。

在这种状态下，肿瘤细胞的抗原性减弱，因而不会轻易被免疫系统识别和清除，但又时时处在免疫系统的清除压力下，生长处于受抑制状态，表现为检查不到可见的肿瘤，处于带瘤生存状态。产生低免疫原性的肿瘤细胞突变体大致有三类，其中染色体突变能破坏基因组完整性是主要类型，另外，还有核酸的剪切-修复障碍、微卫星不稳定等类型。当这种基因突变累积到一定程度也有可能打破势均力敌的平衡，使免疫系统与肿瘤的关系走向另一个方向。这种相互较量的动态平衡阶段甚至长达几十年。一个著名的临床案例是两个接受同一供者的肾移植患者在肾移植后不久，都患了转移性黑色素瘤。配型检查结果发现，二者的癌细胞都来源于供者。这个提供移植肾的供者在 16 年前曾患过恶性黑色素瘤。在这个供肾者体内，肿瘤细胞可能以不可见的方式隐伏在身体各处并一直持续了 16 年都没有发生变化。但其肾一旦植入服用免疫抑制剂的肾移植患者体内时，则平衡被迅速打破，形成明显肿瘤。

（三）逃逸期

一些肿瘤突变体可以通过多重机制逃避免疫系统的监视，这一过程称为肿瘤的免疫逃逸。适应机体的生存环境而存活下的肿瘤细胞能够在免疫功能不完善的情况下持续生长，进而出现临床症状。肿瘤细胞的逃逸机制可归结为三大类（图 9-4）：肿瘤抗原性的丢失或改变、免疫原性减弱及肿瘤微环境的改变。

1. 肿瘤抗原性的丢失或改变　大多数肿瘤抗原的免疫原性弱，不能诱发有效的抗肿瘤免疫应答。肿瘤抗原性的丢失或改变是最早被认识的肿瘤免疫逃逸机制。

在肿瘤的生长过程，面对机体免疫作用的压力，肿瘤细胞也不断发生着变化，自发地丢失抗原以逃避免疫杀伤而存活。一方面，当肿瘤生长到一定程度，形成瘤细胞集团，此时肿瘤抗原编码基因发生突变，可干扰免疫识别过程，使肿瘤细胞得以漏逸，这种现象称为肿瘤细胞的逃逸。也有人认为，少量肿瘤细胞不能引起宿主足够的免疫应答，反而可能刺激瘤细胞不断生长，这种现象称为免疫刺激。另一方面，也有可能由于多糖等的覆盖造成肿瘤抗原的隔离，因而，肿瘤细胞不能被宿主的淋巴细胞所识别，免疫系统不能发挥杀伤作用。

抗原加工提呈处理的缺陷也是影响肿瘤抗原性的重要因素。如肿瘤细胞表面 MHC Ⅰ类分子表达减少或缺乏，影响 MHC-抗原肽-TCR 复合体形成，T 细胞不能识别肿瘤细胞表面抗原,肿瘤细胞因此逃避免疫细胞的识别和攻击。MHC Ⅰ类分子的下降程度还与肿瘤恶性程度、转移及预后不良呈正相关。研究还发现,肿瘤患者体内的抗原提呈细胞及肿瘤细胞由于缺乏共刺激分子或黏附分子表达减少,也不能诱导机体产生免疫应答。目前通过基因治疗的方法上调细胞共刺激分子或黏附分子的研究有很多,但真正应用于临床治疗并不多见。肿瘤患者树突状细胞抗原提呈功能障碍也会削弱机体对肿瘤抗原的提呈能力。

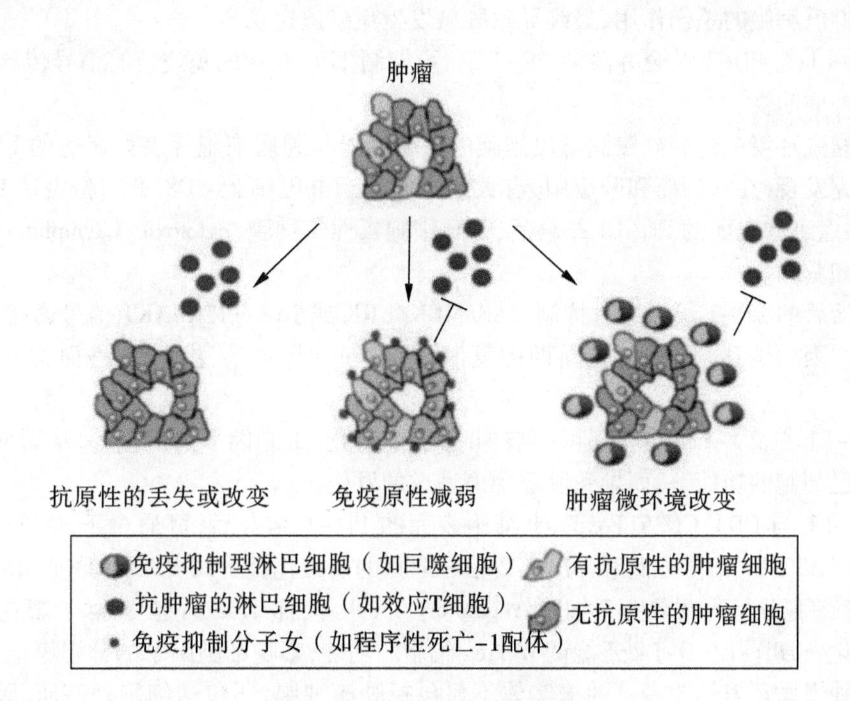

图 9-4　肿瘤细胞的逃逸机制

参考 Immune escape mechanisms as a guide for cancer immunotherapy

Hochst 等研究发现,循环的癌胚抗原(carcinoembryonic antigen,CEA)并非通过树突状细胞呈递,而是更过多地以依赖甘露糖受体的方式被肝窦内皮细胞呈递给 $CD8^+$T 细胞,这种 CEA 特异的 $CD8^+$T 细胞反应并不能有效地控制肿瘤细胞的生长。这提示我们肿瘤抗原提呈方式也影响其抗原性。

此外,肿瘤抗原会诱发免疫耐受。肿瘤细胞在宿主体内长期存在和不断增多的过程中,其肿瘤抗原可作用于处在不同分化阶段的抗原特异性淋巴细胞,其中处于幼稚阶段的淋巴细胞接触肿瘤抗原后,即可被诱发免疫耐受。

2. 免疫原性减弱　在机体抗肿瘤免疫应答过程中,活化的特异性 T 细胞、NK 细胞等同时表达 FasL 和 Fas,而多种肿瘤组织细胞表面高表达 FasL。当肿瘤细胞 Fas 表达丧失与异常时,则会导致 Fas 系统信号的破坏或无活性,不能与表达 FasL 的免疫活性细胞发生交联,因而不能进行正常的凋亡作用,使肿瘤细胞逃避机体的免疫监视;当肿瘤细胞功能表达 FasL 时,表达 Fas 的淋巴细胞攻击肿瘤细胞时,肿瘤细胞的 FasL 与淋巴细胞表达的 Fas 结合,结果凋亡的不是肿瘤细胞,而是淋巴细胞,从而有助于肿瘤细胞的免疫逃避。

程序性死亡-1(programmed death-1,PD-1)及其配体(PD-L1)是一对负性免疫共刺激分子,正常情况下,组织细胞表面的PD-L1与淋巴细胞表面的PD-1结合后,可抑制淋巴细胞功能,诱导活化的淋巴细胞凋亡。该信号通路在肿瘤微环境中激活时,可使机体的抗肿瘤免疫应答反应降低,进而促使肿瘤的生长。

多种肿瘤细胞表面也表达PD-L1,肿瘤细胞表达的PD-L1可与肿瘤浸润淋巴细胞表面的PD-1分子结合,抑制淋巴细胞的功能及细胞因子的释放,并诱导淋巴细胞凋亡,从而抵抗淋巴细胞的杀伤作用,最终导致肿瘤发生免疫逃逸。

PD-L1与PD-1结合并激活PD-1后,可抑制TCR介导的免疫应答信号传导,导致T细胞的外周耐受。

肿瘤微环境中的肿瘤浸润淋巴细胞的耗竭可能与肿瘤细胞等表面表达的PD-L1有关。研究发现,在宫颈癌和肝癌中,有大量肿瘤浸润淋巴细胞 $CD8^+$T细胞表达PD-1分子,与肿瘤细胞表面的PD-L1结合后,导致细胞毒性T细胞(cytotoxic T lymphocyte,CTL)的耗竭和凋亡。

激活后的PD-1可以通过抑制RAS/MEK/ERK或JAK/PI3K/AKT信号通路,进而抑制下游基因的表达,调控细胞周期的复制、转录和翻译的表达过程,进而抑制T细胞增殖。

PD-L1与PD-1的结合还可影响Th细胞的分化、细胞因子的产生等,从而抑制肿瘤浸润淋巴细胞的功能,从而导致肿瘤免疫逃逸的发生。

PD-L1与 $CD4^+CD25^+Foxp3^-$T细胞表面的PD-1结合后,可通过下调PI3K/AKT/mTOR/STAT3/S6信号通路和ERK1/2信号通路的磷酸化及上调PTEN,促进 $CD4^+CD25^+Foxp3^-$T细胞分化为调节性T细胞(regulatory T cell,简称Treg细胞)。除了影响Treg细胞的分化外,PD-1/PD-L1还能调节Treg细胞的功能,影响细胞因子的分泌等。

3. 肿瘤微环境的改变　肿瘤实体不仅包括肿瘤细胞,还包括细胞外基质、肿瘤浸润免疫细胞及细胞因子等,这些组成了肿瘤细胞的微环境。肿瘤可诱导机体产生免疫抑制细胞,对机体抗肿瘤免疫应答起着负性调节作用,是肿瘤免疫逃逸的主要机制之一。肿瘤微环境中发挥主要作用的细胞包括髓系来源抑制性细胞(myeloid-derived suppressor cell,MDSC)和Treg细胞。

(1)Treg细胞目前确定的两个主要类别　即 $CD4^+$Treg细胞和 $CD8^+$Treg细胞。$CD4^+$Treg细胞分为两类:一类是自然Treg细胞,其表达CD25和Foxp3;另一类是适应性或者称为诱导型Treg细胞。此外,还有 $CD8^+$Treg、$CD4^+CD25^-$Treg、NK Treg、$CD4^-CD8^-$Treg、γδTreg等Treg细胞亚群。

肿瘤微环境中的Treg细胞可通过多个机制抑制免疫效应细胞的功能,从而造成肿瘤细胞的免疫逃逸,促进肿瘤的进展。如Treg细胞表面表达的细胞毒性T细胞相关抗原-4(cytotoxic T lymphocyte antigen-4,CTLA-4)的跨膜分子胞内段携带免疫受体酪氨酸抑制基序(ITIM),与CD28竞争性结合CD80/CD86,且亲和力比效应T细胞的CD28高20~100倍,且Treg细胞表达的淋巴细胞活化基因3(lymphocyte-activation gene 3,LAG3)也可抑制树突状细胞细胞MHCⅡ类分子的表达,从而阻断了树突状细胞将抗原向T细胞提呈的过程,抑制了T细胞的活化和增殖,导致其发生免疫无能或凋亡。Treg细胞在肿瘤微环境中还可以分泌免疫抑制细胞因子 TGF-β 和 IL-10,使 $CD4^+$、$CD8^+$T 细胞和杀伤细胞介导的抗肿瘤效应被钝化。颗粒酶和穿孔素是 CTL、NK 等细胞发挥杀伤感染细胞和肿瘤细胞的主要因子,近年来研究也发现自然 Treg 细胞能通过分泌颗粒酶 A 和穿孔素而产生直接的细胞毒作用。

(2)肿瘤患者外周血和组织中广泛存在着骨髓来源的抑制性细胞　骨髓来源的抑制性细胞(myeloid-derived suppressor cell,MDSC)是骨髓来源的一群异质性细胞,是树突状细胞、巨噬细胞和(或)粒细胞的前体,具有显著抑制免疫细胞应答的能力。慢性炎症组织或肿瘤产生某些细胞因子对 MDSC 进行募集和扩增,此过程通过 STAT3 和 STAT5 信号通路完成。$CD33^+$MDSC 募集至肿瘤微环境主要与 IL-1β、IL-6、INF-α、血管内皮生长因子(vascular endothelial growth factor,VEGF)和 GM-CSF 的过表达有关。而 $CD11b^+$ MDSC 的诱导产生与 TGF-β 有关。MDSC 的抑制活性不仅需要促进它们扩增因素,还需要诱导它们的活化。调节 MDSC 活化的因子主要来自激活的 T 细胞和肿瘤基质细胞,包括 IFN-γ、IL-4、IL-13 和 TGF-β,并凭借信号转导及转录激活因子 1、NF-κB 转录因子和环氧合酶 2 的上调完成。MDSC 发挥直接免疫抑制功能依赖于其表达和(或)分泌的抑制性因子,如精氨酸酶 1(arginase 1,ARG1)、诱导型一氧化氮合酶、活性氧等。MDSC 还可以表达多种促血管形成因子,如 VEGF、碱性成纤维细胞生长因子和基质金属蛋白酶,这些因子能够直接促进肿瘤血管的形成。

免疫编辑理论系统地描述了机体免疫系统与肿瘤相互作用的动态过程,其中仍有一些分子机制不甚清楚。但免疫编辑理论证明,长期带瘤生存也许可以成为一种常态。尽管目前我们还不能有效地控制这个过程,但它为治疗癌症提供了一种新的免疫疗法思路。

第二节　肿瘤抗原的发现和特性

细胞癌变过程中出现的新抗原或肿瘤细胞异常或过度表达的抗原物质被称为肿瘤抗原。肿瘤特异性抗原的确认是免疫监视理论提出和发展的前提。人们对于肿瘤抗原是否存在一度存有争议。直到 1943 年 Gross 用化学致癌剂诱发纯系小鼠发生肉瘤,当肉瘤生长至一定大小时,予以手术切除。将此切除的肿瘤移植给正常同系小鼠后可生长出肿瘤。但是,将此肿瘤移植回原来经手术切除肿瘤的小鼠,则不发生肿瘤。此实验表明该肿瘤具有可诱导机体产生免疫排斥反应的抗原,从而证明了肿瘤特异抗原的存在。1989 年比利时的 Boon 首次成功地分离出三种人肿瘤特异性抗原,随后一系列的肿瘤抗原相继被发现并得到确认,如 BAGE 家族、GAGE 家族、LAGE 家族、MAGE 家族、RAGE 家族等。

肿瘤抗原的发现使人们意识到肿瘤抗原所诱导的机体免疫应答可能具有抗肿瘤的作用,人体自身的免疫系统可以做到像清除外来病毒一样,识别和清除肿瘤细胞。研究显示,部分肿瘤特异性抗原在癌症患者体内能有效诱导免疫应答,限制肿瘤的生长和转移,在少数患者中甚至能完全清除肿瘤。因而筛选鉴定肿瘤特异性抗原成为肿瘤诊断和治疗的研究热点。

一、肿瘤抗原的鉴定及筛选

(一)CTL 筛选法

CTL 筛选法是传统的鉴定肿瘤抗原的主要方法(图 9-5),此方法是利用 T 细胞对肿瘤抗原的特异性识别原理。首先建立自体肿瘤细胞系,与淋巴细胞共培养后筛选出特异性 CTL。将肿瘤细胞的 cDNA 文库和相应自体的 HLA-Ⅰ类分子共转染 293 细胞后,用特异性 CTL 克隆筛选出阳性细胞,对相应 cDNA 序列进行测定,进而从中分离出该肿瘤抗原基因。将合成的待选多肽与靶细胞共同孵育,通过结合实验和特异性 CTL 介导的细胞毒性实验最终鉴定出特异性的肿瘤多肽。这种得益于基因文库技术发展的筛选方法使一系列肿瘤抗原被鉴定出来,但仅限于易在体外建株的肿瘤细胞类型。

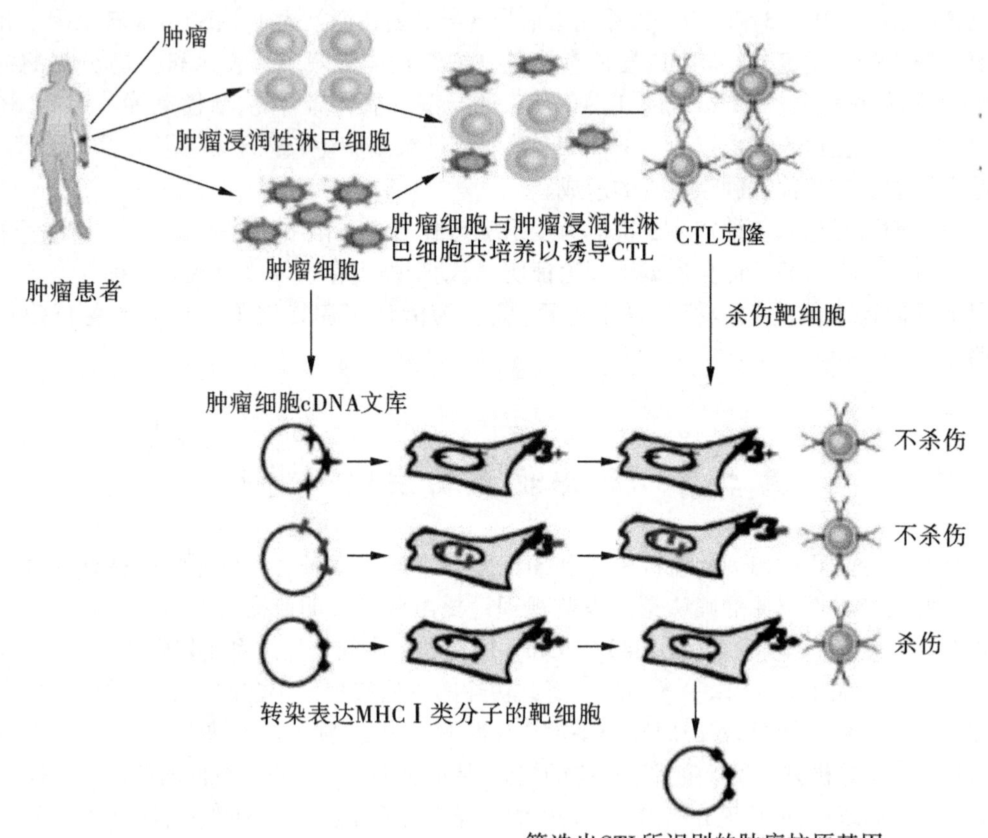

图 9-5 人特异性肿瘤抗原的发现与鉴定

(二)血清学鉴定重组 cDNA 表达抗原克隆技术

1995 年 Sahin 创立了血清学鉴定重组 cDNA 表达抗原克隆技术(serological analysis of recombinant cDNA expression libraries,SEREX)筛选及鉴定肿瘤抗原,极大地推动了分离

肿瘤抗原的速度(图9-6)。迄今为止,4 000于种肿瘤抗原可在Ludwig癌症研究所建立的相应的SEREX数据库(www.1icr.org)中查询。SEREX的原理在于人B细胞可以识别自身肿瘤抗原,且部分B细胞在$CD4^+T$细胞辅助下产生高滴度IgG抗体,而用去除了干扰抗体的自体血清筛选肿瘤组织的重组cDNA表达文库可以增加抗原的浓度。SEREX的优点在于筛选出来的抗原分子多是全长cDNA,也是一种直接分析抗瘤$CD4^+T$细胞库的途径。目前,SEREX已从纯粹的自体肿瘤cDNA文库筛选发展到睾丸文库筛选、异体血清筛选和细胞系文库筛选。

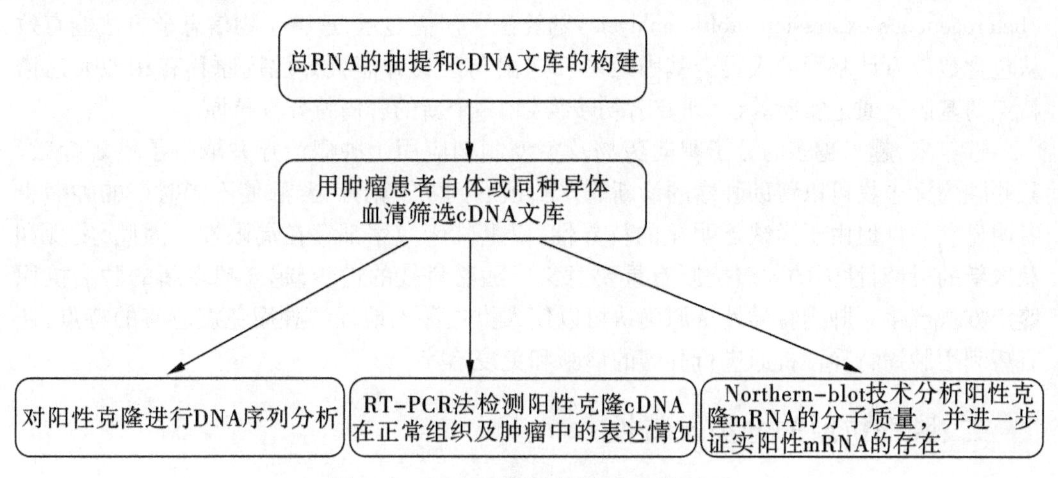

图9-6　SEREX筛选肿瘤抗原工作流程

(三)噬菌体随机肽库

1985年Smith将外源基因插入丝状噬菌体f1的外壳蛋白质基因Ⅲ区,使目的基因编码的多肽在噬菌体表面表达,从而建立了噬菌体表面表达技术。1990年Scott等利用该技术首次构建了噬菌体随机6肽文库。在构建好一个自然或多肽的肽库后,结合免疫筛选、肽推论和序列排列分析,可以从中挑出具有抗原性的肽。该方法可以直接利用抗体或受体在肽库中捕获有效的配体,方便后续疫苗的研制。

(四)蛋白组学技术

蛋白质组学技术首先要用电泳的方法使细胞或血清中的蛋白按照分子大小分离后进行差异性对比,再用相关技术分析,可以同时鉴定抗原和抗体。肿瘤是一种由环境和遗传因素相互作用的多基因、多蛋白质参与的常见多发病。利用蛋白质组学技术可以从整体上全面地、动态地、定量地分析比较正常与癌变标本中蛋白质种类和数量的改变,这不仅有助于阐明肿瘤发病机制,还能筛选鉴定出肿瘤蛋白质特异性标记和特异性抗原。目前,2D-PAGE和MS方法的联合使用是筛选肿瘤特异性标志物较为理想的方法,在此基础上通过搜索相关的蛋白质组数据库,即可鉴定出肿瘤的特异性标志物。目前应用蛋白组学鉴定了包括乳癌的RS/DJ-1、肺癌的PGP9.5、肾癌的CAI和SM22-alpha等在内的十几种肿瘤抗原。但由于肿瘤细胞在生长过程中具有突变性,即使经过短暂的体外培养,肿瘤细胞的有些关键蛋白也会发生明显变化或丢失。另外,还存在肿瘤细胞种类繁多、难以获取单一足量的自体肿瘤细胞、制备纯化的肿瘤细胞蛋白质困难及肿瘤发生发展中的低丰度蛋白难以分辨等问题。激光捕获显微分离技术、同位素标记亲和技术、表面增强激光解吸离子化蛋白质芯片系统等新技术的不断完善，以及多种蛋白质组学技术的联合应用，将进一步促进新肿瘤相关抗原和肿瘤标志物的获取。

（五）生物信息学

北京大学医学部和美国贝勒医学院的合作研究团队通过分析在临床上广泛认可和应用的经典肿瘤特异性抗原的表达谱特点，开发出一套独特的被命名为 HEPA（heterogeneous expression profile analysis）的算法。研究显示，这种生物信息学方法能有效从包含数以万计基因的人类全基因组中筛选出与经典肿瘤特异性抗原具有相似表达谱特点的基因。通过实验验证，研究者初步得到 19 个新的肿瘤特异性抗原。

近年来，越来越多的分子靶向药物及免疫制剂应用于肿瘤治疗并取得了一定疗效。某些肿瘤标志物可以帮助肿瘤的诊断、分类、预后判断及治疗指导，使不同时期的肿瘤患者明显获益。但由于尚缺乏明显的特异性，以上临床应用都存在局限性。因此，发现和获取新的、针对性强的肿瘤抗原有重要意义。随着科技的进步，越来越多新的肿瘤抗原鉴定方法产生。肿瘤特异性抗原确认可以使人类更深刻地理解肿瘤免疫应答的特点，还有望利用肿瘤特异性抗原进行肿瘤的诊断和免疫治疗。

二、肿瘤抗原的分类及特性

随着分子生物学等多种学科和免疫学的交叉渗透，人们对肿瘤抗原的分类有了更深的理解，不少新型肿瘤抗原被发现和鉴定。现代肿瘤免疫学对肿瘤抗原的分类是基于其分子结构和来源。

（一）癌基因和突变型抑癌基因

肿瘤细胞中存在着显形作用的癌基因，在正常细胞中有与之同源的正常基因，被称为癌基因。同时，正常细胞中也存在抑癌基因，在被激活情况下它们具有抑制细胞增殖作用，但在一定情况下被抑制或丢失后可减弱甚至消除抑癌作用。

癌基因和突变型抑癌基因编码的蛋白可以通过 MHC Ⅰ类分子提呈给 T 细胞，从而激活 CTL 反应。如作为原癌基因的 ras 基因被激活以后就变成有致癌活性的癌基因。ras 基因激活的方式有三种：基因点突变、基因大量表达、基因插入及转位。其中 ras 基因被激活最常见的方式就是点突变，多发生在 N 端第 12、13、61 密码子。p53 是一种重要的肿瘤抑制基因，在所有恶性肿瘤中，50% 以上会出现该基因的突变。人们现已认识到，引起肿瘤形成或细胞转化的 p53 蛋白是 p53 基因突变的产物，这种异常蛋白可以被 T 细胞识别，也可以激活 B 细胞产生 IgG 抗体。

（二）融合基因表达的肿瘤抗原

融合基因是指两个基因的全部或一部分序列相互融合为一个新的基因的过程，其有可能是染色体易位、中间缺失或染色体倒置所致的结果，通常具有致瘤性，在各种不同的肿瘤中普遍存在。基因融合是肿瘤的普遍特征，可促进肿瘤的发生和发展，并可作为肿瘤的分子诊断和治疗靶标。随着 RNA 探测序技术的发展，越来越多的融合基因逐渐被发现。90%以上的慢性粒细胞白血病(chronic myelocytic leukemia,CML)患者的血细胞中出现Ph1染色体,t(9;22)(q34;q11),9号染色体长臂上ABL原癌基因易位至22号染色体长臂的裂点簇区(breakpoint cluster region,BCR),形成BCR-ABL融合基因。此基因产生一种新的mRNA,编码的蛋白为P210。P210具有增强酪氨酸激酶活性的作用,导致细胞多种蛋白质酪氨酸磷酸化水平和细胞微丝机动蛋白的功能发生改变,从而扰乱了细胞内正常的信号传导途径,使细胞失去对周围环境的反应性,并抑制了细胞凋亡的发生。Ph1染色体和BCR-ABL融合基因是CML发生的分子基础,并可作为区分典型CML和非典型CML的诊断指标。由于酪氨酸激酶在CML的发生中起了关键作用,抑制其活性成为治疗CML的一个新途径。目前,较特异的ABL酪氨酸激酶抑制剂,即STI-571(伊马替尼,格列卫)已经被合成。伊马替尼是2-苯氨嘧啶衍生物,可以选择性阻断ATP与ABL激酶结合位点,有效抑制BCR-ABL激酶底物中酪氨酸残基的磷酸化,使该酶失活,进而阻止一系列的信号传导。伊马替尼也抑制干细胞因子(c-kit)和血小板衍化生长因子受体的酪氨酸激酶活性。实验表明,伊马替尼不杀伤BCR-ABL细胞,只杀伤BCR-ABL$^+$细胞,并选择性抑制CML患者粒细胞-单核细胞集落形成单位和爆式红系集落形成单位的生长,使骨髓或外周血单个细胞半固体培养中集落形成率降低92%~98%,对正常集落的形成没有影响。伊马替尼通过抑制BCR-ABL的活性,使得参与细胞周期、黏附骨架形成等生理过程的多种基因转录发生改变,引起BCR-ABL$^+$细胞分化、凋亡。

(三)肿瘤-睾丸抗原

第一个肿瘤-睾丸抗原是在1991年由比利时的Vander Bruggen教授和他的同事在黑色素肿瘤患者体内发现的,现被命名为MAGE-A1。最初的实验表明,肿瘤-睾丸抗原只在正常睾丸和多种肿瘤组织中表达,因此被命名为肿瘤-睾丸抗原。随着研究的深入,人们发现有些肿瘤-睾丸抗原并不严格限制表达于正常睾丸,在一些正常组织中也有表达。现有研究发现,胎儿时期的卵巢能表达多种肿瘤-睾丸抗原,成人的卵巢也有少量表达。作为有特异性表达模式的肿瘤相关抗原,肿瘤-睾丸抗原的表达具有以下特点:①具有共同的表达模式,即在正常组织中仅限于睾丸的生殖细胞如精子、卵子和胎盘的滋养层细胞中表达,而在各种肿瘤组织中有不同频率的表达;②大多数肿瘤-睾丸抗原位于X染色体上;③通常是以多个家族成员的形式存在;④在各种来源不同的肿瘤组织中,肿瘤-睾丸抗原的表达常具有异质性。肿瘤-睾丸抗原主要包括MAGE1、MAGE2、MAGE3、MAGE12、BAGE、NY-ESO-1等。肿瘤-睾丸抗原的免疫原性较强,被认为是肿瘤特异性的共享抗原,被MHC分子提呈的抗原肽仅表达在肿瘤细胞中,所以也是最有希望用作免疫治疗的一类抗原。

(四)病毒基因编码的肿瘤抗原

实验动物和人类肿瘤的研究都证实,某些肿瘤可由病毒诱发。诱发人类肿瘤的DNA病毒:EB病毒与B细胞淋巴瘤、鼻咽癌的发生有关;人乳头瘤病毒与人宫颈癌的发生有关;乙型肝炎病毒与肝细胞癌有关;属于RNA病毒的嗜人类T细胞白血病病毒与T细胞白血病有关。这些病毒将自己的DNA或RNA整合到宿主细胞DNA中,使细胞发生恶性转化并表达肿瘤抗原。目前人们已发现部分病毒相关肿瘤转化基因或病毒癌基因的编码蛋白可以通过 MHC Ⅰ类分子识别，提呈于细胞表面，被 T 细胞识别，激发特异性 CTL 反应。值得指出的是，由病毒引起的肿瘤和致癌化学物质所诱发的动物肿瘤有很大区别。病毒主要通过其 DNA 或 RNA 整合到宿主细胞 DNA 中，使细胞发生恶性转化并表达肿瘤抗原，理化因素主要是直接作用于细胞染色体 DNA，使其发生突变，造成恶性转化的肿瘤表达突变基因产物。由同一种病毒诱发的肿瘤，不论其在同一个体，或在不同的个体内诱发，其抗原特异性都相同。但不同的细胞在同一种化学致癌物致癌后，那些癌细胞都各自具有抗原特异性。

（五）胚胎抗原

胚胎抗原是胚胎发育期由胚胎组织产生的正常成分，出生后可能控制编码该抗原的基因受阻遏而逐渐消失，或表达量很低。当细胞癌变时，受抑制的基因脱阻遏，胚胎抗原重新合成，大量表达于肿瘤细胞表面，也可分泌到血清中，成为诊断肿瘤的一个重要辅助指标。人类肿瘤中已发现多种胚胎抗原，其中对甲胎蛋白（alpha-fetoprotein，AFP）和癌胚抗原（carcinoembryonic antigen，CEA）的研究最为深入。

AFP 是一种蛋白质，是胎儿时期产生的蛋白，分为许多种，用于诊断肝癌的是甲类。它是胚胎时期肝细胞合成的一种特殊糖蛋白，可促进胎肝组织迅速增殖，故胎血中含量高，但出生后 1 ~4 周基本消失，成人血中含量甚微，血清中 AFP 的含量尚不到 20 μg/L。在成人，AFP 可以在大约 80% 的肝癌患者血清中升高，生殖细胞肿瘤患者血清 AFP 阳性率为 50%。AFP 在其他肿瘤（胰腺癌、肺癌及肝硬化等）患者亦可出现不同程度的升高。但当肝细胞发生癌变时，却又恢复了产生这种蛋白质的功能，而且随着病情恶化它在血清中的含量会急剧增加，AFP 就成了诊断原发性肝癌的一个特异性临床指标。过去人们一直认为 AFP 是诊断原发性肝癌的特异性肿瘤标志物，具有确立诊断、早期诊断、鉴别诊断的作用。大量的临床却发现，部分肝硬化患者会长期出现 AFP 升高，但多年都没有肝癌的迹象；同时发现约 20% 的晚期肝癌患者直至病故前，AFP 仍不超过 10 μg/L。

CEA 是一种存在于结肠癌、正常胚胎肠道、胰腺和肝内的一种蛋白多糖复合物。CEA 可广泛存在于内胚叶起源的消化系统癌，也存在于正常胚胎的消化管组织中，在正常人血清中也可有微量存在。CEA 是一个广谱性肿瘤标志物，它能反映出多种肿瘤的存在，对大肠癌、乳腺癌和肺癌的疗效判断、病情发展、监测和预后估计是一个较好的肿瘤标志物，但其特异性不强，灵敏度不高，对肿瘤早期诊断作用不明显。若将与 CEA 升高有关的肿瘤切除后，观察 CEA 水平可用于该肿瘤复发的检测。

（六）糖类抗原标志物

肿瘤抗原（carcinomic antigen，CA）是肿瘤细胞膜的结构成分，各不相同，为糖蛋白或糖脂。这类抗原是用单克隆抗体技术从肿瘤细胞系（株）中鉴定出来的，所以在特定肿瘤的诊断方面具有较高的准确性。常用的 CA 系列：CA125（卵巢癌相关抗原）、CA19-9（胰腺癌、肠癌相关抗原）和 CA15-3（乳腺癌相关抗原）。CA125 是 1983 年由 Bast 等从上皮性卵巢癌抗原中检测出可被单克隆抗体 OC125 结合的一种糖蛋白，来源于胚胎发育期体腔上皮，在正常卵巢组织中不存在，因此最常见于上皮性卵巢肿瘤（浆液性肿瘤）患者的血清中，其诊断的敏感性较高，但特异性较差。CA19-9 是一种黏蛋白型的糖类蛋白肿瘤标志物，为细胞膜上的糖脂质，分子量大于 1 000 kD。CA19－9 因由鼠单克隆抗体 116NS19－9 识别而命名，是迄今报道的对胰腺癌敏感性最高的标志物。在血清中 CA19－9 以唾液黏蛋白形式存在，分布于正常胎儿胰腺、胆囊、肝、肠和正常成年人胰腺、胆管上皮等处，是存在于血循环的胃肠道肿瘤相关抗原。CA15－3 是乳腺癌的辅助诊断指标，但在乳腺癌早期敏感性不高。CA15－3 在早期乳腺癌中阳性率为 60%，在转移性乳腺癌中阳性率为 80%。CA15－3 也是术后随访、监测肿瘤复发及转移的指标。

（七）全细胞肿瘤抗原

肿瘤特异性抗原和相关抗原能够激发机体的免疫系统，产生特异性抗体及效应 T 细胞，识别和杀伤肿瘤细胞。但是特异性抗原很少，需要进行大量的筛选鉴定工作。另一方案是直接选择肿瘤全细胞作为候选抗原。全细胞能够表达丰富的各类肿瘤抗原，无需抗原鉴定，不必考虑 MHC 个体差异，并且能同时激活 $CD8^+$T 细胞和 $CD4^+$T 细胞。因此能产生更强的整体抗肿瘤应答效应，同时又降低肿瘤逃逸发生的概率。但肿瘤全细胞自身具有潜在的致瘤性，制备安全有效的全肿瘤细胞抗原至关重要。

第三节 抗肿瘤免疫的效应机制

机体对肿瘤的免疫应答包括细胞免疫和体液免疫，两者相互协作共同杀伤肿瘤细胞。一般来说，细胞免疫是抗肿瘤免疫的主要方式，体液免疫通常仅在某些情况下起协同作用。对于大多数免疫原性强的肿瘤，特异性免疫应答是主要的，而对于免疫原性弱肿瘤，非特异性免疫应答可能更主要。

抗肿瘤抗体可通过以下几种方式发挥作用。

（一）抗体

1. 补体依赖的细胞毒作用　细胞毒性抗体（IgM）和某些 IgG 亚类与肿瘤细胞结合后，可激活补体级联反应，溶解肿瘤细胞。不同的肿瘤细胞对补体依赖的细胞毒作用敏感性不同，白血病细胞较其他实体肿瘤细胞敏感。补体依赖的细胞毒作用主要杀伤分散状态的悬浮肿瘤细胞或少量经体液转移的实体肿瘤细胞，对防止肿瘤转移起一定作用。

2. 抗体依赖性细胞介导的细胞毒作用　IgG 抗体通过 Fab 段与肿瘤细胞结合，通过 Fc 段与表达 FcγR 的效应细胞（包括 NK 细胞、巨噬细胞和中性粒细胞等）结合，发挥抗体依赖性细胞介导的细胞毒作用，使肿瘤细胞溶解。

3. 抗体的调理作用　吞噬细胞可通过其表面 Fc 受体的调理作用，增强对肿瘤细胞的吞噬或杀伤。

4. 抗体封闭肿瘤细胞上的某些受体　抗体能封闭肿瘤细胞上的某些受体（如转铁蛋白受体），从而抑制肿瘤细胞的生长。某些肿瘤细胞中 HER－2/neu 基因激活后异常表达 P185，应用抗 P185 抗体与膜表面 P185 结合，可阻断其生物学活性，抑制肿瘤细胞的增殖。

5. 抗体使肿瘤细胞的黏附特性改变或丧失　抗体与肿瘤表面抗原结合后，可修饰其表面结构,干扰肿瘤细胞的黏附特性而抑制肿瘤细胞的增殖。此外,B 细胞也可通过提呈肿瘤抗原,增加 T 细胞免疫应答。

(二)T 细胞

T 细胞参与的免疫应答在杀伤肿瘤细胞、控制肿瘤生长中起重要作用。T 细胞包括 MHC Ⅰ类抗原限制的 $CD8^+$CTL 和 MHC Ⅱ类抗原限制的 $CD4^+$Th 细胞。Th 细胞不能直接识别肿瘤细胞,而是依赖抗原提呈细胞提呈相关的肿瘤抗原对其进行特异性激活后才分泌淋巴因子,激活 B 细胞、巨噬细胞、NK 细胞而发挥抗肿瘤作用。CTL 是机体重要的抗肿瘤效应细胞,可直接杀伤带有致敏抗原的肿瘤细胞。

CTL 前体(CTL-P)被激活并分化成为成熟的效应细胞 CTL 后,高度特异性地识别由特定 MHC Ⅰ类分子提呈的抗原肽并杀伤相应的肿瘤细胞。另外,CTL 完成一个肿瘤细胞的杀伤后可立即作用于下一个表达相同抗原肽结构的靶细胞。CTL 杀伤肿瘤靶细胞的过程分为 3 个阶段,通过释放多种细胞因子和酶,如 IL-6、IFN-γ、TNF-α、穿孔素和溶细胞素等溶解靶细胞。

T 细胞根据其表面受体的类型,可分为 γδT 细胞和 αβT 细胞。αβT 细胞即通常所说的 T 细胞。γδT 细胞分化发展早于 αβT 细胞,多分布在全身各处上皮组织内,所发挥的细胞毒作用可能不受经典 MHC 分子限制,且能杀伤对 NK 细胞不敏感的靶细胞,因此,γδT 细胞与 NK 细胞一样也被认为是抗肿瘤免疫监视功能的第一道防线。活化的 γδT 细胞抗肿瘤作用机制包括释放 IFN-γ 激活相关免疫细胞而清除肿瘤;通过其表达的 FasL 与肿瘤细胞表面的 Fas 相互结合而诱导肿瘤细胞凋亡;启动穿孔素依赖的细胞毒作用杀伤肿瘤细胞;分泌趋化因子等来趋化淋巴细胞、中性粒细胞等以增强免疫效应作用。

(三)NK 细胞

NK 细胞是淋巴细胞中的一个特殊亚群,是在肿瘤早期起作用的效应细胞,为机体抵抗肿瘤发生及转移的第一道防线。其杀伤作用不需要预先致敏,不依赖于胸腺,也不依赖抗体和补体,其效应无 MHC 限制性。NK 细胞无特异性受体,但最近人 NK 细胞的研究表明,NK 细胞识别敏感细胞的机制涉及某种能够区别自身和同种异体 MHC Ⅰ类分子的结构。

另外,新发现的自然细胞毒细胞是一类在功能、表面标志、杀瘤细胞谱方面与 NK 细胞有所不同的抗肿瘤效应细胞,在体内抗肿瘤免疫效应中也起一定作用。

(四)巨噬细胞

巨噬细胞在抗肿瘤免疫中具有重要意义,因其在抗肿瘤免疫中不仅是抗原提呈细胞,也是肿瘤免疫中的重要效应细胞。病理活检资料显示,肿瘤组织周围有明显巨噬细胞浸润者,肿瘤转移发生率低,预后较好,反之则较差。巨噬细胞可通过多种途径发挥抗肿瘤作用:①处理和提呈肿瘤抗原,激活 T 细胞以产生特异性抗肿瘤免疫应答;②活化巨噬细胞,通过释放溶酶体酶和氧化代谢产物(如一氧化氮等)直接杀伤肿瘤细胞;③巨噬细胞表面有 Fc 受体,通过抗体依赖性细胞介导的细胞毒作用杀伤肿瘤细胞;④活化的巨噬细胞可释放 TNF、IL-2、IFN-γ、集落刺激因子等,直接作用于肿瘤细胞或调节抗肿瘤免疫应答。巨噬细胞只有被激活后才具有抗肿瘤活性,具有选择性,即只杀伤肿瘤源性的细胞,对正常组织细胞无作用。此外,抗肿瘤活性与肿瘤抗原结构、增殖周期和肿瘤的恶性程度无关;激活的巨噬细胞对于抵抗化疗药物与抵抗放射治疗的肿瘤细胞仍然有效。不足之处:巨噬细胞体外扩增能力差,且极易在培养过程中丢失。

(五)细胞因子

参与抗肿瘤机制的细胞因子有 IL、集落刺激因子、IFN、TNF 等。IL 可以增强 T 细胞的功能,诱导活化 CTL、Th 细胞而发挥抗肿瘤作用,还可以增强 NK 细胞活性及单核巨噬细胞功能,促进 B 细胞功能。集落刺激因子可以刺激具有抗肿瘤免疫功能的细胞增殖,提高其抗肿瘤活性。IFN 能抑制肿瘤病毒增殖,抑制肿瘤细胞分裂,通过免疫调节活性起到抗肿瘤效应。TNF 主要由活化的单核巨噬细胞产生,能杀伤和抑制肿瘤细胞,同时促进中性粒细胞吞噬,抗感染,引起发热,诱导肝细胞急性期蛋白合成。

第四节　肿瘤免疫研究的现状和发展趋势

免疫学基础理论和应用技术的快速发展推动了生物学、医学、药学乃至整个生命科学的发展,成为当今生命科学中的一门支持学科。免疫学本身的发展,使免疫学很多分支学科也得到快速发展。肿瘤免疫学为免疫学的一个重要分支学科,在肿瘤抗原、肿瘤免疫效应机制、肿瘤免疫监视学说、肿瘤免疫编辑理论、肿瘤微环境、肿瘤免疫逃逸等方面取得了很多新进展。机体免疫系统和肿瘤之间的动态变化关系也得到逐步发展和成熟。20 世纪 60 年代,Thomas、Burnet、Good 等提出“免疫监视”学说,免疫监视学说认为:机体免疫系统具有完备的监视功能,可精确识别“自己”和“异己”成分;免疫系统不仅可清除侵入人体的微生物、排斥同种异体移植物,还能察觉并消灭体内突变的细胞,防止肿瘤的发生。该学说奠定了肿瘤免疫学的理论基础。

2002 年,Schreiber 等提出肿瘤“免疫编辑理论”,该理论认为:免疫系统和肿瘤相互作用经历 3 个阶段。①免疫监视阶段:免疫系统对早期肿瘤进行有效攻击。②免疫相持阶段:表现为免疫系统对肿瘤的杀伤和肿瘤生长处于动态平衡。③免疫逃逸阶段:表现为肿瘤借助不同机制逃避机体免疫系统攻击。该理论揭示,在肿瘤发生、发展的不同阶段,肿瘤与免疫系统之间此消彼长地动态变化着。也有学者认为肿瘤是在放疗和化疗、机体免疫系统等选择压力下进化形成的。肿瘤由一群高度异质性细胞组成,在肿瘤发生过程中,肿瘤细胞在放化疗、免疫系统等选择压力下,产生新的突变,导致基因型别不同的细胞群体出现,这些细胞能抵抗放化疗及免疫系统的攻击,得以存活下来并进行扩增。近年来,科研人员在肿瘤免疫逃逸机制及肿瘤微环境方面的研究取得了较大进展。

一、肿瘤免疫逃逸机制的研究

机体免疫监视功能可控制并清除恶变的肿瘤细胞。但是,许多情况下肿瘤细胞可通过各种途径来逃避宿主免疫系统的攻击,使肿瘤得以发生和发展。肿瘤细胞免疫逃逸机制包括肿瘤细胞本身、肿瘤生长微环境和宿主免疫系统等方面,深入研究肿瘤免疫逃逸机制可为肿瘤的预防和治疗提供思路。

（一）免疫抑制性细胞亚群促进肿瘤免疫逃逸

近年来，肿瘤组织内免疫抑制性细胞亚群促进肿瘤免疫逃逸方面的研究取得重要进展，这些抑制性细胞亚群主要包括 Treg 细胞、MDSC 及肿瘤相关巨噬细胞（tumor-associated macrophage，TAM）。

1. Treg 细胞　Treg 细胞是一类调控体内自身免疫反应性的 T 细胞亚群，可分为自然 Treg 细胞和诱导产生的适应性 Treg 细胞。早在 20 世纪 70 年代初期就有学者明确提出抑制性 T 细胞的概念，1975 年有学者推测这些抑制性 T 细胞很可能在肿瘤的发生、发展中发挥着重要的作用。1990 年学者首次获得抑制性 T 细胞克隆，并进一步确证了体内存在抑制性 T 细胞对抗肿瘤免疫的抑制作用。1995 年 Sakaguchi 在实验中发现成年鼠中近 5%～10% 的外周血 $CD4^{+}$T 细胞表达 IL-2 受体 α 链 CD25，去除这群细胞会引起小鼠自发产生多种自身免疫病，若将这群细胞回输到小鼠体内则阻止疾病的发生，表明 CD25 分子可作为抑制性 T 细胞的表型，遂将这群细胞命名为 $CD4^{+}CD25^{+}$Treg 细胞，明确提出了 Treg 细胞的概念。1999 年人们通过动物实验发现，去除 Treg 细胞能有效增强机体的抗肿瘤免疫功能。2001 年进一步研究发现，患者肿瘤局部 Treg 细胞数量明显增多，提示 Treg 细胞在人类肿瘤的发生发展过程中可能发挥一定的作用。2003 年动物实验表明，Treg 细胞在肿瘤局部占优势会促进肿瘤的生长。2004 年临床研究表明，人类肿瘤局部 Treg 细胞数量与肿瘤的进展和预后密切相关。2004 年对于肿瘤 Treg 细胞作用机制的研究表明，人类肿瘤局部 Treg 细胞可通过细胞间的直接接触对效应 T 细胞产生抑制作用。2005 年有学者进行了靶向清除 Treg 细胞治疗肿瘤的研究，该研究构建了白喉毒素和 IL-2的偶联物，利用 IL-2 和其受体 CD25 结合特性，发挥白喉毒素的毒性，特异性清除体内的 Treg 细胞，同时应用肿瘤 RNA 致敏的树突状细胞激发转移性肾癌患者的抗肿瘤免疫功能，结果表明，联合应用较单独应用树突状细胞瘤苗更能有效地诱导特异性 T 细胞免疫应答反应。2006 年后 Treg 细胞在肿瘤免疫和免疫治疗中的作用及其机制得到了更为深入的研究，人们发现在肿瘤免疫逃逸过程中，Treg 细胞不仅能通过细胞间的直接接触抑制效应 T 细胞的功能，还能通过分泌细胞因子等多种方式发挥抑制作用。

（1）Treg 细胞通过分泌抑制性细胞因子而抑制免疫效应细胞的杀瘤功能　Treg 细胞分泌的免疫抑制因子有多种，对于效应细胞具有抑制作用的主要包括 IL-10、TGF-β 及 IL-35。肿瘤微环境中 Treg 细胞产生的 IL-10 对于机体抗肿瘤免疫功能具有明显的拮抗作用，表明 IL-10 很可能发挥着一定的免疫抑制作用。肿瘤 Treg 细胞分泌的 TGF-β 具有明显的抑制抗肿瘤免疫功能的作用，且对于淋巴因子诱导的杀伤细胞的功能也具有抑制作用（图 9-7）。2007 年研究者发现了一种新型的免疫抑制性细胞因子 IL-35 在 Treg 细胞免疫抑制过程中发挥重要作用。

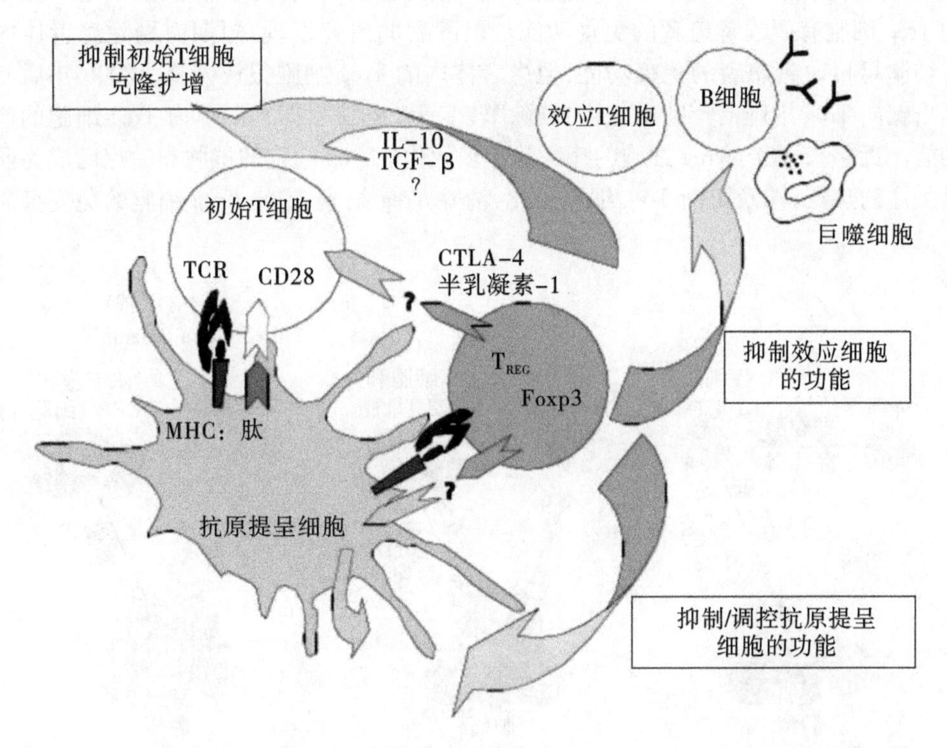

图 9-7　Treg 细胞通过细胞因子来抑制初始 T 细胞、免疫效应 T 细胞和抗原提呈细胞的功能

参考 $CD4^+CD25^+Foxp3^+$ regulatory T cells：from basic research to potential therapeutic use

（2）Treg 细胞可释放颗粒酶和穿孔素，直接杀伤效应 T 细胞　自然 Treg 细胞能表达颗粒酶 A，并通过颗粒酶 A、穿孔素及 CD18 的黏附作用杀伤靶细胞，自然 Treg 细胞不表达颗粒酶 B，而肿瘤诱生的 Treg 细胞则高表达颗粒酶 B。研究也发现，颗粒酶 B 缺陷小鼠体内清除肿瘤细胞的能力较野生型小鼠更强，过继转移野生型 Treg 细胞至颗粒酶 B 缺陷小鼠，则能部分抑制颗粒酶 B 缺陷小鼠清除肿瘤细胞的能力，表明颗粒酶 B 在肿瘤 Treg 细胞免疫抑制中的作用（图 9-8）。

（3）Treg 细胞通过干扰细胞代谢而影响效应细胞的功能　Treg 细胞具有影响效应细胞代谢的作用，Treg 细胞和效应细胞竞争性利用 IL-2，可导致肿瘤微环境中 IL-2 缺乏，进而使效应 T 细胞的生长受到影响。Treg 细胞可通过表达胞外酶 CD39，水解细胞外 ATP 产生腺苷，这些腺苷能与效应细胞表面的 A2A 结合而发挥抑制效应细胞的功能。Treg 细胞还能通过缝隙连接的方式将大量 cAMP 转移至效应 T 细胞中，干扰 T 细胞的功能。

（4）Treg 细胞可抑制树突状细胞，干扰 T 细胞的活化　Treg 细胞表达的 CTLA-4 能与树突状细胞表达的 CD80、CD86 结合进而抑制其协同刺激信号，Treg 细胞表达的 LAG3 分子也能抑制树突状细胞表达的 MHC Ⅱ 分子，通过这两种方式使树突状细胞成为耐受性树突状细胞，耐受性树突状细胞能进一步通过 IDO 等诱导 T 细胞失能。

由于 Treg 细胞在机体免疫调控过程中的重要作用，针对 Treg 细胞进行肿瘤的免疫治疗给肿瘤治疗带来了希望。Treg 细胞在体内有免疫抑制作用,因此,推测剔除患者体内的 Treg 细胞有望改善患者的免疫功能。但随后的研究发现,短期内剔除患者体内的 Treg 细胞可以改善患者的免疫功能,但患者体内的 Treg 细胞很快恢复。2006 年后有学者提出靶向 Treg 细胞治疗肿瘤应从"剔除"转变为"控制",即抑制体内 Treg 细胞的产生和功能。近年来,靶向 Treg 细胞的疗法趋于多元化。Treg 细胞的抗肿瘤治疗已成为研究人员关注的热点,涉及阻断 Treg 细胞分化、清除 Treg 细胞、逆转 Treg 细胞的免疫抑制作用等。

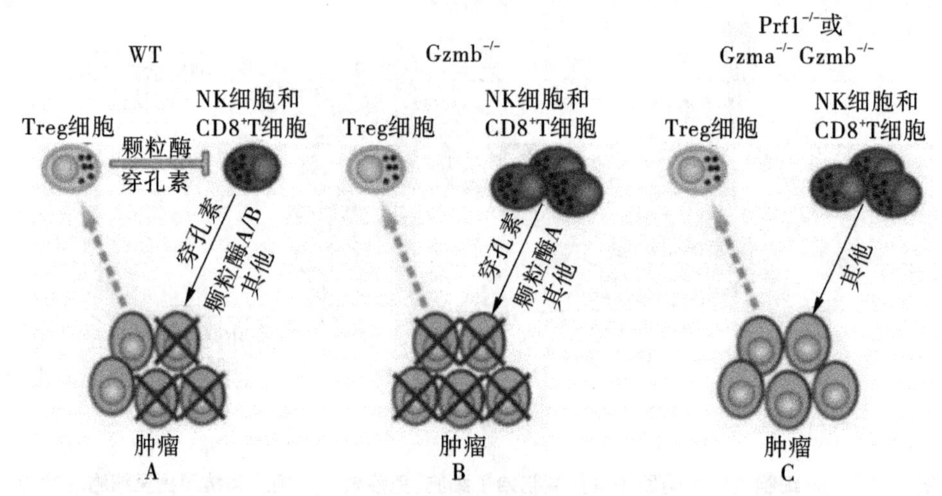

图 9-8 Treg 细胞可通过分泌颗粒酶 B 和穿孔素而抑制 NK 细胞 CD8$^+$T 细胞的功能

A. 在正常小鼠体内,活化的 Treg 细胞可通过分泌颗粒酶和穿孔素 B 来抑制 NK 细胞及 CD8$^+$T 细胞介导的杀瘤作用,NK 细胞和 CD8$^+$T 细胞可利用颗粒酶、穿孔素 B 非依赖途径来杀伤肿瘤细胞;B. 在颗粒酶 B 缺陷小鼠,Treg 细胞失去通过颗粒酶 B 抑制 NK 细胞和 CD8$^+$T 细胞功能的能力,NK 细胞和 CD8$^+$T 细胞可通过不同途径杀伤肿瘤细胞,杀伤肿瘤能力较正常小鼠增强;C. 在穿孔素、颗粒酶 A/B 均缺失小鼠体内,Treg 细胞失去通过颗粒酶 B 抑制 NK 细胞和 CD8$^+$T 细胞功能的能力,而 NK 细胞和 CD8$^+$T 细胞杀伤肿瘤的功能也丧失;参考 Granzyme B and perforin are important for regulatory T cell-mediated suppression of tumor clearance

2. MDSC　在荷瘤小鼠的脾、血液、肿瘤组织及肿瘤患者外周血及肿瘤组织中广泛存在着一群骨髓来源的具有强免疫抑制功能的细胞群,称为 MDSC。该群细胞来源于骨髓祖细胞和未成熟髓细胞,在某些病理情况下,如肿瘤、炎症、外伤等,均可以检测到体内 MDSC 的扩增,尤其在荷瘤小鼠的脾、血液及肿瘤组织中 MDSC 数量和比例大幅度增加,贯穿肿瘤生长的整个过程,且与肿瘤恶性程度相关。

MDSC 的扩增、募集和活化是其发挥免疫抑制功能的必要条件。研究表明,诱导 MDSC 扩增和募集的因子主要包括环氧合酶 2、前列腺素 E、干细胞因子、M-CSF 和 VEGF,这些因子大都通过 JAK-STAT3 信号通路调节 MDSC 的扩增和募集。来源于荷瘤小鼠的 MDSC 较 naive 小鼠来源的未成熟髓细胞 STAT3 磷酸化水平显著升高。将造血祖细胞培养于肿瘤培养上清液中,JAK2 和 STAT3 被显著活化,这与 MDSC 的募集相关;当抑制造血祖细胞 STAT3 的表达,MDSC 的扩增和募集显著减少;如条件性删除 STAT3 或应用 STAT3 的选择性抑制剂可显著降低荷瘤小鼠 MDSC 的扩增和募集，提高 T 细胞抗肿瘤免疫。最近研究发现，STAT3 还可以通过上调 S100 钙结合蛋白 A8 和 A9 而促进 MDSC 的扩增和募集。

调节 MDSC 活化的因子主要来自激活的 T 细胞和肿瘤基质细胞，主要包括 IFN-γ、IL-4、IL-13 和 TGF-β。主要活化分子机制包括 STAT6、STAT1 和 NF-κB。阻断活化 T 细胞产生的 IFN-γ，可以解除 MDSC 介导的 T 细胞免疫抑制。STAT1 是 IFN-γ 信号主要转录因子，提示 STAT1 与肿瘤微环境中 MDSC 上调表达 ARG1 和诱导型一氧化氮合酶相关。IL-4 和 IL-13 通过 IL-4Rα 活化 STAT6，上调 ARG1 的活性，STAT6 缺失可阻断 IL-4Rα信号，从而抑制 MDSC ARG1 的活性。IL-13 通过 IL-4Rα-STAT6 信号途径诱导小鼠肉瘤来源的 MDSC 产生 TGF-β，降低肿瘤免疫监视能力。

MDSC 促进肿瘤发展包括两个方面，一方面 MDSC 可以表达多种促血管形成因子，如 VEGF、碱性成纤维细胞生长因子和基质金属蛋白酶，这些因子能够直接促进肿瘤血管的形成。另一方面，MDSC 可以表达高水平的 ARG1、诱导型一氧化氮合酶和活性氧，抑制 T 细胞介导的特异性抗肿瘤免疫及 NK 细胞、巨噬细胞介导的天然抗肿瘤免疫。

MDSC 表达高水平的 ARG1，ARG1 可以分解环境中存在的 T 细胞活化所必须的氨基酸——精氨酸，从而导致 $CD4^+$和 $CD8^+$T 细胞活化受阻；MDSC 还可下调 CD3 的 ζ 链，ζ 链缺失导致 $CD4^+$和 $CD8^+$T 细胞活化无能；MDSC 可以诱导 T 细胞阻滞在 G0/G1 周期。除此之外，MDSC 还能诱导 Treg 细胞的产生。MDSC 对巨噬细胞和 NK 细胞介导的天然免疫也有调节作用。MDSC 通过分泌 Th2 型细胞因子 IL-10，下调巨噬细胞 Th1 型细胞因子 IL-12 的产生。研究报道，MDSC 可通过不同途径抑制 NK 细胞的活化和IFN-γ 的产生，从而抑制 NK 细胞的细胞毒功能。MDSC 还可以通过下调 NK 细胞穿孔素而不是颗粒酶 B 的表达，发挥抑制 NK 细胞的功能。MDSC 表达 NKG2D 的配体 Rae-1，能够激活 NK 细胞，激活的 NK 细胞反过来杀伤 MDSC。

MDSC 正常情况下能够分化发育为成熟的粒细胞、树突状细胞和巨噬细胞，因此，促进 MDSC 分化成熟是靶向 MDSC 肿瘤免疫治疗的一项策略；肿瘤微环境及宿主本身促进 MDSC 的扩增、募集及活化是 MDSC 发挥功能的前提，因此，抑制 MDSC 的扩增和活化，甚至合理剔除已扩增及活化的 MDSC 也是常用策略之一。

在生理条件下，骨髓中的造血干细胞可产生不成熟的髓细胞（immature myeloid cell，IMC），IMC 可分化为成熟的巨噬细胞、树突状细胞或粒细胞。在肿瘤发生的过程中，肿瘤微环境释放介质介导 IMC 向 MDSC 分化，以及释放趋化因子趋化 MDSC 到肿瘤组织。肿瘤组织内 MDSC 的功能：①阻止初始 $CD62L^+$T 细胞向淋巴组织中的迁移及其成熟；②释放介质促进 Treg 细胞的转换及扩增；③诱导细胞内活化途径促进 MDSC 的自身扩增；④产生高水平的 ARG1，ARG1 可分泌 T 细胞活化所必需的 L-精氨酸，导致 T 细胞活化受阻；⑤刺激产生活化氧和氮，降低 TCR 的功能；⑥硝酸化 CD8 和趋化因子 C-C/C-X-C 基序和受体，阻止 T 细胞的浸润（图 9-9）。

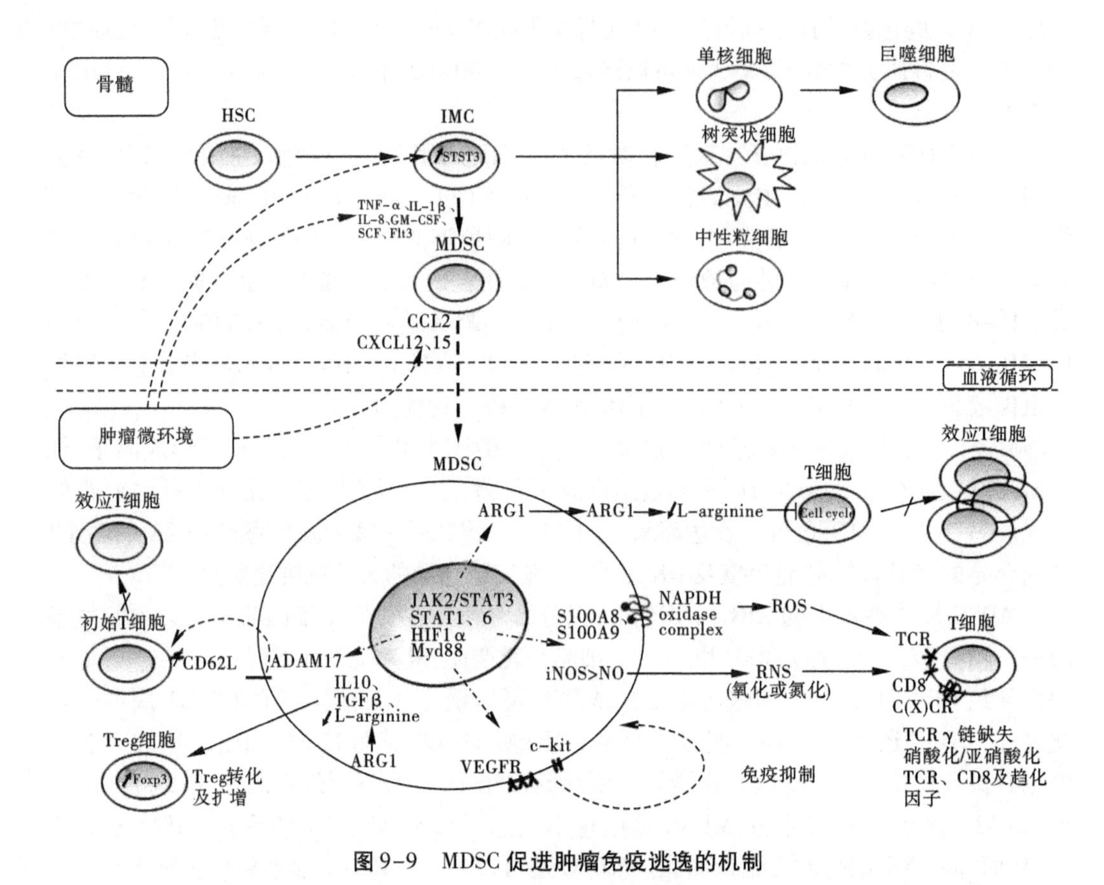

图 9-9　MDSC 促进肿瘤免疫逃逸的机制

参考 Myeloid derived suppressor cells-an overview of combat strategies to increase immunotherapy efficacy

3. TAM　循环中的单核细胞穿过血管内皮细胞浸润到肿瘤组织内，在肿瘤及其微环境的作用下进一步分化发育为成熟的巨噬细胞，即 TAM。单核细胞进入肿瘤组织的过程，肿瘤及其微环境分泌的趋化因子 CCL2 非常重要，趋化因子 CCL5、CCL7、CCL8、CXCL12 及细胞因子 VEGF、血小板衍化生长因子、M-CSF 也参与了单核细胞浸润肿瘤组织的过程。单核细胞浸润到肿瘤组织后，在肿瘤及其微环境分泌的抑制性细胞因子如 M-CSF、前列腺素 E_2、IL-6、IL-4、IL-13、IL-10 的作用下，可进一步成熟为 TAM。

研究表明，TAM 具有与 M2 型巨噬细胞相似的表型特征和功能特点。TAM 表达低水平的 MHC Ⅱ类分子，抗原提呈功能低下；分泌高水平的免疫抑制性细胞因子如 IL-10、TGF-β，而炎症性细胞因子 IL-12、IL-6、IL-1β、TNF-α 的产生显著低下；TAM 产生较低水平的一氧化氮、活性氧中间产物等；最近有研究报道，从小鼠骨髓瘤中分离得到的 TAM 还表达 IFN-γ 诱导的趋化因子 CXCL9、CXCL10；脂多糖刺激鼠源的 TAM 后NF-κB活化缺失，从而也解释了 TAM 炎症性细胞因子分泌低下的原因。总之，TAM 在抑制炎症反应和获得性免疫应答、参与组织修复和重建、促进血管形成等过程中发挥着重要的作用。

TAM 的功能作用具有时相性和组织特异性，即在不同的肿瘤组织、同种肿瘤的不同部位及同一肿瘤的不同发展阶段其功能有所不同。TAM 驻留部位大致分为肿瘤组织内、肿瘤间质、肿瘤坏死缺氧区域。研究发现,肿瘤组织内的 TAM 细胞毒作用占优势,抑制肿瘤生长;肿瘤间质和肿瘤坏死缺氧区域内的 TAM 能够分泌降解间质和生成间质的因子、前血管生成因子,依此调节间质的重构和促进新生血管形成,从而促进肿瘤转移。

TAM 具有抑制机体免疫应答的作用,在肿瘤的发生、进展和转移过程中起了促进作用,TAM 在肿瘤中的浸润水平与肿瘤的进展显著相关。TAM 促瘤效应可归纳为几种不同方面。

(1)TAM 直接促进肿瘤的生长、侵袭和转移　TAM 表达和分泌释放大量的促进肿瘤细胞增殖和存活的因子,包括表皮生长因子(epidermal growth factor,EGF)、血小板衍化生长因子、TGF-β1、肝细胞生长因子、碱性成纤维生长因子。基质金属蛋白酶表达可破坏组织结构和基底膜,有利于肿瘤细胞生长及肿瘤细胞的转移和扩散,TAM 是基质金属蛋白酶的主要来源细胞。TAM 还可通过上调蛋白水解酶、纤溶酶等表达而调节细胞外基质的溶解,这些酶的活性和肿瘤细胞侵袭性显著相关。

(2)TAM 促进血管生长　TAM 可以释放大量的促血管生成因子,如 TGF-β、VEGF、血小板衍化生长因子等,促进肿瘤基质的形成和血管的发生,参与肿瘤进展。

(3)TAM 抑制机体获得性免疫应答　TAM 具有很低的抗原提呈能力,同时 TAM 还可抑制 T 细胞增殖。趋化因子的释放是 TAM 发挥免疫抑制作用的机制之一,TAM 释放的趋化因子 CCL17 和 CCL22,能够优先趋化表达这类趋化因子受体 CCR4 的免疫抑制性细胞亚群,如 Th2 细胞、Treg 细胞等。TAM 分泌的 CCL18 募集初始 T 细胞、M2 型巨噬细胞、不成熟树突状细胞到肿瘤微环境,诱导 T 细胞失能。

肿瘤细胞、肿瘤相关成纤维细胞、B 细胞、Th2 细胞、Treg 细胞均可通过分泌特定的可溶性介质如细胞因子、趋化因子、生长因子等来影响 TAM,驱动 TAM 极化为利于肿瘤生长的巨噬细胞类型。图 9-10 右侧列出了 TAM 促进肿瘤的几个方面,通过产生 IL-6、乳脂肪球表皮生长因子 8(milk fat globule epidermal growth factor 8,MFG-E8)等,TAM 可保护肿瘤干细胞免受化疗药物的毒性,也可直接刺激肿瘤细胞增殖或通过分泌 EGF 来刺激肿瘤细胞增殖。TAM 产生一氧化氮、活性氧中间产物,诱导肿瘤细胞基因不稳定及肿瘤的转移。TAM 可通过分泌 VEGF 来促进肿瘤血管的生成,并通过表达免疫抑制分子 PD-L1、B7-4 及产生 IL-10 和精氨酸酶等细胞因子和介质来抑制肿瘤免疫应答。在 TAM 发挥促肿瘤过程中,NF-κB、STAT3、STAT6 及缺氧诱导因子等转录因子发挥重要作用(图 9-10)。

4. 肿瘤相关成纤维细胞　肿瘤相关成纤维细胞(tumor-associated fibroblast,TAF)作为原发性或转移性肿瘤基质中重要的组成,在肿瘤形成和进展中发挥重要的作用。在肿瘤形成初期,随着癌细胞的增殖,成纤维细胞也会迁移至病灶处,通过刺激机体炎症反应、促进血管生长来促进肿瘤生长。研究发现,TAF 与肿瘤细胞混合培养使肿瘤细胞的 IL-6 表达增加,IL-6 作用于 TAF,使其分泌更多的基质金属蛋白酶,促进肿瘤上皮间质转化,使肿瘤向着恶性方向发展。

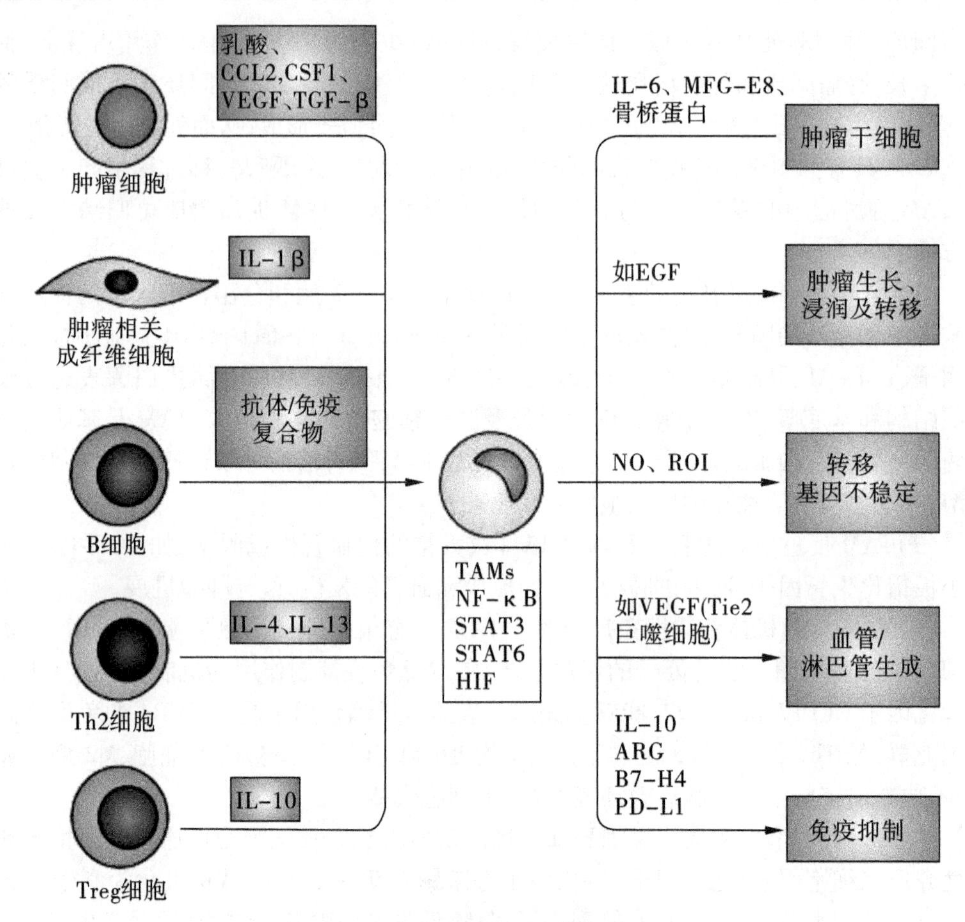

图 9-10 TAM 形成影响因素及其功能

参考 The interaction of anticancer therapies with tumor-associated macrophages

(二)免疫效应细胞的功能异常导致肿瘤免疫逃逸

1. NK 细胞功能异常导致肿瘤免疫逃逸　肿瘤细胞表面 MHC Ⅰ类分子相关蛋白 A/B(激活性受体 NKG2D 的配体)表达下降;肿瘤灶局部基质金属蛋白酶将 MHC Ⅰ类分子相关蛋白 A、MHC Ⅰ类分子相关蛋白 B 酶解为可溶性分子,封闭 NK 细胞表面 NKG2D;肿瘤微环境产生 IL-10、TGF-β,可抑制 NK 细胞活化;肿瘤灶浸润的 Treg 细胞、MDSC 及未成熟的树突状细胞负调控 NK 细胞活性。

肿瘤细胞可以通过不同的途径抑制 NK 细胞的功能:释放或表达巨噬细胞迁移抑制因子 MUC16、TGF-β、前列腺素 E_2、IDO;肿瘤细胞表达或分泌NKG2D-L 来消耗 NK 细胞上的受体 NKG2D;释放可溶性 NKp30-L 与外泌体相关 NKp30-L 竞争性结合 NKp30;凋亡的肿瘤细胞暴露磷脂酰丝氨酸(phosphatidylserine, PS)在其细胞表面,PS 通过和 CD300a 的结合来诱导抑制性信号。增殖细胞核抗原结合 MHC Ⅰ与 NKp44 的结合,也可以抑制 NK 细胞的活化信号。NK 细胞也可以促使肿瘤细胞表达相关受体来抵制 NK 细胞的选择压力:在 NKp46 缺陷小鼠,肿瘤细胞表达 NKp46-L 要高于野生型小鼠的肿瘤细胞。肿瘤细胞游离的 NKG2D-L,除了可诱导 NK 细胞上的 NKG2D 降低以外,还能导致

NKG2D-L 在肿瘤细胞上的低表达,从而降低肿瘤细胞对 NK 细胞介导的细胞毒性。NK 细胞通过产生 IFN-γ,导致肿瘤细胞上 HLA-Ⅰ的高表达(图 9-11)。

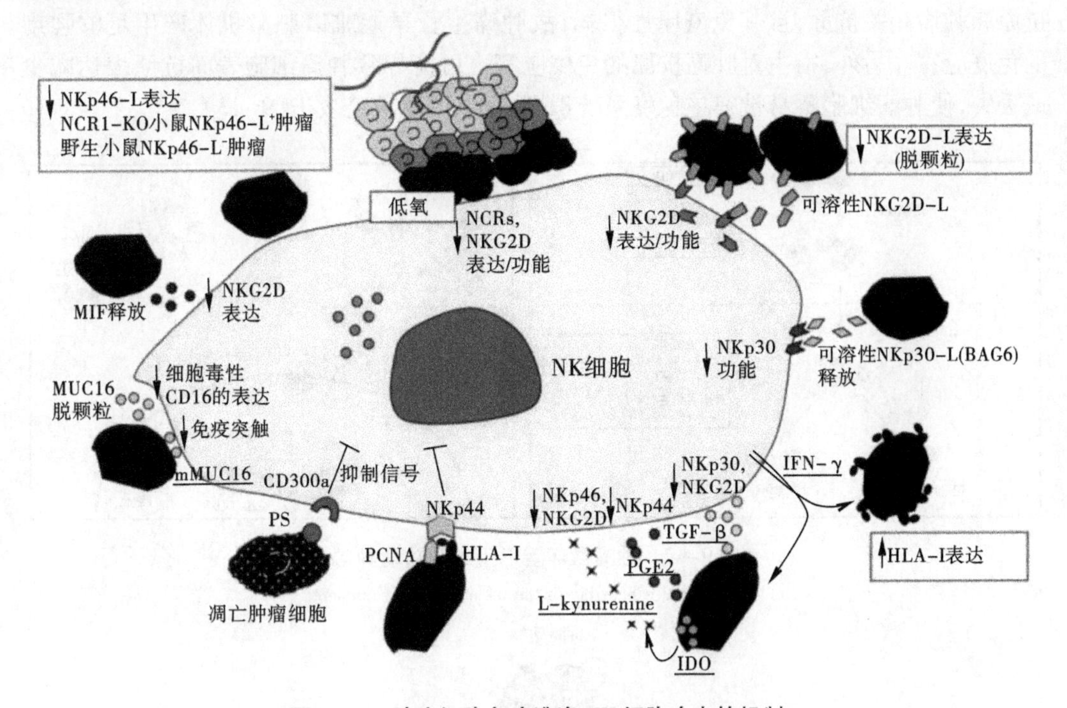

图 9-11 肿瘤细胞免疫逃逸 NK 细胞攻击的机制

参考 Effect of tumor cells and tumor microenvironment on NK-cell function

2. T 细胞功能异常　肿瘤细胞表面共刺激分子(B7-1、B7-2)、MHC Ⅱ类分子和 Fas 等表达下降;肿瘤细胞表面共抑制分子(B7-H1、B7-H3)和 CTL/NK 细胞抑制性受体的配体表达上调;肿瘤细胞分泌 IL-10、TGF-β 等抑制性细胞因子;肿瘤灶局部浸润 Treg 细胞、MDSC、未成熟树突状细胞等具有负调控作用的免疫细胞;肿瘤细胞合成和分泌多种具有负调节作用的活性分子,如一氧化氮、活性氧、IDO 等。

肿瘤组织内,在肿瘤微环境的影响下,肿瘤浸润 T 细胞会高表达抑制性受体 PD-1、CTLA-4、T 细胞免疫球蛋白黏蛋白分子 3(T cell immunoglobulin domain and mucin domain-3, TIM-3)、淋巴细胞活化基因 3(lymphocyte activation gene 3, LAG3)、B 和 T 淋巴细胞弱化子(B and T lymphocyte attenuator, BTLA)、TIGIT(T cell immunoreceptor with immunoglobulin and ITIM domain)等,而低表达效应细胞因子 IL-2、IFN-γ、TNF-α 及 GzmB(图 9-12)。

(三)肿瘤细胞通过多条途径规避机体的免疫监视

肿瘤在其进展过程中,除了肿瘤组织内免疫抑制性细胞及免疫效应细胞的改变促进了肿瘤细胞的免疫逃逸外,肿瘤细胞本身也演进出多条途径来规避机体免疫系统的攻击。

1. 肿瘤细胞失去活化免疫系统的信号

(1)肿瘤抗原免疫原性弱及抗原调变　不同肿瘤抗原的免疫原性各异,表达强免疫原性肿瘤抗原的细胞可有效诱导机体产生抗肿瘤免疫应答，从而被清除；表达弱免疫原性肿瘤抗原的细胞则可逃脱免疫监视而增殖。多数肿瘤细胞仅表达低水平肿瘤特异性抗原和肿瘤相关抗原，且其免疫原性很弱，故肿瘤生长早期难以刺激机体产生足够强度的免疫应答。另外，宿主对肿瘤抗原的免疫应答也可能导致肿瘤细胞表面抗原表达减少或丢失，使肿瘤细胞不易被宿主免疫系统识别，得以逃避免疫攻击(9-13)。

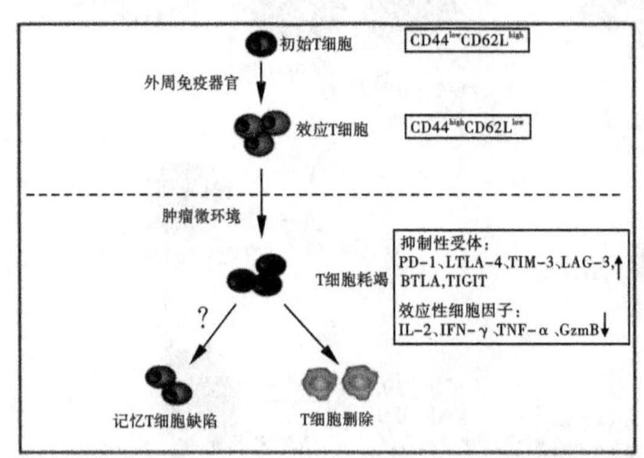

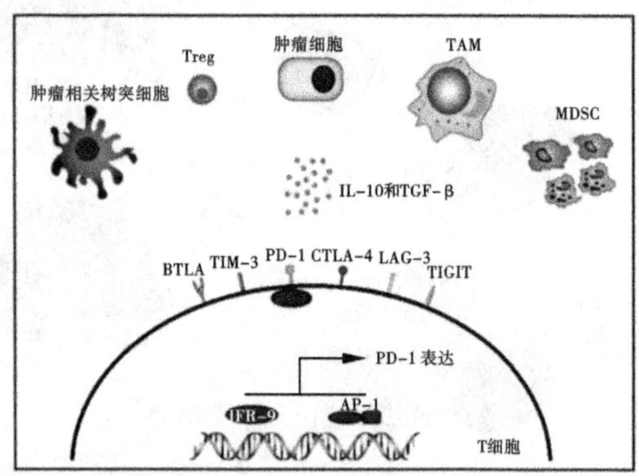

图 9-12　肿瘤微环境下 T 细胞功能异常

参考 T-cell exhaustion in the tumor microenvironment

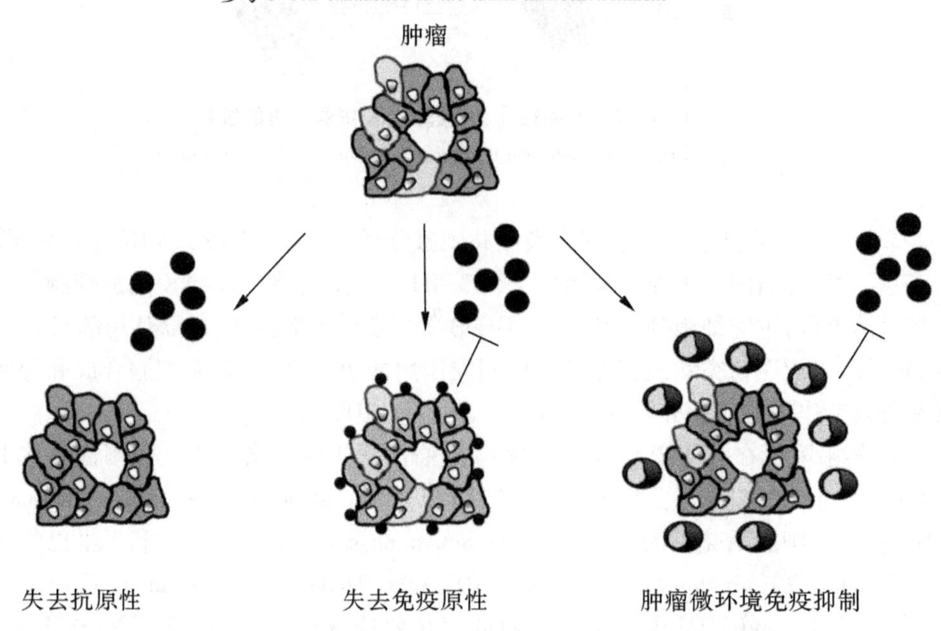

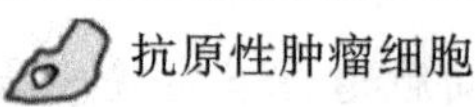

图 9-13　肿瘤细胞免疫逃逸机制

参考 Immune escape mechanisms as a guide for cancer immunotherapy

(2)肿瘤细胞表面"抗原覆盖"或被封闭　肿瘤细胞表面高表达唾液黏多糖,可覆盖肿瘤抗原,从而干扰宿主淋巴细胞对瘤细胞的识别和杀伤作用。肿瘤患者血清中存在封闭因子,可封闭瘤细胞表面的抗原表位或效应细胞的抗原识别受体,从而使肿瘤细胞不易被机体免疫系统识别,逃避致敏淋巴细胞攻击。

(3)肿瘤抗原的加工、提呈障碍　肿瘤细胞表面低表达 MHC Ⅰ类分子,或不能将 MHC Ⅰ类分子从内质网转运至细胞表面,瘤细胞参与抗原加工提呈的相关蛋白表达降低,导致肿瘤抗原不能有效提呈。

(4)MHC 表达异常　许多人类肿瘤细胞表面 MHC Ⅰ类抗原表达降低或缺失,使 CTL 不能识别瘤细胞表面抗原,导致瘤细胞得以逃避宿主免疫攻击。肿瘤细胞表面异常表达非经典 MHC Ⅰ类分子(HLA-E、HLA-G 等),可被 NK 细胞表面杀伤细胞免疫球蛋白样受体分子(killer-cell immunoglobulin-like receptor, KIR)识别,从而启动抑制性信号,抑制 NK 细胞的杀瘤作用。

(5)共刺激分子及黏附分子表达下降　某些肿瘤细胞共刺激分子表达下降,不能有效激活肿瘤抗原特异性 T 细胞(图 9-14)。

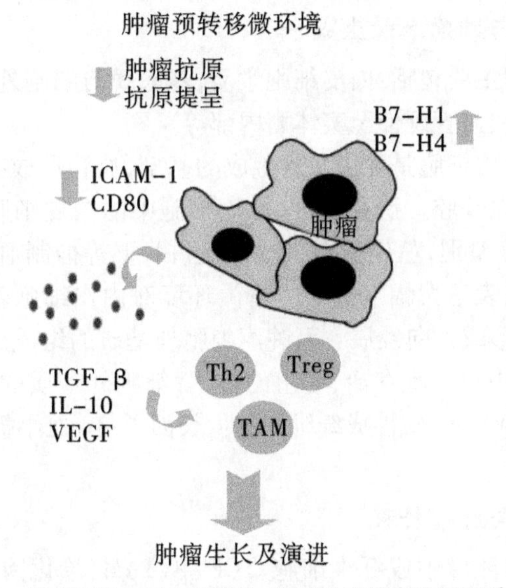

图 9-14　肿瘤细胞 MHC 低表达,黏附分子低表达促进肿瘤生长

参考 Vaccines against human carcinomas: strategies to improve antitumor immune responses

2. 肿瘤抗原诱导免疫耐受　肿瘤细胞在宿主体内长期存在并不断增长的过程中,其肿瘤抗原可作用于处在不同分化阶段的特异性淋巴细胞,其中幼稚阶段的淋巴细胞接触肿瘤抗原后即可诱发免疫耐受。

3. 肿瘤细胞自身抗凋亡、肿瘤细胞诱导免疫效应细胞凋亡　肿瘤细胞表面高表达 FasL,活化的肿瘤特异性 T 细胞 Fas 表达增高,瘤细胞可通过 FasL/Fas 途径介导肿瘤特异性 T 细胞凋亡;肿瘤细胞内某些 Fas 信号转导分子发生获得性缺陷,可抵制 FasL 介导的细胞凋亡,并逃避免疫攻击。

4. 肿瘤细胞通过释放细胞因子抑制机体免疫功能　肿瘤细胞产生的抑制性因子：细胞因子，如TGF-β可强烈抑制Th细胞活性，集落刺激因子参与抑制性巨噬细胞产生和肿瘤细胞转移；前列腺素E具有较强的免疫抑制活性，可抑制肿瘤灶局部T细胞活性；肿瘤抗原从肿瘤细胞表面脱落游离，并在瘤细胞周围形成抗原屏障，阻碍致敏淋巴细胞或抗体与瘤细胞结合，使瘤细胞得以逃避免疫攻击。

二、肿瘤微环境

肿瘤微环境是肿瘤存在的局部生物环境，包括肿瘤血管系统、免疫细胞、纤维素细胞、骨髓起源的炎症细胞、淋巴细胞、信号分子及细胞外基质等。肿瘤和其所处的微环境紧密相关。肿瘤可通过释放细胞外信号、促进肿瘤血管生成、诱导外周免疫细胞耐受等来影响肿瘤微环境，而肿瘤微环境中的免疫细胞也可以影响肿瘤细胞的生长和进化，如影响肿瘤免疫编辑。肿瘤和环境两者既相互依存、相互促进，又相互拮抗、相互斗争。近年来由于肿瘤细胞学和分子生物学的进展，人们对于肿瘤和环境的相互关系有了更加深入的了解。

（一）肿瘤微环境与肿瘤血管生成

肿瘤血管形成过程主要包括：内皮细胞激活，基底膜与细胞外基质降解，内皮细胞迁移和增殖，血管形成并使血管延伸至实体瘤内部等。

肿瘤微环境中的内皮细胞是肿瘤血管生成的基础，血管形成必须依赖于内皮细胞的激活、迁移并最终形成血管腔。研究发现，肿瘤细胞中的内皮细胞和正常组织中的内皮细胞基因表达具有明显差别，丛生蛋白、原纤维蛋白-1等抑制血管形成的基因，在肿瘤内皮细胞中均被沉默或表达大幅下调。肿瘤微环境对内皮细胞基因的表达具有修饰作用，使其向有利于血管形成方向发展。而肿瘤细胞外基质的组成成分（如胶原、层黏蛋白和纤维蛋白）均有促进内皮细胞存活、增殖的作用；细胞外基质的降解，可以释放出一系列促血管生成因子，如VEGF、碱性成纤维细胞生长因子-β、血小板衍化生长因子、TGF-β等，促进血管的生成。

（二）肿瘤微环境与肿瘤转移

肿瘤转移与肿瘤微环境中成纤维细胞、TGF-β、TAM、趋化因子及其受体、凝血酶等多种因素密切相关。成纤维细胞通过促进肿瘤血管生成、促进癌细胞与细胞外基质黏附、促进细胞外基质降解等环节参与肿瘤的转移。TGF-β是由巨噬细胞、间质细胞和肿瘤细胞产生，它能对抗血管内皮的紧密连接和黏附连接，使毛细血管管壁完整性受到破坏，从而导致毛细血管通透性增加，使肿瘤细胞从血管中游出进入器官组织中形成种植转移。TAM可合成和分泌EGF等细胞因子，引导肿瘤细胞穿越血管壁，促进肿瘤的转移。趋化因子及其受体对肿瘤细胞的迁移起着决定性的作用。凝血酶能通过影响微环境中其他细胞的行为而为肿瘤转移提供一个相容的环境。

Takanori Kitamura在其综述中详细介绍了肿瘤细胞在转移过程中各种复杂的相互作用及影响因素。图9-15显示，在肿瘤原发灶，肿瘤细胞分泌趋化因子和细胞因子趋化TAM、肿瘤相关中性粒细胞、骨髓起源的抑制性细胞、Treg细胞。这些抑制性免疫细胞通过产生和表达不同的因子如 PD-L1、B7-H4 来抑制 NK 细胞及 CD8⁺T 细胞的功能，促进肿瘤的生长、浸润。TAM 分泌趋化因子（如 CCL22），Breg 细胞分泌 TGF-β，招募更多的 Treg 细胞到达肿瘤部位。MDSC 分泌 IL-6、IL-23、TGF-β，招募 Th17 细胞。Th17 细胞分泌的 IL-17 可招募 MDSC，而 TAF 分泌粒细胞集落刺激因子（G-CSF），促进 MDSC 免疫抑制作用。原发灶肿瘤细胞还可产生血管内皮生长因子 A（vascular endothelial growth faltor A，VEGFA）、TGF-β、TNF、LOX 等因子，这些因子可在肿瘤细胞还未到达转移部位时就可诱导肿瘤转移部位产生趋化蛋白 S100A8、S100A9、SAA3 及细胞外机制的重排。细胞外环境的改变可招募不成熟的骨髓细胞聚集并产生基质金属蛋白酶来促进转移肿瘤细胞的生长。TAM 和 Treg 细胞可通过不同的方式趋化到转移部位，这些预转移部位微环境的形成为肿瘤的转移做好了准备。

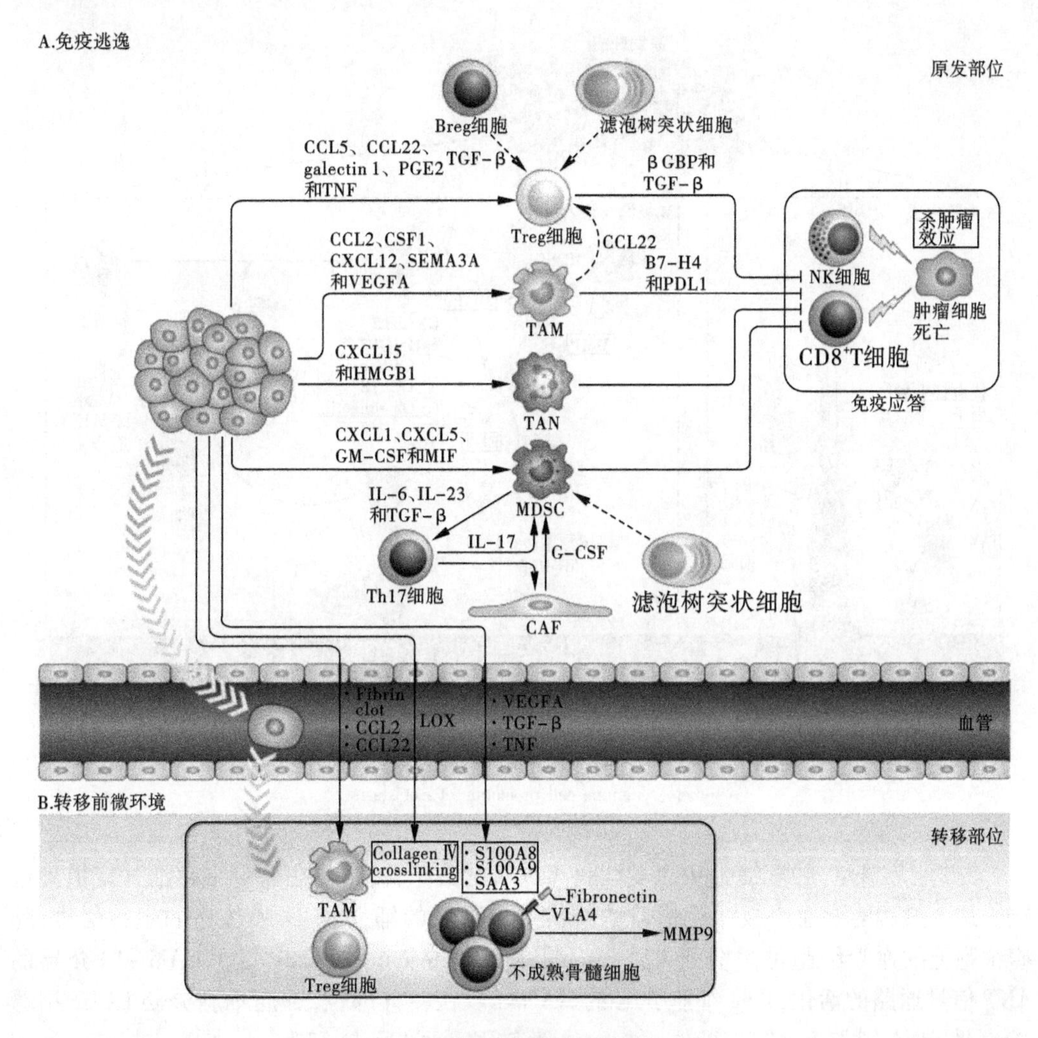

图 9-15　肿瘤转移前微环境的形成

参考 Immune cell promotion of metastasis

图 9-16 显示,TAM 在集落刺激因子 1(CSF1)作用下具有促血管的作用,可抑制抗血管因子的表达。促血管生成蛋白 2 可增强内皮细胞和 TAM 的相互作用,促进血管的形成。肿瘤血管形成也受 TAM 分泌的 VEGFA、WNT7B 等因子的影响。TAM 促血管生成可提高血管的通透性,从而促进肿瘤细胞的血管播散,同时还通过 CXCL2 及 CXCL8 来提高肿瘤细胞的侵袭性。肿瘤细胞分泌 CSF1 而促进 TAM 产生 EGF,EGF 活化肿瘤细胞上的 EGF 受体,提高肿瘤细胞的侵袭性。EGF-CSF1 的相互作用可由 CAF 分泌的调蛋白 β1 和 CXCL12 触发。肿瘤细胞和 TAM 向血管迁移,并与内皮细胞相互作用,形成利于肿瘤转移的微环境。$CD4^+T$ 细胞或肿瘤细胞产生的 IL-4,促进巨噬细胞向 TAM 分化,产生组织蛋白酶、CCL18、骨连蛋白等因子,加速肿瘤细胞进入血管。肿瘤细胞产生的 CXCL5 及巨噬细胞游走抑制因子招募 MDSC,能帮助肿瘤细胞进入血管。

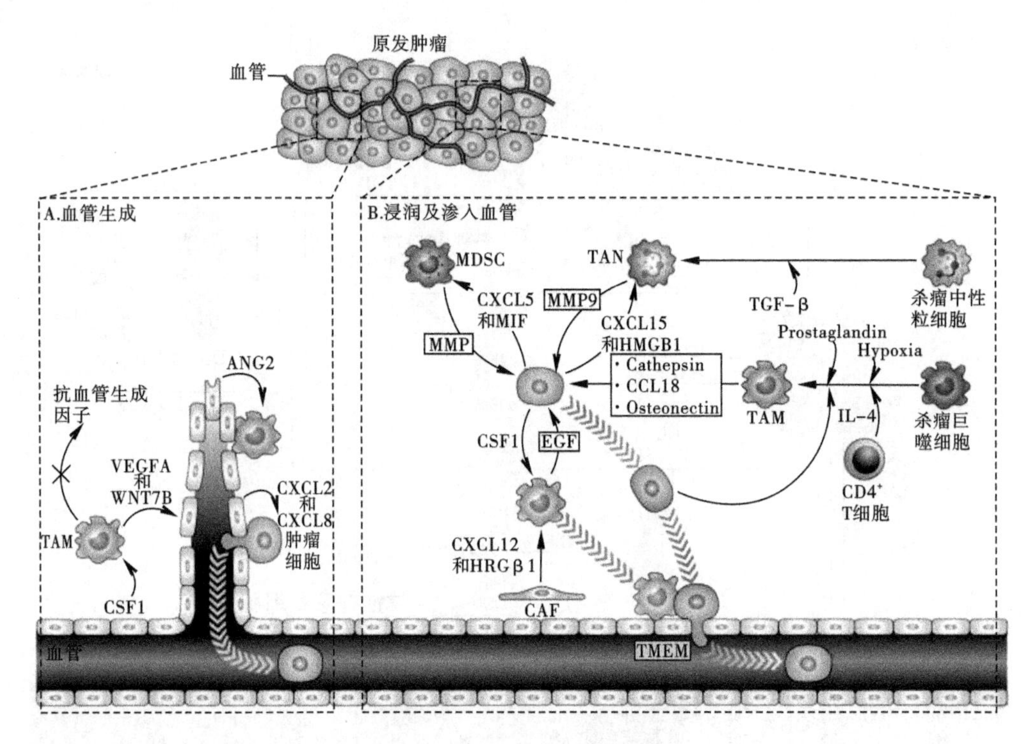

图 9-16　肿瘤细胞进入血管

参考 Immune cell promotion of metastasis

图 9-17 显示,肿瘤细胞从原发灶脱离进入血循环后,需要在血管中存活并定植到远端。这个过程需要血小板活化形成的纤维蛋白凝块的辅助及 TAM 传递的生存信号,肿瘤细胞上的血管细胞黏附分子-1(vascular cell adhesion molecule-1,VCAM-1)介导的 AKT 信号通路的活化,Treg 细胞介导的 RANKL。在转移部位,肿瘤细胞分泌 CCL2 招募炎症性单核细胞到转移部位,并分化为转移相关巨噬细胞(metastasis-associated maacrophages,MAM)。MAM 分泌 VEGFA,使血管通透性增加,促进肿瘤细胞逸出血循环。MAM 还和转移的肿瘤细胞的存活及持续生长相关。此外,肿瘤细胞的远端定植还和细胞间的直接接触相关。

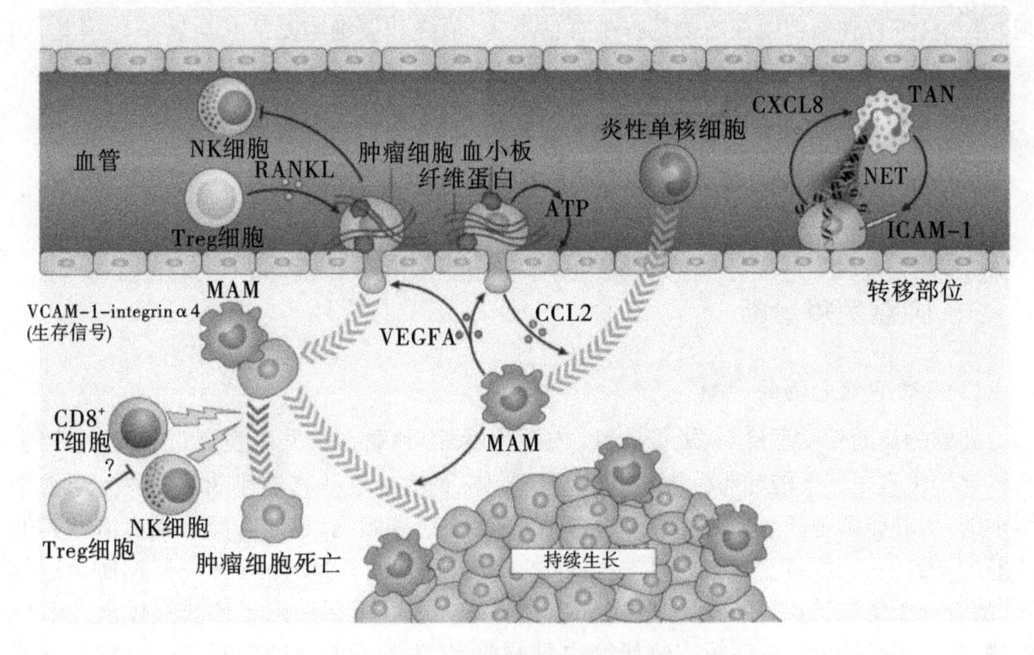

图 9-17　肿瘤转移灶定植

参考 Immune cell promotion of metastasis

明晰肿瘤转移与肿瘤微环境的关系，进而明确在肿瘤发生、发展、转移过程中发挥重要作用的关键分子，寻找其相对应的靶点，对于肿瘤的诊断及治疗具有重要的作用。

（三）肿瘤微环境与肿瘤耐药

肿瘤耐药是指癌细胞在遭受细胞毒攻击之后仍能通过某种分子和细胞学机制得以存活。肿瘤耐药的研究大多集中在癌细胞自身，主要是基因水平发生改变，通过药物外排泵蛋白上调以减少药物进入细胞质、药物作用靶点的突变导致药物失活、表观遗传异常、肿瘤异质性、凋亡机制缺陷等途径来抵抗药物的作用。近年来肿瘤耐药和肿瘤微环境的关系备受关注。肿瘤微环境与肿瘤耐药之间存在重要的病理学关联，肿瘤抗药性的机制不仅是癌细胞内源性的变迁，同时也包括肿瘤所处微环境的改变。在肿瘤发生演进中，肿瘤浸润淋巴细胞在疾病特定阶段也可促进肿瘤的发展。其中，巨噬细胞、肥大细胞、中性粒细胞、T 细胞/B 细胞都有促进肿瘤生成的作用。这些免疫细胞通过分泌细胞外细胞因子而发挥他们的促瘤作用，如 EGF、血管内皮生长因子、成纤维细胞生长因子、趋化因子等能够刺激肿瘤加速生长。在肿瘤的抗血管生成治疗中，经常出现一种促炎症反应的微环境，包括未成熟的骨髓来源基质细胞、TAM 等，均可分泌一些细胞因子，如环氧合酶 2 来补偿 VEGF 的丢失，从而抵抗针对 VEGF 的治疗，导致肿瘤抗血管治疗耐药。在肿瘤治疗过程中，血管内皮细胞通过分泌一些细胞因子也参与了癌细胞对药物的反应，如阿霉素治疗后能够使胸腺内皮细胞分泌 IL-6 和金属蛋白酶组织抑制剂-1，形成肿瘤耐药的微环境，促使少量在治疗中残存的癌细胞存活，为疾病的复发埋下了隐患。

肿瘤微环境在肿瘤进展中发挥重要的作用，在肿瘤治疗时只考虑肿瘤细胞是不行的。如有些针对肿瘤细胞的化疗药,虽然可通过产生细胞毒作用而杀死大部分肿瘤细胞,但会有少数肿瘤细胞在药物选择中存活下来,最终肿瘤细胞复活甚至转移。因此,如果将化疗药与抑制内皮细胞迁移和血管形成的药物联合应用,治疗效果会大大提高。

第五节　肿瘤免疫诊治及预防

一、肿瘤免疫诊断

(一)肿瘤标志物的诊断

肿瘤的诊断除病理诊断、影像诊断、内镜诊断外,肿瘤在其发生发展过程中,会产生一些异于生理条件下的肿瘤标志物,如激素、受体、酶等。这些物质伴随肿瘤发生通常是增加的,由肿瘤细胞产生和分泌,不仅存在于肿瘤组织细胞内,还经常释放至血清或其他体液中,能在一定程度上反映体内肿瘤存在及肿瘤相关生物学特性的一类物质。近年来,随着分子生物学技术的发展,肿瘤标志物的研究已经不再局限于传统的体液肿瘤标志物,基因水平的分子肿瘤标志物研究也日益成熟,为肿瘤的早期诊断、病情监测、预后评估、预测转移和复发、个体化治疗等提供了重要依据。

理想的肿瘤标志物应具备如下特性:敏感性高、特异性好、有器官特异性、能协助进行肿瘤分期及预后判断、易于监测等。

肿瘤标志物的临床应用:能为早期发现无症状肿瘤患者提供重要线索,可作为肿瘤的辅助诊断工具;也可根据某种肿瘤标志物表达水平的不同来鉴别肿瘤的良性、恶性,血清肿瘤标志物升高的水平常和肿瘤的大小及恶性程度有关,肿瘤标志物的定量检测有助于肿瘤临床分期;可辅助判断预后,若治疗前肿瘤标志物浓度明显升高,表明肿瘤较大,分期较晚,患病时间较长,预后较差;根据不同患者的肿瘤标志物检测出的差异性进行个体化治疗;可用于肿瘤疗效的判定,对于术后或放化疗后的患者,连续监测其肿瘤标志物变化,如呈直线上升,说明肿瘤极有可能发生复发和转移。

根据肿瘤标志物的化学特性,肿瘤标志物可分为酶类、激素类、胚胎抗原类、特殊蛋白质类、糖蛋白类、肿瘤相关病毒类、基因及其产物类7种类型。

肿瘤在发生发展时,酶的活性或表达会出现异常改变,或是出现酶的异位表达,从而形成酶类肿瘤标志物。碱性磷酸酶主要来自于肝、胎盘和骨组织,其升高多见于原发或继发肝癌、胆管癌,少见于其他肿瘤(前列腺癌、白血病、肉瘤等)。神经元特异性烯醇化酶的升高可见于小细胞肺癌、神经母细胞瘤、甲状腺癌、多发性骨髓瘤、胰腺癌等患者。前列腺特异性抗原是前列腺癌最主要的肿瘤标志物,具有高度器官特异性,可用于前列腺癌的筛查。

激素类肿瘤标志物是一类由特异的内分泌腺体或散在体内的分泌细胞所产生的具有生物活性的物质。当体内具有分泌激素功能的细胞癌变时,就会使所分泌的激素量发生异常。人绒毛膜促性腺激素是在妊娠期由胎盘滋养细胞分泌的糖蛋白,由α、β两个亚基组成,肿瘤组织分泌的人绒毛膜促性腺激素多为β亚单位。β-人绒毛膜促性腺激素升高主要见于滋养细胞瘤和绒毛膜上皮癌。雌激素受体及孕激素受体表达异常可见于乳腺癌、卵巢癌、宫颈癌和子宫内膜癌等妇科肿瘤。

胚胎抗原类肿瘤标志物是指正常情况下,该类物质只有胎儿期存在,成年后逐渐停止合成和分泌,但在恶性肿瘤患者体内这些胚胎抗原会重新出现,可能和恶性细胞转化时激活了某些在成年后已关闭的基因有关,AFP和CEA是胚胎抗原类的代表。近80%的肝癌患者血清AFP升高,其中50%患者可检测到高浓度的AFP。CEA是从大肠癌提取物中发现的一种糖蛋白,CEA升高可见于直肠癌、胰腺癌、胃癌、肺癌患者。不过,CEA有较高的假阳性率和假阴性率,不适用于肿瘤普查,但当CEA比正常值持续升高5~10倍时,提示恶性肿瘤的存在。

特殊蛋白质类肿瘤标志物包括细胞角蛋白(cytokeratin,CK)、鳞状细胞癌抗原(squamous cell carcinoma antigen,SCCA)、铁蛋白等,这些蛋白在正常组织中不表达。肿瘤细胞中最丰富的CK是CK18和CK19,细胞分解后可释放至血中。CYFRA21-1是CK19的一种,对肺癌特别是非小细胞肺癌有较高的辅助诊断意义。SCCA升高常见于宫颈癌、非小细胞肺癌、皮肤癌、头颈部肿瘤等,且其升高水平和肿瘤的恶性程度密切相关。

糖蛋白类肿瘤标志物是指位于肿瘤细胞表面或由肿瘤细胞所分泌的一种糖蛋白类物质,又称为糖类抗原(carbohydrate antigen,CA),如CA125、CA15-3、CA19-9、CA72-4等。CA125主要在卵巢浆液性癌中表达较高,而在黏液性癌中表达较低,透明细胞癌中不表达。CA15-3可用于乳腺癌患者的早期发现及预后判断。CA19-9高表达常见于大肠癌、胰腺癌患者,但器官特异性不强,在其他腺癌中也可升高。

病毒类肿瘤标志物包括EB病毒、人乳头瘤病毒和肝炎病毒等。EB病毒感染和鼻咽癌的发生高度相关,EB-IgA抗体的检测有助于鼻咽癌的筛查和疗效。

肿瘤的发生发展和肿瘤细胞基因突变密切相关,可以分析肿瘤的基因水平来对肿瘤标志物进行检测和分析。与肿瘤发生密切相关的基因包括ras、myc、c-ERBB、p53、视网膜母细胞瘤基因(retinoblastoma,RB)、VEGF等。

(二)循环肿瘤细胞的检测

除了常规的检测方法,循环肿瘤细胞(circulating tumor cell,CTC)也是近年发展起来的一种肿瘤早期诊断方法。1869年澳大利亚籍医生Ashworth首次提出CTC的概念。1976年Nowell将CTC的定义进行了修正:来源于原发肿瘤或转移肿瘤,获得脱离基底膜的能力并入侵通过组织基质进入血管的肿瘤细胞。目前,CTC是指存在于外周血中的各类肿瘤细胞的统称。

大量研究表明,CTC以不同形态存在于外周血中,既有游离的单个CTC,也有聚集成团的细胞团,即循环肿瘤微栓(circulating tumor microemboli,CTM)。肿瘤细胞在进入外周血循环的过程中会发生上皮间质转化,故CTC存在不同类型,包括上皮细胞表型、间质细胞表型和上皮细胞与间质细胞混合表型。CTM和间质细胞表型CTC具有更强的转移潜能。

恶性肿瘤都会通过血液传播转移到身体的其他器官,而肿瘤转移是导致肿瘤患者死亡的主要原因。肿瘤细胞侵入原发肿瘤细胞的周围组织中,进入血液和淋巴管系统,形成CTC,并转运到远端组织,再渗出,适应新的微环境,最终“播种”“增殖”“定植”而形成转移灶。因此,早期发现血液中的CTC,对于患者预后判断、疗效评价和个体化治疗都有着重要的指导作用。

CTC非常稀少,每毫升血液中10^9个血细胞中只有几个CTC。大部分CTC在进入外周血后会发生凋亡或被吞噬,少数能够逃逸并发展成为转移灶,增加恶性肿瘤患者的死亡风险。

新兴的CTC检测技术已成为研究热点并进入临床应用。对转移肿瘤患者进行预后评估是目前CTC临床应用最广泛的领域。恶性肿瘤患者治疗前后的CTC类型和数目的变化具有重要的预后提示价值。大量实验证明,CTC的出现与晚期癌症患者的预后密切相关。CTC检测作为一种简单的血液检测,可随时获取用于评估患者的预后。CTC对于肿瘤患者预后评估、复发风险评估、疗效检测都有重要的指导意义。同时,CTC的分子分析还可以反映患者肿瘤的基因信息,指导患者用药,提高治疗效果。

CTC的检测可有效地应用于体外早期诊断、化疗药物的快速评估、个体化治疗(包括临床筛药、耐药性的检测)、肿瘤复发的监测及肿瘤新药物的开发等。

从影像学上来说,肿瘤直径在小于1 cm的情况下,医生不认为它是异常的,但很多肿瘤在2～4 mm的情况下已经有肿瘤细胞进入血循环,因此,CTC对于肿瘤的早期诊断来说是非常有意义的,提高CTC检测的敏感性也是迫切需要解决的问题。

(三)外泌体检测

外泌体是由多种活细胞分泌的40～100 nm的囊泡小体,其中含有蛋白质和RNA等多种组分。这种机体内普遍存在的纳米级被膜结构能够参与细胞间的物质交流和信息交流,在多种生理和病理过程中发挥重要作用。肿瘤来源或肿瘤相关的外泌体是调控肿瘤发生发展的重要机制,对肿瘤外泌体的分析和检测可以辅助肿瘤的早期诊断、疗效评价和预后分析。几乎在所有类型的体液中可有效检测到外泌体,且肿瘤外泌体的分子特征部分反映其来源肿瘤的表型,所携带的肿瘤特异性抗原和miRNA可以作为肿瘤诊断标志物。在包括膀胱癌、脑瘤、结直肠癌和黑色瘤在内的多种肿瘤临床病例中,均能从患者血清或尿液等体液中分离出外泌体而用于早期临床诊断。肿瘤外泌体还可用于肿瘤的临床风险或疗效评估,以及预后判定。

二、肿瘤免疫治疗

肿瘤免疫治疗是利用人体的免疫机制,通过主动或被动的方法来增强患者免疫功能,达到杀伤肿瘤细胞的目的。肿瘤免疫治疗是目前肿瘤领域的研发热点,早在100余年前免疫学创建之初,科学家就提出了利用机体自身免疫功能去攻击肿瘤细胞消灭肿瘤的设想,并进行了各种尝试。20世纪50年代Burnet和Thomas提出了“免疫监视”理论,为肿瘤免疫治疗奠定了理论基础。随后,各种肿瘤免疫疗法,如细胞因子疗法、过继免疫疗法(如淋巴因子激活的杀伤细胞)相继应用于临床,杂交瘤技术推进了单克隆抗体用于肿瘤治疗的进展,提高肿瘤免疫的各种细胞因子也相继被发现并应用于临床。

肿瘤的免疫治疗可根据免疫反应的种类不同分为特异性免疫治疗和非特异性免疫

治疗两大类。

（一）特异性免疫治疗

肿瘤特异性免疫治疗主要包括单克隆抗体治疗和特异性杀伤细胞治疗两种方法。

1.单克隆抗体　近年来，利用单克隆抗体靶向治疗肿瘤已经成为全球靶向治疗药物的主流。至2015年8月，经美国食品药品监管理局批准的抗肿瘤抗体类药物共21个，包括CD20靶向药物利妥昔单克隆抗体及糖基化改造的Gazyva（obinituzumab）和全人源化的奥法木单克隆抗体，表皮生长因子受体（epidermal growth factor receptor，EGFR）靶向药物西妥昔单克隆抗体和帕尼单克隆抗体，HER2靶向药物曲妥珠单克隆抗体和帕妥珠单克隆抗体，VEGF靶向药物贝伐珠单克隆抗体等。

单克隆抗体是目前临床应用最多的分子靶向药物，根据其作用的靶分子的不同，可以分为作用于细胞生长因子受体的单克隆抗体和作用于细胞膜分化抗原的单克隆抗体两类。

（1）作用于细胞生长因子受体的单克隆抗体　生长因子是一类对细胞生长有高效调节作用的多肽物质，通过与细胞膜上特异性受体结合而产生生物效应。生长因子及其受体发生基因突变将导致细胞生长增殖失控，引起肿瘤。单克隆抗体与其相应的生长因子受体结合，阻断细胞增殖信号转导，抑制肿瘤细胞生长，同时也能通过诱导免疫应答杀伤肿瘤细胞。目前针对细胞因子及其受体的单克隆抗体主要有EGFR单克隆抗体、VEGF受体单克隆抗体、胰岛素样生长因子受体单克隆抗体等。

EGFR也称HER家族，EGFR在许多上皮来源的肿瘤细胞中过表达或突变，使细胞生长失控发生恶变。配体EGF与EGFR结合后形成二聚体，激活EGFR自身酪氨酸激酶活性，发生自身磷酸化，激活下游信号转导通路，促进细胞增殖和抑制凋亡。单克隆抗体和EGFR结合后，阻断了EGFR与其配体的结合，从而阻断了肿瘤细胞内增殖和生存的主要信号途径。目前临床应用的EGFR单克隆抗体主要有西妥昔单克隆抗体、尼妥珠单克隆抗体、帕尼单克隆抗体和曲妥珠单克隆抗体。

肿瘤的生长和转移必须有新生血管的形成，VEGF是重要的促血管生长因子，与受体结合后能够诱导肿瘤血管形成，促进肿瘤生长。VEGF受体不仅在血管内皮细胞上表达，而且在肿瘤细胞上过表达。单克隆抗体与VEGF受体结合后不仅抑制肿瘤血管新生，同时还可以抑制肿瘤细胞增殖，促进肿瘤细胞凋亡。IMC-1C11能够特异地与VEGF受体细胞外区域结合，阻止VEGF激活VEGF受体，从而有效地抑制新生血管的形成。

胰岛素样生长因子是一类具有广泛生物学功能的细胞因子，可促进细胞增殖、分化，抑制凋亡。胰岛素样生长因子1受体具有促肿瘤活性，抗胰岛素样生长因子1受体单克隆抗体能够封闭肿瘤细胞表面过表达的胰岛素样生长因子1受体，使其不能与胰岛素样生长因子1结合，从而促进肿瘤细胞凋亡。

（2）针对细胞膜分化抗原的单克隆抗体　细胞膜分化抗原是指在细胞分化、成熟及活化过程中出现或消失的表面标记，通常以分化群（cluster of differentiation，CD）来表示。血细胞表面的分化抗原在一些血液系统恶性肿瘤中会出现高表达，单克隆抗体与血细胞上的分化抗原结合后，可以通过调理作用或杀伤肿瘤细胞，或诱导肿瘤细胞的凋亡。部分CD单克隆抗体与化学药物、放射性核素构成单克隆抗体偶联物，将杀伤肿瘤细胞的活性物质特异性地输送到肿瘤细胞，提高药物疗效。

利妥昔单克隆抗体是以 CD20 为靶点的人鼠嵌合型单克隆抗体，用于治疗 $CD20^+$ B 细胞淋巴瘤、慢性淋巴细胞白血病等。

阿伦单克隆抗体是以 CD52 为靶点的人源化单克隆抗体，用于治疗进展期慢性淋巴细胞白血病和非霍奇金淋巴瘤。

2. 特异性杀伤性 T 细胞治疗　近几年，免疫疗法在对抗癌症上取得越来越瞩目的成绩，成为人类对抗癌症的新希望，而嵌合抗原受体(chimeric antigen receptor，CAR)修饰 T 细胞免疫疗法，是一种出现了很多年但近几年才被改良并使用到临床中的新型细胞疗法，因其治疗血液病的效果显著，被认为是最有前景的肿瘤治疗方式之一。

CAR 由胞外抗原结合区、跨膜区、胞内信号区组成。胞外区具有抗体单链可变区片段功能，可特异性识别抗原结构。抗原结合区由来源于单克隆抗体的轻链和重链组成，中间由铰链区连接形成单链抗体(scFv)。CAR 结构的关键部位是识别肿瘤抗原的单链抗体，它能识别肿瘤特异性抗原，如 CD19、EGFR 等，绕过了抗原加工提呈过程。胞内信号转导区主要为免疫受体酪氨酸活化基序(ITAM)及共刺激信号，共刺激信号使得 CAR-T 细胞在体内存活时间非常长。几代 CAR-T 细胞的区别在于细胞内信号转导区连入了不同的正向共刺激信号。

第一代 CAR 设计比较简单，仅有一个胞内信号区，且缺乏 T 细胞活化的第 2 信号，T 细胞在结合肿瘤抗原后很难进一步增殖，因此仅具有较弱的抗肿瘤作用。

第二代 CAR 是在第一代的基础上添加一个胞内信号区，为 CD3ζ 与共刺激分子 CD28 或 4-1BB 分子串联组成。在 CAR-T 细胞中加入共刺激信号 4-1BB，可增强 CAR-T细胞在体内的存活时间和抗肿瘤能力。因此，第二代 CAR 在临床应用中表现出了良好的抗肿瘤作用。然而在缺乏外源性共刺激分子的情况下，所有第二代 CAR 不能产生足够的 IL-2 来促进 T 细胞增殖。

第三代 CAR 胞内信号区除了 CD28 分子外，还有另一共刺激分子，与第二代 CAR 相比，第三代 CAR 具有更强的体内扩增能力及更强的产生细胞因子的能力。第一、二、三代 CAR 的缺点在于输注 CAR-T 细胞前均要对患者进行大剂量化疗以获得理想的临床疗效，大剂量化疗的毒性也限制了其临床应用。

第四代 CAR 具有分泌 IL-12 且靶向 CD19 的 CAR-T 细胞，可使患者免受预处理治疗的毒副作用，拓宽了 CAR-T 细胞的临床应用范围。

CAR-T 细胞治疗尽管为晚期肿瘤患者带来了希望，但在治疗过程中具有一定的不良反应。这些不良反应包括细胞因子释放综合征、肿瘤溶解综合征及脱靶效应。少数严重者还可发生急性肾衰竭、严重的心律失常(如室性心动过速、心室颤动、弥散性血管内凝血)。肿瘤患者在输注 CAR-T 细胞后的几周内要严密监测。

（二）非特异性免疫治疗

非特异性免疫治疗主要包括过继性细胞治疗和非特异性免疫调节剂治疗。

过继性细胞治疗目前应用于临床的非特异性免疫细胞主要包括 NK 细胞、γδT 细胞、NKT 细胞、细胞因子诱导的杀伤细胞，有良好的应用前景。

非特异性免疫调节剂治疗主要有微生物制剂(卡介苗、短小棒状杆菌等)、多糖类(香菇多糖、云芝多糖)、免疫组织提取物(胸腺类等)、细胞因子类(IL、IFN、TNF、集落刺激因子等)及免疫负调控细胞或分子的抑制剂。近年临床上取得的令人瞩目的成果莫过于免疫检查点靶向抗体药物的研发。对于黑色素瘤、非小细胞型肺癌,免疫检查点靶向药物都展现出了较好的临床疗效。默沙东、百时美施贵宝、阿斯利康、罗氏等制药公司均在快速推进各自的临床项目。百时美施贵宝公司的PD-1抑制剂纳武单克隆抗体于2014年7月在日本批准上市,是全球首个PD-1抑制剂;而默沙东公司的PD-1抑制剂派姆单克隆抗体于同年9月初获美国食品药品监督管理局批准,是美国批准的首个PD-1抑制剂。

CTLA-4是T细胞表面的负调控因子,通过与抗原提呈细胞表面的CD80/CD86复合物结合,来启动免疫抑制信号。作为第一个获批上市的免疫监测点抑制剂,伊匹单克隆抗体靶向CTLA-4,阻断CTLA-4与其配体CD80/CD86的结合,提高T细胞识别、靶向和杀灭肿瘤细胞的功能。伊匹单克隆抗体除了在治疗转移性黑色素瘤中取得很好的效果外,在非小细胞型肺癌中,伊匹单克隆抗体联用化疗方案也能显著改善疾病无进展生存期。

PD-1是另一个位于T细胞表面的免疫共抑制分子,为CD28超家族成员,其最初是从凋亡的小鼠T细胞杂交瘤2B4.11克隆出来的,结构类似于CD28分子。人PD-1基因位于染色体的2q37.75,与小鼠PD-1蛋白在氨基酸组成上有60%的同源性。PD-1组成性表达于T细胞、B细胞,在活化的T细胞表面表达升高。PD-1信号主要调节活化及效应期的淋巴细胞功能。PD-1胞内含有两个酪氨酸残基,靠近N端和C端的酪氨酸与邻近的氨基酸分别组成ITIM基序(小鼠的为VAYEEL基序,人类的为VDYGEL基序)及ITSM基序(小鼠及人的都为TEYATI)。当PD-1/BCR或PD-1/TCR交叉连接时,PD-1的ITIM基序活化,降低BCR或TCR信号,最终抑制淋巴细胞的增殖,负调控机体免疫反应。PD-1的两个配体PD-L1及PD-L2已被不同的研究小组鉴定,两者都是Ⅰ型跨膜糖蛋白,属于B7家族成员。PD-L1在活化的T细胞、B细胞、树突状细胞、巨噬细胞、单核细胞等表达上调。PD-L2表达仅局限于造血系统来源的细胞,如树突状细胞、巨噬细胞、单核细胞,并在活化的T细胞、B细胞等表达。

PD-L表达于各种肿瘤组织,而应用PD-1及PD-1L的阻断性抗体可增强T细胞应答。"免疫检验点"即为抑制受体和抑制信号通路,这些"检验点"在正常情况下能抑制T细胞的功能,同时在肿瘤组织中可能被肿瘤利用而形成免疫逃逸。PD-1作为T细胞抑制受体,在肿瘤细胞中可限制T细胞效应功能,在肿瘤免疫逃逸中具有重要的作用。

(三)肿瘤疫苗

肿瘤疫苗主要是指利用肿瘤细胞或肿瘤抗原物质免疫机体,使宿主免疫系统产生针对肿瘤抗原的抗肿瘤免疫应答,从而阻止肿瘤生长、转移和复发。肿瘤疫苗不同于一般感染性疾病的预防疫苗,不是对未患病者进行预防性注射,而是对已患病者进行免疫接种,激发肿瘤患者机体产生对肿瘤的特异性免疫应答,达到治疗肿瘤的目的。肿瘤疫苗的优势是可产生长期的免疫记忆,抗肿瘤作用比较持久。

肿瘤疫苗主要包括肿瘤细胞疫苗、肿瘤多肽疫苗、树突状细胞疫苗、抗独特型抗体疫苗和DNA疫苗。大多数肿瘤疫苗处于Ⅰ、Ⅱ期临床试验阶段,其中以黑色素瘤、肺癌、乳腺癌、前列腺癌疫苗研究最多,但已有数十个疫苗被批准进行Ⅲ期临床试验。

1. 肿瘤细胞疫苗　肿瘤细胞疫苗是采用灭活的自体或异体肿瘤细胞作为疫苗，刺激机体产生抗肿瘤免疫应答。用自体肿瘤细胞作为疫苗具有自体独特的肿瘤抗原和 HLA 分子，但肿瘤组织获取困难，存在免疫耐受等缺点。异体肿瘤细胞与患者自体肿瘤细胞存在交叉抗原，可代替自体肿瘤疫苗，但由于异体肿瘤细胞疫苗与患者肿瘤的组织学类型及肿瘤相关抗原不符，临床效果不理想。

肿瘤细胞疫苗又可分为肿瘤全细胞疫苗、肿瘤细胞裂解物疫苗、基因修饰的肿瘤细胞疫苗。肿瘤全细胞疫苗的优势在于肿瘤抗原丰富，为了避免肿瘤种植，肿瘤全细胞疫苗必须完全灭活才能在临床使用。肿瘤细胞的裂解物疫苗既保留了肿瘤抗原性，又保证了疫苗的安全性，是肿瘤疫苗常用的方法之一。基因修饰的疫苗是指通过基因重组技术，将不同的基因导入受体肿瘤细胞而制备的疫苗，如转染 TNF、共刺激分子 B7 等。

2. 肿瘤多肽疫苗　肿瘤多肽疫苗是按照肿瘤抗原基因中已知或预测的某段抗原表位的氨基酸序列，通过化学合成技术制备的疫苗。合成的多肽疫苗可直接与抗原提呈细胞表面的 MHC 分子结合并活化 T 细胞，从而诱导抗肿瘤免疫反应。多肽疫苗的优点是成分比较单一、便于研究、安全可靠。缺点在于只含有单表位肽、分子量小、易降解等，不能获得理想的抗肿瘤效果。

蛋白疫苗是指将肿瘤抗原整个或部分蛋白质作为疫苗，此疫苗经抗原提呈细胞提呈，激发机体的抗肿瘤免疫应答。蛋白疫苗包含更广泛的抗原肽，但蛋白疫苗进入机体后需要抗原提呈细胞的摄取提呈，激发的免疫反应以体液免疫为主。

3. 树突状细胞疫苗　树突状细胞是机体识别和摄取病原体及肿瘤抗原的关键细胞，具有较强的提呈抗原的能力及激活初始 T 细胞的特点。研究发现，体外肿瘤抗原致敏树突状细胞再回输机体能刺激宿主免疫系统产生抗肿瘤免疫应答，因此，荷载肿瘤抗原的树突状细胞疫苗被认为是最具有潜能的肿瘤免疫预防和治疗的手段。

树突状细胞是唯一能激活初始 T 细胞的专职抗原提呈细胞，在免疫应答中处于中心地位。树突状细胞作为疫苗可以有效增强诱导特异性抗肿瘤免疫反应的作用。树突状细胞疫苗主要包括肿瘤抗原致敏的树突状细胞疫苗和基因修饰的树突状细胞疫苗。

肿瘤抗原致敏的树突状细胞疫苗是指通过不同形式的肿瘤抗原（如肿瘤全细胞抗原、蛋白抗原、抗原肽、肿瘤细胞裂解物）致敏树突状细胞，然后将致敏后的树突状细胞接种或回输给患者，诱导机体产生特异性的 CTL 和记忆 T 细胞，从而产生抗肿瘤免疫应答。Provenge（Sipuleucel-T）是 PA2024（前列腺相关蛋白-前列腺酸性磷酸酶和 GM-CSF 的融合蛋白）与患者树突状细胞孵育后获得的肿瘤疫苗。2010 年 4 月美国食品药品监督管理局批准了首个自体免疫细胞治疗药物 Sipuleucel-T 用于治疗无症状或症状轻微的转移性去势难治性前列腺癌（castration resistant prostate cancer，CRPC）。它是首个被美国食品药品监督管理局批准的治疗性肿瘤疫苗。约 95% 的前列腺癌表达前列腺酸性磷酸酶（prostatic acid phosphatase，PAP），且 PAP 表达主要限于前列腺组织，因此 PAP 可作为治疗性前列腺癌疫苗的靶标。GM-CSF 是一种免疫细胞活化因子。Sipuleucel-T 中使用了 PAP 与 GM-CSF 的重组融合蛋白。Sipuleucel-T 的活性组分是自体抗原提呈细胞和 PAP-GM-CSF，还包括 T 细胞、B 细胞、NK 细胞和其他。从患者的自体外周血单核细胞中分离获得白细胞，其中包括树突状细胞细胞。在体外培养白细胞时加入 PAP-GM-CSF

后,检测树突状细胞活化的表面分子标记 CD54。与传统抗肿瘤药物相比,Sipulencel-T 可降低 PSA 水平和反应率,延长患者的无进展生存期。

基因修饰树突状细胞疫苗是将编码肿瘤抗原的基因导入树突状细胞,在树突状细胞中表达肿瘤抗原,经树突状细胞提呈后活化初始 T 细胞。编码肿瘤抗原的基因常以 DNA 或 RNA 的形式经质粒或病毒载体转入树突状细胞。若同时将免疫刺激性因子基因(如 GM-CSF、TNF、IL-2)转入树突状细胞,可以提高免疫应答效果。基因修饰的树突状细胞疫苗解决了疫苗制备时肿瘤细胞来源困难及其特异性问题,不仅能够避免诱发自身免疫病,而且能够避免因抗原降解而使疫苗功能减弱。但基因修饰树突状细胞疫苗存在安全性及花费过高的问题,临床应用困难。

树突状细胞疫苗的临床应用仍需克服一些困难。一方面,患者的免疫状态及肿瘤负荷限制树突状细胞疫苗的效能,而树突状细胞临床试验多为接受过传统治疗的晚期肿瘤患者,免疫状态较差。进展期肿瘤是不同质的,有不同的免疫逃逸通路,越晚期的肿瘤逃逸通路越多,对单个逃逸机制的消除效果有限。树突状细胞疫苗的作用是增强肿瘤抗原的提呈,其效能受疫苗可激活的免疫效应细胞数量及功能限制,过大的肿瘤负荷显然无法被清除。另一方面,免疫原性好的肿瘤抗原、树突状细胞体外扩增能力及过继转移细胞体内迁移能力仍不能满足临床治疗的需要。多数树突状细胞被阻隔在接种部位而不能很快转移至引流淋巴结,启动特异性抗肿瘤细胞免疫反应;树突状细胞的活性及 MHC 抗原肽的结合也不稳定,多在 24~48 h 消失。以上均导致树突状细胞诱导的抗肿瘤免疫反应下降。

4. 抗独特型抗体疫苗　抗原刺激机体产生抗体 Ab1,Ab1 的可变区的独特型决定簇具有免疫原性,能刺激机体产生抗 Ab1 的抗体 Ab2,Ab2 称为独特型抗体。而有的 Ab2 可和原来的抗原具有共同抗原表位,诱导抗原产生免疫应答。若将 Ab2 作为肿瘤疫苗应用,即抗独特型抗体疫苗。抗独特型抗体疫苗由于不含真正的肿瘤细胞,避免了癌基因和病毒的污染,安全可靠、特异性强。此疫苗特别适用于较难获取肿瘤标本或肿瘤抗原难以纯化的情况。

5. DNA 疫苗　DNA 疫苗是利用基因工程技术将编码肿瘤抗原的基因整合于表达载体上,再将疫苗直接注入机体,借助载体本身和机体内的基因表达系统表达出肿瘤抗原,从而诱导出针对肿瘤抗原的细胞免疫应答。DNA 疫苗的优势在于便于生产、使用安全、在体内表达时间长、易于诱发肿瘤免疫应答。DNA 疫苗的缺点是肿瘤抗原的表达差异很大,若抗原低水平表达,则常常诱导耐受。

三、肿瘤的个体化治疗

每种癌症都有自己的基因印记、肿瘤标记物及不同的变异类型,明晰癌症的致病机制将有助于疾病的诊断、癌症的病理分期、药物的选择等。人类基因组研究的不断深入和相关技术的不断发展,让有针对性的个体化诊断和治疗成为可能。如果能在早期阶段发现并干预治疗肿瘤,将极大地提高其治愈率,显著延长患者生存时间。个体化治疗的核心是建立在生物标志物指导下的治疗。2004 年美国科学家首先在一小部分晚期非小细胞肺癌患者的肿瘤组织中发现了 EGFR 突变,这一突变导致了细胞的增生、浸润等恶性特征的出现。针对 EGFR 突变靶点的酪氨酸激酶抑制剂(tyrosine kinase inhibitor, TKI),能阻断癌细胞生存所依赖的信号通路,从而抑制肿瘤细胞的生长。这一发现迅速被临床肿瘤学家通过大规模的临床试验证实,有 EGFR 突变的晚期非小细胞肺癌患者,EGFR-TKI 治疗的有效率高达 70%,而没有突变的患者,EGFR-TKI 治疗的有效率仅为 1%。

肿瘤演进的过程中,许多体细胞突变在肿瘤细胞积累,肿瘤特异性突变基因编码的抗原成为肿瘤免疫治疗中的主要靶点,这类抗原被称为新生抗原。和非突变的肿瘤相关抗原相比,新生抗原具有强免疫原性,能激起机体较强的免疫应答。新生抗原在肿瘤免疫中的重要性已被广泛认知,靶向新生抗原的肿瘤免疫治疗方法的研究也在世界各地的实验室开展。高通量测序检测体细胞的突变技术结合生物信息学预测与 MHC 紧密结合的抗原肽预测肿瘤的有效靶向抗原,是一种非常有潜力的肿瘤个体化治疗的方法和思路。预测的备选抗原肽通过体外激活免疫反应验证后,联合新生抗原、树突状细胞、RNA 的个体化疫苗就可以开展。这里讲述一个课题组在新技术的支持下,在颠覆性实验的基础上推进个体化肿瘤 RNA 疫苗进入临床的例子。

2012 年《癌症研究》(*Cancer Research*)发表了一篇文章,课题组利用高通量测序技术检测了黑色素瘤细胞系-B16F10 的 DNA 和 RNA,总共找到了 563 个突变位点;挑选了其中的 50 个突变位点,检测这些突变位点是不是都能有效地诱导小鼠产生特异性针对肿瘤抗原的免疫反应。最后验证了 50 个突变位点中有 16 个可以引起免疫反应,8 个能引起比较强烈的特异的针对突变位点抗原肽的免疫反应。

2015 年该课题组又在《自然》(*Nature*)发表了他们最新的研究进展。通过生物信息学分析这些引起免疫反应的抗原肽和 MHC 的结合能力,发现大部分引起反应的抗原肽是和 MHC Ⅱ类分子结合而不是和 MHC Ⅰ类分子结合。而经典免疫理论认为肿瘤抗原为内源性抗原,通过 MHC Ⅰ类分子提呈给 $CD8^{+}$T 细胞,继而活化特异性细胞免疫应答。

进而课题组设计了一套多靶点 RNA 疫苗的路线:先给肿瘤进行测序,然后分析潜在的抗原肽,根据这些抗原肽设计 RNA 序列。利用两个抗原肽同时免疫小鼠,小鼠免疫 31 d后,对照组的小鼠 80% 都死了,而实验组小鼠 100% 都活着。运用生物信息学方法,他们将筛选出的潜在的抗原肽的表达量及跟 MHC Ⅱ类分子的结合能力结合起来排序,选出来可能最好的 10 个抗原肽进行验证,结果显示这 10 个抗原肽的 RNA 疫苗杀瘤效果非常好。他们继而设计了临床试验将这项技术推向临床。在对患者肿瘤的分子信息掌握的基础上,将两个生产好的针对黑色素瘤突变靶点的 RNA 疫苗 RBL001 和 RBL002 应用于黑色素瘤患者身上,也取得了较好的临床效果。

思考题

1. 免疫系统对肿瘤的监控机制及肿瘤细胞逃避免疫监视的机制有哪些?
2. 肿瘤微环境是如何影响肿瘤转移的?
3. 从免疫学角度,请谈谈你认为恶性肿瘤能否被最终攻克?如果可以,攻克恶性肿瘤的最佳方案可能是什么?

参考文献

[1]曹雪涛,何维.医学免疫学[M].3版.北京:人民卫生出版社,2015.

[2]龚非力.医学免疫学[M].4版.北京:科学出版社,2014.

[3]曹雪涛.免疫学前沿进展[M].2版.北京:人民卫生出版社,2014.

[4]王冠军,赫捷.肿瘤学概论[M].北京:人民卫生出版社,2013.

[5]ABBAS A K,LICHTMAN A H,PLLAI S. Cellular and molecular immunology[M]. 8th edition. Philadelphia:Elsevier Saunders,2014.

[6] DUNN G P, BRUCE A T, IKEDA H, et al. Cancer immunoediting: from immunosurveillance to tumor escape[J]. Nat Immunol,2002,3(11):991-998.

[7]DUNN G P,OLD L J,SCHREIBER R D. The three Es of cancer immunoediting[J]. Annu Rev Immunol,2004,22:329-360.

[8]BEATTY G L,GLADNEY W L. Immune escape mechanisms as a guide for cancer immunotherapy[J]. Clin Cancer Res,2015,21(4):687-692.

[9]CAO X,CAI S F,FEHNIGER T A,et al. Granzyme B and perforin are important for regulatory T cell-mediated suppression of tumor clearance[J]. Immunity,2007,27(4):635-646.

[10] DRAGHICIU O,LUBBERS J,NIJMAN H W,et al. Myeloid derived suppressor cells-an overview of combat strategies to increase immunotherapy efficacy[J]. Oncoimmunology,2015,4(1):e954829.

[11]MANTOVANI A,ALLAVENA P. The interaction of anticancer therapies with tumor-associated macrophages[J]. J Exp Med,2015,212(4):435-445.

[12]VITALE M,CANTONI C,PIETRA G,et al. Effect of tumor cells and tumor microenvironment on NK-cell function[J]. Eur J Immunol,2014,44(6):1582-1592.

[13]JIANG Y,LI Y,ZHU B. T-cell exhaustion in the tumor microenvironment[J]. Cell Death Dis,2015,6(6):e1792.

[14]PALENA C,SCHLOM J. Vaccines against human carcinomas:strategies to improve antitumor immune responses[J]. J Biomed Biotechnol,2010,2010:380697.

[15]KITAMURA T,QIAN B-Z,POLLARD J W. Immune cell promotion of metastasis[J]. Nat Rev Immunol,2015,15(2):73-86.

(郑州大学基础医学院　王　娜　唐　悦)

第十章
移植免疫

临床上应用自体或异体的正常细胞、组织、器官置换病变或功能缺损的细胞、组织、器官，以维持和重建机体生理功能的治疗方法，称为细胞移植、组织移植或器官移植。移植术后，受者免疫系统可识别移植物抗原并产生应答，移植物中免疫细胞也可识别受者组织抗原并产生应答，称为移植排斥反应，移植排斥是决定移植成败和患者生存的关键因素。

随着人们对移植免疫机制认识的不断深入，移植排斥反应的免疫学本质及其遗传学基础逐渐得到阐明，为临床开展人类同种器官移植奠定了理论基础。数十年来，由于组织配型技术、器官保存技术和外科手术方法的不断改进，以及新型免疫抑制药物的的陆续问世，临床移植术成功率明显提高，器官移植适用范围日趋扩大，已成为治疗器官衰竭和某些恶性肿瘤等终末期疾病的有效治疗手段。但是免疫抑制剂的毒副作用及难以避免的慢性移植排斥反应，仍是亟待解决的问题。

探讨移植排斥反应的免疫学机制也极大地促进了基础免疫学的发展。人们正是在对小鼠皮肤移植排斥反应的研究过程中发现了 MHC，并加深了对 T 细胞的功能及其发育过程等基本免疫学问题的认识；探索延长移植物存活的策略，推动了免疫调节药物和免疫耐受机制的基础和应用研究。此外，移植免疫学的研究进展也推进了自身免疫病、超敏反应等免疫相关疾病的基础研究和临床实践。

根据供、受者间免疫遗传背景差异，可将移植分为四类。①自体移植（autologous transplantation），是指移植物取自受者自身。这种移植不会发生移植排斥反应，如无继发感染，均能成功。②同质移植（syngeneic transplantation），是指遗传基因型完全相同或基本近似的个体间的移植，如单卵孪生之间的移植，或近交系动物间的移植。这种移植如同自体移植，一般不会发生排斥反应。③同种（异体）移植（allogeneic transplantation），是指同种内遗传基因不同的个体间的移植，临床移植大多属于此类型。这种移植常出现排斥反应，其反应强弱取决于供、受者间遗传背景差异的程度，差异越大，排斥反应越强。④异种移植（xeno transplantation），是指不同种属个体间的移植。由于异种动物间遗传背景差异甚大，移植后可能产生严重的排斥反应，故此类移植目前尚无长期存活的报道。临床移植术供者和受者多为无关人群，所引发的排斥反应为同种异体反应（alloreaction），移植相关抗原为同种异型抗原（alloantigen）。本章重点介绍同种异体移植。

第一节 同种异体器官移植排斥的机制

同种异体器官移植一般均会发生排斥反应,其本质上是受者(或供者)的免疫系统针对供者(或受者)移植物抗原所产生的免疫应答。这种免疫应答和普通抗原诱导的应答类似,同样具有特异性和记忆性,T 细胞在移植排斥反应中起关键作用(图 10-1)。

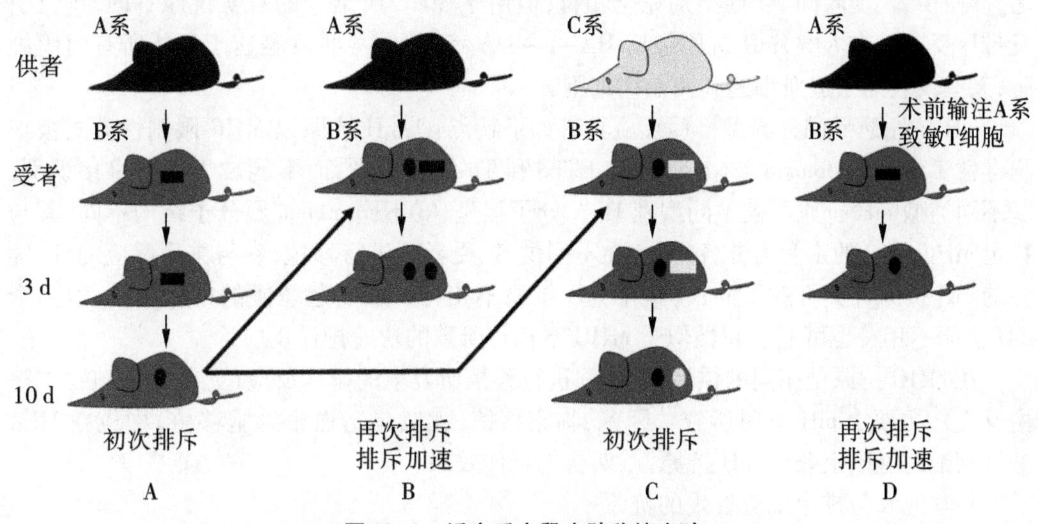

图 10-1 近交系小鼠皮肤移植实验

A. 将 A 系小鼠皮片移植给 B 系小鼠,7 ~ 10 d 后皮片移植物被排斥,此为初次排斥;B. 若将已发生初次排斥的 B 系小鼠作为受者再次接受 A 系小鼠皮片,则 3 ~ 4 d 后会发生迅速而强烈的排斥反位,此为再次排斥;C. 曾接受 A 系小鼠皮肤移植的 B 系小鼠,对 C 系小鼠皮肤移植仍然产生初次排斥;D. 将已移植过 A 系小鼠皮肤的 B 系小鼠淋巴细胞(致敏淋巴细胞)输注给未接受过 A 系小鼠皮肤移植的 B 系小鼠,后者初次接受 A 系小鼠皮肤移植即发生再次应答

一、引起同种异体移植排斥反应的抗原

引起移植排斥反应的抗原称为移植抗原或组织相容性抗原。目前已知,哺乳动物有 40 多个基因座位编码组织相容性抗原,其中能引起强烈排斥反应者称为主要组织相容性抗原(major histocompatibility antigen),即 MHC 抗原,引起较弱排斥反应者称为次要组织相容性抗原(minor histocompatibility antigen),即 mH 抗原。

1. MHC 抗原　能引起强烈排斥反应的移植抗原称为 MHC 抗原,人类最重要的 MHC 抗原为人类白细胞抗原(human leucocyte antigen,HLA)。本质上,供者、受者间 HLA 型别差异是发生急性移植排斥反应的主要原因。

2. mH 抗原　即使 MHC 抗原完全相同,仍可能发生程度较轻、较缓慢的排斥反应,提示存在其他可诱导排斥反应的抗原,即 mH 抗原。mH 抗原表达于机体组织细胞表面,由某些具有多态性的基因编码,可被 MHC 提呈,主要包括以下两类。

(1)性别相关的 mH 抗原 某些近交系小鼠或大鼠中,来源于雄性供者的移植物可被同系雌性受者排斥,而来源于雌性供者的移植物则可被同系雄性受者接受。由于近交系雌性与雄性个体间遗传背景的唯一差别是雄性携带 Y 染色体,提示 Y 染色体基因编码产物属于组织相容性抗原。如雄性小鼠的 H-Y 抗原为 mH 抗原,主要表达于精子、表皮细胞及脑细胞表面。

(2)常染色体编码的 mH 抗原 MHC Ⅰ类和Ⅱ类分子可结合并提呈宿主自身蛋白,某些蛋白具有多态性,同一种属不同个体所表达的产物各异,可被视为 mH 抗原。换言之,即使供者、受者间 MHC 型别完全相符,但由于 MHC 所结合的自身抗原不同,仍可引发排斥反应。在人类,mH 抗原包括 HA-1 ~ HA-5,其中某些可表达于机体所有组织细胞,某些仅表达于造血细胞和白血病细胞。

mH 抗原诱导同种异型排斥反应具有如下特点:①mH 抗原以 MHC 限制性方式被细胞毒性 T 细胞(cytotoxic T lymphocyte,CTL)和 Th 细胞识别,而不能被 T 细胞直接识别;②不同类型 mH 抗原可被不同型别 HLA 分子提呈;③不同 mH 抗原分子结构不同,其与特定 MHC 结合的亲和力亦各异,故在不同供者、受者间进行移植,参与排斥反应的、占优势的 mH 抗原种类可能不同;④单个 mH 抗原不相符一般引起缓慢的排斥反应,但多个 mH 抗原不相符也可能引起类似于 MHC 不相符所致的快速排斥反应。

在 MHC 抗原全相同的供者、受者间进行移植所发生的排斥反应(尤其是移植物抗宿主反应),主要由 mH 抗原所致。因此,临床移植(尤其是造血干细胞移植)中应在 HLA 型别相配的基础上兼顾 mH 抗原,以期获得更佳效果。

3.其他参与排斥反应发生的抗原

(1)人类 ABO 血型抗原 ABO 血型抗原不仅分布于红细胞表面,也表达于肝、肾等组织细胞和血管内皮细胞表面,尤其是血管内皮细胞表面的 ABO 血型抗原在诱导排斥反应中起重要作用。供者、受者间 ABO 血型不合也可引起移植排斥反应,特别是受者血清中血型抗体可与供者移植物血管内皮细胞表面 ABO 抗原结合,通过激活补体而引起血管内皮细胞损伤和血管内凝血,导致超急性排斥反应。

(2)组织特异性抗原 组织特异性抗原是指特异性表达于某一器官、组织或细胞表面的抗原。目前的研究初步证实,同种异体不同组织器官移植后发生排斥反应的强度各异,从强到弱依次为皮肤、肾、心、胰、肝,推测其机制之一可能是不同组织特异性抗原的免疫原性不同所致。人们对两类组织特异性抗原进行了较深入研究。①血管内皮细胞(vascular endothelial cell,VEC)抗原:VEC 抗原属于 MHC 抗原,可诱导产生强的细胞免疫应答,在急性和慢性排斥反应中起重要作用,其编码基因与 MHC 紧密相连,可视为一种新的非经典 MHC Ⅰ类基因。②皮肤 SK 抗原:SK 抗原是一种皮肤蛋白抗原,无同种差异性,以与 MHC 结合为复合物的形式存在,皮肤移植后供者 SK-MHC 复合物可通过直接提呈方式被受者 T 细胞识别,并导致排斥反应发生。

二、T 细胞识别同种抗原的机制

同种反应性 T 细胞是参与同种异体移植排斥反应的关键效应细胞,其实验依据:先天性无胸腺的啮齿类动物(如裸鼠)体内无成熟 T 细胞,不能排斥移植物;新生儿期摘除正常大鼠或小鼠的胸腺,发生同样情况;上述情况中,若注射同系正常小鼠 T 细胞,则小鼠即可对移植物产生排斥反应(图 10-2)。

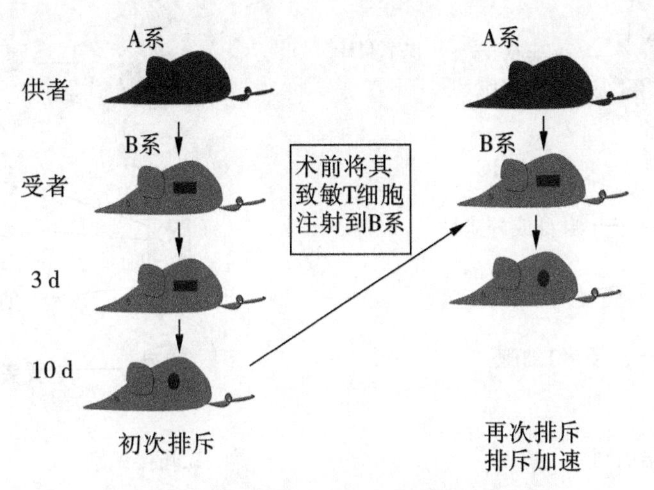

图 10-2　T 细胞是介导排斥反应的关键细胞

将 A 系小鼠皮片移植给 B 系小鼠,7 ~ 10 d 后发生初次排斥;将已发生初次排斥小鼠的 T 细胞转移至正常 B 系小鼠,对该鼠进行初次 A 系皮片移植,则 3 ~ 4 d 后会发生再次排斥

长期以来,有关宿主对同种移植物的识别和效应机制存在诸多令人困惑的问题。首先,按照 Zinkernagel 和 Doherty 所提出的经典 MHC 限制性理论,T 细胞仅可识别由自身 MHC 提呈的抗原,但移植排斥反应的本质是受者 T 细胞可识别同种异型 MHC 并产生应答。宿主与移植物所表达的 MHC 抗原型别不一致,受者 T 细胞是如何跨越 MHC 限制性的屏障而识别供者细胞表面的移植抗原,成为移植免疫学研究的基本问题。其次,移植物组织细胞一般仅表达 MHC Ⅰ类抗原,而不表达 MHC Ⅱ类抗原,也不表达 B7 等共刺激分子,它们如何激活宿主 $CD4^{+}T$ 细胞[需要识别抗原肽-MHC(peptide-MHC,pMHC)Ⅱ类分子复合物]和 $CD8^{+}T$ 细胞(需要依赖 B7 分子等提供共刺激信号),也是移植免疫学需要解答的问题。

20 世纪 80 年代初有学者提出,受者 T 细胞可通过直接途径和间接途径识别移植物细胞表面的同种异型 MHC;近年有学者提出,还存在一种半直接识别途径。

(一)直接识别

直接识别是指受者的同种反应性 T 细胞直接识别供者抗原提呈细胞表面的 pMHC,并产生应答,而不需要经受者抗原提呈细胞处理。直接识别的基本过程:①移植物中残留有过客白细胞,主要为成熟的树突状细胞和巨噬细胞等抗原提呈细胞;②移植物血管与受者血管接通后,受者 T 细胞可进入移植物中,移植物内的供者过路白细胞(抗原提呈细胞)也可进入受者血循环或局部引流淋巴组织;③供者抗原提呈细胞可与受者 T 细胞接触,前者直接将同种异体抗原提呈给后者,引发移植排斥反应(图 10-3A)。

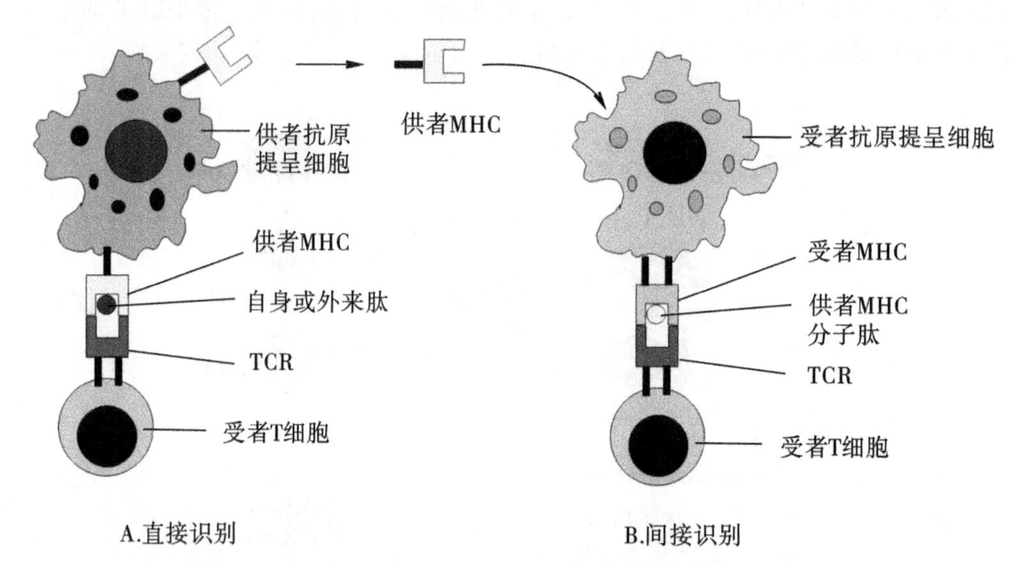

图 10-3 受者 T 细胞对同种异型抗原的直接识别和间接识别

A. 直接识别,受者同种反应性 T 细胞 TCR 直接识别供者抗原提呈细胞所提呈的外来肽/自身肽-同种异型 MHC 复合物;B. 间接识别,受者同种反应性 T 细胞 TCR 识别经受者抗原提呈细胞加工处理的供者 pMHC

1. 直接识别的证据和特点　混合淋巴细胞反应提供了 T 细胞直接识别同种抗原的实验证据。同种异体的供者、受者间 MHC 存在差异,供者、受者的淋巴细胞通过直接识别对方淋巴细胞表面的异型 MHC,从而发生增殖和活化。

直接识别导致的排斥反应有别于机体对一般抗原产生的应答,具有如下特点。①应答速度快,因为不必经历抗原摄取、处理和加工。②反应强度大,因为识别同种异型抗原 T 细胞克隆数远远高于识别一般特异性抗原的 T 细胞克隆数。人体内,同种反应特异性 T 细胞克隆占 T 细胞库总数的 1% ~10%,而针对一般特异性抗原的 T 细胞克隆仅占总数的 1/100 000 ~1/10 000。③主要在急性排斥的早期发挥作用,由于移植物内抗原提呈细胞数量有限,同时抗原提呈细胞进入受者血循环即分布于全身,并随时间推移而逐步消失,故直接识别主要在急性排斥反应早期发挥作用,而在急性排斥反应的中期、晚期或慢性排斥反应中则作用不大。

2. 直接识别的机制　按照经典的 MHC 限制性理论,若同种移植供者抗原提呈细胞与受者 T 细胞间 MHC 型别不同,两者理论上不能发生相互作用,故直接识别与经典理论相悖。

目前,有关直接识别的机制,现代免疫学提出抗原肽非依赖模式和抗原肽依赖模式两种机制。二者的区别:同种异体反应性 T 细胞的 TCR 是直接识别同种 MHC 的多态区,还是识别 pMHC。

(1)抗原肽非依赖模式　此模式又称为“抗原密度”模式,由 Baven 提出,他认为同种异型特异性 T 细胞识别的部位主要是同种异型 MHC 上与自身 MHC 不同的多态性氨基酸残基侧链,而与 MHC 所结合的抗原肽无关。因此,供者细胞表面的 MHC 均可被受者同种异型特异性 T 细胞识别,并使之激活。早期实验也发现,某些同种异型特异性 T 细胞克隆可与空载的 MHC 结合，提示存在非抗原依赖性的同种异型特异性 T 细胞。但其后实验发现，细胞表面表达的空载 MHC 极不稳定，故抗原肽非依赖模式受到质疑。

（2）抗原肽依赖模式　该模式强调同种异型特异性 T 细胞与其他抗原特异性 T 细胞一样，均识别 pMHC。供者的同种异型 MHC 与外来或自身抗原肽所形成的构象表位，与受者自身 MHC 与外来或自身抗原肽所形成的构象表位可能具有相似性，出现交叉识别。

有关 TCR 识别 pMHC 具有交叉反应性的机制，已获得如下认识。

晶体衍射技术证实，TCR 识别 pMHC。TCR 与 pMHC 的结合界面由 TCR 的互补决定区（complementarity determining region，CDR）、MHC 抗原结合槽的 α 螺旋及抗原肽组成。其中 TCR 的 CDR3 识别抗原肽；CDR1 和 CDR2 识别 MHC α 螺旋的保守序列（CDR1 也识别小部分抗原肽）。

研究表明，特异性 TCR 识别的是 pMHC 在结合界面所形成的复合结构；TCR 对 pMHC 的识别具有简并性，即同一 TCR 可能识别不同的 pMHC；CDR3 的构型具有包容性，可通过构型改变而识别不同的 pMHC。上述发现为阐明 TCR 具有交叉反应性的结构基础及直接识别的机制提供了重要依据。

机体针对一般抗原产生的免疫应答中，TCR 识别外来抗原肽与自身 MHC 所形成的复合结构。但是 TCR 识别靶分子并非绝对专一，而是具有简并性和包容性，若供者同种异型 MHC 与外来肽（或供者自身肽）所形成的复合物的构象表位，与受者自身 MHC 与外来抗原肽的复合物的构象表位相似，则也可被受者同种异型反应性 T 细胞交叉识别。换言之，供者抗原提呈细胞表面所表达多种含供者同种异型 MHC 的复合结构即新表位，均可能被受者同种反应性 T 细胞高频交叉识别（图 10-4）。

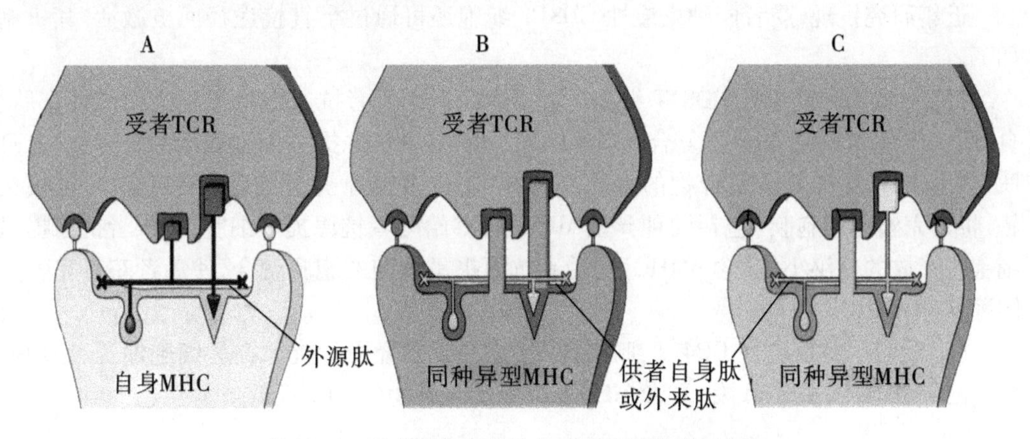

图 10-4　受者同种反应性 T 细胞交叉识别 pMHC

A. 正常免疫应答过程中，受者 TCR 特异性识别外来抗原肽与自身 MHC 所形成的复合结构；B/C. 同种异体移植中，受者同一 TCR 可识别供者外来肽/自身肽与供者 MHC 构成的复合结构

具有相同或相似复合结构的不同的 pMHC 可被同一受者 TCR 所识别。

在同种反应性 T 细胞交叉识别的 pMHC 复合结构中，供者同种异型 MHC 的氨基酸残基是被识别的关键靶标，而抗原肽的作用是稳定 MHC 及所形成的复合结构。

研究表明，参与初次移植排斥的同种反应性 T 细胞多具有记忆细胞表型，受者体内记忆 T 细胞可能是参与交叉反应的主要效应细胞,这解释了直接识别的反应强度。

直接识别同种异型抗原刺激而活化的 T 细胞克隆数量,远高于受一般抗原刺激而活化的 T 细胞克隆。其原因:具有直接识别能力的同种反应性 T 细胞并非单一克隆,它们实际上是受者体内识别外源性抗原、但同时又可交叉识别同种异型抗原的多克隆 T 细胞群。由于受者在移植术前一般均已接触过多种异物抗原刺激(隐性或显性病原微生物感染等),导致识别该外源抗原肽-受者自身 MHC 复合物的 T 细胞克隆致敏,并形成记忆 T 细胞;器官移植术后,受者体内这些记忆 T 细胞可交叉识别供者抗原提呈细胞表面的供者自身肽/供者 MHC 复合物,并因此被大量激活。因此,数量巨大、参与直接识别、具有交叉反应性的受者 T 细胞克隆中,既有接受初次刺激而活化的初始 T 细胞,也有体内已预存的记忆 T 细胞克隆,而后者是参与交叉反应的主要效应细胞,尤其在急性排斥反应早期发挥作用。

(二)间接识别

间接识别是指受者 T 细胞识别经自身抗原提呈细胞加工提呈的供者 MHC 抗原肽,其主要过程:供者移植物脱落细胞或可溶性同种异型 MHC 抗原(等同于普通外源性抗原)经受者抗原提呈细胞加工和处理后,以供者抗原肽-受者 MHC 复合物的形式提呈给受者 T 细胞,使之活化。间接识别也是移植排斥反应的重要机制。在急性排斥反应早期,间接识别与直接识别机制协同发挥作用;在急性排斥反应的中晚期和慢性排斥反应中,间接识别机制起更为重要的作用(图 10-3B)。

(三)半直接识别

近年研究发现,受者同种反应性 $CD8^+$T 细胞还可通过半直接途径而被激活,其机制如下。

(1)受者同种反应性 $CD8^+$T 细胞循直接途径识别受者抗原提呈细胞表面的外来肽/自身肽-供者 MHC Ⅰ类分子复合物(图 10-5A)。受者抗原提呈细胞表面的外来肽/自身肽-供者 MHC Ⅰ类分子复合物的来源有两种:①供者抗原提呈细胞通过细胞间直接接触,将其完整的细胞膜(包括同种异型 MHC)转移给受者抗原提呈细胞;②供者抗原提呈细胞所释放的分泌小体(含 pMHC)与受者抗原提呈细胞的胞膜融合,使后者获得完整的同种异型 pMHC。

(2)受者同种反应性 $CD4^+$T 细胞循间接途径识别经受者抗原提呈细胞加工、处理和提呈的供者 MHC 分子肽段-受者 MHC Ⅱ类分子复合物(图 10-5B)。

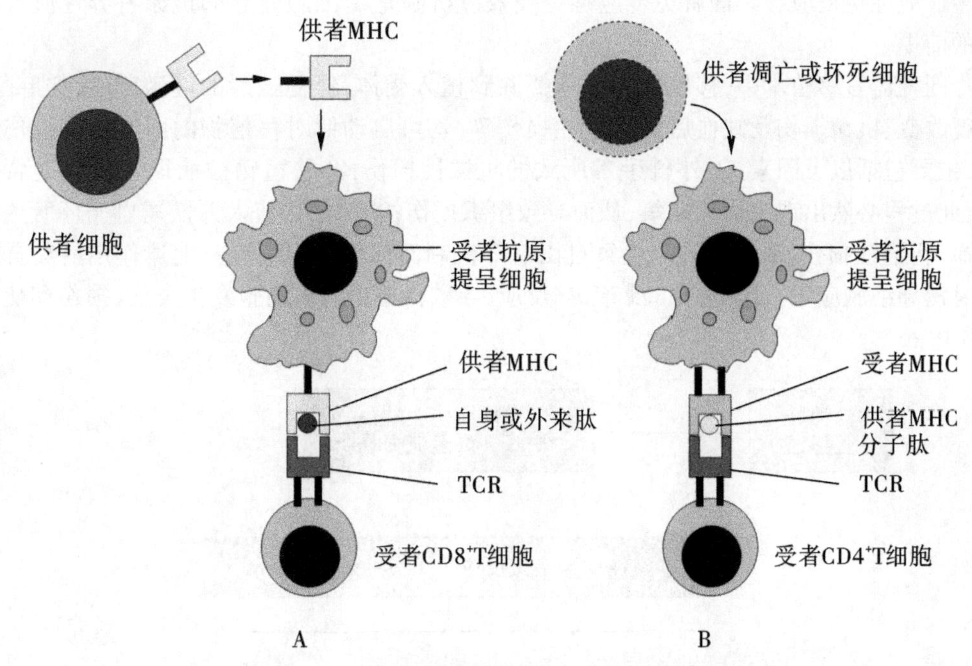

图 10-5　受者 T 细胞半直接识别同种异型抗原

A. 受者同种反应性 $CD8^{+}T$ 细胞循直接途径识别受者抗原提呈细胞表面的外来肽/自身肽-供者 MHC Ⅰ类分子复合物；B. 受者同种反应性 $CD4^{+}T$ 细胞循间接途径识别经受者抗原提呈细胞加工、处理和提呈的同种异型 MHC 分子肽段-受者 MHC Ⅱ类分子复合物

按照经典理论，$CD8^{+}T$ 细胞激活有赖 $CD4^{+}Th$ 细胞辅助，其遵循三细胞联合识别的模式：表达于同一抗原提呈细胞表面的 MHC Ⅰ类分子和 MHC Ⅱ类分子可将同一抗原不同肽段（表位）分别提呈给 $CD8^{+}T$ 细胞和 $CD4^{+}T$ 细胞，激活的 $CD4^{+}T$ 细胞进而辅助 $CD8^{+}T$ 细胞激活。此模式中，$CD4^{+}T$ 细胞和 $CD8^{+}T$ 细胞识别同一抗原，故称为联合识别。

同种抗原的直接识别途径属于联合识别，即受者同种反应性 $CD4^{+}T$ 细胞和 $CD8^{+}T$ 细胞分别直接识别供者抗原提呈细胞所提呈的同一外来肽/自身肽-供者 MHC 复合物。但在半直接识别途径中，受者 $CD8^{+}T$ 细胞直接识别受者抗原提呈细胞所表达的外来肽/自身肽-供者 MHC Ⅰ类分子复合物，而 $CD4^{+}T$ 细胞间接识别受者抗原提呈细胞所表达的供者 MHC 分子肽段-受者 MHC Ⅱ类分子复合物。换言之，后一模式中，$CD4^{+}T$ 细胞和 $CD8^{+}T$ 细胞并非识别同一抗原的表位，故称为非联合识别。

此种半直接识别途径参与移植排斥反应的确切生物学意义及其作用特点尚待证实。目前人们认为，半直接识别可能在移植排斥早期、晚期均发挥作用，但具体机制尚不完全清楚。

三、移植排斥反应的效应机制

（一）固有免疫效应机制

同种移植物首先引发固有免疫应答，导致移植物炎症反应及相应组织损伤，随后才发生适应性免疫应答。固有免疫应答免疫效应机制是T细胞介导的抗原特异性应答机制的前提。

同种器官移植术中,移植物自供体摘除到植入受体,经受强烈的应激刺激,如麻醉、温度改变、机械损伤及缺血后的再灌注损伤等,均可启动针对移植物的固有免疫损伤效应,主要包括以下因素:①外科手术所致的机械性损伤;②移植物被摘取→植入受者体内,此过程必然出现缺血和缺氧,从而导致组织损伤;③移植物植入并恢复血循环所致的缺血-再灌注损伤,通过大量产生氧自由基等机制而损伤组织细胞。上述作用的综合效应是诱导细胞应激,继发炎性"瀑布式"反应,导致移植物组织细胞发生炎症、损伤和死亡(图10-6)。

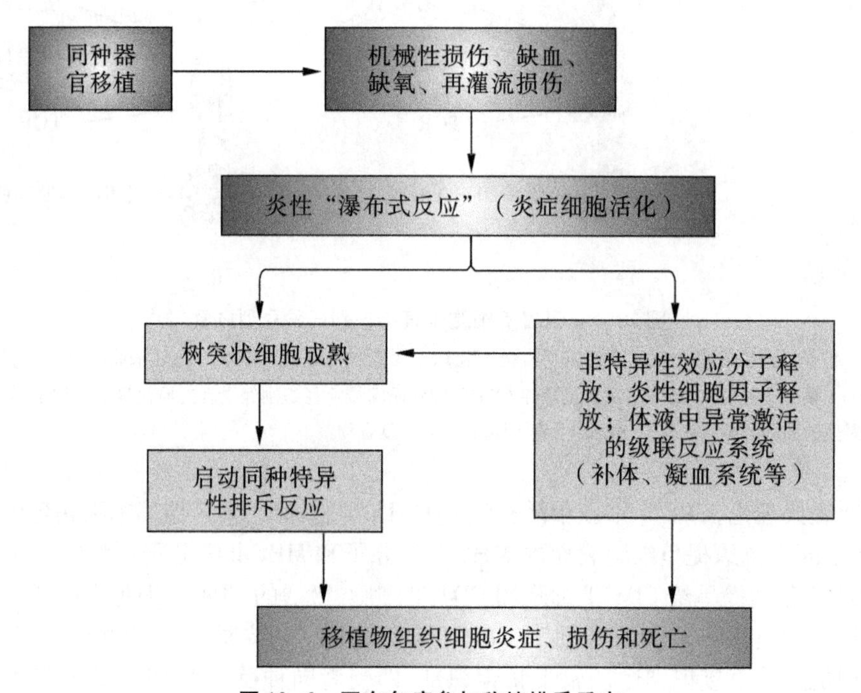

图10-6 固有免疫参与移植排斥反应

1.参与同种排斥反应的非特异性效应分子 移植术中,损伤的组织细胞可释放多种因子,细胞应激后也可释放多种炎症介质,它们均参与同种移植排斥反应的效应机制。参与同种排斥反应的非特异性效应分子如下。

(1)损伤相关模式分子 坏死的移植物细胞可释放损伤相关模式分子,热休克蛋白、高迁移率族蛋白1等,它们与相应配体(如TLR2、TLR4等)结合可启动细胞内信号转导,引起炎症反应,如促进树突状细胞/巨噬细胞成熟、活化;促进炎性细胞因子产生;诱导血管内皮细胞活化;增强移植组织细胞对缺血/再灌注损伤的敏感性等,从而参与排斥反应。

(2)促炎介质

1)炎性细胞因子:同种器官移植后,缺血-再灌注损伤、缺氧等因素引起细胞应激反应,瞬间产生大量氧自由基,促进TNF-α、IL-1、IL-6等炎性因子释放,导致血管内皮细胞丧失抗氧化屏障而被活化，继而上调细胞间黏附分子-1、血管细胞黏附分子-1 等黏附分子表达，并介导单个核细胞浸润移植物。

2）趋化因子：趋化因子是参与移植排斥反应的重要介质，移植动物模型和临床试验表明，肾、肝、肺、心脏移植受者在发生排斥期间，移植物局部高表达多种趋化因子，且表达量与炎症细胞浸润呈正相关。

趋化因子参与启动同种移植排斥反应的机制：①细胞应激早期，活化的内皮细胞或组织细胞释放多种趋化因子（主要为 CXC 亚族），对中性粒细胞有较强趋化活性，使之募集至移植物局部；②随后，激活的内皮细胞、成纤维细胞和单核细胞等产生 CC 亚族趋化因子（RANTES、单核细胞趋化蛋白-1 等），诱导单核细胞浸润移植物，参与局部炎症反应和组织损伤；③组织局部产生的趋化因子可介导未成熟树突状细胞（表达 CCR1、CCR2、CCR5 和 CXCR1 等）向炎症部位迁移和逐渐成熟，并介导成熟的树突状细胞（表达 CCR4、CXCR4 和 CCR7）归巢至次级淋巴组织；④CXC 亚族趋化因子（IP-10、Mig 和 I-TAC 等）可有效趋化 Th1 细胞（表达 CXCR3），使之募集至移植物局部并介导组织损伤。

3）脂类炎症介质：脂类炎症介质包括参与花生四烯酸代谢的酶（如环氧合酶 2）、代谢产物（如前列腺素、白三烯）及血小板活化因子等，主要由组织损伤后的内皮细胞和多种炎症细胞（巨噬细胞、树突状细胞等）产生，可参与炎症反应和导致移植物组织损伤。

4）自由基：自由基包括氧自由基和一氧化氮，由遭受缺血-再灌注损伤的组织细胞或炎症细胞产生，可导致细胞代谢障碍，并损伤细胞膜结构等。

（3）体液（微环境）中异常激活的级联反应系统　体液中存在的补体、凝血、纤溶、激肽等级联反应系统，也参与移植排斥反应的效应机制。

补体系统：缺血-再灌注损伤或移植术并发细菌感染，导致急性期反应蛋白（如 C 反应蛋白和甘露糖结合凝集素）、氧自由基等产生，通过激活补体而形成攻膜复合物和多种活性片段（C3a、C5a 等），从而直接损伤移植物组织细胞或介导移植物局部炎症效应。

凝血系统：移植术中受损的组织细胞可释放组织因子，并激活凝血酶，这些组织因子均为重要的炎症因子，可直接或间接参与移植物损伤的效应机制。

2. 参与同种排斥反应的固有免疫细胞

（1）中性粒细胞　中性粒细胞是参与早期炎症反应最重要的效应细胞。移植物由于缺血-再灌注损伤，局部产生 CXC 亚族趋化因子、衣原体蛋白酶样活性因子、白三烯 B4、补体 C5a，导致中性粒细胞向移植物部位浸润。活化的中性粒细胞释放大量氧自由基和蛋白溶解酶等，造成移植物组织损伤。

（2）NK 细胞　NK 细胞在移植物抗宿主反应和宿主抗移植物反应中均发挥重要作用，NK 细胞杀伤同种移植物细胞的机制：①受者 NK 细胞表面的杀伤细胞激活性受体识别移植物细胞表面的同种异型 MHC，使 NK 细胞激活；②移植物组织细胞表面 MHC Ⅰ类分子相关 A 基因和 MHC Ⅰ类分子相关 B 基因表达增多，两者均为 NKG2D（属于杀伤细胞激活性受体）的配体，导致 NK 细胞活化；③T 细胞活化后所产生的多种细胞因子可激活 NK 细胞，增强其胞毒作用，参与移植物的损伤效应。

（3）NKT 细胞　NKT 细胞在不同微环境中分泌不同的细胞因子，从而调控 T 细胞亚群（尤其是 Th1 细胞和 Th2 细胞）分化和功能，并参与不同病理生理过程发生。在移植受者体内，NKT 细胞主要通过分泌 IL-4 而介导免疫偏离，即促进 Th2 细胞应答、抑制 Th1 细胞分化和功能，从而诱导移植耐受，并维持免疫豁免器官的免疫耐受。

(4)巨噬细胞　巨噬细胞在移植排斥不同阶段的作用各异。①移植早期发生缺血再灌注，移植物内巨噬细胞通过吞噬、杀伤作用及分泌炎性细胞因子，损伤移植物细胞。②急性排斥反应中，移植物内浸润的巨噬细胞通过促进炎症反应而加重组织损伤。③慢性排斥反应中，巨噬细胞是主要的效应细胞，参与介导慢性炎症和纤维化。④旁路活化的巨噬细胞可通过抑制活化的 $CD4^+T$ 细胞增殖及分泌 IL-2、IFN-γ 而发挥免疫负调节效应，可能参与诱导移植耐受。

(5)肥大细胞　①长期存活的受者，移植器官局部调节性 T 细胞(regulatory T cell，简称 Treg 细胞)浸润增多，通过分泌 IL-9 而促进肥大细胞生长和趋化，后者释放的细胞因子参与诱导移植耐受。②肥大细胞释放多种介质(组胺、TGF-β、蛋白酶等)，可激活成纤维细胞，促进胶原蛋白产生，从而诱导纤维化，最终导致移植器官失功。

(二)适应性免疫效应机制

1. 针对移植物的细胞免疫应答效应　细胞免疫是介导排斥反应组织损伤的主要效应机制，T 细胞是参与同种移植排斥反应的主要细胞类别。T 细胞分为多个功能亚群，它们参与移植排斥反应的作用及机制各异。

(1)记忆 T 细胞　同种反应性记忆 T 细胞在移植排斥中发挥重要作用，其与同种心、肾、肝移植排斥发生率和严重程度有关。受者体内具有同种反应性的记忆 T 细胞主要是来源于受者针对外源性抗原，如微生物(尤其是病毒)感染而产生的特异性记忆 T 细胞，可能与同种抗原具有交叉反应性。

研究表明，感染淋巴细胞脉络丛脑膜炎病毒、巨细胞病毒、EB 病毒等病毒的 $H2^d$ 小鼠，其体内可产生同种反应性记忆 T 细胞，机制如下。①病毒特异性 TCR 可识别界面结构类似的同种 pMHC，此即分子模拟。②TCR 也可识别界面结构完全不同的 pMHC，但两者均遵循基本的化学反应规律(熵-焓互补，即不论由熵变驱动还是焓变驱动，两者均能产生相同效应——TCR 可识别 pMHC)，使得稳定结合后的体系其能量最低(图 10-7)。

(2)CTL　同种反应性 $CD8^+CTL$ 是参与同种异体移植排斥反应的主要效应机制，可直接识别、杀伤移植物靶细胞。据报道，$β_2$ 微球蛋白基因缺陷的宿主，由于 CTL 不能识别同种抗原，导致其丧失排斥同种移植物的能力。

(3)Th1 细胞　同种反应性 Th1 细胞是介导急性移植排斥反应的主要效应细胞。受者 $CD4^+Th1$ 细胞识别同种抗原的特点：①多克隆 $CD4^+Th1$ 细胞可直接识别同种抗原，参与早期急性移植排斥反应；②寡克隆 $CD4^+Th1$ 细胞间接识别同种抗原，是参与中晚期急性移植排斥反应的主要效应细胞。活化的 Th1 细胞主要通过分泌多种细胞因子而发挥效应，其机制：①分泌炎症细胞因子(如 IL-1、IL-2、IL-6、TNF-α)及一氧化氮等效应分子，介导炎症反应和组织损伤；②产生 IL-2 等，促进同种异型特异性 $CD8^+T$ 细胞增殖；③Th1细胞分泌 IFN-γ，可激活巨噬细胞引发迟发型超敏反应，且通过活化 B 细胞而产生抗同种异型抗原的抗体，并上调专职抗原提呈细胞表达 MHC Ⅱ类分子，从而参与移植排斥反应；④也可通过 Fas/FasL 途径直接杀伤同种异型移植物组织细胞。

(4)Th2 细胞　早期研究者认为 Th2 细胞可抑制移植排斥反应，目前发现其具有双重效应。①Th2 细胞分泌 IL-5,可促进嗜酸性粒细胞功能,加速排斥反应。②Th2 细胞可通过分泌 IL-4、IL-10 而抑制 Th1 细胞分化和功能,并抑制 Th17 和 $CD8^+$T 细胞功能,从而抑制排斥反应。目前人们已发现同种移植中,因间接识别而活化的 $CD4^+$Th2 细胞既可显著延迟皮肤移植排斥反应,也参与心脏慢性排斥反应的发生。

(5)Th17 细胞 Th17 细胞是参与移植排斥反应的重要效应细胞,可分泌 IL-17A、IL-17F、IL-6、TNF-α、IL-21 和 IL-22 等炎性细胞因子,通过作用于中性粒细胞和巨噬细胞而加速移植排斥反应。

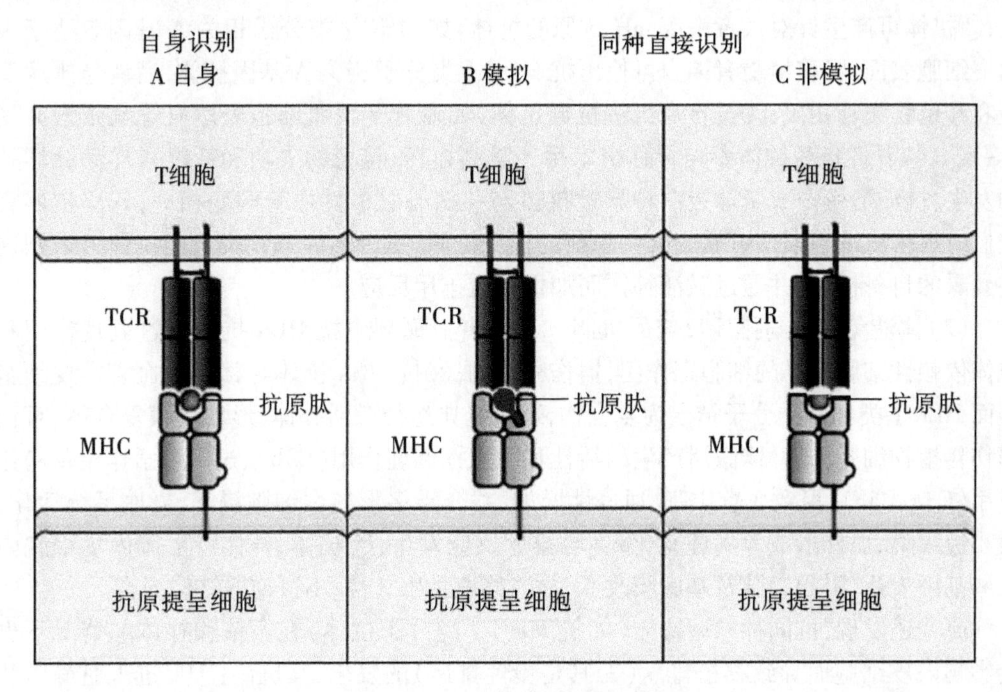

图 10-7 TCR 识别 pMHC 的模式

A. TCR 识别自身 pMHC;B. TCR 识别模拟自身 pMHC 的同种 pMHC,同种 MHC 多态性位点在抗原结合槽底部,其所结合肽也与自身 MHC 所结合肽不同,但与 TCR 结合的 pMHC 界面结构类似,即同种 pMHC 模拟自身 pMHC 构象;C. TCR 识别与自身 pMHC 结构完全不同的同种 pMHC,其并非借助模拟自身 pMHC 构象,而是通过熵-焓互补,使得 TCR 可识别界面结构完全不同的 pMHC

(6)Treg 细胞 Treg 细胞也是调控移植排斥反应的重要细胞亚群,可释放抑制性细胞因子,或通过直接接触而负调节效应 T 细胞(Th1、Th2、Th17 细胞和 $CD8^+$CTL 等)活化、增殖,从而抑制移植排斥反应发生。相关的实验依据:①肺、肝和肾等实质性器官移植中,血循环 Treg 细胞数量与移植物存活呈正相关;②造血干细胞移植中,由于肠黏膜 Treg 细胞数量较少,成为急、慢性移植物抗宿主病优先发生的部位。目前,过继输注 Treg 细胞已成为诱导移植耐受的新策略。

2. 针对移植物的体液免疫效应机制 2003 年 Terasaki 提出器官移植体液免疫理论,使这一长期被忽略的领域逐渐受到重视。研究表明,受者体内产生抗同种抗原抗体和供者特异性抗体,可与同种移植物细胞表面相应抗原结合,通过调理作用和抗体依赖性细胞介导的细胞毒作用直接损伤移植物，并可通过经典途径激活补体，介导补体依赖的细胞毒性效应，从而在超急性排斥反应、急性血管排斥反应及慢性排斥反应中发挥重要作用。

(1)抗同种异型抗原抗体的类别及其来源　①某些特定情况下(如妊娠、输血或移植)，受者体内可产生抗同种异体 HLA(Ⅰ类和Ⅱ类)的抗体，主要为 IgG 类；②红细胞血型抗原(主要为 A、B 抗原)属于 MHC 抗原，表达于机体大部分组织细胞(主要是红细胞、内皮细胞)表面，正常人体天然存在抗(供者来源)异型 ABO 抗原的抗体，通常属于 IgM 类；③机体可产生针对供者来源 mH 抗原的抗体，如 MHC Ⅰ类分子相关 A 基因表达于人内皮细胞表面，肾移植受者体内可检出抗 MHC Ⅰ类分子相关 A 基因抗体，后者与排斥反应和移植物失功相关；④抗自身组织抗原抗体，如血管平滑肌细胞表达血管紧张素Ⅱ受体-1，其特异性自身抗体参与肾移植术后严重高血压、移植物失功和纤维素样动脉坏死的发生，抗波形蛋白或肌球蛋白特异性抗体与移植心脏慢性血管病变相关；⑤移植器官缺血所致内皮细胞损伤可暴露某些隐蔽的自身抗原，受者体内 IgM 类天然抗体可识别这些暴露的自身抗原，并通过激活补体而加重移植排斥反应。

(2)体液免疫参与排斥反应的机制　①受者血循环中抗 HLA 抗体通过调理作用和抗体依赖性细胞介导的细胞毒作用，损伤移植物；②抗 HLA 抗体与移植物血管内皮细胞表面 HLA Ⅰ类和Ⅱ类分子结合为复合物，通过经典途径激活补体，形成攻膜复合体，直接损伤移植物细胞；③补体激活产生的活性片段发挥调理作用(C3b)、过敏毒素作用及趋化作用(C3a、C5a)，可致血管扩张、通透性增加，并介导多形核白细胞浸润、凝血系统活化、血小板聚集、血栓形成等病理变化，参与排斥反应发生；④抗体、补体可上调内皮细胞内某些基因表达，引起动脉及基底膜改变，导致移植物永久性、不可逆的结构损害。

研究还发现，抗同种异型抗体(如抗 MHC Ⅰ类分子抗体)在不依赖补体的情况下也会影响内皮细胞而导致移植排斥(尤其是慢性排斥)的发生，其机制：①促进人脐静脉和心脏微血管内皮细胞增殖；②刺激人内皮细胞表达成纤维细胞生长因子受体及其磷酸化，促进内皮细胞增殖；③激活内皮细胞，使其表达 CCL2、CXCL1。上述效应均与动脉内膜增生相关。

第二节　移植排斥反应的类型

移植排斥反应包括宿主抗移植物反应(host versus graft reaction)和移植物抗宿主反应(graft versus host reaction)两类。前者见于一般实质器官移植，后者主要发生于骨髓移植或其他免疫细胞移植。

一、宿主抗移植物反应

宿主抗移植物反应是指宿主免疫系统对移植物产生的排斥反应，根据排斥反应发生的时间、强度、机制和病理表现，可分为超急性、急性和慢性排斥反应。

（一）超急性排斥反应

超急性排斥反应是指移植术后数分钟至 24 h 内发生的排斥反应，可见于反复输血、多次妊娠、长期血液透析或再次移植的个体。其机制：受者体内预先存在抗供者同种异型抗原（ABO 血型抗原、血小板抗原、HLA 及血管内皮细胞抗原等）的抗体，多为 IgM 类。移植术后这些抗体与移植物细胞表面相应抗原结合，通过激活补体而直接破坏靶细胞，或通过补体激活所产生的活性片段引起血管通透性增高和中性粒细胞浸润，导致毛细血管和小血管内皮细胞损伤、纤维蛋白沉积和大量血小板聚集，并形成血栓，从而使带血管的移植物发生不可逆性缺血、变性和坏死。应用免疫抑制药物对治疗此类排斥反应效果不佳。此外，供体器官灌流不畅或缺血时间过长等非免疫学因素也可导致超急性排斥反应。

（二）急性排斥反应

急性排斥反应是指发生于移植术后数天至 2 周的排斥反应，是同种异体器官移植中最常见的一类排斥反应，80% ~90% 发生于术后 1 个月内，3 个月后反应强度逐渐减弱。

急性排斥反应病理特征：组织、器官实质性细胞坏死并伴有大量淋巴细胞和巨噬细胞浸润；$CD4^+$Th1 细胞介导的迟发型超敏反应是主要的损伤机制；$CD8^+$CTL 和 $CD4^+$CTL 可直接杀伤表达异型抗原的移植物细胞；此外，激活的巨噬细胞和 NK 细胞也参与急性排斥反应的组织损伤。

急性排斥反应的发生率极高，除同卵双生或 2 个 HLA 单体型全相同的同胞间的移植，急性排斥反应均难以避免，但及早给予适当免疫抑制剂治疗，大多可缓解。其临床表现取决于供者-受者间组织相容性程度、移植后的免疫抑制方案及诱发因素（感染等）。一般而言，急性排斥反应发生越早，其临床表现越严重；移植后期发生的急性排斥大多进展缓慢，临床症状较轻。

（三）慢性排斥反应

慢性排斥反应是指发生于移植术后数月甚至数年的排斥反应，是影响移植器官长期存活的主要障碍。其病变特征是组织结构损伤、纤维增生和血管平滑肌细胞增生，导致移植器官功能进行性丧失。

以慢性肾移植排斥反应为例，其病变与慢性肾炎有相似表现，肾的正常组织结构消失，肾功能进行性减退，甚至完全丧失。多种细胞（多形核白细胞、单核细胞、血小板等）附着于血管内皮受损部位，这些激活的血细胞和内皮细胞所释放的血小板源生长因子及细胞表面黏附分子是介导细胞黏附的主要因素。受损的内皮细胞被血小板和纤维蛋白覆盖，最终导致血管增生性损伤或纤维化，造成器官组织结构破坏及功能丧失。因此，慢性排斥反应称为慢性移植物失功更为准确。

慢性排斥反应的机制尚未被阐明，一般认为移植器官功能进行性衰退可能由免疫学和非免疫学两种机制所致。

1. 同种移植慢性排斥反应的免疫学机制　免疫损伤机制在慢性排斥反应中发挥重要作用，主要机制如下。

（1）$CD4^+$T 细胞持续性间断活化　慢性排斥反应过程中，受者 $CD4^+$T 细胞通过间接识别血管内皮细胞表面 MHC 抗原而被激活，继而 Th1 细胞和巨噬细胞介导迟发型超敏反应性炎症；另外，Th2/滤泡辅助性 T 细胞辅助 B 细胞产生抗体，通过激活补体和抗体依赖性细胞介导的细胞毒作用，损伤移植器官的血管内皮细胞。

（2）急性排斥反应反复发作　$CD4^+$T 细胞持续性间断活化，导致反复发作的急性排斥反应，可引起移植物血管内皮细胞持续性轻微损伤，并持续分泌多种生长因子（胰岛素样生长因子、血小板源生长因子、转化生长因子等），继而导致血管平滑肌细胞增生、动脉硬化、血管壁炎性细胞（T 细胞、巨噬细胞）浸润等病理改变。

（3）抗同种异型抗原的抗体　移植后由移植物诱生的抗同种异型抗原的抗体（包括抗 HLA 抗体和非抗 HLA 抗体）与慢性排斥反应发生密切相关，其主要机制：激活补体及所产生的裂解片段可导致组织损伤和坏死、损伤内皮细胞、介导动脉及基底膜改变，从而造成移植物永久性、不可逆的结构损害。另外，此类抗体也可通过补体非依赖性途径参与慢性移植物排斥反应，主要通过某些信号分子的上调和黏附分子的表达促进细胞增殖，与动脉内膜增生相关。

目前已知受者体内抗供者特异性抗体与慢性排斥反应的发生涉及 4 个阶段：①单纯出现循环中同种反应性抗体；②移植物内检出补体 C4d 沉积，但未引起明显病理变化；③除C4d 沉积外，移植物活检发现病理损伤，但移植物功能仍正常；④除以上表现外，出现移植物功能减退，即进入临床慢性排斥阶段。此 4 个阶段模式的建立，对研究抗体介导的慢性排斥发生机制及指导临床诊断、治疗具有重要意义。

（4）自身抗体的作用　受者体内自身抗体可参与移植物慢性损伤，机制：①抗血管平滑肌表面血管紧张素Ⅱ受体-1 的自身抗体，可参与肾移植后严重高血压、移植物失功和纤维素样动脉坏死的发生；②抗波形蛋白或肌球蛋白特异性抗体与慢性移植心动脉病相关，并可降低移植物存活率；③缺血所致移植器官内皮细胞损伤，可暴露某些隐藏的自身抗原，后者可与天然自身抗体结合，导致补体依赖的组织损伤。

（5）Th17 细胞的作用　Th17 细胞可能是参与排斥反应复发及临床隐匿性慢性排斥反应的主要效应细胞，其机制如下。①排斥反应初期，同种抗原通过直接或间接识别途径而激活 $CD8^+$T 细胞、$CD4^+$T 细胞，诱导强烈的排斥反应，此阶段 Th17 细胞的效应居于次要地位。②受者长期应用环孢素 A 等免疫抑制剂，可显著抑制 Th1 细胞分泌 IL-2，使后者抑制 Th17 细胞分化的作用减弱；而 Th17 细胞由于其诱生和效应机制（产生 IL-17）不同，导致临床常用免疫抑制剂难以有效发挥作用。因此，Th17 可以诱生，并在慢性排斥反应中发挥重要效应。③动物实验发现，Th17 细胞主要通过介导移植物炎症微血管病变及纤维化而参与慢性排斥反应；而在临床肾移植中，Th17 细胞通过分泌 IL-17、IL-21 而介导慢性排斥反应。

（6）移植物组织“异化”为淋巴组织　长期存活的移植物可能通过形成淋巴样组织而变成新的淋巴样器官。在发生慢性排斥的人类移植肾内，可形成由 T 细胞、B 细胞、树突状细胞和浆细胞组成的结节样浸润，浸润的受者来源树突状细胞可通过间接途径识别和提呈同种抗原，且浸润细胞可表达趋化因子受体 CCR7，而淋巴样内皮细胞表达 CCR7 的配体 CCL21。由此，移植物本身即成为发生免疫应答的场所，也成为长寿浆细胞居留的场所。有报道显示，移植物局部浆细胞可参与移植排斥反应，其中某些病例伴有移植物内 C4d 沉积和 IFN-γ 高表达，后者可促进 MHC 表达，从而给抗同种抗原的抗体提供更多作用靶点，直接影响移植物存活。

(7)固有免疫的效应　固有免疫参与慢性排斥反应发生的可能机制如下。①移植术后反复发作急性排斥反应，损伤的移植物组织细胞可持续释放高迁移率族蛋白 1 等损伤相关分子模式，移植物局部激活的免疫细胞（巨噬细胞、血管内皮细胞等）也可主动释放损伤相关分子模式，后者进一步激活免疫细胞，由此形成恶性循环，导致持续存在低强度急性排斥反应，成为介导移植物组织持续性、慢性损伤的关键因素；②高迁移率族蛋白 1 等可促进多种炎症细胞产生 TGF-β，并诱导活性 TGF-β 形成，后者是介导组织过度修复和脏器纤维化的重要因子，并可通过不同机制反馈性诱导高迁移率族蛋白 1 等释放。

2. 同种移植慢性排斥反应的非免疫学机制　非免疫学机制也参与慢性排斥反应，影响慢性排斥反应的非免疫学因素包括：①边缘性供者（器官存在部分功能性损害或高龄）器官勉强用于移植；②脑死亡供者，其受损脑组织可释放大量细胞因子进入血循环，激活相关免疫细胞（巨噬细胞、T 细胞等）；③移植物缺血-再灌注损伤，可上调移植物表达 MHC Ⅱ类分子、细胞因子、黏附分子、共刺激分子等，并导致移植物局部微环境紊乱，从而加剧炎症反应；④高血脂（术后长期服用泼尼松、环孢素 A 等），可促进移植物动脉内膜增生；⑤高血压，可促进动脉粥样硬化，同时使肾小球处于高灌注状态，进一步导致肾小球硬化、肾单位减少；⑥某些免疫抑制剂（环孢素 A、FK506 等）具有明显肾毒性，可诱发肾小球入球小动脉收缩，导致局灶性肾小球硬化、肾小球玻璃样变、条带状肾小管萎缩及间质纤维化；⑦巨细胞病毒感染，可引发局部组织损伤和修复、炎性细胞浸润并产生细胞因子，并可能直接损伤移植肾血管内皮细胞，产生类似动脉粥样硬化的病变。

总之，慢性排斥反应的确切机制迄今尚未完全清楚，且其对免疫抑制疗法不敏感，从而成为目前移植物不能长期存活的主要原因。

二、移植物抗宿主反应

移植物抗宿主反应是指移植物中抗原特异性淋巴细胞识别宿主组织抗原所致的排斥反应。移植物抗宿主反应所致疾病称为移植物抗宿主病（graft-versus-host disease, GVHD），主要见于免疫组织或器官的移植（如同种异型造血干细胞移植）后。此外，胸腺、脾（这些器官均富含淋巴细胞）移植及新生儿接受大量输血时也可能发生移植物抗宿主反应。

（一）发生移植物抗宿主反应的条件

移植物抗宿主反应发生后一般均难以逆转，不仅导致移植失败，还可能威胁受者生命。移植物抗宿主反应发生依赖于下列条件：①受者与供者间 HLA 型别不符；②移植物含足够数量免疫细胞，尤其是成熟的 T 细胞；③移植受者处于免疫无能或免疫功能极度低下状态（被抑制或免疫缺陷）。

（二）移植物抗宿主反应发生机制

从理论上讲，骨髓移植供者、受者间遗传背景的差异可同时导致宿主抗移植物反应和移植物抗宿主反应。但由于接受骨髓移植的患者多处于严重的免疫缺陷状态，故实际上很少发生明显的宿主抗移植物反应。

1. 诱导移植物抗宿主反应发生的抗原　移植物抗宿主反应发生率及其临床表现与供者、受者间 HLA 型别配合的程度密切相关。此外，mH 抗原（尤其是 HA-1）不相符也与移植物抗宿主反应显著相关。近年报道，HLA-C 和 HLA-DQB1 等位基因产物参与移植物抗宿主反应发生，并将其作为选择供者的指标之一。

2. 移植物抗宿主反应损伤机制　移植物抗宿主反应中，骨髓移植物中成熟 T 细胞被宿主同种异型组织抗原（包括主要与次要相容性抗原）激活，增殖分化为效应 T 细胞，并随血循环游走至受者全身，对宿主组织或器官发动免疫攻击。

近年有研究报道，细胞因子网络失衡可能是造成移植物抗宿主反应组织损伤的重要原因。其机制：①对骨髓移植物进行预处理所致的毒性作用、感染、受者原发疾病等，均可导致细胞因子分泌失衡；②骨髓移植物中识别受者同种抗原的供者 T 细胞被激活，分泌细胞因子并表达细胞因子受体，形成正反馈调节环路，从而产生更多的细胞因子；过量产生的细胞因子（尤其是炎性细胞因子）本身就具有强细胞毒性，并可激活 NK 细胞和 CTL 等效应细胞，对靶细胞发挥细胞毒作用。

（三）移植物抗白血病反应的概念

1. 移植物抗白血病反应　移植物抗白血病反应是骨髓移植物中供者免疫细胞向残留的白血病细胞产生的攻击反应。白血病患者进行异基因骨髓移植治疗后，即使移植物抗宿主反应被控制，但白血病复发严重影响预后。临床资料显示，同卵孪生同胞间进行骨髓移植，由于遗传背景完全一致而不发生移植物抗宿主反应，但白血病复发率高达 46%；自体骨髓移植患者白血病复发率也很高；而 HLA 全相同的异基因骨髓移植后，白血病复发率明显较低。由此提示，次要组织相容性差异在诱导移植物抗宿主反应的同时，可能也有助于引发移植物抗白血病反应，即骨髓移植物中供者免疫细胞向残留的白血病细胞发动攻击，从而防止白血病复发。

移植物抗白血病反应也可被视为一种特殊类型的移植物抗宿主反应，但两者并不必然平行发生。诱导移植物抗白血病反应的主要白血病抗原：①广泛分布的 mH 抗原，如 HA-3、HA-4、HA-6、H-Y 等；②相对专一性分布的血细胞抗原，如 HA-1、HA-2（淋巴细胞或髓细胞系）、CD19（淋巴细胞）、CD45（淋巴细胞或髓细胞）等；③白血病特异性抗原，如 BCR-ABLp210、P190（慢性髓细胞性白血病）、PML/RARA（急性髓细胞性白血病）、突变的 Ras 蛋白（髓性白血病）等；④某些在白血病时表达增高的正常蛋白。

2. 移植物抗白血病反应的诱导及其机制　对骨髓移植受者术后输注供者淋巴细胞，可在一定程度上诱导受者产生移植物抗白血病反应，其可能机制：①白血病细胞和正常细胞表型不同，骨髓移植后患者接受供者淋巴细胞输注治疗，体内可出现特异性识别白血病细胞的供者 T 细胞克隆，特异性杀伤白血病细胞；②供者淋巴细胞输注可诱生 Treg 细胞，抑制 GVHD 发生；③激活的供者淋巴细胞产生 IFN-γ 等细胞因子，可诱导白血病细胞高表达 Fas 抗原，从而通过 Fas/FasL 途径发生调亡。

（四）造血干细胞移植

1. 造血干细胞移植分类　造血干细胞移植是指将正常或经过基因修饰的造血干细

胞输入患者体内，重建造血和免疫功能，以达到治疗疾病的目的。目前，自体造血干细胞主要用于治疗大剂量化疗所致造血系统破坏或作为基因治疗载体的宿主细胞；同种异体造血干细胞可用于治疗造血系统肿瘤（如淋巴瘤、骨髓瘤、白血病）、某些先天性血液病（如地中海贫血、镰状红细胞贫血）、免疫缺陷、自身免疫病甚至某些实体瘤等。根据来源不同，造血干细胞移植分为如下3类。

（1）骨髓移植　20世纪50年代临床上开始应用骨髓移植治疗血液系统疾病。

（2）外周血干细胞移植　20世纪80年代末外周血干细胞移植逐渐被推广，通过使用动员剂，使骨髓造血干细胞进入外周血，进而从外周血采集、分离造血干细胞。现在外周血干细胞移植已经取代骨髓移植成为干细胞移植的主流。

（3）脐血干细胞移植　20世纪80年代后期临床开始开展脐血干细胞移植，其优点：①脐血来源丰富、取材简单，迄今世界范围内已储存7万份可用于移植的脐血；②对供者、受者HLA相符的要求相对较低；③不易受病毒或残留肿瘤细胞污染；④造血干细胞增殖和自我更新能力强；⑤脐血T细胞、B细胞相对不成熟，GVHD发生率低；⑥脐血中NK细胞和淋巴细胞激活的杀伤细胞相对较多，有利于引发移植物抗白血病反应；⑦脐血含一定量基质细胞，能提供造血干细胞生长的微环境。该法的缺点：脐血中造血干细胞含量较少，尚不足以为多数成年患者提供满意的干细胞数量，仅适用于治疗儿童患者，同时大规模的脐带血库有待建立。

无论采用何种造血干细胞移植方法，关键是获得足够数量的造血干细胞（$>20\times10^6$/kg），尽可能缩短重建造血功能的时间，尤其是T细胞、B细胞数量恢复的时间，以降低患者的感染风险，提高移植成功率。

2. 基于造血干细胞的基因治疗　除记忆性淋巴细胞外，终末淋巴细胞寿命很短，机体每天更新大量的血细胞。因此，若欲持续纠正血细胞的某些功能，造血干细胞成为导入外源基因的理想宿主细胞。这有赖于造血干细胞的如下特性：①具有自我更新能力，可在患者体内长期存活并表达外源基因产物；②具有多向分化能力，分化而成的转基因血细胞可分布全身而发挥效应；③多种疾病与造血细胞异常有关，将缺陷基因导入造血干细胞可缓解症状。

造血干细胞基因治疗的适应证：①要求目的基因能在体内永恒表达并发挥治疗作用的疾病（糖尿病、高血压病、帕金森病、先天性单基因缺损所致疾病等），其目的基因的理想宿主细胞是造血干细胞；②必须在短时间内取得疗效的疾病，要求目的基因在患者体内短期表达，其宿主细胞应是早期祖细胞；③白血病，通过阐明干细胞分化、自我维持、自我更新的调控机制，造血干细胞基因治疗可望根治白血病；④某些免疫相关基因缺陷（MHC、Ig、TCR、BCR、CK、凋亡相关因子和细胞质蛋白酪氨酸磷酸酶等），可导致多能干细胞在分化为不同谱系免疫细胞时出现功能性障碍，从而引起自身免疫病。

将目的基因转入造血干细胞并用于基因治疗的实验研究已取得进展，以鼠白血病病毒（murine leukemia virus，MLV）为载体的逆转录病毒基因转移技术已能将目的基因成功转入鼠造血干细胞，并在子代细胞中获得转基因表达产物。该策略尚待解决的问题：①造血干细胞经体外扩增后其增殖能力下降，且可能丧失自我更新能力，导致难以获得足够数量符合要求的造血干细胞；②基因转染效率低。

三、免疫赦免

机体某些解剖部位易于接受同种乃至异种组织器官移植，而不发生或仅发生轻微排斥反应。这些部位称为免疫豁免部位，包括角膜、眼前房、软骨、脑、胎盘滋养层、某些内分泌腺等。

存在免疫豁免部位的可能机制：①豁免部位（如角膜）缺少输入血管和淋巴管，故血循环中淋巴细胞难以进入豁免部位，亦不能接触移植物抗原，不易发生排斥反应；②体内存在特殊屏障，如血-脑屏障能阻止抗体和免疫细胞进入脑组织，故脑内组织移植易于成功；③某些组织（如软骨组织）免疫原性较弱，移植后不易引起排斥反应；④某些免疫豁免部位组织细胞高表达 FasL，移植术后即使受者同种反应性 T 细胞突破组织屏障而进入豁免部位，但由于被激活的 T 细胞高表达 Fas，可通过 Fas/FasL 途径发生凋亡，导致对移植物的免疫耐受（图 10-8）。

近期研究发现胸腺也属于免疫赦免器官，在胸腺中进行异基因胰岛移植不易被排斥。

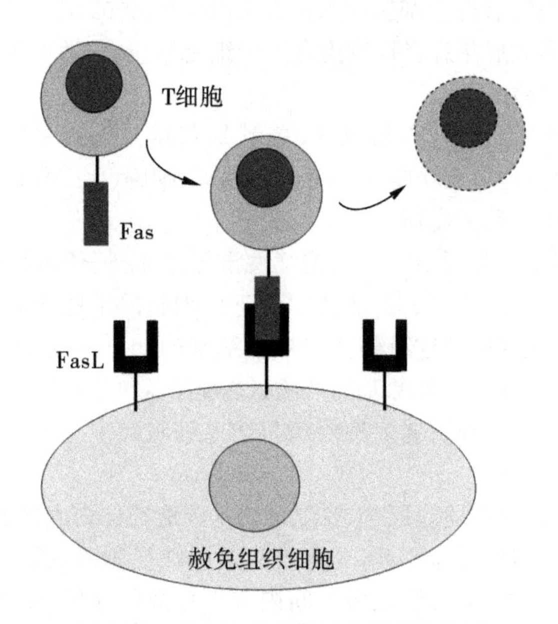

图 10-8　Fas/FasL 相关的免疫豁免机制

第三节　移植排斥反应的防治策略

一、临床防治同种移植排斥反应的基本原则

器官移植术成败在很大程度上取决于移植排斥反应的防治，其基本原则是严格选择供者、抑制受者免疫应答、诱导移植耐受及加强移植后的免疫监测等。

（一）供者的选择

器官移植的成败主要取决于供者、受者间的组织相容性，选择理想的供者对于移植术的预后至为重要。

1. 红细胞血型　人红细胞血型抗原是重要的组织相容性抗原，故供者 ABO、Rh 血型抗原必须与受者相同，或至少符合输血原则。

2. 受者血清中细胞毒性预存 HLA 抗体　取供者淋巴细胞和受者血清做交叉细胞毒试验，检测受者血清中是否含有针对供者淋巴细胞的预存细胞毒抗体，以防止超急性排斥反应的发生。

3. HLA 分型　HLA 型别匹配程度是决定供者、受者间组织相容性的最关键因素。由于免疫抑制剂的广泛应用极大地改善了实质脏器移植存活率，HLA 相符的重要性曾一度遭到质疑。但是，大样本回顾性研究重新肯定了 HLA 分型对肾移植的重要性：供者、受者 HLA 错配中，某些错配明显影响移植物存活率，而某些错配对移植物存活无明显影响，甚至有益。据此，学者提出"有益错配、中性错配和有害错配"假说。

不同 HLA 基因座编码产物对移植排斥的影响各异，在同种肾移植中发现：HLA-DR 对移植排斥最为重要，其次为 HLA-B 和 HLA-A；HLA Ⅱ类基因型别相符对防止慢性排斥反应尤为重要；HLA-DP1 错配是影响再次移植后移植物存活期的重要因素。

在不同的器官移植中，排斥反应与供者、受者间 HLA 配合程度的相关性各异。①实质脏器移植中，过路细胞是介导宿主抗移植物反应发生的主要因素，由于移植物中过路细胞数量相对较少，即使 HLA 型别不完全相配，宿主抗移植物反应仍较易被免疫抑制剂控制。②肝移植物中过路细胞主要为不成熟树突状细胞，可诱导移植耐受，故肝移植后排斥反应较弱。③骨髓移植物含大量免疫细胞，HLA 不相配可致强烈移植物抗宿主反应，且不易被免疫抑制剂控制，故对 HLA 配型的要求特别高。

4. 交叉配型　目前的 HLA 分型技术尚难以检出某些同种抗原的差异，故有必要进行交叉配型，这在骨髓移植中尤为重要。交叉配型的方法：将供者和受者淋巴细胞互为反应细胞，即做两组单向混合淋巴细胞培养，两组中任一组反应过强，均提示供者选择不当。

5. mH 抗原型别　在 HLA 尽量相近的前提下，应适当考虑某些 mH 抗原（尤其对骨髓移植）。如①在 MHC 型别相符的情况下，雌性受者（其性染色体为 XX）可能排斥雄性供者（其性染色体为 XY）的移植物，而同性别供体、受体间移植排斥反应一般较轻。②mH 抗原在诱发 GVHD 和移植物抗白血病反应中起重要作用，故在分子水平进行 mH 分型对选择骨髓移植供者具有肯定意义。

（二）移植物和受者的预处理

1. 移植物预处理　实质脏器移植时，尽可能清除移植物中的过路细胞，有助于减轻或防止宿主抗移植物病发生。同种骨髓移植中，可通过预处理清除骨髓移植物中 T 细胞，以预防 GVHD。但是必须指出的是，去除 T 细胞的异基因骨髓移植，其移植物抗白血病反应被减弱或消失，导致白血病复发率增高，从而影响患者的预后。

2. 受者预处理　实质脏器移植中，供者、受者间 ABO 血型物质不符可能导致强的移植排斥反应。某些情况下,为了逾越 ABO 屏障实施实质脏器移植,需要对受者进行预处理,如术前给受者输注供者特异血小板;借助血浆置换术去除受者体内天然抗 A 或抗 B 凝集素;受者脾切除等。

(三)免疫抑制疗法

由于 HLA 具有高度多态性,同种异体移植排斥反应的发生几乎不可避免,目前临床移植术的成败在很大程度上取决于免疫抑制疗法。

1. 免疫抑制药物　在克服移植排斥反应的诸多方案中,疗效最为确切的仍属免疫抑制药物,因此合理应用免疫抑制药物是迄今临床防治移植排斥的主要策略和常规方法。目前临床主要应用的免疫抑制药物如下。

(1)化学类免疫抑制药　化学类免疫抑制药是临床上应用最广泛的一大类免疫抑制药,根据作用机制可以分为以下几类。

1)真菌性大环内酯类:由土壤微生物所产生,主要包括环孢素 A、FK506 和雷帕霉素等,它们主要通过干扰 T 细胞信号转导而发挥抑制作用。此类药物作用机制为:T 细胞内有一类免疫嗜素,如亲环蛋白、FK 结合蛋白、雷帕霉素结合蛋白,它们可分别与环孢素 A、FK506 和雷帕霉素作用,继而通过竞争性结合 T 细胞信号通路中相应分子而抑制 T 细胞激活(图 10-9)。

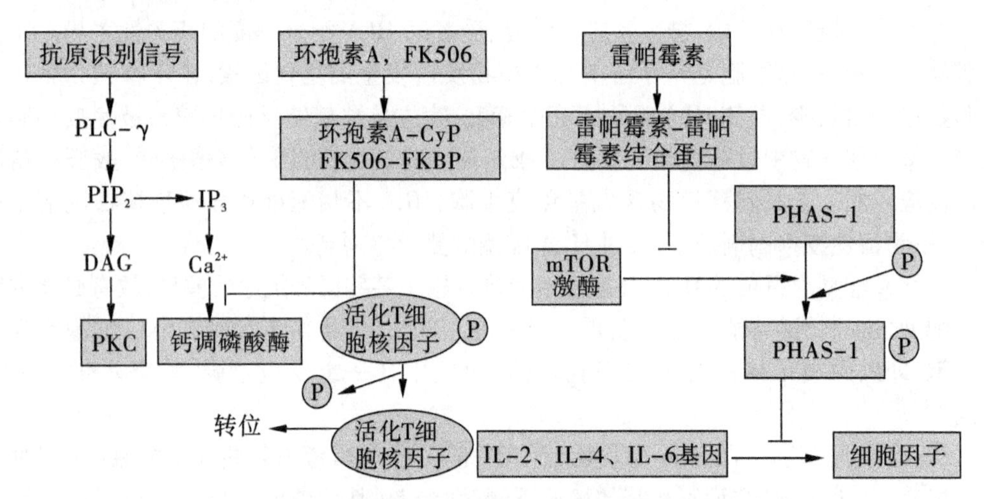

图 10-9　大环内酯类免疫抑制剂对 T 细胞信号转导的阻断作用

A. 环孢素 A 与嗜环蛋白结合、FK506 与 FK 结合蛋白(FKBP)结合→竞争性与 PI 信号途径的钙调磷酸酶结合→阻碍活化 T 细胞核因子(NF-AT)去磷酸化→活化 T 细胞核因子激活和转位受阻;B. 雷帕霉素与雷帕霉素结合蛋白(RMBP)形成复合物→竞争性结合 mTOR 激酶→PHAS-1(phosphorylated heat-and acid-stable protein regulated by insulin 1)磷酸化受阻→抑制 IL-2、IL-4、IL-6 等基因转录

2)抗代谢药物:即嘌呤或嘧啶的类似物(如硫唑嘌呤),主要通过干扰 DNA 复制而发挥作用,对淋巴细胞有一定选择性抑制作用。吗替麦考酚酯是新一代抗代谢药物,在体内脱酯化后形成具有免疫抑制活性的代谢产物麦考酚酸,后者可特异性抑制淋巴细胞内鸟苷合成,从而选择性阻断 T 细胞和 B 细胞增殖。

3)糖皮质激素:糖皮质激素具有抗炎作用,可抑制巨噬细胞活化、降低 MHC 表达、逆转 IFN-γ 的炎症因子效应。

4)FTY-720:FTY-720 属于新型免疫抑制剂,可以抑制淋巴组织中效应 T 细胞进入外周血;诱导 Treg 细胞分化并抑制 Th1 细胞功能;促进淋巴细胞凋亡,介导 Th1 细胞向 Th2 细胞偏移。

(2)生物制剂 临床主要应用某些抗免疫细胞膜抗原的抗体,如抗淋巴细胞球蛋白,抗胸腺细胞球蛋白,抗 CD3、CD4、CD8 单克隆抗体,抗高亲合力 IL-2R 单克隆抗体,抗 TCR 单克隆抗体,抗黏附分子(细胞间黏附分子-1、白细胞功能相关抗原-1)抗体等。这些抗体与相应膜抗原结合,可借助补体依赖的细胞毒性效应等清除体内 T 细胞或胸腺细胞。某些细胞因子-毒素融合蛋白、抗细胞因子抗体、黏附分子-Ig 融合蛋白[如细胞毒性 T 细胞相关抗原-4(cytotoxic T lymphocyte antigen-4,CTLA-4)-Ig]等也具有抗排斥作用。

(3)中草药类免疫抑制剂 某些中草药具有免疫调节或免疫抑制作用(如雷公藤、冬虫夏草),可用于治疗器官移植排斥反应。现已发现中药中的成分落新妇苷可有效抑制 T 细胞活化,具有一定的应用前景。

2. 其他免疫抑制干预策略 ①移植前进行血浆置换,可清除受者血液内预存的特异性抗体,以防止超急性排斥反应。②脾切除、放射照射移植物或受者淋巴结、血浆置换、血浆淋巴细胞置换等用于防治排斥反应,均取得一定疗效。③骨髓移植中,为了使受者完全丧失对骨髓移植物的免疫应答能力,术前常使用大剂量放射线照射或化学药物,以摧毁患者自身的造血组织。

(四)移植后的免疫监测

移植后的免疫监测对于临床及时采取防治排斥反应的合适措施具有重要的指导意义。目前已建立多种免疫监测实验方法,常用的免疫学监测指标:①淋巴细胞亚群百分比和功能测定;②免疫分子水平测定(血清中细胞因子、抗体、补体、可溶性 HLA 分子水平,细胞表面黏附分子、细胞因子受体表达水平等)。但是,上述指标均特异性不强、灵敏度不高,必须结合多项指标及临床表现进行综合分析,因此,亟待建立一套能有效指导临床器官移植的免疫学监测方法。

二、抗同种移植排斥反应的生物治疗策略

临床使用的各种免疫抑制药均有多种毒副作用。因此,诱导受者产生针对移植物的免疫耐受成为移植免疫学领域最富挑战性的课题之一。但是,迄今的实验研究多限于啮齿类(小)动物,大型哺乳动物实验模型的建立尚存在困难,成功应用于临床的报道更罕见。本节简介实验研究中诱导同种移植耐受或抗移植排斥反应的主要免疫干预策略及其原理。

(一)建立嵌合体

在移植免疫学中,嵌合体是指来源于供者的同种异基因细胞在受者体内长期存在的状态。1945 年 Owen 和 Medawar 发现,异卵双胎小牛的胎盘血管相互融合,血液自由交流,形成嵌合体,呈自然联体共生;出生后,两头小牛均对孪生小牛的同种异体组织抗原产生耐受,可彼此进行皮肤移植而不被排斥。其后,陆续有通过建立嵌合体而诱导移植

耐受的报道。1976 年 Monaco 发现,通过输注抗淋巴细胞血清和供者骨髓细胞,可诱导受者对移植肾产生耐受;1984 年 Ildstad 和 Sachs 证实,通过移植同种异体骨髓细胞,可在成年哺乳动物体内形成嵌合体,从而诱导对供者器官的移植耐受。

1992 年 Starzl 发现,某些肝、肾移植而长期存活患者的皮肤、淋巴结、胸腺等组织中,可以检出供者来源的遗传物质或白细胞。这些患者淋巴细胞与相应供者淋巴细胞在体外进行混合淋巴细胞培养,结果均无反应,提示患者已对供者组织抗原产生耐受。由于此现象需要借助聚合酶链式反应或其他高灵敏度技术方可检出,故称为微嵌合状态(图 10-10)。

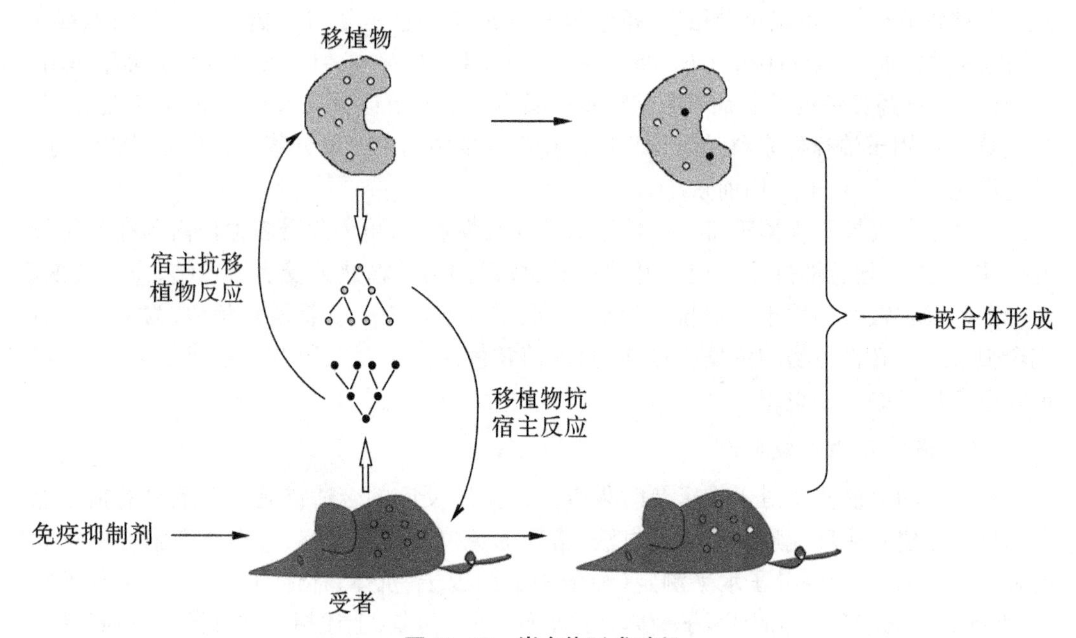

图 10-10 嵌合体形成过程

Starzl 提出"双向移植排斥模式"来解释微嵌合现象。①移植早期,移植物中过路细胞一旦进入受者血循环即分布于全身,诱导受者免疫细胞激活、增殖,发生宿主抗移植物反应;另一方面,受者白细胞也会进入移植物内,诱导移植物中供者免疫细胞激活、增殖,发生移植物抗宿主反应。②在持续应用强效免疫抑制药物情况下,宿主抗移植物反应和移植物抗宿主反应均被抑制,使受者体内同时存在不完全的双向排斥,最终达到无反应的平衡状态,形成供者、受者白细胞共存的微嵌合体。长期的微嵌合状态可能导致机体对移植器官的耐受。

目前人们已建立了不同类型的嵌合体动物模型。

(1)完全造血嵌合体　完全造血嵌合体是指受者血细胞完全来源于供者的嵌合体。其原理:致死量照射的小鼠在成功接受异基因造血干细胞移植后,受者血细胞(包括淋巴细胞)逐渐由供者造血干细胞来源的血细胞取代。完全造血嵌合体小鼠可接受供者任何组织器官移植而不发生排斥反应。

(2)混合造血嵌合体　混合造血嵌合体是指受者血细胞由受者和供者血细胞共同组

成的嵌合体，其原理：对致死量照射的小鼠植入去除 T 细胞的异基因和同基因造血干细胞（后者取自同品系动物或自身），该动物也可接受供者组织移植物而不发生排斥。其优点：①不用彻底摧毁受者造血系统（保留部分骨髓细胞），不良反应较小；②嵌合后可诱导针对供者、受者双方的双重耐受；③减轻 GVHD。一般认为，流式细胞术检测受者外周血中供者来源细胞占细胞总数 1% 以上方为嵌合体状态。

上述在移植受者体内建立的异基因骨髓嵌合体，亦称中枢嵌合体。其诱导移植耐受的机制：同种异型骨髓移植后，受者获得来自供者的 T 细胞和树突状细胞，这些供者的造血细胞在受者中枢免疫器官（胸腺和骨髓）中经历阴性选择，使针对供者同种抗原的特异性受者 T 细胞被清除，供者的细胞被受者免疫系统视为自我，故而受者体内同时存在来源于供者与受者的免疫细胞，并可接受供者组织器官而不发生排斥。上述作用依赖于供者树突状细胞在受者的胸腺内持续存在。由于供者干细胞可不断被更新，故这种嵌合体乃永久性。因此，建立这种稳定的异基因造血干细胞嵌合体可能是诱导移植耐受的理想途径。

（二）主动免疫诱导同种移植耐受

1. T 细胞疫苗　TCR 可通过其独特型表位（亦称克隆型表位）相互识别，形成“抑制-活化”的调节网络，从而在维持自身耐受中发挥重要作用。在体外，用供者抗原刺激受者同种反应性 T 细胞使之扩增，将其作为疫苗接种受者，可诱导机体产生针对移植物的免疫耐受。其机制：降低受者体内同种反应性 T 细胞应答；促进受者 B 细胞产生抗 T 细胞疫苗抗体；上调受者体内针对 T 细胞疫苗独特型的 T 细胞。

2. 移植术前给受者注入供者移植抗原　移植前接受供者抗原，可在某些受者延长移植物存活，而不引起超急性排斥反应，此现象称为移植物存活的主动增强。实验研究提示，抗原进入受者的途径十分重要，如大鼠肾移植模型中，移植前 1 周静脉输入供者血可导致移植物长期存活；皮下注射同样剂量供者血，则引起超急性排斥反应。

临床资料显示，借助供者特异性输血诱导耐受，可提高移植成功率，其可能的机制：①促进 Th2 细胞活化，抑制 Th1 细胞功能；②诱导受者产生抗供者组织抗原的特异性封闭抗体；③刺激机体产生抗同种反应性 TCR 的独特型抗体；④异体淋巴细胞在受者体内产生移植物抗宿主样反应，杀伤受者同种反应性 T 细胞。

此外，动物实验已证实，向受者胸腺或肝内注射供者组织成分（如脾细胞），也可诱导针对同种异体抗原的耐受性。

（三）阻断针对移植物（或宿主）的特异性免疫应答

1. 阻断 T 细胞应答　T 细胞（包括 $CD4^+$T 细胞及 $CD8^+$T 细胞）在急性排斥反应中发挥重要作用，故阻断 T 细胞的活化是抗移植排斥反应的重要策略之一。

（1）封闭或阻断 T 细胞激活的第一信号　相关策略：①人工合成模拟供者 MHC 优势肽的肽段，可封闭受者同种反应性 T 细胞 TCR，通过阻断 T 细胞激活的第一信号而诱导移植耐受（图 10-11）；②人工合成 mH 抗原（如 HA-1 多肽），用于预处理造血干细胞，可封闭或干扰 HA-1 阴性供者体内特异性 TCR 的识别，诱导供者免疫细胞对受者 HA-1 抗原产生耐受，从而防治异基因造血干细胞移植所致 GVHD；③应用针对同种反应性 T 细胞 TCR 的单克隆抗或抗 TCR 独特型抗体，有可能封闭或清除同种反应性 T 细胞，建立同种移植耐受。

另外，T 细胞激活的第一信号也有赖于其表面的共受体(CD4、CD8)参与。因此，应用抗 CD4 和抗 CD8 阻断性抗体(非清除性抗体)封闭同种反应性 T 细胞表面 CD4、CD8 分子，也可通过抑制第一信号产生而诱导移植耐受。

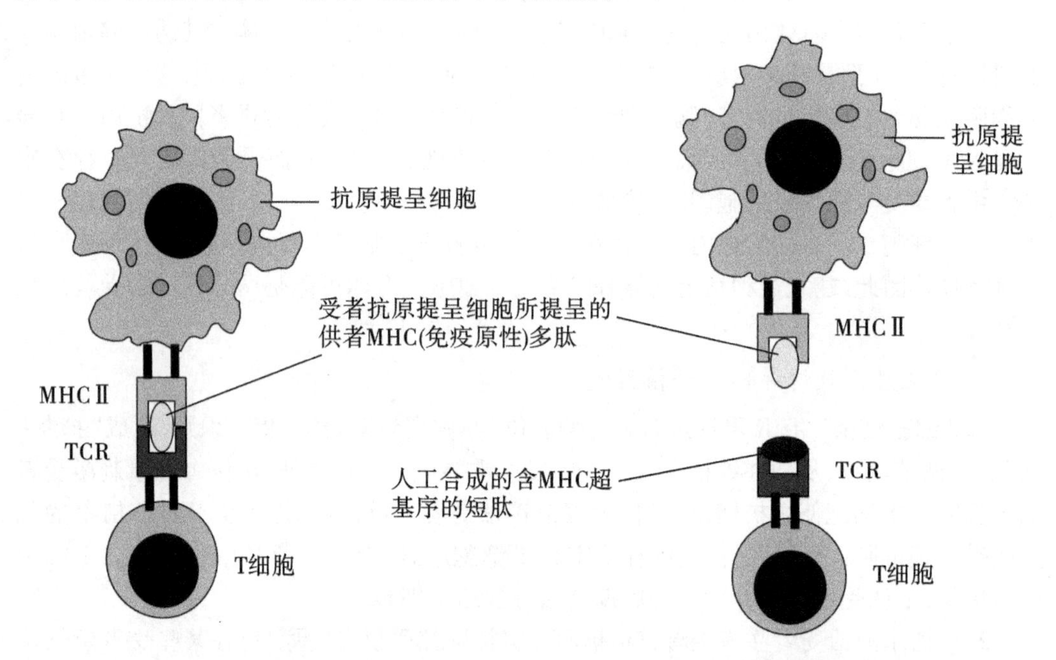

图 10-11　人工合成 MHC 抗原肽阻断 TCR 对同种异体抗原的特异性识别

(2)阻断 T 细胞激活第二信号　通过干扰同种反应性 T 细胞或抗原提呈细胞表面某些共刺激分子(或其配体)表达或功能，有可能阻断受者同种反应性 T 细胞的共刺激信号，并诱导相应 T 细胞失能而建立移植耐受。目前，CTLA-4 和免疫球蛋白 Fc 段的融合蛋白 CTLA-4-Ig 已被美国食品药品监督管理局批准用于临床，该融合蛋白通过与 CD28 竞争性结合 B7，可有效阻断 CD28－B7 信号通路，抑制同种反应性 T 细胞应答(图 10-12)。

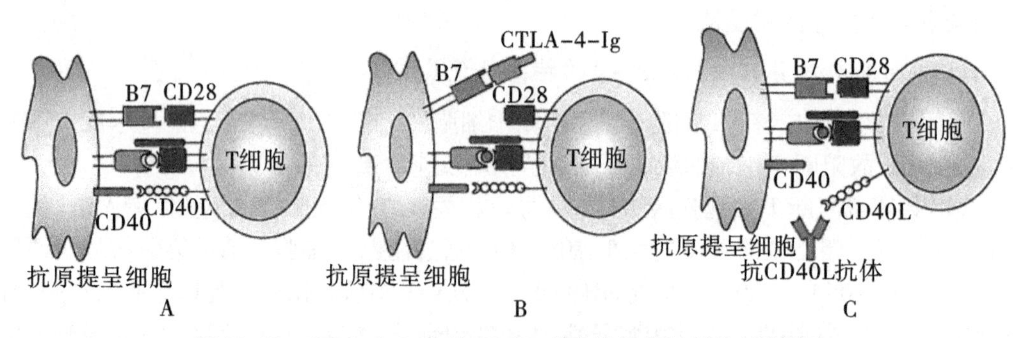

图 10-12　CTLA-4-Ig 和抗 CD40L 单克隆抗体阻断共刺激通路

A. 正常应答；B. CTLA-4-Ig 阻断共刺激信号；C. 抗 CD40L 抗体阻断共刺激信号

鉴于共刺激信号通路存在交叉与重叠,阻断单一信号通路往往难以有效诱导移植耐受。为此,人们已开展相关研究:①CTLA-4-Ig联合抗CD40L抗体,可明显延长小鼠胰岛移植物存活;②联合给予CTLA-4-Ig和B/T细胞衰减分子,能使MHC完全不匹配的小鼠胰岛移植物长期存活;③为了提高CTLA-4-Ig与CD86的亲和力,对CTLA-4-Ig进行2个氨基酸位点替换突变(L104E、A29Y),该突变体可更有效地诱导移植耐受;④干预诱导性共刺激分子信号途径联合应用抗CD40L抗体,同时进行供者特异性输血,能延长小鼠心脏移植物存活。

2. 阻断B细胞应答　B细胞功能失调参与GVHD发病,相关的干预策略:①应用抗CD20单克隆抗体清除B细胞,可有效降低急性GVHD发病及缓解病情;②给予TNF-β受体阻断剂,抑制生发中心形成或阻断IL-17-BAFF通路,可抑制B细胞功能,治疗慢性GVHD。

3. 阻断免疫细胞信号转导通路　阻断移植排斥反应相关的信号转导通路,如①Notch信号控制细胞命运和组织自身稳定,阻断该信号通路可抑制急性GVHD,同时保留移植物抗白血病效应;②蛋白激酶C是参与T细胞活化与生存的重要信号分子,蛋白激酶Cθ抑制剂(AEB071)可抑制T细胞产生IL-2和IFN-γ,并增强Treg细胞功能,可望用于防治GVHD。

(四)调控免疫细胞功能亚群分化及迁移

1. 定向调控Th细胞亚群分化(诱导免疫偏离)　一般认为,Th1型细胞因子(如IL-2、IFN-γ)是参与排斥反应的重要效应分子;Th2型细胞因子(如IL-4、IL-10)可拮抗Th1细胞并抑制CTL功能,从而诱导移植耐受。因此,阻断Th1细胞及其所分泌细胞因子的效应,或增强Th2细胞及其所分泌细胞因子的效应,或者诱导Th1细胞向Th2细胞偏移是抗移植排斥反应的重要方法,将有利于建立移植耐受。

2. 阻断效应细胞向移植物局部浸润　移植物局部产生的CXC、CX亚族趋化因子等,可分别募集、激活中性粒细胞、单核巨噬细胞、T细胞,从而介导对移植物的损伤效应。基于阻断免疫细胞浸润和归巢,目前已开展如下研究:①CCR7基因敲除可阻断树突状细胞和初始T细胞向外周淋巴组织归巢,通过抑制同种抗原特异性免疫应答的启动,明显延长心脏移植物存活时间;②通过抑制某些趋化因子(单核细胞趋化蛋白-1、巨噬细胞炎症蛋白-1α、IP-10、CCL22、RANTES、CCL11等)及其受体(CXCR3、CCR5等)表达,可干扰T细胞、树突状细胞和嗜酸性粒细胞向移植物局部募集,从而延长皮肤移植存活;③阻断趋化因子及其受体的策略与环孢素A联用,可降低免疫抑制剂用量,且抗排斥效应更佳;④阻断P-选择素与配体结合,可抑制同种异体反应性T细胞归巢;⑤阻断CCR9通路,可抑制T细胞在肠道和皮肤聚集;阻断CCR4和CCR10通路,可抑制T细胞向皮肤归巢。

(五)诱生或过继输注调节性免疫细胞

细胞过继输注被视为诱导移植耐受的最佳策略之一,其特点:①转输的细胞取自同一器官移植供者,来源可靠;②细胞输注属于临床疗法而非制剂,相对容易获准在临床应用;③细胞分离、扩增和体外修饰技术均较成熟;④副作用相对较低,安全性高。

1. 诱生或过继输注Treg细胞　同种抗原特异性$CD4^+CD25^+$Treg细胞可抑制T细胞

介导的同种移植排斥反应,诱导移植物耐受。其机制:①Treg 细胞抑制同种反应性$CD8^+T$细胞的细胞毒作用;②Treg 细胞直接或间接下调树突状细胞表达共刺激分子或黏附分子,抑制同种反应性 T 细胞激活、增殖,并诱导其失能或凋亡。实验研究表明,从已产生移植耐受的小鼠采集 Treg 细胞,过继输入未产生耐受的同系动物体内,可使后者对同一供者移植物产生耐受,此即“传染性耐受”。

基于 Treg 细胞输注的干预策略已取得重要进展:Treg 细胞纯化和扩增技术不断改进;扩增的 Treg 细胞可长期保持其免疫抑制活性;成功诱生同种异型特异性 Treg 细胞;Treg 细胞输注的临床安全性已被证实。目前,回输 Treg 细胞用于防治移植物抗宿主反应已显示出较高的安全性和较好的疗效。

2. 诱生或过继输注固有免疫细胞

(1)耐受性树突状细胞　耐受性树突状细胞在诱导和维持外周 T 细胞耐受中发挥重要作用。因此,通过诱生或过继耐受性树突状细胞或使树突状细胞维持在未成熟状态,可用于防治 GVHD 及建立混合嵌合体。体外诱生耐受性树突状细胞的方法:①低剂量粒细胞-巨噬细胞集落刺激因子或联合应用 IL-10,可诱导未成熟树突状细胞产生;②联合应用 IL-10、TGF-β、粒细胞-巨噬细胞集落刺激因子可诱导耐受性树突状细胞产生。

(2)供者 NK 细胞　供者 NK 细胞可抑制急性 GVHD,并促进移植物抗白血病反应。其机制:NK 细胞和细胞因子可抑制供者 T 细胞增殖、CD25 表达和 IFN-γ 产生,联合输注造血干细胞和 NK 细胞,可明显降低 GVHD 的发生。

(3)NKT 细胞　过继 NKT 细胞可以通过 IFN-γ 和 IL-4 依赖性方式抑制小鼠 GVHD 的发生。

(4)调节性巨噬细胞　相关依据:①移植前注射集落刺激因子-1,可诱导宿主体内调节性巨噬细胞分化,从而抑制供者 T 细胞功能,降低 GVHD 发病率和病死率;②将体外获得鼠源调节性巨噬细胞在移植前过继输入受者体内,可通过产生诱导型一氧化氮合酶,完全抑制多克隆 T 细胞增殖,从而显著延长移植物存活时间;③对肾移植受者过继调节性巨噬细胞,可降低免疫抑制药物用量,并诱导对移植物的可控性耐受。

(5)髓源性抑制细胞　髓源性抑制细胞(myeloid-derived suppressor cell,MDSC)是髓系来源的异质性细胞群,包括前体细胞、未成熟巨噬细胞、粒细胞和树突状细胞等。转输粒细胞-巨噬细胞集落刺激因子和 IL-13 联合诱导的 MDSC,可有效防治 GVHD。其机制:产生一氧化氮、氧自由基及过氧亚硝基阴离子,对免疫效应细胞发挥细胞毒作用;分泌 IL-10 和 TGF-β1,抑制免疫应答;诱生 Treg 细胞;诱生 M2 巨噬细胞;抑制 NK 细胞和树突状细胞等。

(6)间充质干细胞　骨髓来源的间充质干细胞可迁移至炎症区域,通过直接接触或分泌细胞因子而负调节免疫细胞功能。如鼠源间充质干细胞可通过诱生 $Foxp3^+T$ 细胞和阻断抗同种异型抗原抗体产生,抑制心脏移植排斥反应。

(7)凋亡细胞　凋亡细胞(尤其是早期凋亡细胞)具有强抗炎作用,并可负调节抗原提呈细胞功能。研究发现,细胞凋亡与同种移植耐受密切相关。①给小鼠移植模型输注供者的凋亡白细胞,可明显下调供者体内同种反应性 T 细胞应答,并延长骨髓和心脏移植物存活时间。②生理稳态下,未成熟树突状细胞在次级淋巴组织微环境(如 IL-10、

TGF-β)中,可加工、处理供者凋亡细胞来源的同种抗原,并诱导受者同种反应性 T 细胞耐受。③输注供者来源凋亡细胞,可通过 T 细胞克隆清除、失能,诱生 Treg 细胞,调控 Th1 细胞/Th2 细胞失衡等机制,抑制移植排斥反应或诱导移植耐受。

(六)基于抑炎或致炎效应分子的干预策略

1. 给予非特异性抑炎分子　体内存在某些具有免疫负调节功能的非特异性效应分子,如 IDO、血红素氧合酶-1 等,它们可通过抑制炎症反应或免疫细胞功能而抗排斥反应。①IDO 是色氨酸(必需氨基酸)代谢的限速酶,由替代途径活化的巨噬细胞(M2 型)和其他调节性细胞产生。IDO 功能增强可致色氨酸耗竭并产生具有细胞毒性的中间代谢产物,通过抑制 T 细胞增殖、介导 T 细胞死亡和促进 Treg 细胞分化,发挥免疫负调节作用。因此,给予外源性 IDO 或诱导其在体内表达,可能干预移植排斥发生和进展。研究发现,将 IDO 的腺病毒表达载体转染同种胰岛细胞,可有效延长其在受者体内存活时间。②转染血红素氧合酶-1 腺病毒表达载体,可显著降低白细胞浸润和血管平滑肌细胞增殖,并减缓缺血-再灌注损伤,从而有效抑制心脏排斥反应的发生。③应用 IDO 抑制剂下调妊娠小鼠 IDO 活性,可引发妊娠小鼠对胚胎组织的排斥反应。

2. 阻断炎性效应分子产生或拮抗其功能

(1)阻断 Th1 型细胞因子产生　非细胞毒性抗 CD4 单克隆抗体可调节 Th1 细胞/Th2 细胞平衡,抑制 Th1 型细胞因子产生。另外,此类抗体还可诱导 T 细胞失能,并诱导 Fas/FasL 所致细胞凋亡。研究发现,小鼠抗 CD4 单克隆抗体诱导的移植耐受也具有“传染性”,即耐受的 T 细胞可将其耐受性传递给初始 T 细胞,从而维持长久的外周耐受(图 10-13)。

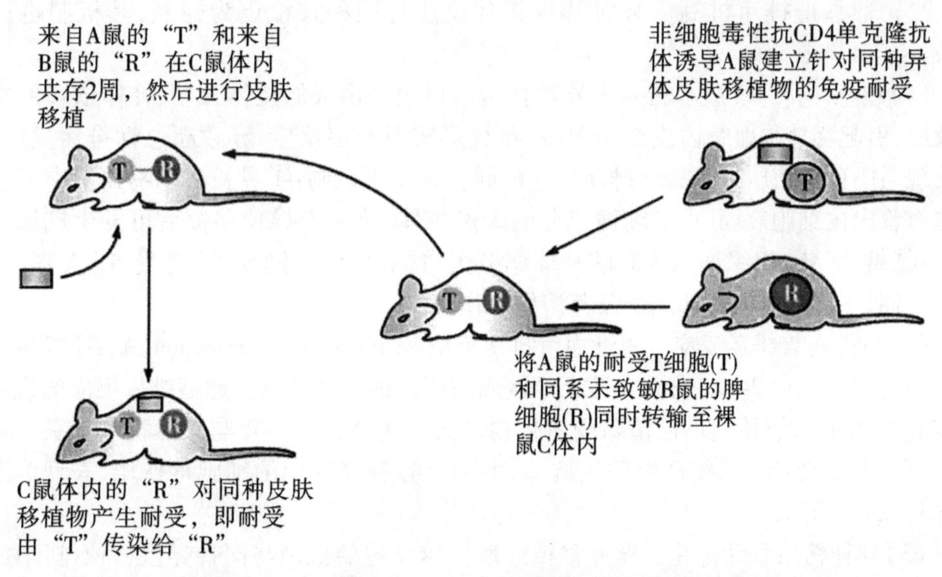

图 10-13　非细胞毒性抗 CD4 单克隆抗体诱导传染性耐受

(2)阻断高迁移率族蛋白 1 的效应　高迁移率族蛋白 1 是重要的致炎因子,给予抗高迁移率族蛋白 1 抗体或其他拮抗剂,可明显减缓移植排斥反应并延长移植物存活时间。

(3)阻断Th17细胞相关细胞因子　Th17细胞是参与移植排斥反应的重要效应细胞,可分泌IL-17A、IL-17F、IL-6、TNF-α、IL-21和IL-22而促进移植排斥反应,靶向Th17细胞相关细胞因子成为治疗靶点。①抗IL-6R抗体可上调Treg细胞数量并缓解GVHD所致组织损伤。②抑制IL-21/IL-21R信号通路,可下调肠道黏膜Th1细胞,同时上调Treg细胞数量,从而缓解GVHD症状,并可能防治急性和慢性排斥反应。③阻断IL-12-IL-23轴,可能成为干预难治性急性GVHD的有效策略。

上述干预同种异体移植排斥反应的策略目前多处于实验研究阶段,离临床应用尚有一段距离。

三、异种移植的实验研究

异种移植的实践始于20世纪初。随着同种器官移植在临床上广泛开展,器官来源短缺的矛盾日益突出,异种器官移植重新引起人们兴趣。

1.异种移植供者动物的选择　从理论上讲,与人亲缘关系最近的其他灵长目动物是最理想的移植物来源,但存在诸多问题,如灵长目动物数量稀少;饲养与繁殖不易;价格昂贵;其脏器(与成年人相比)体积偏小;存在反转录病毒感染的危险;可能引发伦理学争论等。因此,一般均不考虑将此类动物作为异种移植物来源的候选者。

早期的移植实验常应用狗模型,但存在伦理学等方面的限制。猪数量众多、饲养与繁殖方便,其器官的大小(尤其是心脏)、生理功能和代谢指标与人类近似,人猪共患病发生概率较低且一般不引起伦理学方面的争议,现已成为最适合用于异种移植供体的哺乳类动物。

2.异种移植排斥机制　异种移植排斥反应比同种移植更为强烈,其机制也远为复杂。

(1)超急性排斥反应　猪→人异种移植后可出现由天然抗体介导、补体依赖的细胞毒效应,引起移植物血管内皮细胞溶破、血栓形成及炎症反应,导致超急性排斥反应,临床表现与同种移植所致超急性排斥反应相同。其发生机制:①灵长目动物血清中存在针对猪血管内皮细胞表面α-半乳糖成分的天然抗体,猪→人异种移植后可发生抗原抗体反应;②供者(猪)组织细胞表面的补体调节蛋白(如同源限制因子)与受者(人)补体成分不协同,不能抑制人补体激活及其溶细胞作用。

(2)急性血管排斥反应　急性血管排斥反应(acute vascular rejection,AVR)发生于异种移植物再灌注后24 h内,并在数天至数周内逐渐损害移植物。此型排斥反应的机制尚无定论。由于术前预处理已清除受者体内的天然抗体,故AVR与天然抗体无关。异种抗原可刺激受者免疫系统产生诱生抗体,继而介导补体依赖的细胞毒作用,表现为迟发型异种移植排斥反应。

(3)异种移植急性排斥　异种移植急性排斥反应的机制与同种异型移植排斥相似,是受者的T细胞针对异种组织抗原产生免疫应答,但是与同种排斥相比,其反应更强烈,且不易被免疫抑制剂抑制。人T细胞识别异种(猪)MHC也涉及直接识别和间接识别。从理论上讲,由于异种供者和受者间MHC差异较大,且异种间细胞因子及其受体不匹配,难以通过直接识别途径激发免疫应答。但是实验证据显示,人TCR交叉识别可扩展至对异种抗原的识别，参与T细胞活化的多个分子对（如CD4/MHCⅡ类分子、CD8/MHCⅠ类分子、CD2/淋巴细胞功能相关抗原-3、CD28/B7、CD40L/CD40和迟现抗原-4/血管细胞黏附分子-1等），均可跨越人与猪的种属界限而相互作用。因此，目前对于异种排斥反应中T细胞信号的具体识别机制和活化机制尚有争议。

3. 异种移植排斥的防治　超急性排斥反应是异种移植的严重障碍，其防治策略如下。

（1）清除受者体内天然抗体　受者体内的天然抗体主要是IgM类，少量为IgG和IgA类。通过亲和层析技术或应用抗μ链单克隆抗体，可清除人血清内的抗半乳糖天然抗体，从而可能克服异种移植超急性排斥反应。

（2）清除供者移植物组织器官的半乳糖抗原　①应用纯化的α乳糖酶预处理异种移植物，清除其组织细胞表面的半乳糖抗原。②通过反义技术抑制异种移植物细胞表达半乳糖。③敲除猪的半乳糖转移酶基因，使之不表达可与人天然抗体结合的α-半乳糖。④通过转基因技术，使猪细胞高表达果糖转移酶，以拮抗α-1，3-半乳糖苷酶活性，减少α-半乳糖成分的表达。

（3）阻断受者补体激活途径　①将人补体调节蛋白（衰变加速因子、膜辅蛋白、同源限制因子等）基因导入猪受精卵，培育其组织器官表达相应蛋白产物的转基因猪，从而阻断补体活化过程。②给予外源性C1抑制剂或可溶性补体受体1等，抑制补体活性。

在克服超急性排斥反应后，异种移植尚需要防治急性血管性排斥反应和以T细胞效应为主的急性、慢性排斥反应，其策略类似于同种移植，但难度更大。

4. 异种移植存在的问题　目前，异种移植仍存在许多尚待逾越的障碍，如异种移植排斥对免疫抑制药物不敏感；畜类微生物感染对人类的潜在威胁；异种器官与人类宿主的生理学不相容性；异种移植研究的动物模型有待建立和完善等。

异种移植为开拓移植脏器来源提供了一种现实的可能性，但同时也面临诸多挑战，异种移植的研究有必要进一步深入。

思考题

1. 诱导同种异体移植排斥反应的抗原有哪些？
2. 试述同种异体移植排斥反应的机制。
3. 同种异型抗原的直接识别与间接识别有何不同？
4. 同种异体移植排斥反应的临床类型有哪些？
5. 试述同种异体移植排斥的防治原则及策略。

参考文献

[1] RUIZ P, MALDONADO P, HIDALGO Y, et al. Transplant tolerance: new insights and strategies for long-term allograft acceptance[J]. Clin Dev Immunol, 2013, 2013: 2105.

[2] BLAZAR B R, MURPHY W J, ABEDI M. Advances in graft-versus-host disease

biology and therapy[J]. Nat Rev Immunol,2012,12(6):443-458.

[3]D'ORSOGNA L J,ROELEN D L,DOXIADIS I I,et al. TCR cross-reactivity and allorecognition:new insights into the immunogenetics of allorecognition[J]. Immunogenetics, 2012,64(2):77- 85.

[4]NEPOM G T,ST CLAIR E W,TURKA L A. Challenges in the pursuit of immune tolerance[J]. Immunol Rev,2011,241(1):49-62.

[5]ROH J K, JUNG K H, CHU K. Adult stem cell transplantation in stroke: its limitations and prospects[J]. Curr Stem Cell Res Ther,2008,3(3):185-196.

[6]ARCHBOLD J K,ELY L K,KJER-NIELSEN L,et al. Cell allorecognition and MHC restriction-a case of Jekyll and Hyde? [J]. Molecular Immunology,2008,45(3):583-598.

[7]LO B, KNEGSTEIN A, GRADY D. Clinical trials in stem cell transplantation: guidelines for scientific and ethical review[J]. Clin Trials,2008,5(5):517-522.

[8]SACCARDI R,DI GIOJA M,BOSI A. Haematopoietic stem cell transplantation for autoimmune disorders[J]. Curr Opin Hematol,2008,15(6):594-600.

[9]HUANG Y, YIN H, HAN J, et al. Extracellular HMGB1 functions as an innate immune-mediator implicated in murine cardiac allograft acute rejection[J]. Am J Transplant, 2007,7(4):799-808.

[10]COMERFORD I,NIBBS R J B. Post-translational contr61 of chemokines;a role for decoy receptors? [J]. Immunology Letters,2005,96:163-174.

[11]ZHANG Y,JOE G,HEXNER E,et al. Alloreactive memory T cells are responsible for the persistence of graft-versus-host disease[J]. J Immunol,2005,174(5):3051-3058.

[12]GRACA L, CHEN T C, LE MOINE A, et al. Dominant tolerance: activation thresholds for peripheral generation of regulatory T cells[J]. Trends Immunol,2005,26(3): 130-135.

[13]HANCOCK W W. Chemokine receptor-dependent alloresponses[J]. Immunological Reviews,2003,196:37-50.

[14]LUIS G,ALAIN L M,STEPHEN P C,et al. Dominant transplantation tolerance[J]. Current Opinion in Immunology,2003,15:499-506.

(郑州大学基础医学院　潘卫东)

第十一章
生殖免疫

生殖免疫是由生殖生物学、生殖医学与免疫学交叉形成的研究领域，已经成为免疫学的重要分支，主要研究生殖系统生理及病理相关的免疫学问题，并从免疫学角度探索相应的促进生殖健康和防治生殖道疾病的策略与措施。生殖免疫学主要涉及如下3个领域。①母-胎免疫调节：这是生殖免疫学研究的重点和热点，其核心科学问题是母体对同种异体抗原（胚胎）产生特异性免疫耐受的机制。特别是关于胚胎抗原特异性的母-胎免疫调节网络的研究，通过深入阐明某些妊娠相关疾病的机制，为相关疾病诊断与治疗提供新的方案，并为探索自身免疫病及肿瘤的免疫学诊断与治疗提供新线索。②生殖道黏膜免疫调节：该调节有助于阐明不明原因不孕症的发病机制，探索相关诊断与治疗策略，研发用于生育控制的新型免疫避孕疫苗。③生殖内分泌-免疫调节及其机制。

第一节　母-胎免疫调节——母-胎免疫耐受的机制

母-胎免疫调节的核心是母-胎免疫耐受机制，主要研究母体免疫系统在正常抵御外来抗原的同时，特异性地耐受胚胎抗原。从免疫学角度看，正常妊娠类似于成功的同种异体移植或半异体移植，母体对携带父系人类白细胞抗原（human leucocyte antigen，HLA）的胚胎并不排斥，而是通过母-胎的免疫细胞与非免疫细胞间的精细分子对话，建立独特的母-胎界面免疫耐受微环境，允许胎儿在子宫内生长、发育直至分娩。而在代孕情况下，母体可正常分娩HLA型别完全不同的胎儿，进一步证实妊娠期母体免疫系统对同种异体胚胎抗原形成耐受。母胎耐受形成和维持的机制长期是生殖医学和免疫学领域关注的热点，虽然已取得了长足进步，但许多关键的科学问题仍亟待阐明和解析。

一、母-胎界面的组织解剖结构特点

母体免疫耐受主要形成于母亲和胎儿直接接触的部位——母-胎界面。受精卵形成后逐渐发育成囊胚，与此同时，子宫内膜在黄体持续分泌的孕酮作用下发生蜕膜化改变。受精卵抵达宫腔后，经定位、黏附、穿透过程着床于子宫蜕膜。着床后，囊胚滋养细胞不断分化，形成绒毛的初始结构并逐渐形成胎盘，从而在胎盘与蜕膜相接部位构成母-胎界面。

(一)胎盘

胎盘是妊娠期特有器官,胚胎来源的滋养细胞既是母体免疫活性细胞识别的靶细胞,又是诱导母体免疫细胞特异性耐受胚胎抗原的驱动细胞。

人类胎盘的基本结构单位是绒毛膜绒毛,其组成:①绒毛干,由带血管的间质构成;②基底膜,被覆于绒毛干;③细胞滋养层细胞,是具有分化潜能的上皮来源的干细胞,是胎盘绒毛的主要构成细胞,也是母-胎界面中唯一与母体免疫系统直接接触的胎儿细胞。约在受精后第3周末,绒毛内的间充质分化为结蹄组织和毛细血管,形成三级绒毛干,建立胎儿胎盘循环,绒毛干进而发出许多分支,形成许多小绒毛。部分绒毛末端漂浮于含母体血液的绒毛间隙中,称为游离绒毛,它们依靠表面覆盖的合体滋养细胞进行母胎间物质交换;部分绒毛依靠滋养细胞增殖、分化,长入底蜕膜形成固定绒毛,建立母胎间的生理性连接,并将绒毛干固定于蜕膜上,发挥固定胎盘的作用。

(二)蜕膜

受精后,子宫内膜在黄体持续分泌的孕酮作用下发生蜕膜化,表现为内膜腺体增大弯曲,腺上皮细胞内及腺腔中含大量糖原,血管充血,结缔组织细胞肥大,形成子宫蜕膜。晚期囊胚着床后,根据蜕膜与囊胚的位置关系,蜕膜可分为三部分:①底蜕膜,即囊胚植入处的蜕膜,位于囊壁与子宫壁之间,以后可发育成胎盘的母体部分,是母-胎界面母体面的主要结构;②包蜕膜,即覆盖在囊胚表面的蜕膜,在约妊娠12周羊膜腔增大宫腔消失时,可与真蜕膜(壁蜕膜)相贴融合;③真蜕膜又称为壁蜕膜,是指除底蜕膜和包蜕膜外所有覆盖宫腔的蜕膜。

二、母-胎界面的细胞组成及其免疫学特征

组成母-胎界面的细胞主要包括两部分:胚胎来源的滋养细胞和母体来源的蜕膜细胞,其中既含有大量非免疫的滋养细胞和基质细胞,也有大量的免疫细胞,共同构成母-胎界面独特的内分泌-免疫微环境。

(一)胚胎来源的滋养细胞

晚期囊胚着床后,细胞滋养细胞分化、增殖为两层细胞,外层为合体滋养细胞,内层为细胞滋养层细胞。后者沿绒毛和绒毛外两个方向分化,最终形成生物学特性明显不同的两类细胞:①分化为绒毛细胞滋养层细胞,可融合为多核的合体滋养层细胞,覆盖于漂浮绒毛表面,形成母胎之间进行物质交换的间隔,并承担胎盘主要的内分泌功能(分泌人绒毛膜促性腺激素、人胎盘催乳素、瘦素、SP、INSL4 等);②分化为绒毛外细胞滋养层细胞,可从固定绒毛的顶端入侵至子宫蜕膜深部,并聚集形成孤岛,进而取代子宫螺旋动脉血管内皮细胞和表达黏附分子,重塑子宫脉管系统,为胚胎发育提供充足的营养。同时,滋养细胞在螺旋动脉内外密切接触蜕膜免疫细胞,启动免疫识别和应答过程,所产生的细胞因子形成网络,对于调节母-胎界面免疫应答,调控滋养细胞的生长、分化和侵袭,维持妊娠发挥重要的局部调节作用。

滋养细胞的侵袭过程类似于肿瘤细胞(图 11-1)。若滋养细胞侵袭不足,则螺旋动脉可保留其收缩功能,使过多的血液流向绒毛间隙,对发育中的胚胎和胎盘增加压力和

氧压力，导致自然流产。另外，妊娠高血压综合征、胎儿宫内发育迟缓等均伴随滋养细胞对螺旋动脉壁侵袭不足或缺失；促进滋养细胞生物学功能可明显改善自然流产模型小鼠妊娠的转归。

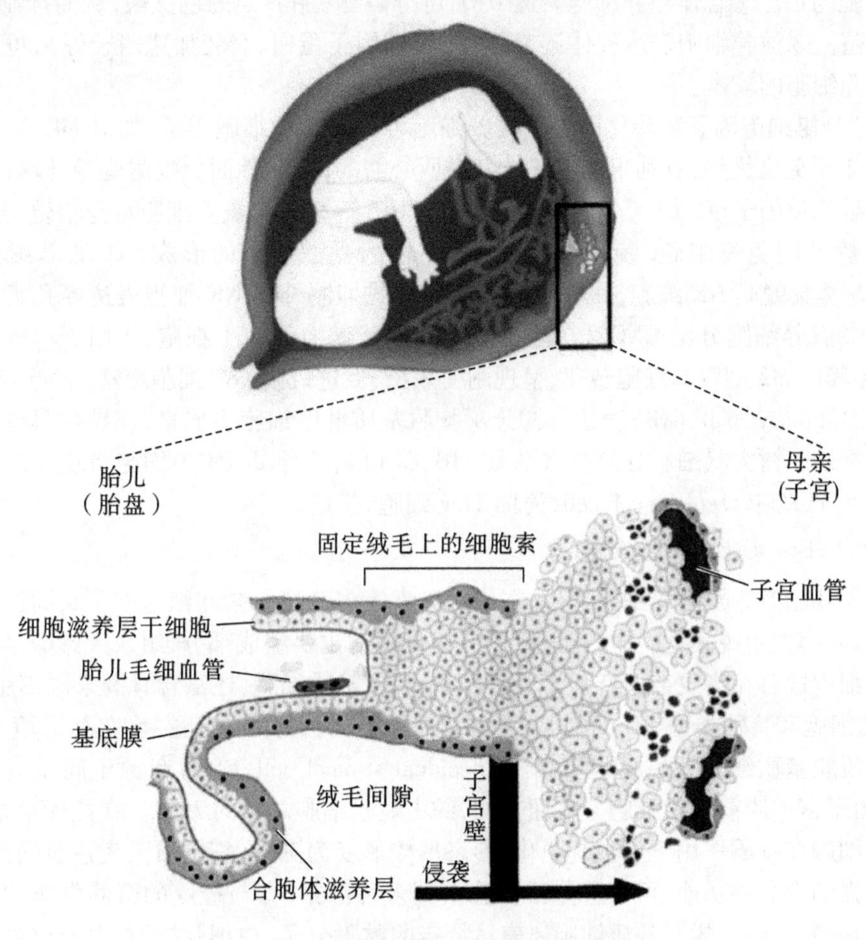

图 11-1　人妊娠早期母-胎界面解剖结构

下图为局部放大后的母-胎界面组织学结构

作为唯一与母体蜕膜及其免疫活性细胞直接接触的胚胎细胞，滋养细胞在母-胎免疫耐受中起着至关重要的作用，具有重要的免疫功能。

(1)表达 HLA-G 抗原　滋养细胞不表达经典的 MHC Ⅰ、Ⅱ类分子如 HLA-A、HLA-B抗原，从而逃逸了母体对胚胎同种异体移植物的排斥；但完全缺乏 MHC Ⅰ类分子的胚胎易被 NK 细胞杀伤，绒毛外细胞滋养细胞表面可特异性高表达非经典的 MHC Ⅰ类抗原 HLA-G 和 HLA-C，并分泌可溶性 HLA-G 进入母血。HLA-G 可在母-胎界面发挥如下作用：①HLA-G 可与 NK 细胞表面某些抑制型受体（NK 细胞抑制性受体 2DL4、免疫球蛋白样转录物 2、免疫球蛋白样转录物 4 等）结合，但不与激活型受体（如 CD160）结合，从而抑制母体 NK 细胞对滋养细胞的杀伤效应，并参与诱导母体对父系抗原特异性免疫耐受;②与 CD8 结合,通过启动 Fas/FasL 途径而诱导 $CD8^+$T 细胞凋亡,并可抑制 $CD4^+$T 细胞增殖,协助清除绒毛间隙中的母体 T 细胞。

(2)分泌抑制性蛋白 ①滋养细胞表达 FasL,与 T 细胞表面 Fas 结合而导致邻近蜕膜 T 细胞凋亡。②合体滋养细胞表达 IDO,可分解母-胎界面的色氨酸,从而抑制局部 T 细胞增殖。③滋养细胞表达补体调节蛋白(膜辅因子蛋白、衰变加速因子等),可阻断补体对滋养细胞的攻击。

(3)分泌细胞因子和趋化因子 滋养细胞可分泌多种细胞因子,如 IL-4、IL-12 等,呈现 Th2 型免疫优势,有利于形成正常妊娠所必需的母-胎界面免疫耐受微环境;同时可分泌大量趋化因子(CCL3、CCL2、CXCL12、CXCL16 等),促进滋养细胞自身增殖、分化,并募集大量外周免疫细胞,参与母-胎界面免疫耐受微环境的形成。①滋养细胞分泌 CXCL12,募集蜕膜 NK 细胞,并以剂量依赖性方式抑制外周 NK 细胞表达穿孔素与杀伤活性。②滋养细胞分泌 CXCL16,募集蜕膜单核巨噬细胞和 T 细胞,作用于单核巨噬细胞,诱导其向 M2 型巨噬细胞转化,呈现耐受表型;促进蜕膜 γδT 细胞增殖,下调 γδT 细胞颗粒酶 B(granzyme B,GrB)表达。③分泌胸腺基质淋巴细胞生成素,训导蜕膜树突状细胞并促进蜕膜树突状细胞分泌高水平 IL-10、CCL17,诱导 $dCD4^+$T 细胞呈现 Th2 型偏移及调节性 T 细胞(regulatory T cell,简称 Treg 细胞)扩增。

(二)母体来源的蜕膜细胞

随着胚胎着床及滋养细胞入侵,在妊娠激素等内分泌因素和细胞因子共同调节作用下,子宫内膜发生蜕膜化。蜕膜是母-胎界面母体的主要组成部分,组成人妊娠早期子宫蜕膜的细胞成分相当复杂而特殊,不仅含大量蜕膜基质细胞,还富含骨髓来源细胞(巨噬细胞、T 细胞和特殊类型 NK 细胞等),形成母-胎界面独特的内分泌-免疫微环境。

1.蜕膜基质细胞 蜕膜基质细胞(decidual stromal cell,DSC)起源于间质成纤维细胞,是由子宫内膜前基质细胞分化而来的,约占蜕膜细胞总数的75%。在妊娠早期,前蜕膜基质细胞在孕酮作用下发生蜕膜化,形态由梭形变为圆形,细胞质高表达肌间线蛋白,具有很强的内分泌功能,可大量分泌催乳素等多种激素,参与蜕膜的营养供应并形成内分泌微环境。此外,蜕膜基质细胞还表达特定的黏附分子、白细胞抗原,以及分泌多种细胞因子和抑制性蛋白,调节蜕膜局部免疫细胞的功能,参与母-胎免疫耐受状态的维持。

(1)DSC 可表达特定黏附分子、白细胞分化抗原(CD10、CD13)、共刺激分子(CD80、CD86),在蜕膜局部将胚胎抗原提呈给蜕膜 T 细胞,介导母-胎间免疫应答或耐受。

(2)DSC 接受滋养细胞旁分泌的 CXCL12,表达 CD82,参与母-胎界面滋养细胞与 DSC 的"交叉对话",调控滋养细胞的适度侵袭。

(3)DSC 通过分泌趋化因子及表达相应的黏附分子,对于蜕膜免疫细胞的驻留,维持免疫细胞的组成格局及其功能调控至关重要。研究发现,人妊娠早期 DSC 可高水平表达趋化因子受体 CCR2、CCR5 和 CCR10,CCR2 配体 CCL2、CCL13,CCR10 配体 CCL28;中等水平表达 CCL7 和 CCL27。蜕膜基质细胞通过分泌 CCL2,可上调蜕膜免疫细胞分泌 IL-4 和 IL-10,下调 IFN-γ 和 TNF-α 分泌,参与维持母-胎界面 Th2 型免疫优势。

2.蜕膜免疫细胞 在排卵后,女性子宫内膜从增生期转变为分泌期,为受精卵着床做准备。胚胎着床后的妊娠早期,伴随着子宫内膜蜕膜化,母体内大量免疫细胞迁移至子宫蜕膜,参与维持母-胎免疫耐受和抗感染免疫。蜕膜免疫细胞的构成极为特殊,主要包括NK细胞($CD56^{bright}CD16^{-}$,约占70%)、T细胞(约占15%)、巨噬细胞(约占15%)和少量树突状细胞(1%)。它们具有如下特点:①特殊的功能亚群,即$CD56^{bright}CD16^{-}$NK细胞、γδT细胞、M2型巨噬细胞细胞(主要产生抑炎细胞因子);②表达特殊活化标志及产生多种细胞因子,在母-胎界面局部发挥着不同于外周的免疫调节作用,形成特征性Th2型免疫优势;③通过旁分泌某些细胞因子,调控滋养细胞生长、分化和迁移,对妊娠维持起重要的局部调节作用。

(1)蜕膜NK细胞 外周血中的NK细胞占淋巴细胞总数的5%左右,其中的90%~95%为$CD56^{dim}CD16^{+}$NK细胞,以杀伤功能为主;仅有少部分为$CD56^{bright}CD16^{-}$NK细胞,以分泌细胞因子、免疫调节功能为主。妊娠后,子宫内膜在胚胎着床及妊娠相关激素的影响下发生蜕膜化,蜕膜内出现大量的$CD56^{bright}CD16^{-}$NK细胞(dNK),蜕膜$CD56^{bright}CD16^{-}$NK细胞主要是由外周血募集,并在蜕膜局部被训导成蜕膜NK细胞表型,也可以由子宫母-胎界面产生IL-22的未成熟NK前体细胞($CD34^{-}CD117^{+}CD94^{-}$)发育而来。

$CD56^{bright}CD16^{-}$NK细胞是蜕膜免疫细胞的主要组成部分,可占蜕膜免疫细胞的70%左右,与外周的$CD56^{dim}CD16^{+}$ NK细胞比较具有不同的生物学特性,它们的趋化因子受体表达谱亦存在差异,主要通过分泌细胞因子、趋化因子等免疫分子而发挥免疫调节功能,具有如下生物学特点。①趋化运动:蜕膜NK细胞表达CCR7,并能被CCL19、CCL21趋化,而不表达CCR7的$CD56^{dim}CD16^{+}$ NK细胞不能被趋化。另外,母-胎界面滋养细胞分泌CXCL12(又称为基质细胞衍生因子1),对蜕膜NK细胞具有更强的特异趋化作用。②参与母胎耐受:人妊娠早期母-胎界面滋养细胞大量分泌CXCL12,可上调蜕膜NK细胞的耐受表型,并诱导Th2细胞免疫优势,同时下调蜕膜NK细胞的细胞毒性和杀伤功能,从而有利于形成母-胎界面免疫耐受微环境。③参与胎盘发育和胎盘血管形成:蜕膜NK细胞可以通过分泌细胞因子,为滋养细胞侵入创造合适的蜕膜环境。螺旋动脉重塑过程依赖于活化的蜕膜NK细胞分泌的大量IFN-γ;IFN-γ可解离底蜕膜螺旋动脉血管壁的完整性,使螺旋动脉内皮和平滑肌细胞的紧密结构松散化,有利于滋养细胞入侵并取代,完成子宫螺旋动脉重塑。④表型特征:蜕膜NK细胞表达某些NK细胞抑制性受体,可与胎儿组织细胞表面HLA-C2等结合,蜕膜NK细胞的某些NK细胞抑制性受体表型与子痫前期密切相关。

(2)蜕膜T细胞 T细胞约占蜕膜免疫细胞的15%,主要参与维持母-胎免疫耐受和妊娠期抗感染免疫,具有如下特征。①蜕膜T细胞主要为γδT细胞,而不是αβT细胞。②围着床期子宫内膜局部出现Th2细胞偏移,有利于着床和维持妊娠。在正常妊娠中,蜕膜局部分泌IL-4的细胞数目远大于分泌IFN-γ的细胞;分布于蜕膜的T细胞主要以Th2型细胞为主,表明Th2型细胞对着床和妊娠维持起重要作用;胚胎来源的滋养细胞可以通过分泌胸腺基质淋巴细胞生成素活化蜕膜树突状细胞,并训导$CD4^{+}$T细胞向调节性Th2细胞分化。③妊娠期母体的外周血、蜕膜及胎儿的脐带血都存在Treg细胞扩增,显示其在母-胎免疫耐受形成中发挥作用。④人外周血与母-胎界面均存在Th17细胞,妊娠早期妇女蜕膜组织中Th17细胞亚群显著增加,且显著高于外周血,提示Th17细胞在母-胎界面发挥调节作用。

(3)蜕膜单核巨噬细胞　母-胎界面存在丰富的单核巨噬细胞,约占蜕膜免疫细胞的15%。滋养细胞和蜕膜基质细胞可分别分泌 CXCL16 和 CCL2,共同从外周血中募集单核巨噬细胞。巨噬细胞参与胚胎植入、胎盘发育及宫颈成熟等妊娠过程。蜕膜巨噬细胞主要为 M2 表型[高表达 RANK(receptor activator of nuclear factor kappa B)、CD206、CD209及 CD11c],即耐受型巨噬细胞,对同种异体胚胎表现为免疫耐受状态。滋养细胞及蜕膜基质细胞产生的 RANKL 可下调蜕膜巨噬细胞表面共刺激分子 CD80、CD86 的表达,抑制IL-12、IL-23 的分泌;滋养细胞通过分泌胸腺基质淋巴细胞生成素来训导蜕膜树突状细胞,可上调 IL-10 与 CCL17 的分泌。经训导的蜕膜巨噬细胞可进一步诱导蜕膜初始 T 细胞分泌高水平的 IL-4、IL-10,并抑制 TNF-α及 IFN-γ的分泌,诱导蜕膜 $CD4^+$T 细胞呈现Th2 型偏移及 Treg 细胞扩增,从而参与母胎耐受形成。

综上所述,妊娠早期母-胎界面存在特殊的细胞类型,如蜕膜基质细胞、特征性的蜕膜免疫细胞、滋养细胞等,母-胎界面免疫耐受的形成是母、胎双方的细胞通过特定的分子间相互作用的结果:来自胎儿一方的滋养细胞表达胚胎抗原并分泌细胞因子,以逃避母体免疫系统攻击;而母体蜕膜则形成以固有免疫为主的调节机制,以利于胚胎存活。在这一相互作用过程中,母、胎双方形成了细胞-细胞因子-细胞外基质-局部性激素相互作用、相互调节的复杂网络,从而精密调控母体免疫状态和胚胎生长发育,直至分娩完成。

三、母-胎免疫耐受机制

母-胎免疫耐受及其机制一直是困惑免疫学家的难题。从免疫学意义上说,妊娠相当于一次成功的同种异体移植。从理论上讲,同种异基因组织器官移植必然会发生排斥反应。人是二倍体动物,胎儿携带的父方 MHC 抗原能够刺激母体免疫系统,产生各种免疫细胞参与的免疫应答,母体也确实可产生针对父方 HLA 的免疫应答,如多次妊娠的母体内可检出抗父亲异型 HLA 的抗体,早期用于 HLA 血清学分型的抗体即来源于此;但成功的妊娠过程最终却表现为母体对胚胎抗原形成免疫耐受,胎儿作为一种特殊的同种移植物,得以在母体内长期存活,直至安全分娩。

迄今为止,胎儿逃脱母体免疫攻击的机制尚未完全被阐明,近年人们对母-胎免疫耐受的机制提出了某些新观点。

1. 母-胎界面 HLA 分子表达特点　胚胎滋养细胞具有特征性的 HLA 分子表达格局,从而参与妊娠早期胎盘形成和维持正常妊娠,其机制如下。①位于母-胎界面的胎儿滋养层细胞不表达经典 HLA Ⅰ类分子(HLA-A、HLA-B),从而可逃逸母体细胞毒性 T 细胞(cytotoxic T cymphocyte,CTL)对胎儿(半异体移植物)细胞的杀伤作用。②为避免因完全缺乏 MHC Ⅰ类分子而易被 NK 细胞杀伤,人绒毛外细胞滋养细胞特异性地表达非经典的 MHC Ⅰ类抗原 HLA-G。HLA-G 仅表达于绒毛外细胞滋养细胞,呈现有限的基因多态性,迄今为止人们共发现 HLA-G 有 7 种亚型,4 种为膜型,3 种为分泌型。③HLA-G 主要通过与妊娠早期蜕膜 NK 细胞抑制性受体结合,向细胞内传导相应的抑制性信号,抑制NK 细胞对胎儿细胞的细胞毒作用。④除表达 HLA-G 外,人滋养细胞还可表达 HLA-C

及非经典 MHC Ⅰ类分子 HLA-E 与 HLA-F,这些分子和 HLA-G 一样,可以和 NK 细胞抑制性受体结合,抑制 NK 细胞的细胞毒作用。⑤绒毛外细胞滋养细胞还可产生可溶性 HLA-G,也参与形成母-胎界面免疫抑制微环境。

临床资料显示,滋养细胞 HLA-G 表达障碍可致反复妊娠失败(包括不明原因习惯性流产)及产前子痫等妊娠疾病发生。因此,由非经典 MHC Ⅰ类分子启动,经 NK 细胞抑制性受体介导的抑制性信号通路,对于蜕膜 NK 细胞参与母-胎免疫耐受至关重要,从而决定妊娠结局。

2. 母-胎界面 Th2 型免疫优势　母-胎界面是 Th2 型免疫占优势的免疫微环境,对于认识妊娠期母-胎免疫耐受的形成与维持起到了重要推动作用。一系列研究证实,母体对胚胎免疫耐受与 Th2 型免疫偏移密切相关。子宫上皮细胞和滋养层细胞可分泌 TGF-β、IL-4 和 IL-10 等,从而抑制 Th1 细胞应答,导致 Th2 细胞偏移,参与母-胚耐受的建立和维持。妊娠早期母-胎界面及外周血 Th2 细胞偏移是妊娠成功的标志;而 Th1 细胞偏移,则导致妊娠失败。动物实验也证实,给予外源性 Th1 型细胞因子(IFN-γ 和 IL-12等),可引发类似于人自发流产的反应。因此,Th2 型免疫偏移在母-胎免疫应答,即母-胎免疫耐受中起着承上启下的作用。但是参与诱导并维持母-胎免疫耐受所需的 Th2 型免疫偏移的确切机制尚未被阐明。

目前,研究者从一系列体外实验的结果提出了一个可能的机制,已经证实正常人妊娠早期滋养细胞可表达胸腺基质淋巴细胞生成素;蜕膜树突状细胞可表达胸腺基质淋巴细胞生成素功能性受体γ链。应用重组人胸腺基质淋巴细胞生成素刺激蜕膜树突状细胞,或与胚胎来源的滋养细胞共培养,均可激活蜕膜树突状细胞;活化后的蜕膜树突状细胞可以分泌高水平 IL-10、CCL17 及低水平 TNF-α;而抗-胸腺基质淋巴细胞生成素中和抗体能够抑制滋养细胞对蜕膜树突状细胞的这种训导作用,使蜕膜树突状细胞分泌 IL-10与 CCL17 下降至对照组水平,证实这种训导作用确由胸腺基质淋巴细胞生成素及其受体介导。用经胸腺基质淋巴细胞生成素或滋养细胞训导的蜕膜树突状细胞处理蜕膜 $CD4^{+}$T 细胞,Th2 型转录因子 GATA-3 水平及 Th2 型细胞因子 IL-4、IL-10 的分泌水平均显著升高;而 Th1 型因子 IFN-γ与 TNF-α水平均显著降低。因此,可能的机制是滋养细胞通过分泌胸腺基质淋巴细胞生成素训导蜕膜树突状细胞,并使蜕膜树突状细胞分泌高水平 IL-10 与 CCL17;进一步诱导蜕膜 $CD4^{+}$T 细胞呈现 Th2 型偏移,从而形成有利于生理妊娠所需的母-胎界面免疫耐受微环境。

3. 共刺激信号的调节作用　T 细胞活化除了需要 TCR 传递第一信号外,还需要共刺激分子传递第二信号。经典的共刺激分子是 B7-1(CD80)和 B7-2(CD86),它们与其相应受体 CD28 或细胞毒性 T 细胞相关抗原-4 相互作用,在 T 细胞生长、分化和凋亡中起重要调节作用。正常妊娠蜕膜可组成性表达 B7-2、细胞毒性 T 细胞相关抗原-4;而自然流产者蜕膜高表达 B7-2,低表达细胞毒性 T 细胞相关抗原-4。于围着床期或妊娠早期联合应用 CD80 和 CD86 单克隆抗体阻断共刺激信号,能明显改善自然流产模型的妊娠预后。干预共刺激信号后,母-胎界面 CD80/CD86 的表达显著下调,而细胞毒性 T 细胞相关抗原-4 的表达显著升高;母-胎界面 IL-4、IL-10、TGF-β等 Th2 型细胞因子表达显著升高,而 Th1 型细胞因子 IFN-γ和 TNF-α表达则显著下降,从而呈现 Th2 型免疫优势。

下调共刺激信号还可以提升妊娠期外周血中 Treg 细胞的比例。因此,T 细胞共刺激信号的阻断或抑制,可能与免疫耐受微环境的形成有密切关系。

B7 家族的新成员有 B7-H1、B7-H2、B7-H3 和 B7-DC 分子,与相应的受体结合,也参与调节细胞和免疫应答。与经典的 CD80/CD86-CD28 共刺激信号不同,新发现的 B7 家族成员主要介导负性信号,如 B7-H1 和 B7-DC 所作用的受体是程序性死亡 1(programmed death-1,PD-1),B7-H2 的受体是诱导性共刺激分子。

一系列实验研究证实,这些共刺激信号分子在母-胎免疫耐受中发挥着重要调节作用。①B7-H1(PD-1)可介导妊娠期母-胎免疫耐受。妊娠过程中封闭 B7-H1 信号则导致异基因妊娠模型流产率增加,但不增加同基因妊娠模型的胚胎吸收。②B7-H1 基因敲除孕鼠 Th1 细胞/Th2 细胞比例升高,流产率增加。B7-H2、B7-H3 在整个妊娠期高表达于绒毛外细胞滋养层细胞,可诱导妊娠期蜕膜 Th2 型免疫应答和抑制 Th1 型免疫应答。因此,妊娠早期共刺激信号调控直接关系着胚胎命运及妊娠结局。

4. 母-胎界面微环境中 IDO 水平升高　色氨酸属于必需氨基酸,参与细胞活化和增殖。IDO 是肝以外唯一催化色氨酸沿犬尿酸途径分解代谢的限速酶,在淋巴组织和胎盘中广泛表达,其活性增强可导致组织细胞局部出现“色氨酸饥饿”,其水解色氨酸的中间代谢产物也具有细胞毒性,可致淋巴细胞损伤和凋亡。母-胎界面滋养细胞和抗原提呈细胞可高表达 IDO,从而负调控针对胎儿抗原的 T 细胞应答,并抑制 CTL 对胎儿组织的杀伤效应。实验研究发现,妊娠早期应用 IDO 抑制剂可致同种异基因胎鼠被快速排斥,但对同基因胎鼠无影响。因此,母-胎界面滋养细胞与抗原提呈细胞表达丰富的 IDO,对于保护胎儿免遭母体的免疫排斥反应至关重要;抑制 IDO 活性,则会导致 T 细胞依赖性的妊娠失败。

5. Treg 细胞负调节作用　$CD4^+CD25^+$Treg 细胞在维持免疫微环境稳定和免疫耐受中起关键作用。近年研究发现,妊娠期母体外周血、蜕膜及胎儿脐带血内均含大量 Treg 细胞;正常妊娠孕妇外周血中 Treg 细胞比例显著高于自然流产患者。动物实验研究显示,动物模型正常妊娠组 Treg 细胞数显著高于自然流产组;过继转输 Treg 细胞至流产模型小鼠,可显著改善妊娠预后。可见,Treg 细胞在母-胎免疫耐受的形成和维持中发挥重要作用。此外,Treg 细胞亦参与形成妊娠期特有的从母-胎界面到外周的 Th2 型免疫优势。

6. 补体激活受阻　滋养层细胞和子宫蜕膜可高表达补体 C3 和 C4 的抑制分子补体受体相关基因 Y(Crry),从而阻断母体内抗同种抗原的抗体循经典途径激活补体。

第二节　母-胎免疫调节异常的相关疾病

一、反复自然流产

反复自然流产(recurrent spontaneous abortion,RSA)是一种常见妊娠并发症,80%以上患者病因不明,仅少数病例可明确是因内分泌、染色体异常及生殖道畸形或占位性病变等因素致病。近年研究发现,多数RSA患者体内缺乏封闭抗体,可能是原发性流产和继发性流产的共同致病因素。研究证实,RSA发病与免疫功能异常相关,本质上是母体对胚胎抗原的免疫排斥反应。

妊娠失败的母-胎界面中,免疫细胞与非免疫细胞间存在"交互对话"功能障碍,免疫细胞呈现出明显的免疫排斥表型。①滋养细胞表达HLA-G下降,趋化因子分泌被抑制,使得蜕膜NK细胞抑制性受体介导的细胞内信号通路被抑制,进而导致NK细胞杀伤胚胎来源的滋养细胞。②Th1型细胞偏移,而不是Th2型免疫优势。③经典的共刺激信号如CD80、CD86及CD28上调,而抑制性共刺激信号细胞毒性T细胞相关抗原-4、PD-1及B7-H1均下调,不利于形成免疫耐受。④Treg细胞比例显著低于正常妊娠。动物实验显示,于着床期干预经典的共刺激信号,或过继转输胚胎抗原特异性Treg细胞,能成功挽救濒临失败的胚胎,使母-胎界面免疫细胞恢复至正常生理妊娠表型。

依据母-胎免疫耐受的异常环节及母-胎界面免疫病理特征,RSA可分为如下类型。①母-胎免疫识别低下型(Ⅰ型):此型是RSA的主要病因类型,特征为缺乏封闭抗体。其中原发性流产常表现为封闭抗体及封闭抗体的抗独特型抗体共同缺乏;继发性流产仅表现为封闭抗体的抗独特型抗体缺乏。上述封闭抗体的缺乏可能使得母体细胞毒性T细胞的功能增强,并产生过高的细胞因子,从而杀伤胚胎组织细胞,导致RSA的发生。②母-胎免疫识别过度型(Ⅱ型):此行可分为两类,一类是自身免疫异常型(抗透明带抗体、抗磷脂抗体等),磷脂成分通过与β_2-糖蛋白结合,暴露其特异性抗原表位而与抗磷脂抗体结合,可介导血小板与血管内皮细胞黏着,促使血栓形成,随胎盘血管血栓形成加重,引起胎盘梗死,导致流产;另一类是同种免疫异常型(母-胎ABO血型不合),体内血型抗体异常增高,作用于滋养层细胞或通过胎盘进入胎儿体内,导致胎儿-胎盘单位组织细胞损伤,严重者可致流产。③母-胎免疫识别紊乱型(Ⅲ型):此型表现为母体对胚胎免疫保护作用削弱及对胚胎免疫损伤作用增强,机制为体内封闭抗体缺乏;对表达自身抗原及同种抗原的组织细胞损伤作用异常增高。

针对RSA不同的病因分型,可分别采取相应的免疫治疗策略,如针对Ⅰ型患者,可以采取诱导父系抗原或胚胎抗原特异性免疫耐受的治疗策略;治疗Ⅱ型患者,可直接采用免疫抑制剂;对于Ⅲ型患者,则需要复合免疫调节治疗策略。

二、子痫前期

子痫前期是发病率较高的妊娠期特有疾病,主要病理是全身小动脉痉挛所导致的高血压、蛋白尿和水肿，重症可致多器官严重缺血缺氧及功能衰竭、胎盘早剥、死胎等，严重时危及母儿健康，是引起孕产妇及围产儿死亡的重要原因之一。该病的主要发病机制：母-胎免疫耐受被打破，母体免疫细胞对滋养细胞发动攻击，引发免疫排斥反应。造成母-胎免疫耐受不良的原因可能有以下几种。

1. 母-胎免疫不合　免疫流行病学研究发现，人类 MHC Ⅰ类分子的基因多态性与子痫前期发病密切相关。其机制：①HLA 基因的多态性，其与母体对胚胎抗原应答的水平差异有关；②某些 HLA 复合体基因座（HLA-DQB1 与抗原加工相关转运体、低分子量多肽、TNF、热休克蛋白 70 等）的等位基因可能与子痫前期致病基因连锁；③患者夫妇或母儿间存在共享 HLA-A、HLA-B 及 HLA-DR4 抗原基因，胎儿抗原不能有效致敏母体，影响母体产生封闭抗体，不能有效保护胚胎抗原，导致发病。

2. 胎儿抗原负荷过重　跨越胎盘屏障进入母体血循环的胎儿细胞类型包括滋养细胞、淋巴细胞、有核红细胞。正常妊娠时约有 10 万个滋养细胞进入母体循环，可通过与相应抗体结合为免疫复合物而被母体网状内皮系统吞噬。子痫前期患者进入子宫静脉的滋养细胞较正常孕妇高 20 倍，过多的胎盘脱落细胞颗粒及胎盘激素产物可明显促进单核细胞及粒细胞激活并产生活性介质（细胞因子、蛋白酶及游离自由基），导致内皮广泛损伤及血管舒缩功能失常。临床上，伴有胎盘亢进症的异常妊娠（葡萄胎、糖尿病、多胎等）易并发子痫前期。

另外，胚胎染色体为三倍体者也易发病，机制：三倍体胚胎内的父系抗原表达显著高于正常二倍体，胎儿抗原负荷加大，成为致病的主要原因。

3. 母体免疫耐受缺陷　母-胎免疫耐受的主要机制之一是与母体直接接触的胎儿滋养细胞不表达经典 MHC Ⅰ类分子，仅表达 HLA-C、HLA-E、HLA-G、HLA-F 等非经典 MHC Ⅰ类分子，后者与蜕膜淋巴细胞表面抑制性受体结合，发挥免疫抑制作用。正常妊娠胎盘 HLA-G 主要表达于具有侵蚀性的滋养细胞表面，而多数子痫前期患者胎盘滋养细胞 HLA-G 与 HLA-C 表达下降或缺失，且外周血可溶性 HLA-G 水平降低，难以启动母体 NK 细胞表面抑制性受体介导的细胞内信号通路，导致母体的保护性屏障缺陷，进一步影响子宫血管转化及胎盘、胎儿生长，最终导致子痫前期。

另外，近年来研究发现，子痫前期患者血清中存在血管紧张素Ⅱ1 型受体（angiotensin Ⅱ type 1 receptor，AT1-R）自身抗体，胎盘局部的促炎细胞因子通过 AT1-R 自身抗体刺激 AT1-R，导致抗血管因子可溶性血管内皮生长因子受体 1 及可溶性内皮联蛋白分泌增加，继而血压升高。因此提出了子痫前期发病的自身免疫学说，认为子痫前期属于自身免疫病，或是由母体排斥胎儿同种异型抗原所诱发的异常自身免疫应答。

综上所述，子痫前期发病可能的机制是在免疫遗传因素基础上，同时存在滋养细胞抗原超负荷，导致母-胎免疫平衡失调，免疫营养作用被破坏，滋养细胞遭免疫损伤而功能异常，导致血管重塑障碍。

第三节　生殖道黏膜免疫调节

一、女性生殖道黏膜免疫系统的组织解剖特点

黏膜是机体与外界沟通的最大屏障，也是外源性抗原进入机体的主要门户。为了增强黏膜对外部感染和抗原的抵抗力，在呼吸道、肠道及泌尿生殖道黏膜的固有层和上皮细胞下，广泛分布着无包膜的淋巴组织，称为黏膜相关淋巴组织，其没有输入淋巴管道，抗原由黏膜上皮表面进入。与胃肠道存在着正常菌群不同，生殖道自子宫颈阴道部以上为无菌环境，宫颈内口是否无菌取决于机体所处月经周期的阶段。阴道和宫颈部的复层扁平上皮具有屏障功能，可清除病原体，同时允许精子通过。

生殖道和肠道有着相同的胚胎起源且解剖部位接近，但是两者的黏膜免疫系统组织，无论结构和生理功能都存在显著差异。生殖道黏膜淋巴组织特点：①人类女性生殖道黏膜未发现 M 细胞（membranous cell）；②发挥抗原提呈作用的细胞除了经典的巨噬细胞、树突状细胞和 B 细胞外，生殖道黏膜上皮细胞（包括阴道、宫颈、输卵管上皮、子宫内膜上皮）及基质细胞均具有抗原提呈功能，并受 MHC Ⅱ类分子限制；③绝经前妇女子宫基底膜存在集合淋巴结，其受月经周期影响，感染、妊娠状态下集合淋巴结内淋巴细胞明显增多。

二、女性生殖道黏膜的免疫细胞

（一）女性生殖道黏膜的固有免疫细胞

1. 白细胞　女性生殖道黏膜中白细胞占细胞总数的 6% ~20%，输卵管和子宫内白细胞比例比宫颈和阴道高，绝经后子宫内膜白细胞减少。白细胞中多数是 T 细胞（占白细胞数的 30% ~60%），输卵管内有很多粒细胞，而其他生殖道组织中粒细胞数目很少。子宫内膜含大量白细胞，分布于上皮间和基质内，可弥散分布，也可聚集于腺体附近。月经周期不同时相，子宫内膜中白细胞数量和构成比各异。子宫白细胞不表达雌激素/孕激素受体，故女性激素可能是通过表达雌激素/孕激素受体的上皮细胞或基质细胞而发挥调控作用。

2. 抗原提呈细胞　有效的免疫应答有赖于抗原提呈细胞将抗原提呈给 T 细胞，启动 T 细胞活化及免疫效应。生殖道组织中均含有一定数量的 B 细胞和巨噬细胞，如恒河猴阴道、宫颈阴道部、颈管的黏膜下有中等数量 $CD68^+$巨噬细胞，生殖道黏膜下层存在不同数量 $CD20^+$B 细胞；某些动物阴道黏膜下和宫颈阴道部黏膜下存在集合淋巴结，内含巨噬细胞和 B 细胞。

朗格汉斯细胞主要分布于阴道和宫颈黏膜上皮，周围是激素依赖性、呈周期变化的上皮细胞，具有抗感染作用，同时可以耐受精子抗原。宫颈和阴道黏膜的 $CD1a^+$朗格汉斯细胞在不同区域有差别，但数目和分布与月经周期无关。朗格汉斯细胞数目与月经周

期宫颈阴道部和阴道上皮厚度的变化相关,但并不伴有上皮内免疫细胞数量改变。除经典的抗原提呈细胞(如巨噬细胞、树突状细胞、B细胞)外,女性生殖道黏膜上皮细胞也可提呈抗原,并且受MHCⅡ类分子限制。阴道、宫颈、输卵管上皮、子宫内膜上皮和基质细胞也显示有抗原提呈能力。

(二)女性生殖道黏膜的适应性免疫细胞

子宫内膜中含有集合淋巴结,以B细胞为中心,周围聚集有大量$CD8^+$T细胞,外围是巨噬细胞环。巨噬细胞、$CD4^+$T细胞、$CD8^+$T细胞、$CD56^+$ NK细胞分布于整个子宫内膜。子宫内膜T细胞2/3以上是$CD8^+$T细胞,多数为αβT细胞,γδT细胞只占5%~10%,且在月经周期中相对稳定。

输卵管、宫颈、阴道则缺乏集合淋巴结,但分布有$CD8^+$T细胞和$CD4^+$T细胞及巨噬细胞。宫颈阴道部和阴道的基质中含少量T细胞,宫颈阴道部和阴道上皮内有大量的$CD8^+$T细胞。宫颈阴道部T细胞可表达CCR5,是人类免疫缺陷病毒1型感染的协同受体。宫颈阴道黏膜分布的$CD4^+$T细胞、$CD8^+$T细胞、$CD20^+$B细胞及浆细胞等免疫活性细胞,其类型在不同区域各异,但数目和分布与月经周期无关。浆细胞位于宫颈管内、宫颈阴道部、阴道和输卵管,宫颈管内和输卵管上皮细胞持续表达分泌片。T细胞、巨噬细胞、树突状细胞分布于整个下生殖道上皮,宫颈和阴道$CD3^+$T细胞的细胞毒活性较高,且与月经周期无关,但子宫内T细胞的细胞毒活性受性激素调节。

三、女性生殖道黏膜免疫机制

迄今为止,人们对生殖道黏膜免疫的机制所知有限。女性生殖道免疫应答有其特殊性,既涉及对细菌病毒等病原体的防御,又涉及对同种异体精子、胎儿的耐受。由于无菌的上生殖道和有菌的下生殖道的免疫微环境不同,生殖道黏膜上皮细胞对病原体的应答也不相同。既往研究发现,由于女性生殖道缺乏完整的淋巴结构,在生殖道局部诱发有效的黏膜IgA产生极其困难,故有赖于佐剂的辅助。

1. 女性生殖道黏膜的抗体产生　黏膜免疫系统按功能不同可分为两个部位:黏膜诱导部位和黏膜效应部位,从黏膜诱导部位(如支气管相关淋巴组织或肠相关淋巴组织)到黏膜效应部位(呼吸道、消化道、泌尿生殖道的固有层和分泌腺体),称为共同黏膜免疫系统。共同黏膜免疫系统致敏的淋巴细胞经体循环至各个黏膜效应部位,发挥针对同一抗原的黏膜免疫效应,与起始的诱导部位无关。不同免疫途径,如口服、经肠道、喷鼻都可诱导共同黏膜免疫应答。

女性生殖道黏膜系统表达的成分有其特点。人类女性生殖道黏膜系统主要产生IgG,也可产生分泌型IgA,但缺乏产生共同黏膜免疫应答的典型黏膜相关淋巴组织。用抗原经生殖道免疫,可在局部产生抗原特异性IgA,而在其他黏膜部位的免疫应答也可以通过共同黏膜免疫而在生殖道黏膜局部产生特异性抗体。

宫颈局部浆细胞可分泌IgA及少量IgG和IgM。IgA分泌细胞可合成J链及组装多聚IgA。宫颈黏液中约80% IgA呈多聚体形式,而阴道液中多聚体形式仅为55%。大鼠子宫上皮细胞可高表达多聚IgA受体。动情周期中,子宫组织内多聚IgA受体mRNA水平与蛋白表达水平相关,并受雌激素和孕酮调节。人类子宫内膜偶尔可检出表达免疫球蛋白的浆细胞,但子宫内膜本身产生的IgA很少,宫腔内的IgA大部分是由组织合成并转移而来。近年研究发现,人类宫颈管分泌物中免疫球蛋白水平比宫颈阴道分泌物高。在宫颈管和宫颈阴道分泌物中,IgG占80%,IgA占12%;而消化道黏膜分泌物中IgA占80%。宫颈管和宫颈阴道分泌物中IgG和IgM主要来自血清,而IgA和分泌型IgA由局部合成并分泌。IgA和分泌型IgA水平降低可能与阴道及宫颈对感染的敏感性有关。

由于存在共同黏膜免疫,抗原刺激其他黏膜部位,也可诱导生殖道黏膜免疫组织产生免疫应答。20世纪70年代人们就发现,口服脊髓灰质炎疫苗者可在其子宫、宫颈和阴道分泌物中检出特异性抗体。

用破伤风类毒素和霍乱毒素经口、鼻、皮免疫雌性BALB/c小鼠。在高雌激素水平阶段(动情期和动情前期),经口免疫可显著增强生殖道抗原特异性IgG和IgA水平及粪便中抗原特异性IgG。动情间期经皮免疫,可增强粪便中抗原特异性IgG。动情前期经鼻免疫及动情间期经皮免疫后,抗原特异性T细胞增殖能力最强,女性生殖道和直肠引流淋巴结尤其明显。因此,生殖周期内源性雌激素和孕激素水平可影响疫苗在生殖道和直肠诱导的体液免疫水平。

2. 女性生殖道黏膜的淋巴细胞归巢　女性生殖道黏膜内激活的淋巴细胞通过区域淋巴结进入血循环,再借助淋巴细胞表面归巢受体与黏膜后微静脉内皮细胞表面相应的黏附分子相互作用而返回黏膜固有层。研究发现,不同部位黏膜所表达的受体不尽相同。如生殖道黏膜不表达α4β7整合素的配体——黏膜地址素细胞黏附分子-1,故α4β7阳性T细胞不会迁移至生殖道。人们对生殖道淋巴细胞归巢和居留的机制知之甚少,以下因子可能参与其中。

(1)黏膜相关黏附分子　多种黏附分子参与生殖道的淋巴细胞归巢,如①衣原体感染后,小鼠生殖道黏膜相关淋巴组织中整合素α4β7及其配体黏膜地址素细胞黏附分子-1、E-选择素、P-选择素及配体细胞间黏附分子-1、血管细胞黏附分子-1表达均短暂上调,显示E-选择素在T细胞对生殖道黏膜归巢中发挥作用;②抗原经阴道黏膜免疫小鼠后,E-选择素、细胞间黏附分子、血管细胞黏附分子、血管黏附蛋白-1和上皮钙黏素表达增加;③子宫及阴道血管内皮细胞表面的E-选择素、细胞间黏附分子、血管细胞黏附分子、血管黏附蛋白-1,子宫腺上皮细胞表面的上皮钙黏素,子宫间质细胞表面的细胞间黏附分子,阴道扁平上皮细胞表面的E-选择素、细胞间黏附分子、上皮钙黏素等,均参与淋巴细胞归巢和居留;④生殖道局部T细胞和B细胞表面高表达上述黏附分子的配体αEβ7、淋巴细胞功能相关抗原-1、迟现抗原-4、P-选择素、糖蛋白配体-1;⑤黏膜内皮细胞表面P-选择素、E-选择素及小鼠子宫及阴道血管内皮细胞表面血管黏附蛋白-1,在淋巴细胞紧密黏附和滚动过程中发挥重要作用。

(2)黏膜相关趋化因子　多种趋化因子参与介导生殖道黏膜的淋巴细胞归巢,如①胸腺表达的趋化因子(thymus-expressed chemokine,TECK),即CCL25,与其受体CCR9结合,可活化T细胞选择性上调整合素α4 β7,同时获得对TECK/CCL25的反应性。TECK介导外周血$CCR9^+α4\ β7^+$记忆T细胞归巢至小肠黏膜,经黏膜免疫后,小鼠子宫组织B细胞CCR9表达明显增高,可介导黏膜免疫小鼠B细胞(高表达CCR9)向生殖道归巢。②巨噬细胞炎症蛋白(macrophage inflammatory protein,MIP)及其受体 MIP-3α:MIP-3α/CCL20可募集 $CCR6^+CD45RO^+$T 细胞,趋化黏膜记忆 T 细胞至次级淋巴器官;而生殖道黏膜低表达 MIP-1α/CCL3 和 MIP-1β/CCL4,故 $CCR5^+$T 细胞较少。③黏膜上皮细胞分泌单核细胞趋化蛋白-1,即 CCL2,可介导 CCR^+单核巨噬细胞、T 细胞、NK 细胞、嗜碱性粒细胞趋化和激活。④黏膜相关上皮趋化因子(mucosa associated epithelial chemokine,MEC),即 CCL28,可趋化 CCR10/CCR3 阳性的嗜酸性粒细胞和记忆淋巴细胞至黏膜组织。⑤分型趋化因子可介导 CX3CR1 阳性的单核细胞、T 细胞、NK 细胞等黏附和趋化。⑥T 细胞激活性低分泌因子,即 CCL5,可趋化多种白细胞(中性粒细胞除外),人类免疫缺陷病毒 1 型感染的女性生殖道 T 细胞激活性低分泌因子水平升高,可与人类免疫缺陷病毒 1 型竞争结合共受体。⑦IL-8,即 CXCL8,可趋化中性粒细胞及部分 T 细胞、嗜碱性粒细胞。

四、女性生殖道黏膜免疫的调节

女性生殖道黏膜免疫受抗原、细胞因子及性激素调节,如子宫及阴道上皮细胞和基质细胞的抗原提呈作用受激素和细胞因子调控,随动情周期不同而各异;性激素并不影响生殖道免疫细胞数目和分布,但可通过调节多聚 IgA 受体 mRNA 表达而影响生殖道黏膜免疫。

1. 性激素调节女性生殖道黏膜免疫　月经周期的不同时期,不同激素对不同解剖部位的调节作用各异。多数内源性激素对生殖道免疫的调节机制已被阐明,但外源性合成激素或内分泌失调对生殖道黏膜免疫的影响尚未完全清楚。有证据显示,环境或合成分子可改变正常的生殖道免疫。

(1)性激素调节阴道黏膜免疫　在阴道,雌激素可通过下调共刺激分子表达而抑制抗原提呈。动情期大鼠阴道黏膜抗原提呈作用减弱,可降低机体对精子抗原的敏感性。

(2)性激素调节子宫免疫　①绝经前妇女子宫组织内有集合淋巴结,绝经后缺失。②子宫内膜 $CD3^+$T 细胞胞毒活性受激素调控,绝经后活性最高,绝经前子宫内膜增生期为中等活性,分泌期则呈低度甚至无细胞毒活性。③动情前期子宫上皮抗原提呈作用最强,此时处于排卵前雌激素高峰期,而动情期抗原提呈作用最弱,有利于精子进入子宫而不被排斥。

综上所述,阴道和子宫黏膜免疫受激素调控,月经周期中激素平衡、绝经、使用口服避孕药等均是重要的影响因素。

(3)性激素对乳铁蛋白的影响　乳铁蛋白是一种铁结合糖蛋白,存在于女性生殖道内,可杀死细菌并调节炎症和免疫应答。雌性大鼠生殖道区域不同,其乳铁蛋白表达及对雌激素调控作用的反应性各异。乳铁蛋白在阴道和输卵管峡部上皮持续表达;动情前期和动情期成熟大鼠子宫上皮乳铁蛋白水平升高,故激素可通过调控乳铁蛋白表达而影响女性生殖道黏膜免疫。

2. 细胞因子调节女性生殖道黏膜免疫　如 IFN-γ 或 IL-6 可增强大鼠子宫上皮细胞的抗原提呈功能;IFN-γ 可促进分泌片由组织转运至子宫腔内,使 IgA 水平升高;IFN-γ 可促进上皮内淋巴细胞和多形核白细胞浸润。

另一方面，月经周期可影响宫颈黏膜细胞因子水平，如 IL-10 峰值与排卵前雌激素峰值一致；使用口服避孕药的妇女，IgA、IgG、IL-1β 水平与孕酮水平呈正相关，且宫颈黏液中免疫球蛋白多为 IgA。

3. 免疫途径影响女性生殖道黏膜免疫　由于存在共同黏膜免疫系统，免疫其他黏膜部位可在生殖道产生应答。如经鼻免疫可诱导阴道产生 IgA、IgG，持续至少 1 年，且血清 IgA、IgG 水平高于经阴道免疫；霍乱弧菌蛋白刺激肠黏膜，可诱导生殖道黏膜免疫应答，感染霍乱弧菌的女性其血清不能检出抗霍乱毒素 B 亚单位的分泌型 IgA，但可在宫颈分泌物中检出；经皮肤免疫破伤风类毒素，可使血清、唾液和阴道内特异性 IgG 明显升高，特异性 IgA 轻度升高，子宫和阴道组织黏膜出现较多抗体分泌细胞，而小肠和唾液腺中较少。

五、基于女性生殖道黏膜免疫调节的生育控制

排卵及性交精子进入女性生殖道、精卵结合、受精卵通过输卵管进入子宫腔着床直至早期妊娠，这些生物学事件均发生在女性生殖道黏膜局部，必然涉及生殖道黏膜免疫调节。人们从自然发生的免疫性不孕症及早期妊娠失败中得到启发，尝试应用免疫避孕来进行生育控制。

1. 免疫性不孕症　正常人精液含有多种具有免疫抑制作用的生物活性分子，这些物质进入女性生殖道后，可抑制黏膜局部免疫活性细胞针对精子抗原的免疫应答，并诱导精子抗原特异性免疫耐受。一旦男方发生生殖道炎症，免疫细胞及微生物随精子抗原共同进入女性生殖道，微生物成分及促炎性细胞因子又可作为天然佐剂，激发女性生殖道黏膜免疫细胞，摆脱正常精液免疫抑制因素，进而发生抗同种抗精子免疫。女方生殖道局部与血清中同种抗精子抗体明显相关；免疫活性细胞在生殖道局部致敏后，可进入体循环，产生外周抗精子免疫；女方精子抗体的产生直接与男方生殖道亚临床炎症相关。

免疫性不孕症的治疗应当基于生殖道黏膜免疫调节机制，从诱导配子抗原特异性耐受为目标制订治疗策略；积极处理双方生殖道炎症，仍然是免疫性不孕症的有效治疗措施。

2. 免疫避孕　免疫避孕主要基于生殖道黏膜免疫调节原理，干扰生育过程中任一环节即可达到节育的目的。若要成功攻击靶细胞或中和抗原生物学活性，则需要一定条件：抗原和抗体的相对浓度决定免疫复合物类型和结局。作用于胎儿的抗原必须是 IgG，因为只有 IgG 才能通过胎盘屏障；若可溶性抗原存在于生殖道分泌物中，则 IgA 最为有效；至于 IgE，则应尽量避免使用，以免发生过敏反应。针对精子抗原的免疫反应，必须产生在精子发生、成熟及运送过程中起关键作用的抗原分子上。在免疫避孕疫苗研究设计中，应当优先考虑能激发生殖道黏膜免疫应答的抗原结构。由于大部分免疫避孕疫苗抗原属于自身抗原，为了产生足够的免疫应答，需要选择合适的佐剂类型、接种途径及免疫疗程等。免疫避孕取得成功的关键在于选择男女两性生殖过程中的关键组织特异抗原作为免疫攻击的靶标，并控制抗生育免疫应答强度及持续时间。

思考题

1. 试述母-胎界面的细胞组成及其免疫学特征。

2. 试述母胎界面 HLA 分子表达特点。

3. 依据母-胎免疫耐受的异常环节及母-胎界面免疫病理特征,反复自然流产可分为哪些类型?

4. 试述女性生殖道黏膜免疫机制。

参考文献

[1]ERLEBACHER A. Mechanisms of T cell tolerance towards the allogeneic fetus[J]. Nat Rev Immunol,2013,13(1):23-33.

[2]ARCK P C,HECHER K. Fetomaternal immune cross-talk and its consequences for maternal and offspring′s health[J]. Nat Med,2013,19(5):548-556.

[3]SAMSTEIN R M,JOSEFOWICZ S Z,ARVEY A,et al. Extrathymic generation of regulatory T cells in placental mammals mitigates maternal-fetal conflict[J]. Cell,2012,150(1):29-38.

[4]NARDI FDA S,SLOWIK R,WOWK P F,et al. Analysis of HLA-G polymorphisms in couples with implantation failure[J]. Am J Rep Immunol,2012,68(6):507-514.

[5]NANCY P,TAGLIANI E,TAY C S,et al. Chemokine gene silencing in decidual stromal cells limits T cell access to the matemal-fetal interface[J]. Science,2012,336(6086):1317-1321.

[6]MUNOZ-SUANO A,HAMILTON A B,BETZ A G. Gimme shelter:the immune system during pregnancy[J]. Immunol Rev,2011,241(1):20-38.

[7]HANNA J,GOLDMAN-WOHL D,HAMANI Y,et al. Decidual NK cells regulate key developmental processes at the human fetal-maternal interface[J]. Nat Med,2006,12(9):1065-1074.

[8]ALUVIHARE V R,BETZ A G. The role of regulatory T cells in alloantigen tolerance[J]. Immunol Rev,2006,212(1):330-343.

[9]CROY B A,VAN DEN HEUVEL M J,BORZYCHOWSDI A M,et al. Uterine natural killer cells:a specialized differentiation regulated by ovarian hormones[J]. Immunol Rev,2006,214:161-185.

[10]杨增明,孙青原,夏国良. 生殖生物学[M]. 北京:科学出版社,2005:516-533.

[11]GENBACEV O D,PRAKOBPHOL A,FOULK R A,et al. Trophoblast L-selectin-mediated adhesion at the maternal-fetal interface[J]. Scence,2003,299(5605):405-408.

[12]MELLOR A L,SIVAKUMAR J,CHANDLER P,et al. Prevention of T cell-driven complement activation and inflammation by tryptophan catabolism during pregnancy[J]. Nat

Immunol,2001,2(1):64-68.

[13] MAKRIGIANNAKIS A, ZOUMAKIS E, KALANTARIDOU S, et al. Corticotropin-releasing hormone promotes blastocyst implantation and early maternal tolerance[J]. Nat Immunol,2001,2(11):1018-1024.

[14] GULERIA I, POLLARD J W. The trophoblast is a component of the innate immune system during pregnancy[J]. Nat Med,2000,6(5):589-593.

（郑州大学基础医学院　潘卫东）

第十二章 现代免疫学技术

随着免疫学理论研究的不断深入及相关学科的发展,现代免疫学技术也取得了长足的发展。免疫学与细胞生物学、生物化学、分子生物学、物理学、光电子学和计算机科学的结合,使得免疫学的应用更加广泛,不但可以在组织、细胞和体液各个层面对蛋白质和多肽进行定位、定性和定量研究,还可以研究细胞的分化、发育,检测和评估机体的免疫状况,预防和治疗疾病等。免疫学技术主要包括抗原抗体检测技术、免疫化学技术及免疫细胞学技术等。一般来说,这些技术中的所有或大部分是基于抗体与抗原特异性结合。本章将主要介绍抗原、抗体的人工制备,一些常用的免疫学实验方法及相关的疾病和动物模型。

第一节 抗原的制备和纯化

抗原是指能与 TCR/BCR 特异性结合,刺激机体的免疫系统产生适应性免疫应答,并能与相应的免疫应答产物(抗体或致敏淋巴细胞)在体内、体外发生特异性结合的物质。蛋白质、糖蛋白、脂蛋白、细菌毒素、酶、补体等皆为良好的抗原物质。这些物质常常与其他成分混杂在一起,抗体制备、疾病预防、诊断或治疗,对抗原纯度都有较高要求,因此,抗原制备和纯化是免疫学的重要部分。

一、组织和细胞抗原的制备和纯化

从组织或细胞提取抗原前,首先要对材料进行预处理:用于制备抗原的组织材料,应剔除结缔组织、脂肪组织等;用于提取的培养细胞应充分洗涤;并注意材料的低温或者液氮保存。组织或细胞的裂解方法目前常用的有物理法、化学和生物化学法。物理法主要采用匀浆器或超声波破碎法;化学和生物化学法主要采用溶菌酶法和表面活性剂法,其中溶菌酶法主要用于破坏微生物的细胞壁,提取细菌抗原。

从组织或细胞中分离的粗抗原物质,必须进一步纯化才能应用于后续研究。建立在抗原的物理或化学特性之上的分离、纯化方法主要有两种,一种是利用混合物中各组分分配率的差别,将这些组分分配到可用机械方法分离的不同物相中,如盐析、有机溶剂抽提、层析和结晶等;另一种是把混合的抗原物质置于单一物相中,借助物理力场的作用使混合物中的各组分分配到不同的区域,从而达到分离的目的,如电泳、离心、超滤等。根据生物活性物质差异和用途,采取不同的方法提取不同的抗原。下面简单介绍几种常用的分离、纯化抗原的方法。

1. 盐析法　蛋白质在高浓度的盐溶液中,随着盐浓度的逐渐增加,蛋白质的溶解度逐渐下降,不同的蛋白质溶解度不同,其下降程度亦不同,并先后析出沉淀,称为盐析。盐析法常用的盐为中性盐,硫酸胺由于盐析能力强、溶解度受温度影响小而应用最为广泛。盐饱和度是影响盐析的主要因素。盐析法应用广泛,成本低廉,操作简便,一般用于抗原的初步提取。

2. 超速离心法　超速离心又分为差速离心和密度梯度离心。差速离心是指低速与高速离心交替进行,用于分离大小差别较大的颗粒。密度梯度离心是一种区带分离法,通过离心,使各类分子以其分子质量大小而得以分离,沉淀的颗粒比重最大,漂浮的颗粒比重最小。一般情况下,待分离的悬液中的颗粒较重,要使其上浮,必须加入甘油、蔗糖、氯化铯等成分,使其密度连续或不连续地升高,形成密度梯度。超速离心法或密度梯度离心法仅用于少数大分子抗原和一些比重较轻的抗原物质的分离。

3. 膜分离技术　膜分离技术采用天然或人工合成高分子薄膜,以外界能量或化学位差为推动力,对双组分或多组分流质和溶剂进行分离、分级、提纯和富集操作。此技术包括超滤、反渗透析、电渗透、微孔过滤等,其中超滤技术应用最广泛。超滤分离抗原主要是根据蛋白质分子质量大小进行分离。在一定的压力下,使小分子物质透过超滤膜,而大分子物质则被截留。该方法操作简便、成本较低,广泛应用于化工和生物行业。目前,已有实验室的超滤装置可应用于抗原的浓缩、脱盐、除菌、去病毒和去热源质等。

4. 离子交换层析法　离子交换层析法(ion exchange chromatography,IEC)也称为吸附层析,是以离子交换剂(一些带离子基团的纤维素、凝胶或树脂)为固定相,吸附流动相中带相反电荷的蛋白质抗原,待纯化的蛋白质抗原按照带电荷不同或电荷量的差异而分开。IEC 是生物化学领域中常用的一种层析方法,适用于各种生化物质(氨基酸、蛋白、糖类、核苷酸等)的分离纯化。离子交换层析中,作为固定性的基质,带有正电荷的称为阴离子交换树脂,而带有负电荷的称为阳离子树脂。不同的蛋白质在其稳定的 pH 值下带电状况也不同,以此选择阴离子交换基质还是阳离子交换基质。阴离子交换基质结合带有负电荷的蛋白质,所以这类蛋白质被留在柱子上,然后通过逐步增加洗脱液中的盐浓度或是改变洗脱液 pH 值而将柱子上的蛋白洗脱下来。反之,阳离子交换基质结合带有正电荷的蛋白质。

5. 亲和层析　很多生物大分子之间存在亲和力,即两种物质间专一而可逆的结合能力。利用这种特性,设计了亲和层析(affinity chromatography,AC)技术。亲和层析就是将具有亲和力的两个分子中一个(配基)固定在基质载体上,利用分子间亲和力的特异性和可逆性,对另一个分子进行分离和纯化。其基本过程:①配基固定化,即配基与载体偶联,形成具有特异亲和力的介质;②吸附样品,亲和介质选择性地吸附生物活性物质;③样品解离,用洗脱剂使吸附的活性物质解离。抗原和抗体即是一对亲和力极强的物质,将抗体/抗原结合到基质上,便可有效地分离和纯化其特异性的抗原/抗体,这种以抗原或抗体为配基亲和吸附抗体或抗原的方法称为免疫亲和层析。在免疫亲和层析中，最常用的基质是 Sepharose 4B 微珠，在纯化抗原时，Sepharose 4B 微珠经活化后与相应的抗体结合形成亲和介质，在纯化过程中，样品解离后经充分洗涤再平衡，亲和介质可以多次使用（图 12-1）。

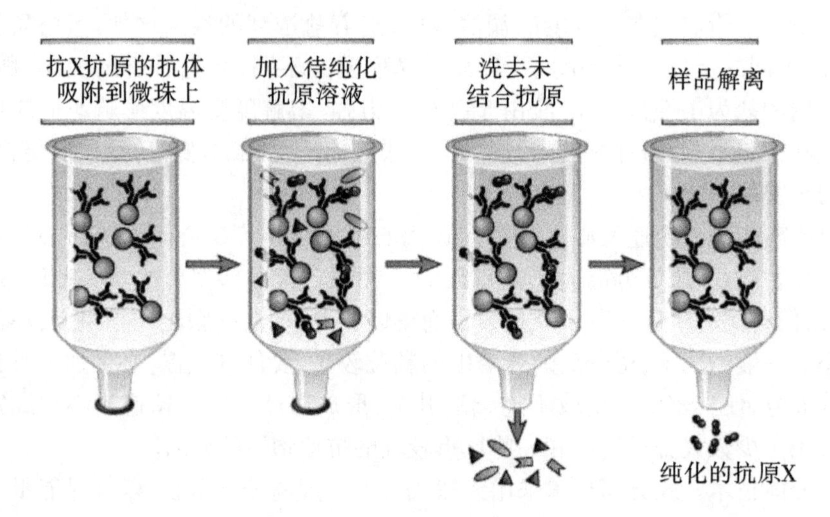

图 12-1　免疫亲和层析

参考 *Cellular and Molecular Immunology*（*8th edition*）图 A-2B

此法的优点是迅速、高效，有时仅一步即可达到纯化的目的，广泛应用于生物分子的分离和纯化，如抗原、抗体、激素、激素受体、糖蛋白、核酸及多糖类等。

二、人工抗原的制备

人工抗原的制备包括人工结合抗原、人工合成多肽抗原和基因重组抗原等。

1. 人工结合抗原　一些半抗原物质，如小分子多肽、某些药物等，必须通过人工方法与合适的载体偶联后才能成为完全抗原，这类抗原称为人工结合抗原。人工结合抗原的制备主要涉及载体和偶联剂。常用载体有血清白蛋白之类的蛋白载体、多聚谷氨酸之类的聚合氨基酸载体和聚乙烯吡咯烷酮或活性炭等。半抗原与载体的连接方法主要有戊二醛法、过碘酸氧化法等。

2. 人工合成多肽抗原　人工合成多肽抗原是指用化学方法将氨基酸聚合而成表位多肽。人工合成多肽一般也需要与载体偶联，才能成为完全抗原，刺激机体产生免疫应答。这种人工合成多肽可用于研究氨基酸种类、序列及蛋白质抗原性，也可用于研究机体遗传性与免疫性的关系。

3. 基因重组抗原　采用分子生物学技术，将编码蛋白的基因克隆到适当载体中，然后将克隆载体引入受体细胞中（如原核细胞的大肠埃希菌或真核细胞酵母菌及哺乳类动物细胞），即可表达出融合蛋白，经纯化后可作为抗原。随着分子病毒学的发展，人们对病毒基因的结构、蛋白组成有了深入研究，已经研制出多种病毒的基因工程抗原，有的已进入临床试验阶段。

第二节 抗体的人工制备和纯化

抗体是抗原刺激免疫系统，由 B 细胞发育成浆细胞而产生的球蛋白，在体液免疫应答中发挥重要作用。由于其特异性结合抗原的特性，使其成为免疫学检测和防治中不可或缺的物质。目前，人工制备的抗体主要有三类：多克隆抗体（polyclonal antibody，PcAb）、单克隆抗体（monclonal antibody，McAb）和基因工程抗体（genetic engineering antibody），三类抗体的用途各有侧重，多克隆抗体和单克隆抗体多用于体外诊断和检测，而基因工程抗体多用于体内诊断或治疗药物。

一、抗体的制备

1. 多克隆抗体的制备　制备多克隆抗体，首先要有质量良好的抗原，抗原通常是由多个抗原决定簇组成的，由一种抗原决定簇刺激机体，由一个 B 细胞接受该抗原决定簇所产生的抗体称为单克隆抗体。由多种抗原决定簇刺激动物机体，相应地就产生各种各样的单克隆抗体，这些单克隆抗体混杂在一起就是多克隆抗体。抗原刺激机体所产生的抗体就是多克隆抗体，这种抗体在动物血清中存在较多，因此这种血清又称为抗血清。另外，良好的佐剂、适当的免疫途径也是产生高质量抗体的必备条件。常用的佐剂是弗氏佐剂，包括不完全弗氏佐剂和完全弗氏佐剂。不完全弗氏佐剂的成分通常是羊毛脂与石腊油，二者体积比为 1∶(2～9)，在每毫升不完全佐剂中加入 1～20 mg 卡介苗就成为完全弗氏佐剂。免疫途径常用皮下或背部多点皮内注射，首次接种抗原剂量较大，为 300～500 μg，并且需要用完全弗氏佐剂，加强免疫的剂量约为首次剂量的 1/4，每 2～3 周加强免疫一次。加强免疫时用不完全佐剂。用于免疫的动物一般采用家兔、山羊和豚鼠等。一般经过 3～4 次接种后，体内即能产生高滴度抗体。收集免疫动物血清，即为多克隆抗体，然后进行效价测定，亲和力测定，分离、纯化抗体。

多克隆抗体的制备简便，但是要求抗原量大、纯度高；免疫动物个体间差异较大，不同动物间甚至同一动物在不同的时间内抗血清效价、特异性、亲合力等都可能发生变化，导致抗体的质量难以控制，均一性不好。多克隆抗体常用于体外诊断，但由于是针对多个抗原决定族的抗体混合物，因此，特异性不太高，易造成假阳性。抗血清也可用于被动免疫，在体内快速中和毒素，起到急救的作用，如破伤风毒素、白喉毒素、肉毒毒素等，但是由于抗血清是异源性蛋白，进入人体后会产生强烈的免疫反应，即血清病。以上原因使多克隆抗体的应用受到很大制约，目前，多克隆抗体多用于免疫学诊断中的第二抗体。

2. 单克隆抗体的制备　由单一 B 细胞克隆产生的高度均一、仅针对某一特定抗原表位的抗体称为单克隆抗体。1975 年 Kohler 和 Milstein 创建立杂交瘤技术，他们把可在体外培养和大量增殖的小鼠骨髓瘤细胞与经抗原免疫后的纯系小鼠 B 细胞融合，成为杂交细胞系。此细胞系既具有瘤细胞易于在体外无限增殖的特性，又具有抗体形成细胞的合成和分泌特异性抗体的特点。将这种杂交瘤做单个细胞培养，可形成单细胞系，即单克隆。利用培养或小鼠腹腔接种的方法，便能得到大量的、高浓度的、非常均一的抗体，其结构、氨基酸顺序、特异性等都是一致的，而且在培养过程中，只要没有变异，不同时间所分泌的抗体都能保持同样的结构与功能。这种单克隆抗体具有多克隆抗体不具备的特性，他们的比较见表11-1。

表11-1 单克隆抗体与多克隆抗体的比较

分类	抗体产生细胞	识别抗原	免疫球蛋白类别	均一性	沉淀反应
多克隆抗体	多个细胞克隆	多种抗原表位	不同类别	不好	容易形成
单克隆抗体	单个细胞克隆	单一抗原表位	同一类别	好	难以形成

目前采用纯种BALB/c小鼠来制备单克隆抗体。抗原经常规方式接种BALB/c小鼠，接种3～4次后，无菌条件下采取小鼠脾，制备脾细胞悬液，与同一品系小鼠骨髓瘤细胞融合。常用的来源于BALB/c小鼠的骨髓瘤细胞株有SP2/0-Agl4、X63-Ag8-653、FO、NS-1等，常用的融合剂是分子量为4 000的聚乙二醇。脾细胞和骨髓瘤细胞经聚乙二醇处理后，形成多种细胞的混合体，在含次黄嘌呤(hypoxanthine，H)、甲氨蝶呤(aminopterin，A)、胸腺嘧啶核苷(thymidine，T)的HAT培养基中培养时，只有脾细胞与骨髓细胞形成的杂交瘤细胞可以生长繁殖，从而被选择生长。筛选出能够分泌抗体的杂交瘤细胞，经有限稀释克隆法或软琼脂培养法，将其进行克隆化，对于检测抗体阳性的杂交克隆尽早进行克隆化，否则抗体分泌的细胞会被抗体非分泌的细胞抑制。杂交瘤细胞的制备过程见图12-2。单克隆抗体的大量生产主要是小鼠腹腔接种杂交瘤细胞，制备腹腔积液。先在BALB/c鼠腹腔注射0.5 mL降植烷或液体石蜡，1～2周后腹腔注射杂交瘤细胞，7～10 d后即可产生腹腔积液，腹腔积液中单克隆抗体含量可达到5～10 mg/mL。对获得的腹腔积液进行特异性、Ig类与亚类、抗原表位、亲合力等鉴定，进一步纯化备用。

单克隆抗体在生物医学领域的基础研究及临床疾病的诊断和防治中发挥了巨大作用，目前广泛应用于体外诊断，也是蛋白质纯化中的重要配体，在肿瘤的导向治疗也有应用。但是，单克隆抗体有局限性，如单克隆抗体不能进行沉淀和凝集反应；单克隆抗体一般都是来源于小鼠或大鼠，在用于人体进行预防和治疗疾病时受到了限制。此外，由于完整的大分子抗体缺乏良好的组织穿透性，并且较难获得所需特异性的免疫球蛋白的特定亚类，抗体恒定区的其他功能得不到充分利用。因此，对这些鼠源性抗体进行人源化非常有必要，利用基因工程的方法尽可能地去除抗体中的鼠源部分，用尽可能多的人抗体部分代替鼠源部分，这就是对抗体进行人源化改造的目的。

3.基因工程抗体　尽管单克隆抗体和多克隆抗体在体外已经得到广泛应用，但其本身的来源和性质限制它们在体内的应用。因此，20世纪80年代人们研制出基因工程抗体，能够更好地降低异源抗体在人体内的免疫反应。基因工程抗体是指利用分子生物学、基因工程及蛋白质工程等技术手段对抗体进行各种不同的改造和重新装配，并在受体细胞中所表达的抗体分子。目前，基因工程抗体主要用于两方面：鼠源抗体的人源化或直接制备人源抗体;改造抗体功能。体内用治疗抗体的发展大概经历了嵌合抗体、人源化抗体、完全人源抗体 3 个阶段。

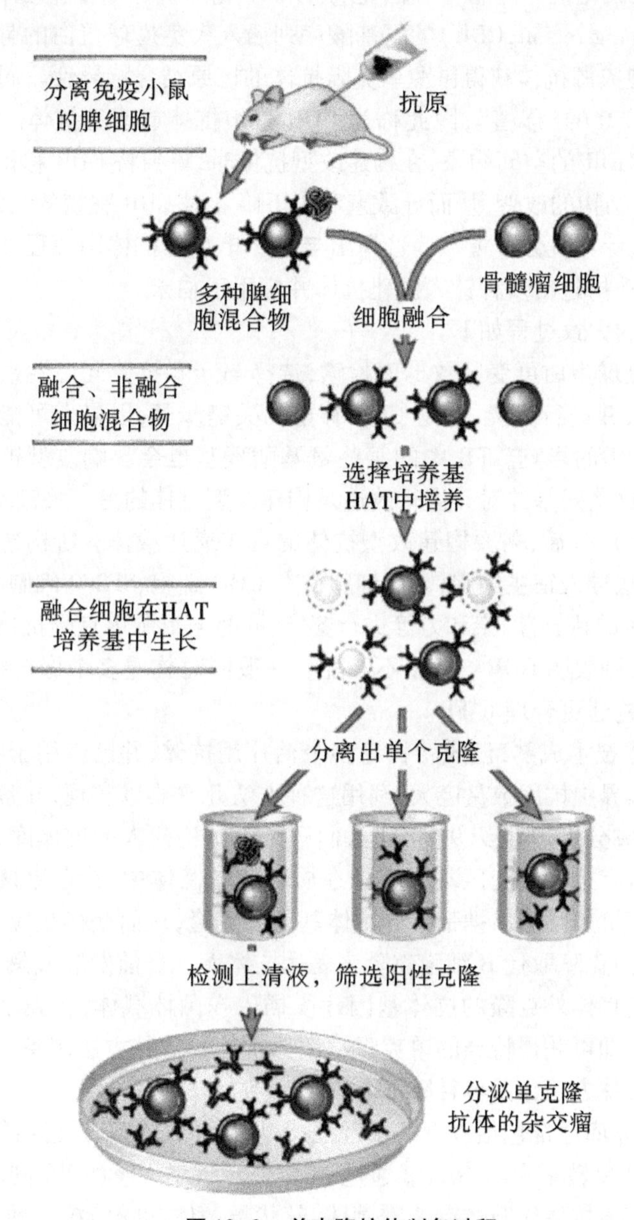

图 12-2　单克隆抗体制备过程

参考 *Cellular and Molecular Immunology*(*8th edition*)图 5-9

嵌合抗体直接以人免疫球蛋白的恒定区替换鼠源抗体的恒定区,而保留鼠源抗体的可变区。嵌合抗体的制备包括可变区基因的克隆、表达载体的构建及抗体的表达。以杂交瘤细胞总 RNA 为模板,通过聚合酶链式反应(polymerase chain reaction,PCR)即可克隆出可变区基因的基因;嵌合抗体的表达以哺乳类细胞为主,如骨髓瘤细胞或中国仓鼠卵巢(CHO)细胞。该抗体仍然会引起人体的免疫反应,为了进一步降低鼠源抗体的免疫原性,人们又制备了人源化抗体。

目前,常用的人源化抗体的制备方法是将鼠源单克隆抗体的6个互补决定区(complementarity determining region,CDR)的氨基酸序列插入人免疫球蛋白的骨架区(FR),替代人源抗体CDR,使人源抗体获得鼠源单克隆抗体的抗原结合特异性。同时减少其异源性,因其主要涉及CDR的"移植",因此称为CDR移植抗体或改型抗体。骨架区的某些氨基酸可能会影响CDR的空间构象,在构建改型抗体时,单独将CDR移植到人免疫球蛋白上往往引起CDR结构的改变,从而导致亲和力下降。对CDR移植的人源化路线,目前是通过数据库检索、计算机分子模拟等选择出与鼠源单克隆抗体同源程度较高的人抗体FR作为模板,已成功构建出多种针人源化抗体并应用于临床。

改型抗体构建的大致过程如下。

(1)通过人免疫球蛋白可变区数据库检索,选择与亲本抗体同源性最高的人的轻链和重链可变区基因,并进行克隆,这是CDR移植的关键步骤,以最大可能维持原有的立体构象,减少对亲和力的影响。FR中的某些氨基酸残基也会影响改型抗体与抗原的结合活性,因此,确定这些残基并对其进行改造是构建改型抗体的另一关键步骤。

(2)确定可变区序列后,需要构建改型抗体的真核表达载体。所构建的载体通过脂质体融合或电转染法导入宿主细胞,常用细胞株有CHO细胞、SP2/0细胞和NS0细胞。

(3)对嵌合抗体的特异性、亲和力等进行鉴定,同时与鼠源单克隆抗体进行比较。如果亲和力显著下降,则表明CDR与FR不匹配。一般同时构建多个嵌合抗体表达检测,必要时再次设计并构建更合理的FR。

目前,改型抗体技术成熟,已成功构建多个治疗用抗体,并已应用于临床。但是,其构建难度较大,自然界中抗原数量庞大,利用这种方法几乎难以实现,并且该方法构建的抗体还有一些鼠源成分。20世纪90年代人们开始尝试构建人的抗体库,其原理是利用基因克隆技术,将所有抗体可变区基因克隆在质粒或噬菌体中,并在原核细胞表达系统中表达,利用不同的抗原筛选出携带特异抗体基因的克隆,从而获得相应的特异性抗体,简单地说就是用细菌克隆取代B细胞克隆来表达抗体库。目前发展成熟、应用广泛的是噬菌体抗体库,它是将体外克隆的抗体基因片段插入噬菌体载体,转染工程细菌进行表达,然后用抗原筛选即可获得特异的单克隆噬菌体抗体。这种方法制备的抗体是完全人源抗体,能避免鼠抗体人源化的各种弊端。

构建噬菌体抗体库通常包括以下几个过程:①从外周血或脾、淋巴结等组织中分离B细胞,提取mRNA并反转录为cDNA;②通过PCR技术扩增VH和VL的基因片段;③构建噬菌体载体,噬菌体抗体库载体有λ噬菌体、丝状噬菌体和噬菌粒三种;④表达载体转化细菌,构建全套抗体库。通过多轮的抗原亲和吸附-洗脱-扩增,最终筛选出抗原特异的抗体克隆。

噬菌体抗体库技术有诸多优点,如筛选容量大且稳定,能模拟天然抗体库,不必免疫动物,直接制备人源化抗体等。但是其缺点是抗体的效价低、亲和力低;另外,噬菌体抗体库技术涉及细胞转染,降低了文库筛选的效率。近年来,一种新型的不依赖于细胞的体外展示技术——核糖体展示技术(ribosome display technology,RDT)在筛选和改造蛋白上显示出广阔的应用前景。核糖体展示技术通过 PCR 扩增 DNA 文库,同时引入 T7 启动子、核糖体结合位点及茎-环结构,将其转录成 mRNA,在无细胞翻译系统中进行翻译,使目的基因的翻译产物展示在核糖体表面,形成“mRNA-核糖体-蛋白质”复合物,构成核糖体展示的蛋白文库,然后用相应的抗原进行筛选,以乙二胺四乙酸解离结合的核糖体复合物或以特异抗原洗脱整个复合物,并从中分离 mRNA。通过 RT-PCR 提供下一轮展示的模板,所得 DNA 进入下一轮富集,部分 DNA 可通过克隆进行测序分析。该技术与噬菌体展示技术相比,具有建库简单、库容量大、分子多样性强、筛选方法简便、可通过引入突变和重组技术来提高靶标蛋白的亲和力等优点,但是系统的稳定性有待提高;大分子蛋白质在核糖体上的展示还有一些问题需要解决。

二、抗体的纯化

抗体越来越广泛地应用于各项免疫学技术,根据抗体的来源和使用,往往需要对抗体进行纯化,其纯化方法类似于抗原的纯化。抗体的初步纯化方法常用硫酸铵沉淀法,其原理是高浓度的盐离子在蛋白质溶液中可与蛋白质竞争水分子,从而破坏蛋白质表面的水化膜,降低其溶解度,使之从溶液中沉淀出来。各种蛋白质的溶解度不同,因而可利用不同浓度的盐溶液来沉淀不同的蛋白质,这种方法称为盐析。进一步抗体纯化方法有离子交换层析法和亲合层析法,其中后者较为常用,其原理是利用抗体的 Fc 段可以与蛋白 A 或蛋白 G 结合的特性,需要强调的是不同种属或不同亚类的抗体与蛋白 A 或蛋白 G 的结合特性不同。

第三节　抗原、抗体的检测

抗体是针对某一抗原特异性产生的球蛋白,其高度的特异性使得抗体在抗原的检测、纯化和定量等研究中具有重要价值。几乎任何类型的大分子和小分子均可以产生抗体,因此,以抗体为基础的技术可用于研究溶液、细胞和组织中几乎任何类型的分子。无论是在溶液、细胞或在凝胶中,条件合适的情况下,抗体与特异性抗原结合形成免疫复合物,然后可以通过各种可见的化学方法检测所形成的复合物,从而达到检测抗原或抗体的目的。

一、抗原抗体反应及其特点

抗原与抗体之间发生的特异性结合,实质是抗原的表位与抗体的超变区结合,二者在分子结构和立体构型上具有互补性。抗原与抗体之间通过非共价键结合,虽然是互补结构,但结合力较弱,主要是依靠静电引力、范德华引力、氢键结合和疏水作用等。抗原与抗体之间结合的能力可以亲和力和亲合性来表示,亲和力是指单一抗原表位与抗体结合的能力,而亲合性是指一个抗体分子与整个抗原之间的结合强度,与抗原表位的数量有关。抗原抗体的特异性结合在体内、体外均可发生,这种体外结合特性正是许多免疫检测技术的理论基础。

抗原抗体反应具有特异性、比例性、可逆性。特异性是抗原抗体反应的最主要特征，但是抗原物质可能含有部分共同的或相似的抗原表位，共同抗原的存在可能会引起交叉反应，单克隆抗体可避免交叉反应的发生。比例性是指抗原与抗体发生结合反应需要适当的比例，只有二者比例合适时才出现特异性结合反应，在抗原抗体比例相当或抗原稍过剩的情况下，反应最彻底，形成的免疫复合物沉淀最多、最大。按抗原抗体相对比例，大致分为抗体过剩区（又称为前带）、两者浓度大致相等的平衡区（又称为等价带）和抗原过剩区（又称为后带）。因此，在进行抗原抗体反应时，要将抗原或抗体进行适当稀释，寻找合适的比例。可逆性是指抗原抗体结合形成复合物后，在一定条件下又可解离，解离后的抗原抗体仍保持原有的结构、活性及特异性，亲和层析技术纯化抗原或抗体正是利用了这一特点。

除了抗原和抗体本身的性质、活性及浓度（或效价）等因素外，溶液的酸碱度、电解质浓度、温度及机械作用等均可影响抗原抗体的反应。根据反应条件、反应形式及参与反应介质的不同，抗原抗体反应可分为沉淀反应、凝集反应、补体参与的反应、中和反应及各种标记技术等不同的类型，这些反应已成为疾病诊断、病原微生物鉴定、流行病学调查及科学研究工作广泛应用的手段。

二、沉淀反应和凝集反应

（一）沉淀反应

沉淀反应是指可溶性抗原（血清、毒素等）与相应抗体在有电解质存在的情况下，按适当比例所形成的可见的沉淀物现象，主要用于抗原或者抗体的定性检测。据此现象设计的沉淀实验主要包括液体内沉淀反应和凝胶内的沉淀反应。凝胶内的沉淀反应是以适当浓度的琼脂（或琼脂糖）凝胶作为介质，利用抗原和抗体在凝胶中自由扩散。形成浓度梯度，在抗原与抗体比例适当的位置出现肉眼可见的沉淀物。根据反应时抗原与抗体作用方式和特性，分为单向免疫扩散和双向免疫扩散，沉淀反应与电泳技术结合后，又发展出免疫电泳、对流免疫电泳和火箭电泳等技术。

1. 单向免疫扩散　将一定量的已知抗体混合进琼脂凝胶中，制成含抗体的琼脂板，然后在琼脂板适当位置打孔，孔中加入待测抗原，使抗原单独在凝胶中向四周扩散而形成浓度梯度，在与抗体比例合适位置结合形成沉淀环，因此称为单向免疫扩散。沉淀环的大小与抗原量呈正相关。

2. 双向免疫扩散　在含有电解质的同一琼脂板上打多个孔，分别加入抗原和抗体，二者同时向四周扩散，在比例适合处结合形成可见的沉淀线。沉淀线的位置、数量、形状等特征与抗原抗体的浓度、纯度相关。因此，该法既可用于对抗原或抗体纯度的初步鉴定，又可用于免疫血清抗体效价测定。

3. 免疫电泳　免疫电泳是将电泳技术与双向琼脂扩散结合起来，用于分析抗原组成的一种定性方法。先将抗原加到琼脂板的小孔内进行电泳，各种成分因电泳迁移率的不同而分开形成不同的区带。电泳结束后，在琼脂板中央挖一横槽，加入已知相应的免疫血清，进行双向免疫扩散，就会在抗原、抗体比例最适处形成沉淀弧。根据沉淀弧的数量、位置和外形，参照已知抗原、抗体形成的电泳图，即可分析样品中所含成分。此方法可用于鉴定抗原或抗体的纯度。

（二）凝集反应

颗粒性抗原（细菌、红细胞或者吸附可溶性抗原的非免疫相关颗粒等）与相应抗体相遇，在适量电解质存在，并且比例合适时形成肉眼可见的凝集块。1900 年 Landsteiner 在此现象的基础上首次发现了人类 ABO 血型，并因此获得诺贝尔生理学或医学奖。根据参与凝集反应的颗粒不同，可将凝集反应分为直接凝集反应和间接凝集反应。

1. 直接凝集反应　直接凝聚反应是指天然的颗粒型抗原（细菌或细胞）与相应的抗体在合适的环境相遇时发生特异结合，抗原抗体结合物相互凝集成为肉眼可见的凝集块。根据反应介质的不同，可将直接凝集反应分为玻片法和试管法两种。

2. 间接凝集反应　间接凝集反应是指可溶性抗原（或抗体）吸附在惰性载体颗粒（绵羊红细胞、正常人 O 型红细胞、活性炭颗粒、胶乳颗粒等）表面，使其成为颗粒性抗原（或抗体），然后与相应抗体（或抗原）结合，在条件合适情况下，形成肉眼可见的凝集块。该反应适用于抗体和各种可溶性抗原的检测，且微量、快速、操作简便。

三、免疫标记技术

抗原和抗体的定量为免疫学检测提供精确的敏感性和高度的特异性，免疫标记技术广泛应用于抗原和抗体的定量检测。免疫标记技术是指将荧光素、放射性同位素、酶、胶体金及化学（或生物）发光剂，与抗原或抗体偶联在一起，加入免疫反应体系中，通过标记物的指示来反映抗体或抗原存在与否或多少的方法。常用的免疫标记技术有免疫荧光技术、同位素标记技术、酶免疫技术、化学发光物技术及胶体金标记。

（一）免疫荧光技术

免疫荧光技术（immunofluorescence，IF）是指利用荧光素标记抗原或抗体以检测相应的抗体或抗原的方法。该技术于 1941 年由 A. H. Coons 首创，后来又不断完善和发展了荧光抗体免疫组化技术。常用荧光素有异硫氰酸荧光素、藻红蛋白、四乙基罗丹明、碘化丙啶、叶绿素蛋白质和别藻蓝蛋白等，可以单独使用一种荧光素染料单染，也可以同时使用两种荧光染料，以检查不同的抗原。通常在荧光显微镜下观察结果或用流式细胞仪测定结果。

根据检测原理，可将检测方法分为直接法和间接法（图 12-3）。直接法操作简便、特异性高，但灵敏度较低，检测不同的抗原需要标记不同的抗体；间接法标记一种抗体就能检测多种抗原，大大减少了工作量，还可以在一抗、二抗中引入生物素-亲和素，提高反应的灵敏度。免疫荧光的分析和检测可以通过荧光显微镜、激光共聚焦显微镜、流式细胞仪等仪器，直接对抗原和抗体的反应进行定位、定性和定量，激光共聚焦显微镜的发展大大提高了检测的分辨率，并可实现亚细胞器定位。

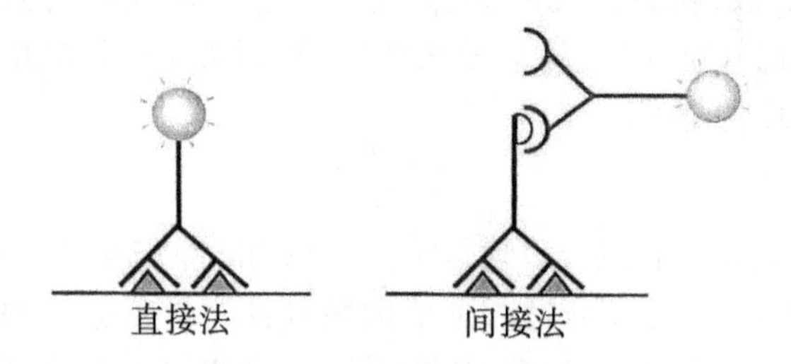

图 12-3 免疫荧光法检测抗原

直接法:用荧光素标记已知抗体,检测未知抗原;间接法:先用未标记的一抗与抗原反应,洗涤去除游离的一抗,然后加入荧光素标记的二抗,使之与已结合抗原的一抗结合,达到检测未知抗原的目的。参考《医学免疫学》(第6版)图22-2

(二)放射免疫测定法

放射免疫测定法(radioimmunoassay,RIA)是指用放射性同位素来标记抗原或抗体,然后通过特殊仪器来量化放射性同位素衰变,进而判定待测抗原的量,这种方法称为放射免疫测定法。常用放射性同位素包括^{125}I 和^{131}I,RIA 检测灵敏度极高,可达到 pg/mL 水平,因此常用于激素、细胞因子等微量物质的检测。该方法用到放射性同位素,会对环境造成污染,对人体可能造成伤害,在一定程度上限制了它的应用。

(三)酶免疫测定法

酶免疫测定法(enzyme immunoassay,EIA)是指通过化学方法,将抗体或抗原共价连接到一种酶上,形成酶标记的抗体(或抗原)。该结合物保留免疫反应性和化学反应性,因而既有抗原抗体反应特异性,又有酶活性。酶分解底物后的显色深浅可反映待测标本中抗原或抗体的含量。常用于标记的酶有辣根过氧化物酶和碱性磷酸酶。目前常用的EIA 为酶联免疫吸附法(enzyme-linked immunosorbent assay,ELISA)和酶免疫组化技术,ELISA 主要用于检测溶液或体液中可溶性的抗原或抗体,酶免疫组化技术用于检测组织或细胞表明抗原。EIA 的敏感性和特异性高,该法检测灵敏度可达到(ng ~ pg)/mL 水平;设备要求简单;对环境污染较小;酶标记物稳定,易保存等,故广泛应用于抗原、抗体的检测。

1. ELISA 将已知的抗原或抗体吸附在某种固相载体上(包被),然后将待查样品和酶标记的抗体或抗原依次与载体表面吸附的抗体或抗原反应。结合在载体上的酶与待检测物质的含量成一定的比例关系,通过酶底物显色颜色的深浅进行定性或定量分析。根据检测原理不同,ELISA 可分为多种方法,但最常用的是夹心法、间接法和竞争法,三种方法的检测原理见图 12-4。

(1)夹心法 该法常用于检测未知抗原,使用针对同一抗原不同表位的两种抗体来确定抗原浓度,其中一个已知浓度的抗体(第一抗体)被固定(包被)到固相载体上,如塑料微孔板(也称为酶标板);待测抗原溶液和系列已知浓度的抗原标准溶液分别加入微孔板,并且与微孔板上的抗体共孵育;通过洗涤除去游离的抗原,然后加入酶标记的第二抗体共孵育。如果待检溶液中含有特异性抗原,就会在微孔板内形成第一抗体-抗原-第二抗体复合物,洗去未结合的第二抗体,加入酶底物和显色剂,通过溶液的颜色变化判定有无待检抗原及抗原的含量。

(2)间接法　该法常用于检测抗体,是将已知抗原包被到固相载体(微孔板),加入待检的标本,再与酶标记的第二抗体孵育,如果待检溶液中含有特异性抗体,就会在微孔板内形成抗原-第一抗体-第二抗体复合物,洗去未结合的第二抗体,最后加入酶的底物和显色剂。

(3)竞争法　该法常用于测定小分子抗原或半抗原,也可用于测定抗体。将已知的特异性抗体固定在固相载体上,同时加入待检测的抗原和已知的酶标记抗原,使二者与固定的抗体竞争性结合,最后通过酶底物显色判断待检测抗原的量,显色深浅与待查抗原量呈负相关。

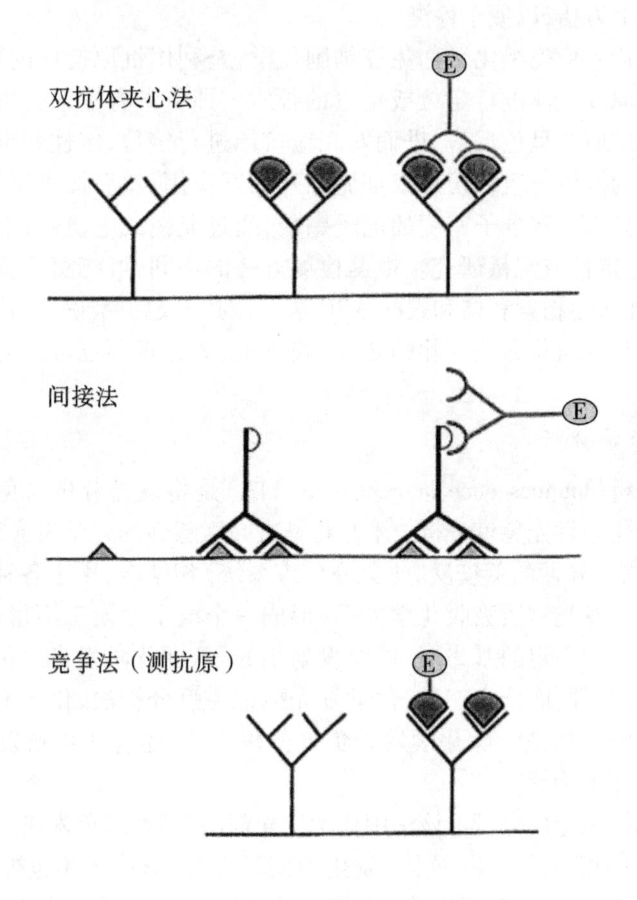

图 12-4　ELISA 原理

参考《医学免疫学》(第 6 版)图 22-1

(4)生物素-亲和素系统-ELISA　生物素-亲和素系统(biotin-avidin-system,BAS)是 20 世纪 70 年代末发展起来的一种新型生物反应放大系统。生物素广泛分布于动物、植物组织中,可与已知的几乎所有生物大分子偶联,包括蛋白质、核酸、多糖、脂类等。亲和素是卵白及某些微生物中的一种蛋白质,由 4 个相同亚基组成,生物素与亲和素之间具有极高的亲合力,二者的结合稳定性好、专一性强。每个亲和素能结合 4 个分子的生物素,这一特点可以用于构建一个多层次信号放大系统。BAS-ELISA 是在常规 ELISA 原理的基础上,结合 BAS 的放大作用,有利于提高检测的敏感性。

根据亲和素结构研制出的链霉亲和素是由链霉菌分泌的一种蛋白质,也是由 4 条相同的肽链组成,每条肽链都能结合一个生物素,其适用范围比亲和素更广泛。

BAS 用于检测的基本方法可分为三大类。第一类是标记亲和素连接生物化大分子反应体系,称为 BA 法或标记亲和素生物素法。第二类以亲和素两端分别连接生物素化大分子反应体系和标记生物素,称为桥联亲和素-生物素法。第三类是将亲和素与酶标生物素共温形成亲和素-生物素-过氧化物酶复合物,再与生物素化的抗抗体接触时,将抗原-抗体反应体系与 ABC 标记体系连成一体,称为 ABC 法。这一方法可以将微量抗原的信号放大成千上万倍,以便于检测。

2. 酶免疫组化　免疫组化又称免疫细胞化学,是利用抗原抗体的特异性反应,对组织细胞的特定抗原或抗体进行定位或定量的技术。即将带有标记的特异性抗体在组织细胞原位与抗原反应和呈色反应,进而对相应抗原进行定位、定性和定量测定。酶免疫组化是以酶标记的抗体与组织切片或细胞涂片相互作用,然后加入酶的底物,生成有色的不溶性产物或具有一定电子密度的电子颗粒,通过光镜或电镜,对细胞或组织内的相应抗原进行定位、定性或定量研究。根据检测方法的不同,可将酶免疫组化分为直接法和间接法,也可加入生物素和亲和素的 ABC 法。该技术定位准确,对比度高,易于操作,是目前最常用的免疫组化方法。除酶之外,胶体金、荧光素等也可作为标记物用于免疫组化技术。

(四)发光免疫分析

发光免疫分析(luminescence immunoassay,LIA)是将发光分析与免疫反应相结合的一种分析技术。化学发光免疫分析技术是将具有高敏感性的化学发光测定技术(化学发光分析系统)与高特异性的免疫反应(免疫反应系统)相结合,用于各种抗原或抗体的检测分析技术。化学发光物质吸收化学能后,形成一个电子激发态不稳定的中间体,当这种激发态中间体回到稳定的基态时,同时发射出光子,即化学发光。化学发光免疫分析法根据标记方法的不同而分为三种:化学发光标记免疫分析法、化学发光酶免疫分析法及电化学发光免疫分析法。除化学发光免疫分析法外,还有些生物发光剂用于免疫分析,如萤火虫、发光水母等。

1. 化学发光标记免疫分析　该法用化学发光剂(吖啶酯或鲁米诺)直接标记抗体(抗原),与待测标本中相应的抗原(抗体)发生免疫反应后,形成固相包被抗体-待测抗原-发光剂标记抗体复合物,这时只需要加入氧化剂(过氧化氢)和氢氧化钠,使其变成碱性环境,发光剂在无催化剂的情况下即可分解、发光。

2. 化学发光酶免疫分析　该法是用参与催化某一化学发光反应的酶如辣根过氧化物酶或碱性磷酸酶来标记抗原或抗体,与待测标本中相应的抗原(抗体)发生免疫反应后,形成固相包被抗体-待测抗原-酶标记抗体复合物,经洗涤后,加入发光剂作为底物(辣根过氧化物酶的底物为鲁米诺,碱性磷酸酶的底物为金刚基二螺二氧已烷的磷酸酯),酶催化和分解底物发光,由光量子阅读系统接收,并将光信号转变为电信号并加以放大,再把它们传送至计算机数据系统,计算出测定物的浓度,具有很高的敏感性。

3. 电化学发光免疫分析法　电化学发光免疫分析法是以电化学发光剂三联吡啶钌[$RU(bpy)_3^{2+}$]标记抗体(抗原),以三丙胺为电子供体,在电场中因电子转移而发生特异性化学发光反应,它包括电化学和化学发光两个过程。在电化学发光免疫分析系统中,以磁性微粒为固相载体包被抗体,用三联吡啶钌标记第二抗体,在反应体系内待测标本的抗原与相应的抗体发生免疫反应后,形成磁性微粒而包被抗体-待测抗原-三联吡啶钌标记抗体复合物,这时将上述复合物吸入流动室,同时引入含三丙胺的缓冲液。当磁性微粒流经电极表面时,被电极下面的电磁铁吸引住,而未结合的标记抗体和标本被缓冲液冲走。与此同时电极加压,启动电化学发光反应,发光强度与待测抗原的浓度成正比。

化学发光标记免疫分析是继放免分析、酶免分析和荧光免疫分析之后发展起来的一项最新的免疫测定技术,也是目前最先进的标记免疫测定技术,其敏感性和精确度比酶免法、荧光法高几个数量级,已广泛应用于临床检验、食品安全和药物分析等领域。

(五)免疫胶体金标记技术

免疫胶体金标记技术是采用胶体金标记抗体或抗原,用于检测未知的抗原或抗体的方法。胶体金是由氯金酸($HAuCl_4$)在还原剂的作用下,聚合成一定大小的金颗粒,并由于静电作用成为一种带负电的、稳定的胶体状态,故称为胶体金。胶体金在弱碱环境下带负电荷,可与蛋白质分子的正电荷基团形成牢固的结合,由于这种结合是静电结合,所以不影响蛋白质的生物特性。金颗粒具有高电子密度的特性,当金标记物在相应的配体处大量聚集时,呈现肉眼可见的红色或粉红色斑点,因而用于定性或半定量的快速免疫检测方法中,这一反应也可以通过银颗粒的沉积被放大,称为免疫金银染色。

目前,医学检验中应用的免疫胶体金标记技术主要是胶体金免疫层析法(immunochromatography assay,ICA)和斑点免疫金渗滤法(dot-immuogold filtration assay,DIGFA),用于检测 HBsAg、人绒毛膜促性腺激素和抗双链 DNA 抗体等,具有简单、快速、准确和无污染等优点。

1. 胶体金免疫层析法　以胶体金免疫层析试纸条为例,将已知的特异性抗原或抗体固定于硝酸纤维素膜上,胶体金标记的试剂(抗体)吸附在结合垫上,当待检样本加到试纸条一端的样本区后,通过毛细作用向前移动,溶解胶体金标记的试剂后进行抗原抗体反应,形成复合物继续移动到硝酸纤维素膜上固定的抗原或抗体的区域,抗原抗体复合物与之发生特异性结合而被捕获,聚集在检测带上,呈现肉眼可见的红色条带。根据实验原理又分为夹心法、间接法和竞争抑制法等。

2. 斑点免疫金渗滤法　此法又称为滴金免疫法,应用硝酸纤维膜作载体,先将抗原或抗体点于膜上,封闭后加待检样本,洗涤后用胶体金标记的抗体检测相应的抗原或抗体。该法在操作完成后即可直接观察结果,因此可用于临床快速检测。

四、十二烷基磺酸钠-聚丙烯酰胺凝胶电泳和免疫印迹法

(一)十二烷基磺酸钠-聚丙烯酰胺凝胶电泳

20世纪70年代聚丙烯酰胺凝胶开始应用于蛋白质的凝胶电泳,它有两种形式:非变性聚丙烯酰胺凝胶电泳及十二烷基磺酸钠-聚丙烯酰胺凝胶电泳(sodium dodecyl sulfonate-polyacrylamide gel electrophoresis,SDS-PAGE)。聚丙烯酰胺凝胶是由单体的丙烯酰胺和甲叉双丙烯酰胺聚合而成。聚丙烯酰胺凝胶的孔径可以通过改变丙烯酰胺和甲叉双丙稀酰胺的浓度来控制,丙稀酰胺的浓度可以为3%~30%。低浓度凝胶具有较大的孔径,高浓度凝胶具有较小的孔径,根据蛋白质分子量的不同,选择不同浓度的凝胶。十二烷基磺酸钠是阴离子去污剂,作为变性剂和助溶试剂,它能断裂分子内和分子间的氢键,破坏蛋白质的二级和三级结构。SDS-PAGE系统中加入强还原剂(如巯基乙醇),使蛋白质中二硫键断裂。在样品和凝胶中加入还原剂和十二烷基磺酸钠后,蛋白质分子完全变性并解聚成多肽链,这样就降低和消除了不同分子间的电荷差异和结构差异,在进行电泳时蛋白质的迁移率主要取决于它的相对分子质量。

SDS-PAGE是最常用的定性分析蛋白质的电泳方法,特别是用于蛋白质纯度检测和测定蛋白质分子质量。SDS-PAGE的步骤:①安装夹心式垂直板电泳槽;②配胶,根据所测蛋白质分子量大小,选择适宜的分离胶浓度;③制备凝胶板,包括分离胶的制备和浓缩胶的制备;④样品处理及加样;⑤电泳;⑥染色及脱色。

(二)免疫印迹法

免疫印迹法又称为Western印迹法,是将蛋白电泳与固相免疫结合起来的一种免疫化学技术。通过SDS-PAGE将样品中的蛋白质按分子量大小在凝胶上分开,然后用电转移的方法将蛋白质转移至固相载体(硝酸纤维素膜或聚偏氟乙烯膜)上,再借助酶免疫、放射免疫等技术进行测定。通过SDS-PAGE,在以分子量大小分离蛋白的同时,样品中的同一蛋白又得以浓缩。免疫印迹法的检测敏感性特别高,可达到放射免疫水平。

免疫印迹法大致分为以下几个步骤。①制备蛋白样品,一般为细胞或组织裂解液;②SDS-PAGE;③转膜:将分离开的蛋白条带转移到聚偏氟乙烯膜或硝酸纤维素膜;④与抗体杂交;⑤蛋白检测:显色法或发光法,目前常用的是用辣根过氧化物酶标记抗体,结合化学发光法(图12-5)。

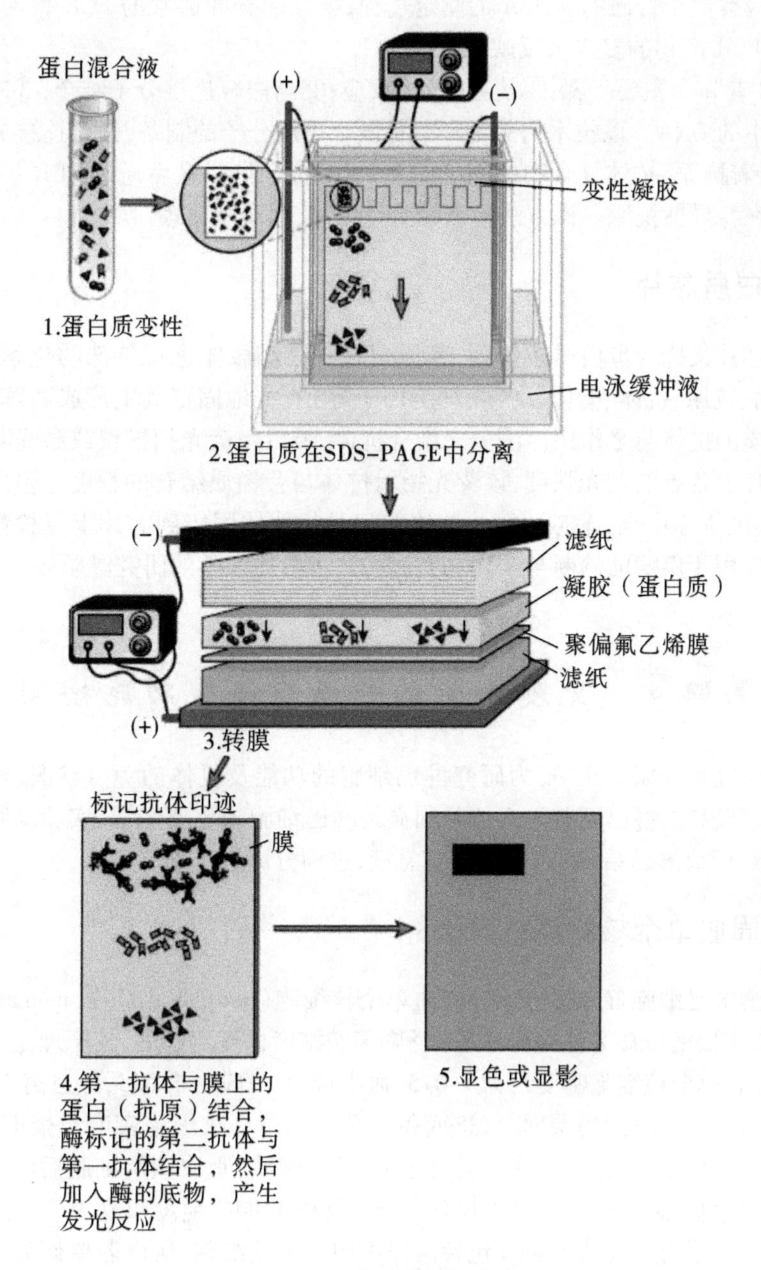

图 12-5　免疫印迹法步骤

参考 *Cellular and Molecular Immunology*(*8th edition*)图 A-3

五、免疫-PCR

免疫-PCR(immuno PCR,Im-PCR)是利用抗原抗体反应的特异性和 PCR 扩增反应的极高敏感性而建立的一种微量抗原检测技术。Im-PCR 主要由两个部分组成,第一部分的免疫反应类似于普通的 ELISA 的测定过程;第二部分即通常的 PCR 检测,抗原分子的量最终由 PCR 产物的多少来反映。

Im-PCR 有 3 个主要步骤:①抗原-抗体反应;②与嵌合连接分子结合;③PCR 扩增嵌合连接分子中的 DNA。该技术的关键环节是嵌合连接分子的制备,嵌合连接分子起着桥梁作用,连接着抗原-抗体复合物中的抗体和 PCR 的 DNA。最后通过 PCR 扩增 DNA 来判断是否存在特异性抗原。该方法检测敏感性极高,但步骤繁琐。

六、蛋白质芯片

蛋白质芯片又称为蛋白质微阵列,其原理是对固相载体进行特殊的化学处理,再将蛋白分子(酶、抗原、抗体、受体、配体、细胞因子等)有序地固定其上形成微阵列,然后用标记荧光物质的抗体与之作用。洗去未结合抗体,最后用荧光扫描仪或激光共聚焦扫描技术测定芯片上各点的荧光强度,该荧光指示抗体与蛋白质结合的程度。蛋白质芯片包括抗原芯片、抗体芯片、配体芯片等。抗体芯片是将抗体固定到芯片上以检测抗原。蛋白质芯片可应用于疾病的诊断与预测、药物开发、蛋白质组学的研究等领域。

第四节　免疫细胞的分选与细胞功能检测

在医学研究和临床工作中,为研究淋巴细胞的功能及机体的免疫状况,经常需要分离并获得纯度较高的淋巴细胞。人体外周血是淋巴细胞的重要来源,实验动物可取免疫器官(如胸腺、脾或淋巴结等)以制备细胞悬液,进而分离淋巴细胞。

一、外周血单个核细胞的分离

体外检测淋巴细胞首先要分离外周血单个核细胞(peripheral blood mononuclear cell, PBMC),目前主要的分离方法是聚蔗糖-泛影葡胺密度梯度离心法,其原理是血液中各成分的密度不同,单个核细胞密度约为 1.075,血小板为 1.030 ~ 1.035,经过离心后,不同密度的细胞重新分布在不同的层面上,进而得以分离。单个核细胞密度与聚蔗糖-泛影葡胺的密度(约 1.077)相当,紧贴着分层液上部,呈白膜状,吸取该层细胞后经洗涤、离心、重悬即制得单个核细胞悬液。本法操作简便,分离 PBMC 纯度可达 95%,淋巴细胞占 90% ~95%。由于所分离的 PBMC 包括淋巴细胞和单核细胞,所以若要研究某一类淋巴细胞的功能,必须对 PBMC 进行进一步分离和鉴定。

二、淋巴细胞的分选与鉴定

淋巴细胞的分选有多种方法,如贴壁法分离巨噬细胞、尼龙棉柱法和 E 花环分离法分离 T 细胞等。下面仅就目前较常用的流式细胞术分选、免疫磁珠分选和四聚体方法做一简单介绍。

（一）流式细胞术

流式细胞术（flow cytometry，FCM）是利用流式细胞仪对处于快速直线流动状态的细胞或生物颗粒进行的一种定性、定量分析和分选技术。根据待分离细胞或微粒表面分子的不同，制备出相应的荧光标记抗体，经荧光抗体标记的单细胞液体流穿过激光束时，通过激光照射荧光示踪物显示荧光，进而区分细胞或微粒；同时，可根据细胞的电荷使液滴瞬间带电荷，在电场的偏转作用下，将各种细胞或微粒分离。流式细胞仪的工作原理见图 12-6。

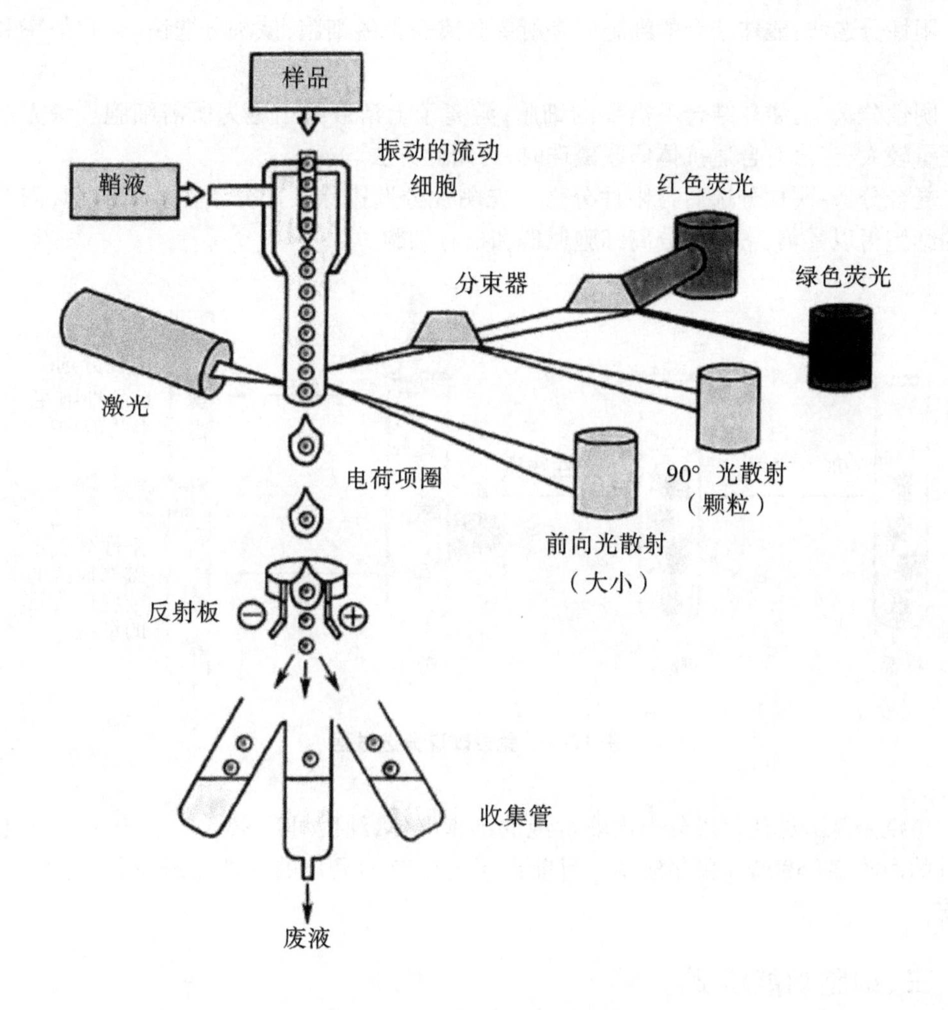

图 12-6　流式细胞仪工作原理

参考《医学免疫学》（第 6 版）图 22-4

荧光染料是 FCM 不可或缺的，选择荧光染料时必须依据所配备的激光光源的发射波长。目前台式 FCM 常配置的激光光源发射波长为 488 nm，通常采用的染料有异硫氰酸荧光素、碘化丙啶、藻红蛋白、叶绿素蛋白等。随着激光技术的发展，流式细胞仪所配备的激光光源可达到 2 ~ 4 种，最多可检测十几种荧光参数，并可实现高速分选。

(二)免疫磁珠分选

免疫磁珠又称为免疫磁性微球,是指表面结合抗体或其他活性配基的磁性微球。免疫磁珠分选(magnetic activated cell sorting,MACS)是通过细胞表面的分子(抗原)与连接有特异性单克隆抗体的免疫磁珠相结合,在外加磁场中,与磁珠相连的细胞(表面有抗原分子)被吸附而滞留在磁场中,表面无特异性抗原的细胞由于不能与连接磁珠的抗体结合而不在磁场中停留,从而使细胞得以分离。免疫磁珠分选法分为阳性分选法、阴性分选法和复合分选,分选过程见图 12-7。

阳性分选法:磁珠结合的细胞就是所要分离获得的细胞,该法分选快,细胞得率和纯度高。

阴性分选法:磁珠结合不需要的细胞,游离于上清液的细胞为所需细胞。该方法磁珠用量较大,当没有合适抗体偶联磁珠时,可用此方法。

复合分选:阴性分选后再阳性分选。先阴性分选排除大部分不需要的细胞,需要的目的细胞得以富集,常用于分离细胞亚群和稀有细胞。

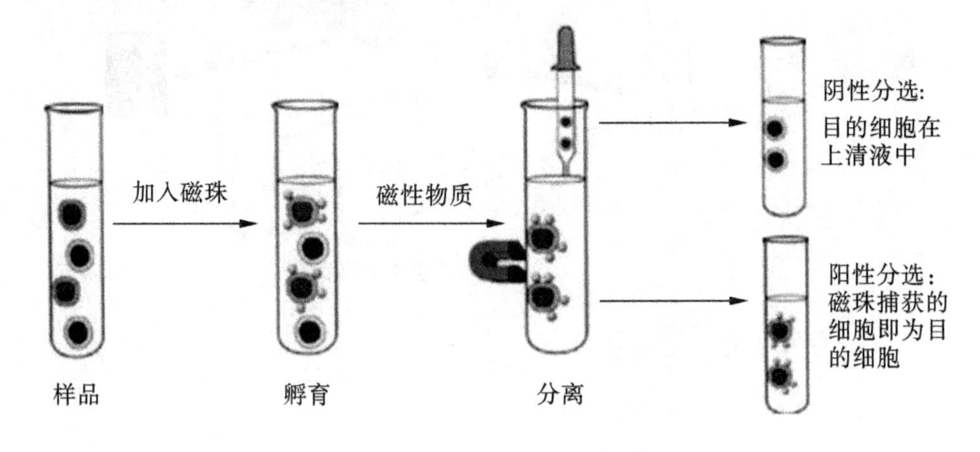

图 12-7 免疫磁珠分选过程

免疫磁珠分选法可以分离出非常纯的细胞群体,纯度可达 95.0% ~99.9%,而且有极好的回收率(>90%)和存活率。目前市场上已有商品化的分选磁珠及其匹配的分离系统。

三、细胞功能检测

(一)^{3}H-胸腺嘧啶掺入法

经有丝分裂原或特异性抗原刺激 T 细胞、B 细胞后,细胞活化增殖。体外检测 T 细胞、B 细胞增殖可用^{3}H-胸腺嘧啶掺入法,细胞增殖伴随 DNA 的大量合成,若将具有放射性的^{3}H-胸腺嘧啶加到培养液,处于增殖的细胞可摄取^{3}H-胸腺嘧啶作为合成 DNA 的原料,测定细胞内放射性物质强度(以脉冲数表示),就能客观地反映细胞的增殖情况。

(二)5-溴-2'-脱氧尿苷掺入法

体内可用5-溴-2'-脱氧尿苷(5-bromo-2'-deoxyuridine,BrdU)掺入法检测T细胞、B细胞的增殖,BrdU是胸腺嘧啶核苷类似物,可掺入细胞分裂的S期DNA核苷酸序列替代胸腺嘧啶,通过检测BrdU掺入的量来反映细胞的增殖情况,利用针对BrdU的特异性单克隆抗体对其进行检测。随着标记检测技术不断改进,应用BrdU标记的敏感性也已大大提高,目前BrdU被认为是最有希望取代同位素的非放射性标记物之一。

(三)羟基荧光素二醋酸盐琥珀酰亚胺脂法

除^{3}H-胸腺嘧啶掺入法和BrdU掺入法外,体内、体外检测细胞增殖均可使用羟基荧光素二醋酸盐琥珀酰亚胺脂(5,6-carboxyfluorescein diacetate succinimidyl ester,CFSE)法。CFSE是一种可穿透细胞膜的荧光染料,为无色且不发生荧光,进入细胞后可被内源性的酯酶催化分解,生成具有高荧光活性的物质,能与细胞骨架蛋白中的胺基反应,形成具有荧光的蛋白加合物,从而使细胞标记上荧光。当细胞分裂时,具有荧光的蛋白被平均分配到下一代细胞中,因此,细胞每分裂一次,其荧光强度便会减弱至一半。细胞的荧光强度可采用流式细胞仪检测分析,通过计算不同的分裂代数的细胞比例,进一步分析细胞分裂增殖的情况。该方法已广泛应用于体内、体外检测淋巴细胞增殖,并可用于追踪细胞的体内迁移。缺点是CFSE对细胞存在一定的毒性作用,部分影响了细胞的增殖。

(四)酶联免疫斑点技术

酶联免疫斑点技术(enzyme-linked immunospot assay,ELISpot)是结合细胞培养技术与ELISA技术,能够在单细胞水平检测细胞分泌细胞因子或抗体情况。在96微孔培养板底部覆以聚偏氟乙烯膜或硝酸纤维素膜,包被上特异性单克隆抗体,用来吸附与抗体对应的抗原(如细胞因子),然后在培养板孔内加入待检测的细胞及其相应的培养基或抗原刺激物。培养细胞在刺激后几小时就会分泌细胞因子,并会被培养板底部膜上特异抗体捕获。清洗去除细胞后,被捕获的细胞因子可进一步与生物素标记的二抗结合,然后在酶(碱性磷酸酶或辣根过氧化物酶)标记的亲和素与之作用,并加入酶底物[如5-溴-4-氯-3-吲哚基-磷酸盐(BCIP)/四唑硝基蓝(NBT)或3-氨基-9-乙基咔唑(AEC)],最后以酶催化底物显色来判断结果,有反应作用的细胞会在膜上留下直径为10~20 mm染色的斑点(碱性磷酸酶作用后出现蓝色斑点,辣根过氧化物酶作用后出现红褐色斑点)。每一个斑点对应一个分泌细胞因子的细胞,这些细胞被称为斑点形成细胞。根据斑点形成数量及所加入细胞的总量,可计算出阳性细胞的比例。斑点数量的计数可用人工方法,但是该法费事费力、枯燥乏味、误差较大,现在人们已研制出酶联斑点图像分析仪来自动分析实验结果。ELISpot的技术原理见图12-8。如果在一个孔中检测两种或多种细胞因子,就需要在聚偏氟乙烯膜上包被相应抗体,然后用不同的酶标记二抗,但随之出现的问题是斑点难以分辨。为解决这一问题,研究者发明了用荧光素检测ELISpot的方法,只需要应用不同的滤光片便可分辨出不同的荧光,双色或多色细胞因子检测是未来的发展方向。

ELISpot检测敏感性极高,比传统的ELISA方法高出2~3个数量级,能从百万个细胞中检出一个阳性细胞;并且侧重于细胞检测,直接测得的是活性功能,不受细胞因子半衰期的影响;可进行高通量检测。其缺点是属于半定量检测。

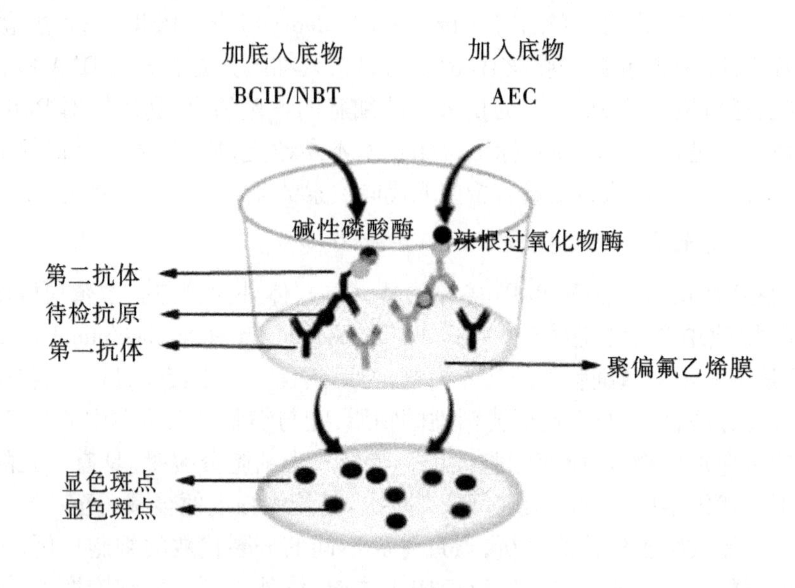

图 12-8 ELISpot 检测

(五)免疫活细胞成像

免疫活细胞成像是结合光电成像技术、荧光标记技术和共聚焦显微镜,在细胞和分子水平上进行生物学行为研究的一项技术。固定细胞成像仅能提供快照似的瞬间细胞的静态信息,无法反映细胞在正常生理生化条件下的状态。活细胞成像具有空间分布和时间变化的两大优势,可以对处于正常生理状况下的细胞进行全程扫描和记录,显示细胞的空间结构和动态活动过程,对于确定细胞间相互作用、分子间的相互作用和信号传导过程是至关重要的。此外,由于活细胞成像更不容易引入实验伪影,它通常能提供比固定细胞成像更加真实可靠的信息。最热门的应用包括细胞结构组分的检测、动态过程的研究及分子的细胞定位。细胞完整性、胞吞、胞吐、蛋白质转运、信号转导和酶活性等过程都可以被检测。另外,一些特定的成像系统也可以用来观测活体动物中的分子。活细胞成像技术常用的荧光探针有荧光素、若丹明、吖啶橙、碘化丙啶、4′,6-二脒基-2-苯基吲哚和 Hoechst 染料。这些染料大多由紫外光或者蓝光激发。活细胞成像中也经常用到能够与无机离子、金属离子、硫醇、硫化物相互作用的荧光探针。细胞器本身也可以用特异的荧光标签选择性地标记。常见的细胞器探针:MitoTracker 和 MitoFluor 探针常用来标记线粒体,LysoTracker 和 LysoSensor 探针常用来标记溶酶体,BODIPY 及其衍生物常用来标记高尔基体。

(六)四聚体技术

四聚体技术是在体外用生物工程技术将 MHC 单体分子四聚体化,用于检测抗原特异性 T 细胞的技术。T 细胞识别抗原时必须由 MHC 分子加工处理并提呈抗原,可溶性 MHC 单体分子与 TCR 的亲和力低、解离快。用生物素标记的抗原肽-MHC 分子复合物与荧光素标记的亲和素结合，借助生物素-亲和素级联放大原理构建 MHC 分子四聚体。四聚体化的分子可与一个特异性 T 细胞上的多个 TCR 结合，大大降低其解离速度。结合流式细胞术即可检测特异性 T 细胞，MHC Ⅰ类和 MHC Ⅱ类分子四聚体可分别检测 $CD8^+T$ 细胞和 $CD4^+T$ 细胞（图 12-9）。四聚体技术使 T 细胞检测达到特异、高效和直接定量的程度，在免疫学研究、自身免疫病研究、病毒感染、肿瘤及疫苗疗效监测中有着广阔的应用前景。

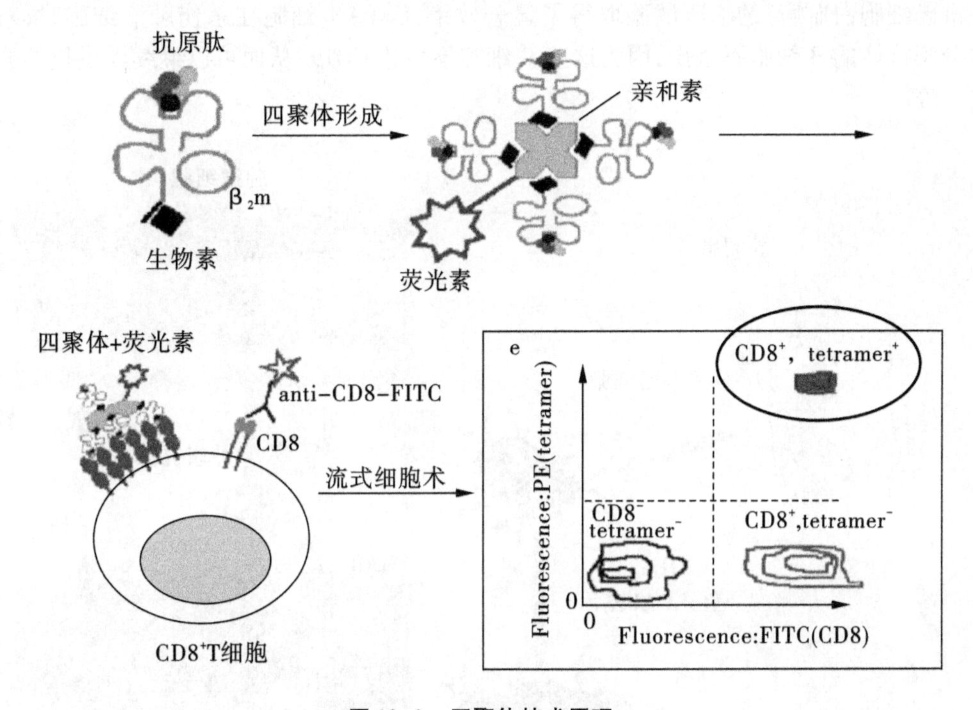

图 12-9 四聚体技术原理

参考 *Expert Reviews in Molecular Medicine*

（七）嵌合抗原受体 T 细胞

嵌合抗原受体 T 细胞（chimeric antigen receptor T cell，简称 CAR-T 细胞）是指利用基因工程技术，根据肿瘤抗原的特异性结合位点，对 TCR、细胞内信号域及共刺激分子进行修饰的 T 细胞，主要用于肿瘤的被动免疫治疗。

CAR-T 细胞的治疗原理和基本过程如下（图 12-10）。

（1）将患者的 T 细胞从外周血或肿瘤中分离出来，并经抗-CD3 和抗-CD28 抗体刺激。

（2）转入嵌合抗原受体（chimeric antigen receptor，CAR）基因，在体外对 T 细胞进行基因改造，使其表达 CAR。CAR 是经基因工程技术改造的受体，由一个胞外抗原识别区（通常是由单克隆抗体的轻链可变区和重链可变区连接形成的单链抗体）、跨膜区和胞内的信号转导区组成。CAR 的胞外部分用来识别特异性的抗原，即所说的靶点，如识别 CD19、EGFR 等，而不需要加工提呈出来的抗原多肽；细胞内信号转导区主要为免疫受体酪氨酸活化基序(ITAM)和共刺激信号,胞内信号域会刺激T细胞增殖,通过直接细胞毒作用和细胞因子释放来消除肿瘤细胞。

(3)CAR-T细胞在体外扩增,一般在IL-2刺激下扩增。

(4)将CAR-T细胞回输入患者体内,在体内扩增,靶向性地杀死肿瘤细胞。CAR-T细胞可以特异性地识别肿瘤相关抗原,使T细胞的靶向性、杀伤活性和持久性均提高。CD19抗原特异性CAR-T细胞用于治疗B细胞恶性肿瘤(包括慢性淋巴细胞白血病和急性淋巴细胞白血病)的临床试验取得了显著效果,CAR-T细胞在杀伤肿瘤细胞时,对正常分泌抗体的B细胞不杀伤,因为这些B细胞不表达CD19,从而可以继续提供抗体介导的免疫。

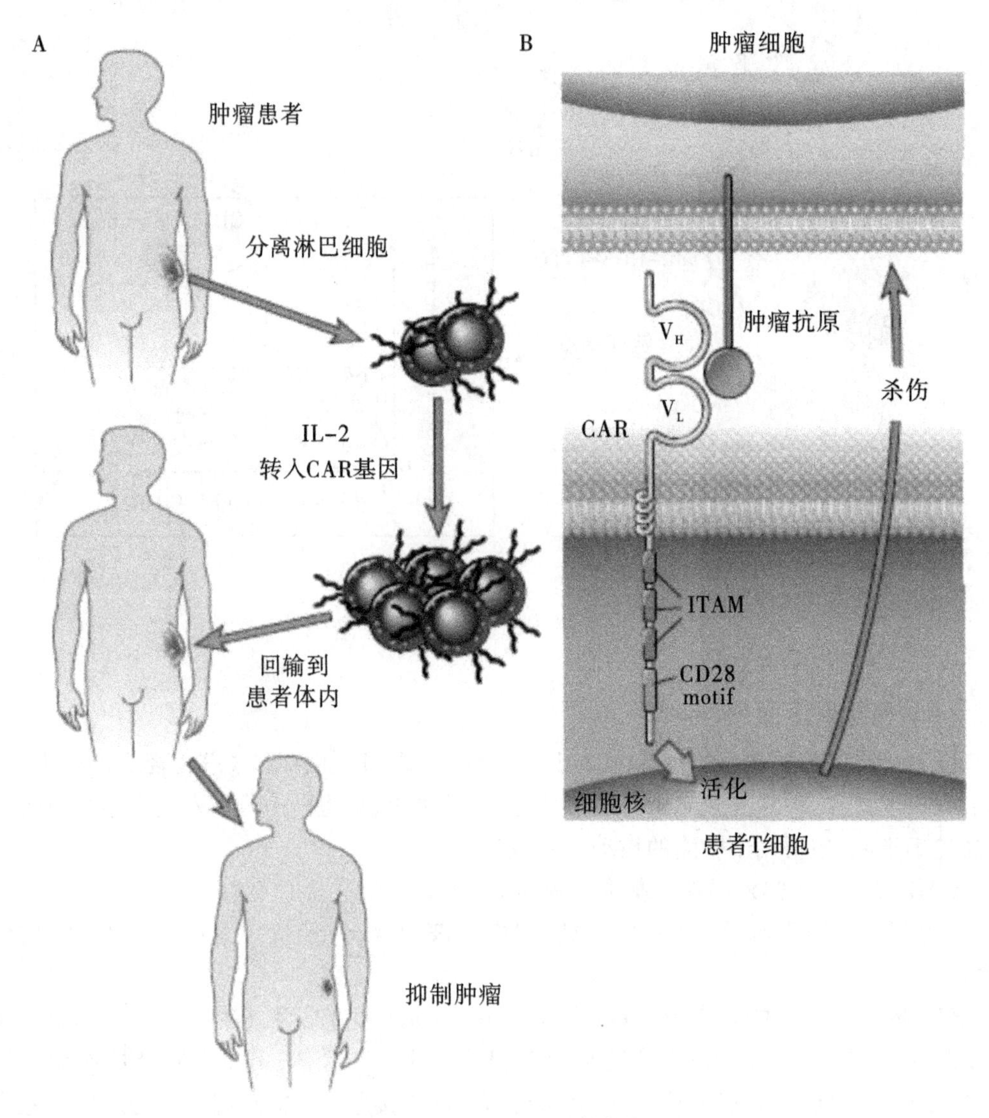

图12-10 CAR-T细胞疗法

A. 从患者血液或肿瘤中分离T细胞,转入CAR基因,并在体外扩大培养,然后回输到患者体内,发挥抑瘤作用;B. CAR的结构;参考*Cellular and Molecular Immunology*(*8th edition*)图18-6

但是，利用 CAR-T 细胞治疗实体瘤并不那么成功，因为实体瘤细胞的异质性，这些异质的细胞具有不同的表面分子，正常组织也含有 CAR-T 细胞靶向分子，CAR-T 细胞不仅攻击肿瘤，也会攻击正常组织。因此，确定肿瘤特异性抗原是 CAR-T 细胞疗法治疗肿瘤的一个主要障碍。双功能的 CAR，即在一个 T 细胞表达 2 个不同的 CAR，即便其中一个 CAR 识别的抗原在正常组织中有少量表达，也可通过另一个 CAR 来提高 T 细胞的特异性。目前，已有多项 CAR-T 细胞在实体瘤治疗中的应用研究，相信不久将会进入临床试验。

Yang 等还将 CAR-T 细胞应用于 HIV 的研究，研究人员将中和抗体改造为具有抵抗 HIV 毒株的人工 CAR-T 细胞受体，从而能够杀死被 HIV 感染的细胞。

目前，CAR-T 的研究如火如荼，但也面临诸多挑战。Juno 公司开发的 CAR-T 细胞疗法 JCAR015 在临床Ⅱ期研究中有 3 名受试者死于神经系统毒性，CAR-T 细胞治疗过程中产生的细胞因子风暴也是必须要面对的风险。CAR-T 细胞疗法仍需要克服许多困难，但它仍不失为肿瘤治疗的一大突破。

第五节　免疫学研究中常用的实验模型

由于受供体和伦理学的限制，在研究人类疾病时，需要依赖疾病的动物模型，但是由于受诱发条件、发病机制、宿主特征等因素的限制，动物模型又不能完全模拟人类疾病。

一、常用的免疫疾病模型

在研究人类自身免疫病时，研究者建立了多种动物模型，自身免疫病模型多以模拟疾病的形成机制来建立动物模型，常借助于现代模式生物的基因敲除、敲入及转基因动物模型。

1. 胶原诱导性关节炎模型　类风湿关节炎（rheumatoid arthritis，RA）是一种常见的自身免疫病，其基本的病理改变是滑膜的慢性炎症。胶原诱导性关节炎模型（collagen induced arthritis，CIA）是研究类风湿关节炎发病机制和治疗药物筛选的理想模型，也是目前国际上公认的关节炎模型。CIA 模型是 1977 年 Trentham 等首次建立的实验性关节炎动物模型，其原理是以Ⅱ型胶原作为抗原免疫大鼠，诱导大鼠产生的实验性关节炎，是一种免疫性炎症模型，以多发性的末端关节炎为主要临床表现。1980 年 Courtenay 等进一步建立了 CIA 模型。CIA 与类风湿关节炎在许多方面存在相似性，如与性别相关，女性易患；与 MHC 密切相关，不同种系动物 CIA 发病率不同；血清中有高水平的抗Ⅱ型胶原抗体等。

2. 实验性变态反应性脑脊髓炎动物模型　实验性变态反应性脑脊髓炎（experimental autoimmune encephalomyelitis，EAE）是由免疫细胞或抗体介导的，以中枢神经系统内小血管周围出现单个核细胞浸润及髓鞘脱失为特征的自身免疫病，是人类多发性硬化症的理想动物模型，已成为研究多发性硬化症的炎症反应、免疫调节病理机制和临床前药物试验的有力工具。多种易感动物均可建立 EAE 模型，如鸡、小鼠、大鼠、豚鼠、家兔、羊、犬、猴等，但不同种属或同一种属不同品系动物的敏感性有很大差异，Lewis 大鼠、SJL/J 小鼠、SWR/J 小鼠、昆明小鼠对 EAE 易感，常用于 EAE 模型。髓鞘碱性蛋白、髓鞘蛋白脂和髓鞘少突胶质细胞糖蛋白被认为是引起 EAE 和多发性硬化症的主要抗原。

3. 1 型糖尿病动物模型　1 型糖尿病是以胰岛素极度缺乏为主要特征的自身免疫病，非肥胖性糖尿病(non-obese diabetic，NOD)小鼠是 1 型糖尿病的理想模型。日本学者对远交系 Jcl:ICR 鼠进行近交时，从白内障易感亚系中分离出 NOD 品系，在近交第 20 代时发现 NOD 小鼠中 60% ~80% 雌鼠和 20% ~30% 雄鼠可自发性发展为胰岛素依赖性糖尿病。12 ~14 周雌鼠可出现糖尿病症状，而雄鼠较雌鼠稍迟。NOD 小鼠与人类 1 型糖尿病有很多相似之处，如 $CD4^+$ 和 $CD8^+$ 致敏细胞、产生针对胰腺细胞是抗体及疾病的遗传倾向等。

4. 实验性自身免疫性甲状腺炎模型　自身免疫性甲状腺炎(autoimmune thyroiditis，AIT)是一种器官特异性自身免疫病，其特征是甲状腺组织内淋巴细胞和单核细胞浸润。实验性自身免疫性甲状腺炎(experimental autoimmune thyroiditis，EAT)动物模型是研究 AIT 的重要工具。目前已经建立的 EAT 模型可分为免疫方法诱导产生的 EAT、高碘诱发的 EAT、自发产生的 EAT 等几类。用甲状腺球蛋白作抗原诱导小鼠产生自身抗体，从而导致小鼠发生 EAT，是目前常用的免疫诱导制备模型方法。甲状腺过氧化物酶、促甲状腺激素受体、甲状腺激素、甲状腺细胞膜及甲状腺胶质等均可不同程度地诱发 EAT。致敏淋巴细胞转导也可诱导产生 EAT，先予小鼠甲状腺球蛋白和免疫佐剂脂多糖免疫 CBAJ 小鼠，后取其脾细胞在体外用含小鼠甲状腺球蛋白的培养液培养，再转染给裸鼠以获得 EAT。碘是 AIT 发病的主要环境因素之一，随着碘摄入量的增加，甲状腺内淋巴细胞浸润程度逐渐加重。NOD 小鼠每日摄入 1 mg 的碘，96 d 后鼠甲状腺组织见弥漫性炎症。BB 大鼠、Buffalo 大鼠、NOD 小鼠及 OS 鸡都能自发产生甲状腺炎。

5. 炎性肠病模型　炎性肠病(inflammatory bowel disease，IBD)是一种累及回肠、直肠、结肠的特发性肠道炎症性疾病，包括溃疡性结肠炎(ulcerative colitis，UC)和克罗恩病，病因不明，可能涉及免疫、遗传、环境等因素。IBD 动物模型主要分为自发性和诱导性两种，诱导性又包括外源性诱导剂模型和基因模型。2,4,6 三硝基苯磺酸和葡聚糖硫酸钠是常用的诱导药物。2,4,6-三硝基苯磺酸可以 50% 的乙醇为溶剂，诱导的炎症以 Th1 型为主；葡聚糖硫酸钠以蒸馏水为溶剂，配成 3% 浓度让大鼠自由饮用 7 d，然后饮用普通水 10 d，以此作为一个周期，根据实验的目的一个或几个周期后观察动物病变，诱导的炎症以 Th1/Th2 细胞功能失调为主。另外，转基因和基因敲除也可制备 IBD 模型，但制作难度大，成本较高，在实际应用中受到一定限制。

6. 实验性自身免疫性重症肌无力模型　重症肌无力是一种神经-肌肉接头处传递障碍的自身免疫病，主要累及神经肌肉接头突触后膜上的乙酰胆碱受体，抗乙酰胆碱受体抗体的增加是重症肌无力发病的主要因素。实验性重症肌无力(experimental autoimmune myasthenia gravis，EAMG)动物模型主要通过主动或被动免疫实验动物，制备与重症肌无力患者的临床表现、免疫组织学、电生理学等相似的动物模型。制备该模型常用方法是提取乙酰胆碱受体免疫小鼠，使其体内产生相应抗体，导致重症肌无力的发生；也可使用患者血清中的抗乙酰胆碱受体抗体或抗乙酰胆碱受体的单克隆抗体被动免疫动物而获得动物模型。

二、人源化模型鼠的建立

人源化模型鼠是指具有人类功能基因、组织器官或细胞的小鼠模型，用于研究人的生理、病理及发育情况。动物模型以越接近人类越好，而目前在免疫系统研究中应用较多的是啮齿类动物模型，由于种属差异性较大，从啮齿类动物模型中得到的结论并不能直接推导应用于人体。免疫系统人源化小鼠是指在免疫缺陷小鼠体内植入人的造血细胞、淋巴细胞或组织，从而在小鼠体内构建人的免疫系统的小鼠模型，是研究人类免疫系统及免疫应答的重要工具。人源化小鼠模型的发展经历了3个阶段：重症联合免疫缺陷综合征(severe combined immunedeficient disease，SCID)小鼠模型阶段；NOD/SCID小鼠模型阶段；NOG(带有IL-2rg剔除基因的NOD/Shi-SCID)和NSG(带有IL-2rg剔除基因的NOD/LtSz-SCID)小鼠模型阶段。若要成功构建人源化小鼠模型，诸多因素制约着重建效果，如供者材料的类型，在构建外周血淋巴细胞-SCID人源化小鼠模型时，早期模型植入的是外周血淋巴细胞，但可能会导致移植物抗宿主疾病，后来改进为植入造血干细胞，但是其重建效率很低。研究者还在不断寻求更好的供体，如BLT人源化小鼠模型，即通过手术的方法将人胎肝、胎胸腺组织植入免疫缺陷小鼠，并静脉转输胎肝来源的造血干细胞、胎胸腺组织，以便更好地支持人源T细胞的发育分化。植入的途径、受体的选择与预处理也对模型的构建有着至关重要的影响。一般认为，受体小鼠的免疫缺陷程度越高、年龄越小越有利于重建；转输供体前一天对受体小鼠进行辐照也有利于重建免疫模型。

细胞因子在免疫系统发育、免疫细胞分化及免疫效应发挥等过程中起重要作用。目前的免疫系统人源化小鼠模型构建中，科学家们通过转基因和基因敲除技术，对受体小鼠细胞因子基因进行改造，构建的模型能够更好地研究免疫系统。免疫系统人源化小鼠模型可以用于造血、感染、移植、自身免疫病及肿瘤学等领域的研究，但是，由于免疫系统的复杂性，当前的模型仍存在一些问题，如无法避免的移植排斥反应、淋巴结的重建、细胞因子的复杂调控等。随着越来越多新技术被采用，在接下来的研究中，免疫系统人源化小鼠一定会更加完善。

三、基因敲除动物模型

基因敲除技术是通过一定的途径使特定的基因失活或缺失。通常意义上的基因敲除技术是指通过外源DNA与染色体DNA之间的同源重组，将一个特定基因去除、替代或使其失活突变，并可进一步对生物体造成影响，然后从整体水平观察实验动物，推测相应基因生物学功能的实验方法。目前，除了同源重组外，基因的插入突变和干扰RNA，也可以达到基因敲除的目的。

利用基因同源重组进行基因敲除的基本步骤如下。①选定突变的靶基因序列，并使其突变，然后将其重组到带有标记基因(neo基因、TK基因等)的载体上，构建重组载体。②将重组载体通过电穿孔法或显微注射等方法导入胚胎干细胞(embryonic stem cell，ES)中，使之与胚胎干细胞基因组中相应部分发生同源重组。③通过正负筛选等方法，选择筛选已击中的胚胎干细胞。④将胚胎干细胞注射到鼠囊胚腔内,再将这些囊胚植入假孕小鼠,产下携带有该突变基因的子代动物。目前,动物中基因敲除技术最成功和完善的是 C57BL/6J 和 BALB/c 小鼠。⑤得到纯合体:同源重组是发生在一对染色体中一条染色体上,如果要得到稳定遗传的纯合体基因敲除鼠,需要进行至少两代遗传。该过程见图 12-11。

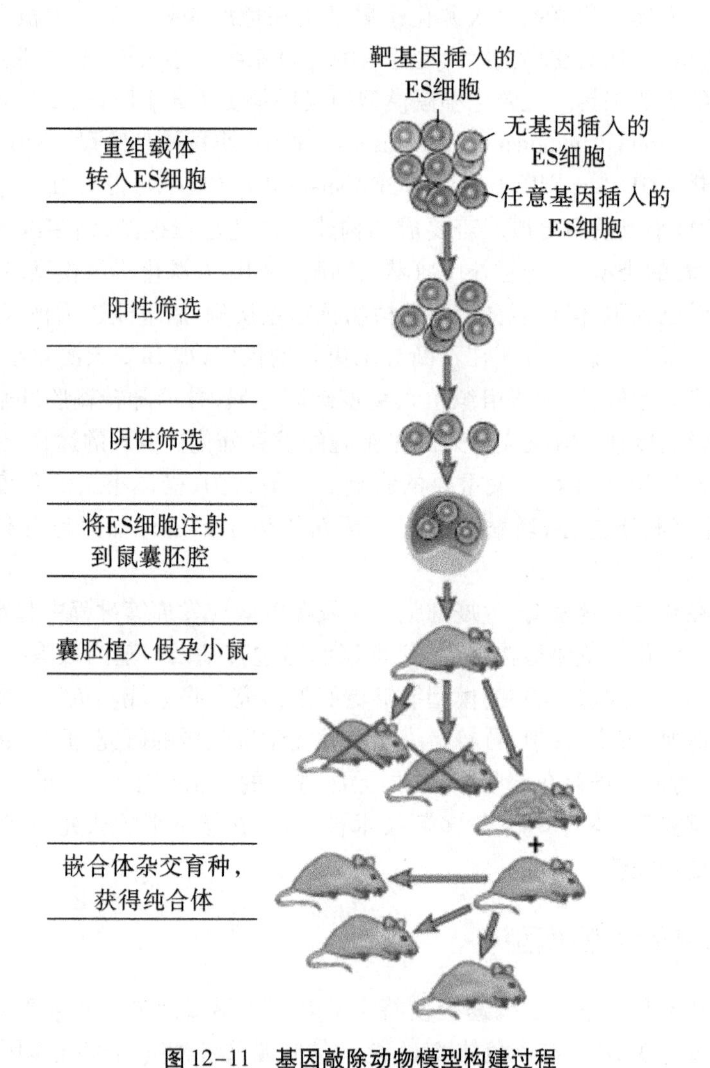

图 12-11 基因敲除动物模型构建过程

参考 *Cellular and Molecular Immunology*(*8th edition*)图 A-6

除应用基因同源重组进行基因敲除外,条件性基因敲除、诱导性基因敲除、基因捕获法和 RNAi 等均可实现基因敲除,这里不再一一讲述。同源重组的方法也可以用作基因敲入,即将外源有功能基因(基因组原先不存在或已失活的基因)转入细胞内,并与基因组中的同源序列进行重组。基因敲入有两种,一种是原位敲入,另一种是定点敲入。基因敲入技术可用于评估单一碱基的生物学功能,也可用正常基因取代缺陷基因,从而达到治疗疾病的目的。

在免疫学研究中，人们可以利用基因敲除、敲入技术研究免疫分子或免疫细胞的功能；也可以构建自身免疫病的基因敲除小鼠模型，深入研究自身免疫病的病因、发病机制；还可以将动物免疫球蛋白分子基因敲除，换以人的相应基因，产生人的抗体，以解决异源的抗体应用于治疗时的免疫排斥问题。

思考题

1. 简述三类抗体的制备方法及其优缺点。
2. 简述抗原的制备和常用的纯化方法。
3. 简述免疫细胞的分离方法。
4. 试述常用免疫标记技术的原理及其优缺点。
5. 试述免疫印迹法的原理及过程。

参考文献

[1]ABBAS A K, LICHTMAN A H, PLLAI S. Cellular and molecular immunology[M]. 8th edition. Philadelphia: Elsevier Saunders, 2014.

[2]曹雪涛. 医学免疫学[M]. 6 版. 北京：人民卫生出版社，2013.

[3]曹雪涛. 免疫学技术及其应用[M]. 北京：科学出版社，2010.

[4]龚非力. 医学免疫学[M]. 4 版. 北京：科学出版社，2014.

[5]MARQUETTE C A, CORGIER B P, BLUM L J. Recent advances in multiplex immunoassays[J]. Bioanalysis, 2012, 4(8): 927-936.

[6]MARQUETTE C A, BLUM L J. Chemiluminescent enzyme immunoassays: a review of bioanalytical applications[J]. Bioanalysis, 2009, 1(7): 1259-1269.

[7]KALYUZHNY A E. Membrane microplates for one - and two - color ELISPOT and FLUOROSPOT assays[J]. Methods Mol Biol, 2015, 1312: 435-447.

[8]DEPINCE-BERGER A E, AANEI C, LOBAGIU C, et al. New tools in cytometry[J]. Morphologie, 2016, 100(331): 199-209.

[9] POSEY A D JR, SCHWAB R D, BOESTEANU A C, et al. Engineered CAR T cells targeting the cancer - associated Tn - glycoform of the membrane mucin MUC1 cntrol adenocarcinoma[J]. Immunity, 2016, 44(6): 1444-1454.

（郑州大学基础医学院　杨　璇）

拓展阅读

量子免疫学引论

20 世纪爱因斯坦等一些杰出的物理学家建立的量子理论(量子力学、相对论、量子场论)及新近的弦理论、终极理论(final theory)或万有理论(theory of everything,TOE),领导物理学进入了一个全新的领域。量子力学统一了物质和波;爱因斯坦的狭义相对论统一了质量和能量,也统一了空间和时间。量子力学的量子电动力学和量子场论,更进一步模糊了(一致了)动与静、有限和无限。量子理论抽象成为一元论的哲学,新的思维范式已在消融着学科的藩篱,集思广益,开拓新的科学发展之路。

如物理学家 Steven Weinberg 所言:"过去的一个世纪里,爱因斯坦的狭义和广义相对论永远改变了我们对空间、时间和引力的认识。量子力学的波函数和概率确定位置和速度代替粒子作为描述自然语言""量子力学与相对论的结合,产生了新的世界观,以对称性原理取代了物质的中心地位""在牛顿力学里,人没有特殊的地位,而在量子力学的哥本哈根解释中,人扮演着基本的角色。通过测量行为,波函数才被赋予意义。牛顿力学讲精确预言,而量子力学只提供概率计算""今天人们对自然的认识,能在未来的终极理论中保留下来的恐怕只是量子力学"。

回首 20 世纪,科学的作为恐怕是毁誉参半。迄今,量子理论虽然毓秀几支红杏出墙,基本仍只是囿于物理学自家花园里的灿烂。几个物理学的巨子尚且对哲学的令人啼笑皆非的无知,遂使东西海之名理同者如南北海之马牛风。知识不只是探索,也需要思考。知识在交流传播应用过程中得到验证,显示其明理意义所在。一元论或本体论的思维范式虽然已如江河日下,显而易见将汇成主流,然而浸润现代科学似乎仍待时日。循循疏导,促进融会贯通显然仍是不可或缺。瞻前顾后,免疫学应该也需必修这一功课,才得柳暗花明,才能高屋建瓴。

一、什么是量子理论

量子理论是量子力学的抽象或理论。量子力学起源于爱因斯坦对光的波粒二象性的研究。量子力学断言,一个微观粒子总可以用一个称之为波函数的复值函数$\psi(r,t)$来完全描述。这里 r 是坐标向量,t 是时间。

$\int_M \psi^*(r,t)\psi(r,t)dr=1$

这里 M 是粒子所在的空间,$\psi^*(r,t)\psi(r,t)$是概率密度函数,它表示在 r 处发现粒子的概率。由于概率密度和概率流密度应当连续,所以波函数 $\Psi(r,t)$必须在变量变化的全部区间内是有限的和连续的;波函数 $\Psi(r,t)$应是坐标和时间的单值函数,这样才能使粒子的概率在 t 时刻在 r 点处有唯一的值。因此,波函数在变量变化的全部区间内通常应满足 3 个条件:有限性、连续性和单值性,这 3 个条件也被称为波函数的标准条件。

量子是宇宙存在(有)的最大下限,是构成宇宙存在的基础。波动(周行)是宇宙的根本。波函数表征了粒和波的同一性,质和能的同一性,即老子所谓的"同出而异名"。正如物理学家和数学家薛定谔所说,"量子物理学揭示宇宙基本同一"。从量子力学到弦理论及更深层的研究表明,构成宇宙的基本是力(弦)的表现方式(波动、共振)。一个基本粒子是单位时间(空间)可检测到这个粒子的空间(时间)的概率的积分。物理学家称之为(单位)时空。宇宙的基本是"弦"的颤动。物质存在只是人类感官的直接或应用仪器放大和扩展对这种颤动的感觉的表述。

其二是对称原理。其实质是时间和空间对立的统一,表现为物质。牛顿力学只考虑对立而无视统一(二元论)。量子力学把对立统一起来(一元论)。物理学家认为是"美"诱惑着人类孜孜不倦地进行着科学探索。美即对称的美。对称是宇宙的规律和实质。量子力学波函数的概率(密度和流密度)的连续,使统一无懈可击。中国的先贤更智慧地将对称表述为"阴阳"。对称也是宇宙的根本。

量子力学的哥本哈根解释,表明了人在量子理论中的基本角色。波函数(存在)的意义是人赋予的。使人更多地明白了"我想故我在"的含义。人从"超位"进入宇宙范畴,客观的存在和主观的理解有着必然的内在的同一性。

量子理论是知识的边缘。量子是存在的最大下限。按照季波夫定律(Zipf′s law),量子宇宙可作为存在的最小上限。量子理论虽然是有限存在范畴,是科学具体存在的吕贝格(Lebesgue)测度,但其已至知识的边缘,囊括了存在的全部知识,又具有整体性和无限性。故可谓是迄今科学的终极理论。量子有限和宇宙无限之间为空集,故可直接完整地抽象为宇宙的终极理论。宇宙可意义为无限所有时空,量子理论也是(所有)存在的共性、本质、规律。量子理论是哲学的科学表达,哲学是量子理论的本质的表达,是人类的思维系统或思维范式。

无名天地之始,无是宇宙的奇点(起点);量子是存在的起点(有名万物之母),虽有犹无,而不同于其他存在。这大概就是迄今仍在难为着人类智慧的 Bell 定理的内隐。

从上述论述看,量子力学是全球化和学科融合的内因(内隐),也是新的国际单位制的内核。宇宙的存在可经 7 个定义的常数和相应的单位组合量化,把动与静、质量与能量、结构与功能、存在与意义看似对立的二者相对地统一起来,通过结合、交换、分配,构成万有的变化的宇宙。令人惋惜的是,诸多学者尤其是生物和医学科学家思维范式仍未明确地量子化,相对论、概率、一元论,以及众多的概念、定义、术语还存在着门户之见,科学家只是忙于纠错,新概念时而冒出,却看不见可持续发展的路线图。

二、量子免疫学的宗旨

量子免疫学的宗旨:①从既有的牛顿力学为基础的因果论,转变为以量子理论为科学基础的本体论思维范式;②以量子理论为科学基础,思考和表述免疫学问题,规划研究思路,设计研究方案,处理和解释实验数据,抽象免疫学理论,指导免疫学实践运用。

三、量子免疫学展望

科学是具体的抽象,物理学是科学的基础。

以牛顿定律为原理的物理学的基础是经典力学。经典力学的宇宙是二元论的,认为物质和波、质量和能量、空间和时间、运动和静止均是绝对恒定的。如此,牛顿力学铸就了因果论的思维方式。眼见为实,客观的知识论成为科学的基本哲学。穷尽原因的还原论的线性思维占据着科学思维主流。迄今,物质结构决定功能的理念仍是科学界主流的思维范式。人类通过孜孜不倦的追求,应用精细分析纯化技术,可以直观宇宙奥秘,掌握宇宙规律。种子学说、中心法则仍是生物学和医学当前的思维范式和理论基础。然而,气候、生态、环境、肿瘤、人类免疫缺陷病毒等诸多问题,昭示既有的思维范式臆想的发展途径已届山穷水尽,迫使人类的主流思维转向,以探寻可持续发展的新路。

免疫的定义还是回归模糊为免除疾病为佳。如此,免疫的范畴基本涵盖医学的全部。免疫学即是明了机体如何感知和适应环境,以维持机体这个复杂的混沌动力学系统的动态稳定(平衡)的学科。

抗原或免疫原延伸为刺激或感知。刺激意思为免疫系统反应的初始条件。感知则同时关注机体免疫系统对刺激的理解和相互作用。免疫系统的应答是机体适应环境的动力学过程,涉及混沌理论和概率分析。

免疫系统着眼于动力学系统及复杂的生物网络调节系统;细胞、分子是网络系统的“hub or nub”。免疫系统的本质是动力学连续性和波动性。生物学调节是动力学网络调节,反馈调节只是一个片面片段,是基于牛顿力学而非量子力学的片面、孤立、绝对的表述。“五行”应该是符合量子理论和数学理念一致的动力学网络。把五行和动力学的彭加莱图联系,也就联系了图和流。联系生物分子的螺旋再螺旋,更可联想生物分子的动力学端倪。

量子理论是物理学的主要内容,其范畴可映射物理学的全部,涉及的对称是物质(M)=能量(E),波粒,时空,趋于告别眼见为实,关注能量传变的动力学过程。物理性质变化主要是涉及的量变。

而化学是焦聚于分子尺度的动力学系统,主流仍限于粗粒范畴,基本表述为结构、功能和化学性质。化学研究的对象均为(三位一体)混沌系统。如水分子是 H_2O,但不可能从 H 和 O 解释任何水的性质。只是遵从量子宇宙的共性或规律。

生物科学或生命科学的研究对象是生物或生命。什么是生命？似乎显而易见，无需赘述，但罕见大家、巨子明确定义。为契合量子理论，权且应用细胞尺度（范畴）的复杂的动力学系统抽象之。如此，可以使生物科学满足量子理论为科学基础性一元论的范式，为研究提供一个基本思路和范畴。对生命而言，更多地融合了人类理解和诠释。存在和意义是生命科学更多应用的或相对特征性的对称。免疫学的研究也和其他生命科学一样，延伸至量子宇宙。

新近创刊的《科学免疫学》（*Science Immunology*）首卷发刊词中写道，"The field of immunology is in a period of unprecedented expansion and progress"。机体的细胞均是免疫细胞。免疫学者更容易困扰于细胞分子的迷宫，耗竭于实验和数据分析咫尺之间，老死也不识庐山真面目。学者须知科学的任务不是预测复杂系统的每一个小细节，而是理解和研究问题的本质及主要的功能。如此，才会更清楚免疫学的脉络，发现其纲领，能动地将免疫学与其他相关学科融会贯通；才会将免疫学升华成基础坚实、名副其实、进退有致的学科。

免疫学进展越来越明显地模糊了固有免疫与适应性免疫的界限，人体的细胞都可以是免疫细胞。免疫的分类采用生理学、病理生理学和组织学分类，也许更会使基础免疫和临床免疫一致，更能较直接地理解免疫的生理和病理过程，着眼于系统水平诊断和治疗。

具体内容提纲如下。

1. 免疫系统生物学的数学物理学基础（生理学）。

2. 免疫系统的系统和网络调节。

3. 超敏反应和炎症。

4. 免疫低下、缺乏和耐受。

5. 黏膜和皮肤的免疫，微生物群和微生态。

6. 结缔组织的免疫。

（1）淋巴细胞和血液细胞免疫。

（2）网状内皮系统细胞免疫。

（3）肌肉组织的免疫。

7. 神经免疫和精神免疫。

如此框架，可把健康和疾病的分歧（生命动力学系统分歧）推测至构成多能干细胞和定向干细胞的分子水平。通过分子物理学连接量子力学和动力学系统，以至动力学系统分歧的根本。即现代医学追求的精准医学和预防医学。

参考文献

[1] FARMELO G. Physics: fighting for time[J]. Nature, 2015, 521: 286-287.

[2] DOOB J L. Measure theory[M]. New York: Springer-Verlag New York Inc, 1994.

[3] NAVASCUÉS M, GURYANOVA A, MATTY J, et al. Almost quantum correlations[J]. Nature Communications, 2015, 6: 6288.

[4]WISEMAN H. Physics: Bell's theorem still reverberates[J]. Nature,2014,510:467-469.

[5] FISCHER J, ULLRICH J. The new system of units[J]. Nature Physics, 2016, 12:4-7.

[6]ANDREWS B,MARIAN-WALHOUT A J,IYENGAR R. The human cells project working group quantitative human cell encyclopedia[J]. Sci Signal,2016,9:443.

[7]ALTMANN D,BOYTON R. Nomenclature: replace 'pathogens' with 'perceptogens' [J]. Nature,2015,518(7537):35.

[8]RAU J G,Michel J P. Gingras spin slush in an extended spin ice model[J]. Nature Communications,2016,7:12234.

[9] HYEON C, THIRMALAI D. Capturing the essence of folding and functions of biomolecules using coarse-grained models[J]. Nature Communications,2011,2:487.

[10]ROBERT P. Crease physics: material to meaning[J]. Nature,2016,533:34.

[11]POPKIN G. The physics of life[J]. Nature,2016,529:16-18.

[12]COLMONE A C,SALLUSTO F,ABBAS A K. Promoting immunology:the future is here[J]. Science Immunology,2016,1(1):2713.

(郑州大学基础医学院　杜献堂)

固有免疫记忆

宿主免疫应答由固有免疫应答和适应性免疫组成。一般来说,固有免疫反应发生快,缺乏对病原体等抗原物质反应的特异性,对再次相同抗原的应答缺乏记忆性;适应性免疫应答发生较慢,对抗原的反应具有特异性并能产生免疫记忆。但近年来研究发现,固有免疫在遇到病原体及其代谢产物时也能表现出适应性免疫的记忆特征,这种特性称为"训练免疫"或"固有免疫记忆"。固有免疫记忆的发现,拓展了人们对免疫应答的认知,也为固有免疫记忆在疾病研究和应用方面打开了一扇大门,有助于探索新的疾病治疗策略,包括新一代的经典免疫记忆和训练免疫的联合疫苗、治疗晚期败血症免疫麻痹或其他免疫缺陷状态的训练免疫激活及自身炎症疾病中过度炎症反应的调控。

一、固有免疫记忆的发现

(一)植物和无脊椎动物中的免疫记忆

第一个表明固有免疫系统有能力对先前刺激建立记忆的证据来自大量的植物免疫学研究,这些研究表明植物对再次感染具有更有效的反应能力,该现象称为"系统获得抗性"。系统获得抗性的分子机制和生化介质大部分是已知的,表观遗传学基础重塑的宿主防御在其中扮演了重要的角色。随后,越来越多的研究表明无脊椎动物也存在固有免疫记忆现象,如由微生物诱导的固有免疫记忆可以保护蚊子对抗疟原虫,昆虫熊蜂显示出对三种不同病原体的固有免疫记忆,绦虫能在桡足类甲壳动物中诱导记忆。这些现象均显示出机体在病原体再次入侵时被保护。上述证据显示,固有免疫记忆存在于植物、较低等动物和无脊椎动物。

(二)脊椎动物中的固有免疫记忆

已有研究发现,脊椎动物的固有免疫也具有适应性特征。实验显示,用模式识别受体(pattern recognition receptor,PRR)的微生物配体启动小鼠固有免疫,可以预防后续的致死性感染。如一种真菌细胞壁多糖的主要成分 β-葡聚糖诱导的固有免疫记忆,可以保护动物免受金黄色葡萄球菌感染及由此引起的严重败血症;细菌细胞壁肽聚糖的主要成分(胞壁酰二肽)能诱导对弓形虫感染的保护;应用 Toll 样受体 9 激动剂,如含有非甲基化 CpG 二核苷酸的寡聚脱氧核苷酸,在感染前 3 天对实验动物进行预处理,可保护动物抵抗大肠埃希菌引起的败血症和脑膜炎;细菌鞭毛蛋白可诱导对肺炎链球菌和轮状病毒的保护。另外,某些促炎细胞因子也可诱导小鼠固有免疫记忆,如在感染前 3 天给小鼠注射一定剂量重组白细胞介素 1,可以保护小鼠免受铜绿假单胞菌感染性致死。对再次感染的保护依赖于巨噬细胞和促炎性细胞因子产物,这是典型的固有免疫构成要素。

在对固有免疫记忆的应用基础研究中,已发现在脊椎动物中诱导的固有免疫记忆能介导接种疫苗的保护作用。如用卡介苗免疫小鼠,可使小鼠获得不依赖 T 细胞的对白假丝酵母菌或日本曼氏血吸虫继发感染的抵抗作用。对白假丝酵母菌减毒菌株的研究再次证实了固有免疫记忆可以在脊椎动物中被诱导,能对播散性假丝酵母菌病起到保护作用。该试验是将一株弱致病力(pca-2 系)的白假丝酵母菌注入小鼠,能诱导小鼠获得对抗 CA-6 毒株的保护作用,这种保护作用也在裸鼠和重组活化基因 1(recombination activating gene, RAG1)缺乏的动物(RAG1 缺乏使动物的抗原受体不能重排)中被证实。

除卡介苗和白假丝酵母菌之外,一些病毒和寄生虫也可以通过固有免疫机制发挥保护作用。研究发现,在疱疹病毒感染的潜伏期,宿主对细菌病原体(如单核细胞性李斯特菌和鼠疫菌)的抵抗作用增强,其机制是通过增强细胞因子 γ 干扰素(interferon-γ, IFN-γ)和巨噬细胞系统激活而得到的保护作用。类似的,蠕虫寄生虫(巴西日圆线虫)引起的慢性巨噬细胞感染,一方面破坏寄生虫,另一方面诱导不依赖 T 细胞、B 细胞的对再次感染的保护作用。

近来研究表明,NK 细胞也具有免疫记忆特性。这种半抗原特异的接触性超敏反应小鼠模型是由半抗原诱导的依赖 NK 细胞的超敏反应,至少可以持续 4 周。另外,在小鼠巨细胞病毒(murine cytomegalovirus,mCMV)感染模型中也存在与 T 细胞、B 细胞无关的免疫 NK 免疫记忆。NK 细胞在这些模型中表现出的长效保护作用,是通过 NK 细胞在淋巴组织和非淋巴组织的不断自我更新、长期存活实现的。当再次感染出现时,记忆 NK 细胞能在大量扩增后迅速脱颗粒、释放细胞因子,并由此产生保护性免疫反应。此外,已证明在感染过程中,骨髓中单核细胞可成为 NK 细胞前体,这也可能是固有免疫反应长期效应的原因。

人类的固有免疫记忆近来也得到了验证。大量流行病学资料显示,在接种卡介苗、麻疹疫苗和脊髓灰质炎疫苗等活疫苗后,人体能获得对其他病原体感染的防御能力。这一假设首先在健康成人志愿者接种卡介苗试验中被提出,并在新生儿接种卡介苗的扩大临床观察中得到验证。其次,某些感染如疟疾等,也可以诱发人体形成高反应性状态,功能上等同于训练免疫的诱导。再有就是卡介苗在治疗膀胱癌、黑色素瘤、白血病和淋巴瘤等恶性肿瘤方面的应用,也是固有免疫介导非特异性保护作用的佐证。在卡介苗治疗恶性肿瘤时,卡介苗诱导的炎症反应固然是重要的,但长期的固有免疫记忆可能也持续参与其中。Buffen 等明确提出,卡介苗的抗癌作用直接依赖于固有免疫记忆。

二、固有免疫记忆的调节机制

(一)固有免疫细胞的构成

固有免疫细胞包括单核细胞、巨噬细胞、NK 细胞、固有淋巴细胞和多形核白细胞等。这些细胞与淋巴细胞不同,它们不表达重排抗原受体基因,而表达 PRR 和其他识别病原体相关分子模式(pathogen-associated molecular pattern,PAMP)和内源性危险信号的受体。尽管这些受体对抗原的识别和信号传递是非特异的,但有证据表明,PRR 不同家族成员[如 Toll 样受体、核苷酸结合寡聚化结构域(nucleotide binding oligomerization domain, NOD)样受体、C 型凝集素受体、视黄酸诱导基因 1(retinoic-acid-inducible gene 1, RIG-1)样受体及这些受体的组合形式]的表达,触发了巨噬细胞和树突状细胞不同的信号通路,从而导致针对特定类型病原体的固有免疫反应。

关于单核细胞的固有免疫记忆，首先需要考虑单核细胞的寿命。一般情况下，循环的单核细胞半衰期短，生存周期最长为 1 d。而在接种卡介苗个体中的循环单核细胞至少存活 3 个月，提示在骨髓中的祖细胞阶段一定发生了重新编程。确实，研究证实固有免疫记忆可以通过造血干细胞和祖细胞转移而获得。造血干细胞和祖细胞来源的巨噬细胞通过 Toll 样受体 2 与配体结合而表现为耐受性，将其转移到照射小鼠中，仍表现为耐受表型，同时对炎症性刺激仅产生更少量的炎性细胞因子和活性氧。将小鼠皮肤暴露在紫外线辐射下会诱导免疫抑制，最初被归因于树突状细胞不能激活有缺陷的 T 细胞，但后续研究表明，其原因是涉及表观遗传重新编程和对骨髓树突状细胞祖细胞的长期、持续作用而影响了其后代树突状细胞的功能。最近的研究表明，微生物可以长期诱导骨髓祖细胞-树突状细胞的功能性编程，从而保护机体抵抗痢疾阿米巴虫。

新近研究表明，NK 细胞也对再次接触的刺激产生更强烈的应答。在白细胞介素 12、白细胞介素 15 和白细胞介素 18 联合作用或半抗原致敏情况下，能诱导出长寿的 NK 细胞，介导不依赖 T 细胞和 B 细胞的接触性超敏反应和长寿的抗原特异性回忆反应。在 mCMV、A 型流感病毒感染或牛痘苗接种时，NK 细胞出现扩增。对 mCMV 感染的研究表明，NK 细胞防御巨细胞病毒再感染的机制不是依赖 T 细胞的，而是通过迅速脱颗粒并产生细胞因子发挥作用。过继转移实验也表明，活化的 NK 细胞能在体内增殖，保护小鼠对抗病毒的感染，说明 NK 细胞的保护性免疫记忆可以在个体之间传递。

目前，学者已提出了多种与 NK 细胞记忆相关的机制，包括诱导固有免疫记忆形成的机制和维持 NK 记忆细胞存活的机制。固有免疫记忆包括增强白细胞介素 12/IFN-γ 轴的反应性，或增加细胞膜上共刺激分子 DNAM-1(DNAX 辅助分子 1，也称为 CD226)在细胞膜上的激活。然而，在 mCMV 感染后记忆性 NK 细胞的存活需要凭借 Atg3-依赖的线粒体自噬。

NK 细胞记忆的特异性问题十分复杂。能证明记忆性 NK 具有特异性的试验：mCMV 诱导的小鼠 NK 细胞对 mCMV 感染有保护作用，而对另一种疱疹病毒 Epstein-Barr 的感染无保护作用。NK 细胞对半抗原和病毒等其他刺激的记忆反应也能诱发抗原特异性免疫记忆。NK 记忆细胞持久存在的机制是另一个备受关注的问题。人们已发现对半抗原和病毒的 NK 细胞记忆是依赖 CXCR6 的，CXCR6 是一种肝 NK 细胞的趋化因子受体，它与记忆性 NK 细胞的持续存在有关，而与抗原识别无关。此外，最近研究发现了灵长类动物 NK 细胞记忆的证据——接种腺病毒 26 疫苗的猕猴，脾和肝的 NK 细胞在接种疫苗 5 年后仍能有效地裂解匹配抗原，但不裂解不匹配的抗原。这说明强烈而持久的抗原特异性 NK 细胞记忆在灵长类动物感染和疫苗接种后诱导形成，这一发现对研发人类免疫缺陷病毒及其他病原体的疫苗具有重要意义。

(二)固有免疫记忆的分子基础

经历过驯化的固有免疫细胞具备一个显著特征，即当其遭遇病原体或危险信号时，其转录反应能力与未经训练的细胞相比，在定性和定量方面均有显著差异。这种炎症基因活化增强的分子基础尚未完全阐明，但研究证据支持多个调控层面共同作用的看法，包括核染色质的变化和原发刺激诱生微小 RAN(microRNA，miRNA)的持续存在。

在髓系细胞，编码炎症基因的许多位点处于受阻的构象中，该推断源自其对核酸酶

(作为工具来探测染色质结构)有限的可接近性、核小体的组蛋白低乙酰化,以及控制其表达的基因和基因组调控因子(增强子和启动子)的编码体上 RNA 聚合酶Ⅱ的低含量。原发性刺激下,获得核染色质的可接近性、增加组蛋白乙酰化和 RNA 聚合酶Ⅱ的募集,观察到这些位点的变化是巨大的和重要的,这在对微环境变化的其他反应中是不常见的。这些重要的改变在某些情况下导致基因表达活化并使其在短时间内高出基线水平数百倍,这是通过招募刺激反应的转录因子(如核因子 κB、激活蛋白-1 和信号转导及转录激活因子家族成员)作为增强子和基因的启动子而驱动的。反过来,转录因子控制招募共激活因子(包括组蛋白乙酰化和染色质重塑),它局部修饰染色质,使其更容易被转录系统访问。

增强可访问性的维护是更有效地诱导初始刺激为引物的基因的基础。此外,由于组蛋白修饰与识别结构域特异地结合,包含各种参与转录调控的蛋白质(如溴 - 乙酰赖氨酸相互作用的情况),组蛋白修饰的启动子或增强子在初始刺激后沉积,其持续性本身就可能影响二次反应。染色质修饰对训练免疫的可能贡献,需要考虑各个共价染色质修饰的不同稳定性,稳定的修饰(如组蛋白甲基化)可能比那些具有典型的短半衰期(如组蛋白乙酰化)的修饰更适合于延续的功能变化。因此,在髓系细胞中观察到的、持久的一些组蛋白修饰,在初始刺激激活消除后可能反映出他们的稳定性,或者持续激活的上游信号通路和转录因子可以控制其沉积。

一个有趣的范例是由潜在或更始启动子所提供,基因组调控因子在未受刺激的细胞中,表观遗传未标记或低水平标记,但是对特定刺激反应获得增强子的组蛋白修饰特征。在体外,消除触发功能性的刺激时,休眠增强子部分保留其修饰的组蛋白,并对再次刺激表现出更强的激活应答。这个观察让人联想到,体内的巨噬细胞获得活化增强子的特性,主要是由特定组织特异性的微环境信号指示,与取决于巨噬细胞所在器官的因子大大不同。反过来,这些信号的作用通过不同的转录因子的组合特异性诱导,最终负责表观遗传修饰酶介导的不同基因集的激活。将巨噬细胞从一个组织转移到另一个的结果是增强子内容的广泛重新编程。因此,由之前刺激造成的促进修饰的表观基因组的持续性机制,和重新编程对环境变化的应答机制,这两者间存在复杂的平衡关系。染色质状态持久性的基础是相同的动态平衡,与训练免疫中增强的转录应答相关。

最近的一项研究表明,脂多糖和 β-葡聚糖诱导训练免疫是通过丝裂原活化蛋白激酶(MAPK)依赖的途径,磷酸化转录因子 ATF7,随后降低抑制性组蛋白标记物 H3K9me2。此外,免疫网络在训练的单核细胞中的激活依赖于信号转导及转录激活因子 1活化,信号转导及转录激活因子 1 对训练免疫诱导的重要性是通过慢性皮肤黏膜假丝酵母菌病的患者由于信号转导及转录激活因子 1 基因突变,导致训练免疫缺陷而证明的。免疫系统的表观遗传机制也可能受某些细菌病原体劫持,如单核细胞性李斯特菌,这可能代表了一个更常见的逃避宿主防御的机制。

microRNA 可能也有助于训练免疫,主要因为 microRNA 是长半衰期分子,同时髓系细胞的繁殖能力是有限的,故而导致原始刺激去除后 microRNA 仍持续存在。在 miRNAs 中,miR-155 由于能上调对炎症信号(如微生物成分)的反应而与髓系细胞的过度活化具有独特的相关性,可能是由于磷酸酶的去抑制作用而负调节几种信号通路的转导因子。

可以预测,髓系细胞持续表达 miR-155 将使其保持在致敏和高敏状态,当暴露于相同强度的二次刺激下,这些细胞将以更强的方式来应答。

(三)免疫代谢循环

细胞代谢产物在训练固有免疫细胞的表观程序形成中发挥重要作用。最近研究显示,不同免疫细胞活化后多存在代谢途径的改变。最好的例子是巨噬细胞,其中 M1 型巨噬细胞是脂多糖和 IFN-γ 激活的巨噬细胞,主要产生炎性细胞因子;M2 型巨噬细胞是 IL-4相关细胞因子激活的巨噬细胞,与组织修复相关的基因表达,激活的 M1 型巨噬细胞和 M2 型巨噬细胞有不同的代谢途径。M1 型巨噬细胞主要通过糖酵解,伴随氧化磷酸化和不完整的三羧酸循环(仅柠檬酸后和琥珀酸后的两步)。柠檬酸是通过脂肪酸生物合成消除的,脂肪酸使炎性前列腺素产生增加,而琥珀酸盐激活转录因子——缺氧诱导因子 1α(hypoxia-inducible factor 1α,HIF-1α),调节多种基因,包括编码炎症介质白细胞介素-1β。M2 型巨噬细胞中,三羧酸循环的周期是完整的。一个关键的特征是从尿苷二磷酸葡萄糖和谷氨酰胺合成 N-乙酰葡萄糖胺,这是受体如甘露糖结合凝集素发生广泛的糖基化所需要的,也是 M2 型巨噬细胞的表型特征。

巨噬细胞编程细胞代谢的重要性表明,类似的机制可能在训练免疫的单核细胞和巨噬细胞的长期功能变化中发挥作用。最近有报道称,通过依赖磷脂酰肌醇 3 激酶/蛋白激酶 B(phosphatidyl inositol 3-kinase/protein kinase B,PI3K/Akt)和 HIF-1α 途径的氧化磷酸化向糖酵解的转化,在 β-葡聚糖诱导的训练免疫过程中发挥不可或缺的重要作用。这种转化是如何影响训练免疫的仍在研究,但有重要线索提示将染色质调控和中间代谢联系起来。这其中一个关键代谢中间体(乙酰辅酶 A)在组蛋白乙酰化所必需的训练的单核细胞中增加。此外,三羧酸循环的代谢产物 α-酮戊二酸和丁二酸的比例是两个控制表观遗传修饰活性的酶家族(赖氨酸去甲基酶的 JMJ 家族和甲基-胞核嘧啶羟化酶的 TET 家族)的一个关键决定物。这些酶需要 α-酮戊二酸作为辅酶,而琥珀酸限制了其活性。另外一个可能性是刺激巨噬细胞产生琥珀酸的水平升高,这将抑制 JMJD3,导致特定基因增强 H3K27 三甲基化(如与 M2 型巨噬细胞表型相关的基因),从而抑制其表达。这一过程将保持训练的巨噬细胞再次被刺激时的促炎症反应的表型。代谢产物的变化和表观遗传变异之间的重要联系也已在脂多糖诱导的耐受性中被阐述,其中,依赖烟酰胺腺嘌呤二核苷酸激活的Ⅲ类组蛋白去乙酰化酶(sirtuin)伴随 sirtuin-1 和 sirtuin-6,协调葡萄糖到脂肪酸氧化的转化。剩下的挑战是解释代谢产物的这些潜在的非特异性功能是如何具有位点和(或)基因的特异性作用,并为训练免疫过程中代谢产物改变修饰 DNA 和组蛋白的酶活性提供直接的证据。

(四)适应性和适应不良程序

固有免疫记忆最有可能演变为一种原始的免疫记忆的形式,旨在为宿主提供对抗感染更好的保护。固有免疫记忆可能也对个体发育起重要作用,使新生儿的先天免疫系统成熟,微生物在这一过程中起着重要的作用。一项与微生物可能会影响免疫细胞功能相关的研究显示,常规饲养的小鼠与无菌动物相比,NK 细胞的 H3K4me3 增加。然而,针对外源或内源刺激的固有免疫的重组和抗炎反应的增加在一定程度上会对机体产生不利影响，也就是说固有免疫重新编程会在某些条件下造成机体病理反应。如脂多糖诱导的固有免疫细胞重新编程在需要较高阈值才能活化细胞的组织器官中起有益作用。相反，在败血症发生过程中，体内大量固有免疫细胞被活化，脂多糖诱导的耐受性可能有助于免疫麻痹，使个体有更大的被感染风险。持续沉默的宿主防御基因可能由于表观遗传机制介导这些反应。因此，不良适应性的应答不恰当地影响了细胞的数量，如系统的单核细胞（与局部的组织固有的巨噬细胞相反）会对宿主产生有害的影响。

一般情况下，固有免疫记忆是一种适应性、能产生更强烈应答且更持久的能力，无疑这种高警报免疫状态对宿主防御能力是有益的，但它也可以在慢性炎症条件下增加组织损伤。在此过程中，固有免疫记忆受内源性受体的诱导。流行病学证据表明，自身免疫病或慢性炎症性疾病（如类风湿关节炎）患者对动脉粥样硬化的易感性增加。由潜在的慢性炎症性疾病引发的固有免疫细胞的不良适应状态，会改变动脉粥样硬化的局部免疫反应并增强疾病的风险。这一假说的一个有力的论据是最近阐述的氧化低密度脂蛋白在人类单核细胞中，通过表观遗传重编程诱导了固有免疫记忆。这类不良适应的固有免疫细胞会成为炎症疾病（如2型糖尿病或阿尔茨海默病）的罪魁祸首。

四、结语

植物、低等动物和脊椎动物均存在固有免疫记忆。训练免疫，即固有免疫记忆，是一种非特异性免疫记忆，由表观遗传重编程和固有免疫系统的功能状态决定，最终形成对再次感染的免疫保护作用。本文还对耐受和训练免疫的机制进行了比较，但一个重要问题仍未解决，即两者是两个根本不同的功能程序还是同一现象的不同方面？

对耐受的传统评价是低炎症反应状态，而训练免疫则导致促炎性细胞因子增加，这两者似乎在功能上是对立的。然而，全基因组转录和表观遗传学分析表明，在脂多糖诱导耐受时，许多促炎基因下调，而其他基因并未被修改甚至被上调。同样，β-葡聚糖诱导的固有免疫记忆程序也包含上调基因和下调基因。因此，耐受和训练显然都表明了固有免疫系统遇到感染或微生物配体后均有长期表观遗传重编程。

训练免疫需要进一步探讨的关键问题是固有免疫记忆的持续时间。对单核细胞和巨噬细胞的体外研究已经证明，长期记忆效应可持续数天，也有研究表明其效应可延长至数周。对卡介苗、麻疹疫苗的流行病学研究结果显示，其非特异性作用可持续几个月甚至几年，虽然这种保护不能像经典免疫记忆一样长期存在，但对感染敏感性仍有一定积极影响。卡介苗接种后循环单核细胞的训练免疫在志愿者体内可持续存在3个月甚至1年，这意味着疫苗也对骨髓祖细胞产生影响。为了更好地描述感染和接种后固有免疫记忆的持续时间，还需要进一步的研究。

综上所述，固有免疫记忆是宿主防御的一个基本属性。由T细胞、B细胞介导的经典免疫记忆是特异的和抗原依赖的，其抗原特异性被特异性淋巴细胞克隆介导，这些特异性淋巴细胞克隆经历基因重排、克隆扩增和克隆衰减，而训练免疫（固有免疫记忆）是非特异的，由经历表观遗传重编程的髓系细胞或NK细胞介导。经典免疫记忆和固有免疫记忆的一个重要区别是训练免疫比经典适应性免疫记忆持续时间较短。

固有免疫记忆的研究领域还有许多令人关注的热点，尚需进一步探讨。首先，调节固有免疫记忆的分子机制应在细胞类型层面上及与之相关的免疫调节因素、代谢和表观遗传学等方面展开深入研究。固有免疫记忆的持续时间及其对骨髓中免疫细胞前体和组织巨噬细胞群的影响也十分重要。其次,单细胞转录组和表观基因组学(特别是 DNA 甲基化等)新技术的快速发展,将更有助于发现和鉴定新的细胞亚群,也更有利于显示细胞的固有免疫记忆特性。这将提高人们对免疫过程的理解,探索出靶向特定细胞亚群的新治疗策略。再次,未来的研究应探讨固有免疫记忆对疾病的影响,包括宿主防御受损的疾病(如败血症后免疫麻痹和癌症),也包括自身炎症和自身免疫病等不适当应答所致的疾病。最后,固有免疫记忆有助于设计新的治疗策略,可概括为 3 个潜在的研究方向:①结合适应性和固有免疫记忆的新一代疫苗设计,如最近提出的一种新的博德特氏菌百日咳疫苗;②固有免疫记忆诱导剂对于免疫麻痹治疗的使用,如胞壁酰二肽对骨肉瘤或β-葡聚糖对各种癌症类型的制备;③通过对固有免疫记忆的调控,减轻固有免疫记忆在自身炎症性疾病发生中的潜在不利影响。

参考文献

NETEA M G, JOOSTEN L A, LATZE, et al. Trained immunity: a program of innate immune memory in health and disease[J]. Science,2016,352(6284):aaf1098.

(郑州大学基础医学院　雷宁静)